U0296172

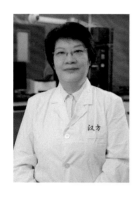

刘菊妍

医学博士，教授级高级工程师，博士生导师，国务院特殊津贴专家，国家药典委员会委员，全国三八红旗手标兵，最美巾帼奋斗者。现任广州医药集团有限公司副总经理兼总工程师、首席科学家，中药制药过程技术与新药创制国家工程研究中心主任，国家科技部重大专项、科技进步奖审评专家，中华中医药学会理事。

在国内率先开展中药提取分离新技术的研究及产业化示范，取得一批国内外一流的科研成果；率先开展"中药大品种科技培育模式与战略路径选择"研究并在广药集团内实践，为中药行业创新发展提供范例；通过构建大平台、实施大项目、培育大品种建立起广药特色的科技创新体系，赋能广州医药集团有限公司成功进入世界500强。作为课题/项目负责人承担国家重大专项和平台建设项目19项，获省部级科技成果奖16项、发明专利授权26项，发表论文100余篇，主编/参编专著14部。荣获广东省丁颖科技奖、国际日内瓦发明展金奖、国家发展和改革委员会"国家工程研究中心建设先进个人"、科学技术部"中药现代化科技产业基地建设十周年先进个人"、第十三届发明创业奖人物奖特等奖"当代发明家"等荣誉。

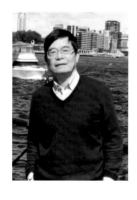

郭立玮

研究员，博士生导师，广州百奥格林生物科技有限公司联合创始人、首席科学家。兼任中药制药过程技术与新药创制国家工程研究中心专家委员会委员、粤港澳大湾区博士后科技创新（南沙）公共研究中心创新创业导师、香港科技大学霍英东研究院粤港澳（国际）青年创新工场创业导师、全国吸入给药联盟常务理事等职。曾任南京中医药大学中医药研究院常务副院长、江苏省植物药深加工工程研究中心主任、江苏省颗粒学会副理事长兼生物医药专业委员会主任委员；江苏省生物医学工程学会纳米专业委员会副主任委员等职。

主要从事中药药剂学、药物动力学、制药分离工程技术研究。专注中药制药分离工程、微纳米科技、数据科学、材料化学工程等交叉学科研究。在中药膜分离、微纳米科技及其产业化领域有较深入、系统的研究。

主持涉及微纳米科技领域的国家、部省级及市级项目，包括：① 面向中药复杂体系的吸入给药复合粒子优化设计原理与方法；② 面向干粉吸入剂的中药复合粒子研究；③ 超细粉体二妙丸的生物药剂学研究；④ 中药新药产品开发中超细粉碎技术的应用等。

发表中、英文科学论文400余篇。主编《中药药物动力学方法与应用》《制药分离工程》（"十二五"国家规划教材）、《基于膜过程的中药制药分离技术：基础与应用》（获国家科学技术学术著作出版基金资助）等多部学术著作。

获授权发明专利10余项，软件著作权2项。主持新药研发项目7项，均获新药临床研究批件，3项获新药证书。其中主持研发的国家新药"三拗片"于2017年12月荣获中国专利优秀奖，2019入选"江苏医疗行业出色产品品牌"名册。获国家科技进步奖二等奖1项，获教育部、江苏省科技进步奖等多项。

主编简介

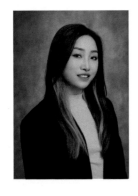

钟文蔚

博士，副研究员，硕士生导师，广东药科大学。博士毕业于澳大利亚新南威尔士大学化学工程系，从事膜分离研究，师从澳大利亚工程院院士 Vicki Chen 教授。2017 年年底回国，经广东省海外博士后人才引进计划，入站广州南沙资讯科技园有限公司博士后科研工作站。主要从事基于膜过程的微球制备关键技术研究，膜乳化微球制备装置与特种膜材料开发。主持包括中国博士后科学基金（特别资助与面上资助）、国家科学技术部 2019 年中医药现代化重点研发计划（课题任务负责人）等多项科技项目。担任中国膜工业协会医药用膜专业技术委员会委员，《中草药》中文核心期刊青年编委，并定期为 *Desalination*、*Journal of Food Engineering* 等审稿。"基于膜乳化过程的粒径可调控微纳米给药系统制备共性关键技术"的团队负责人，获得全国首届博士后创新创业大赛生物医药赛道揭榜领题赛组别"优胜奖"。广州市香港科技大学霍英东研究院粤港澳（国际）青年创新工场创业导师。

微纳米中药制剂研究与应用

Nano-and Microscale Drug Delivery Systems for TCM
Research and Application

刘菊妍　郭立玮　钟文蔚　**主编**

科学出版社

北　京

内 容 简 介

本书从传统中药散剂出发,引入先进的纳米药物学理念,采用材料化学工程、生物药剂学、数据科学等多学科交叉研究手段,构建微纳米尺度中药制剂的理论与技术体系。内容涵盖:① 微囊、复合粒子、脂质体等中药微纳米粒的超细粉碎,膜乳化,喷雾干燥,有序介孔材料等多种制备及表征方法;② 多种基于微纳米中药粒子的新型给药系统(肺靶向干粉吸入剂、经鼻脑靶向吸入剂等);③ 与微纳米尺度中药制剂相关的药理学、毒理学和药代动力学研究;④ 新型中药微纳米制剂技术和药用辅料制备技术。

本书内容丰富,新颖性、学术性和应用性并重。可供制药工程、中药学、中药制药、药剂学等相关专业的教师、科研人员、研究生,以及医药科研单位、医院和药品单位、药械生产研发单位的技术人员参考使用。

图书在版编目(CIP)数据

微纳米中药制剂研究与应用/刘菊妍,郭立玮,钟文蔚主编. -- 北京:科学出版社,2024.8
ISBN 978-7-03-078379-0

Ⅰ.①微… Ⅱ.①刘… ②郭… ③钟… Ⅲ.①纳米材料—应用—中药制剂学 Ⅳ.①R283

中国国家版本馆 CIP 数据核字(2024)第 073900 号

责任编辑:周 倩 马晓琳/责任校对:谭宏宇
责任印制:黄晓鸣/封面设计:殷 靓

科学出版社 出版
北京东黄城根北街 16 号
邮政编码:100717
http://www.sciencep.com

南京展望文化发展有限公司排版
苏州市越洋印刷有限公司印刷
科学出版社发行 各地新华书店经销

*

2024 年 8 月第 一 版 开本:787×1092 1/16
2024 年 8 月第一次印刷 印张:32 1/4 插页 1
字数:706 000
定价:230.00 元
(如有印装质量问题,我社负责调换)

《微纳米中药制剂研究与应用》
编委会

主　编　刘菊妍　郭立玮　钟文蔚

副主编　王健松　陈昆南　付庭明　孙维广　陆　瑾　许文东
　　　　黄　芳　王国财

编　委(以姓氏笔画为序)

许文东　广州白云山汉方现代药业有限公司中药制药过程技术与新药创制国家工程研究中心

孙维广　广州白云山星群(药业)股份有限公司

牟肖男　广州白云山汉方现代药业有限公司中药制药过程技术与新药创制国家工程研究中心

苏小华　广州白云山星群(药业)股份有限公司

李　菁　广州白云山汉方现代药业有限公司中药制药过程技术与新药创制国家工程研究中心

李咏华　广州白云山汉方现代药业有限公司中药制药过程技术与新药创制国家工程研究中心

李桂臻　广东药科大学(2023级硕士研究生)

杨丰云　南京中医药大学(2012届硕士研究生)

吴义忠　广州医药集团有限公司

张　梦　南京中医药大学(2014届硕士研究生)

陆　瑾　东南大学附属中大医院江北院区

陈　薇　广州医药集团有限公司

陈昆南　广州白云山明兴制药有限公司

罗建明　广州白云山明兴制药有限公司

周小琴　广州白云山明兴制药有限公司

胡　涛　南京中医药大学(2015届硕士研究生)

胡海容　广州白云山医药集团股份有限公司白云山制药总厂

胡鸿敏　广州医药集团有限公司

钟文蔚　广东药科大学

秦　飞　广州白云山医药集团股份有限公司白云山制药总厂

袁　诚　广州白云山汉方现代药业有限公司中药制药过程技术与新药创制国家工程研究中心

袁红宇　南京医科大学第一附属医院

钱余义　复旦大学附属肿瘤医院

殷爱玲　南京市中医院

郭立玮　广州百奥格林生物科技有限公司

唐顺之　广州白云山汉方现代药业有限公司中药制药过程技术与新药创制国家工程研究中心

唐漫群　广东药科大学(2024届硕士研究生)

黄　芳　中国药科大学

黄志云　广州白云山星群(药业)股份有限公司

韩亚明　广州白云山汉方现代药业有限公司中药制药过程技术与
　　　　新药创制国家工程研究中心

曾浩然　广州万斯生物科技有限公司

赖叶才　广州白云山医药集团股份有限公司白云山制药总厂

鲍颖霞　广州白云山医药集团股份有限公司白云山制药总厂

蔡鸿飞　广州白云山汉方现代药业有限公司中药制药过程技术与
　　　　新药创制国家工程研究中心

熊　嘉　广东药科大学(2023级硕士研究生)

廖弈秋　广州白云山医药集团股份有限公司白云山制药总厂

潘碧妍　广州白云山明兴制药有限公司

前 言
Foreword

  微纳米中药制剂——远在天边,近在眼前。以现代科技的视野观察,水飞雄黄的粒径主要分布在 40~60 nm,平均粒径为 115.7 nm,其他如朱砂、炉甘石等矿物药,亦基本可达到同类水平,为名副其实的微纳米中药制剂。这些先进的科学研究令人对祖国医学宝库的博大精深感到骄傲,对传统中医药工作者的睿智表示由衷的敬佩!

  中医药是我国具有原创优势的科技领域,中医药继承创新研究已被提升为国家科技战略。以微纳米尺度为标志的中药超细粉体技术,以及基于先进载体材料、含有多元成分的复合粒子、缓释微球、靶向纳米粒等中药微型给药系统,以及适用于中药微型给药系统的药用脂质原辅料,既适应中药药效物质整体、多元的优势,又充分体现精准治疗的现代医学特征,可充分实现中药资源的核心价值;并符合高效、节能、环保等绿色制造战略需求。

  目前,纳米医学及纳米生物技术均被列为各国政府的优先支持方向。我国于 2000年、2003 年相继成立了国家纳米科学技术指导协调委员会、国家纳米科学中心。过去 20年,我国在纳米科技领域取得巨大进步,进入世界纳米科技研发大国之列。微纳米科技符合重大国家科技战略需求,是我国中药制药工业亟须推广的高新技术。几千年来,中医药为中华民族的繁衍昌盛做出了巨大的贡献。至今还在中医临床上广泛应用的微纳米中药制剂的原型——散剂,即典型实例。但鉴于多种因素,我国中药行业在制剂技术、质量标准、安全性评价等方面发展滞后。积极运用高新科技研究与开发传统中药散剂,全面提高中药制剂的质量和水平,是我国中医药工作者的当务之急。

  围绕这一思路,以本书著者及主要合作者为核心的科研团队,在多个涉及微纳米科技领域的国家重大科技专项与国家自然科学基金、省部级及市级项目的资助下,特别依托广州白云山汉方现代药业有限公司中药制药过程技术与新药创制国家工程研究中心的"创新联合体"平台,历经多年产学研合作,针对中药制药工业对新技术、新材料的需求,借鉴国内外先进的计算机化学与粉体材料学理念,耦合中药学与材料学的基本理论与方法,提出中药微型给药系统制备急需解决的关键技术问题:基于特定结构材料,探寻介观尺度的中药药效成分与新型分离材料及其微结构之间的传递关系,尝试以现代物理、化学等多学科手段调控中药多元组分微结构及性能,为微纳米中药制剂工艺设计提供一种全新的研究模式。并基于给药系统的安全性与有效性,从药物吸收、分布、代谢、排泄等体内过程探讨、评价中药微纳米粒生物药剂学行为。本书所涉及的中药多组分有序组合的微纳米粒复合优化设计,基于转化医学概念的生物药剂学研究,膜乳化技术制备中药微型给药系统,以及肺部给药的中药干粉吸入剂的制备及其吸收、分布特性,中药经鼻脑靶向给药系统等有关研究方兴未艾,均为国内外药学学术重镇及众多药企所青睐。特别是近年因为大气污染、雾霾笼罩及老年痴呆的高发,肺部给药吸入剂与经鼻脑靶向给药系统,已经成为攻克此类难题的重要手段。

在学术思想的创新方面,本书提出:① 继承与创新和谐并行,从中医药最原始的散剂出发,引入当今最先进的微米、纳米理论与技术,实现中药给药系统的创新;② 跨学科理论与技术有机组合,将材料学、中药学、生物药剂学、药理学、化学工程、物理化学等多学科手段融合为一体,构筑中药制药工程理论研究和技术新的生长点;③ 基于转化医学概念,面向临床疑难病症治疗需求,针对相关疾病治疗用药的药理、毒理学特征开展生物药剂学研究,为开发新型给药系统提供依据。本书将从理论创新、技术创新和应用创新三方面总结我们在中药微纳米科技领域取得的一些初步成果,以期得到同行的指导与交流。

本书以中医药理论为指导,将复杂适应系统科学原理、现代生物药剂学理论与技术引入中药微纳米制药工程研究领域,具有新颖性、系统性和实用性的特点。其中提出的一些问题及其解决方案,如中药品种繁多,物理特性和化学成分各异,如何应用颗粒技术的特点与优势,形成药物特别是中药的新材料、新剂型,延长医药颗粒技术链,对中医药制剂领域具有重要的理论与应用价值。

本书约70万字,共16章。其中,第一章在概述微纳米中药科学技术的基础上,论述中药制药工程对微纳米科技的重大需求及基于转化医学概念的生物药剂学研究、含重金属的中药矿物药的生物药剂学特征及其影响因素。第二章概述微纳米中药常用制备及表征技术。第三、四章重点就基于粉碎技术的中药超细粉体的制备、表征与生物药剂学行为进行介绍。其中包括基于粉碎技术的植物、动物、矿物及树脂类中药超细粉体制备、表征及其"粉碎-溶出"动力学行为;破壁技术对灵芝孢子粉质量评价标准、药理与毒理效应的影响;超细粉体技术对剧毒中药马钱子体内吸收过程的影响等。第五章主要论述超细雄黄等砷剂对肿瘤细胞的作用及其药代动力学行为。第六章涉及微米尺度中药粉体改性及粒子设计,包括改善粉体学性质,优化药剂学行为;改善药代动力学过程,提高生物利用度;攻克肺部给药"相分离"瓶颈,实现中药多组分同步吸入;面向散剂、膜剂服用依从性需求的复合粒子设计、制备及表征。第七章为中药干粉吸入剂中间体微粉设计与制备,包括脂质体干粉吸入剂技术及其在中医药领域的应用。第八章论述膜乳化技术制备中药微型给药系统。第九、十章主要涉及中药复杂体系的微纳米尺度中药多组分有序组合的粒子复合优化设计原理和方法;以三七总皂苷-丹参酮II_A为模型体系开展复合粒子的优化设计及其肺部给药吸收、分布特性研究。第十一章论述以气流粉碎和物理化学方法不同工艺制备的α-细辛脑粉末经鼻脑靶向药代动力学比较研究。第十二章介绍基于先进载体材料和新型给药系统的微纳米中药制剂,其内容包括微囊制剂、药用脂质原辅料、脂质体、有序介孔材料等的概述及其在中医药领域的应用。第十三章则为笔者团队应用计算机化学理念与技术,在中药复杂体系微纳米制剂领域的若干跨学科交叉探索性研究。第十四章介绍其他的微纳米粒分散药物制剂,包括脂肪乳、脂微球及磷脂复合物白蛋白纳米粒,以及中药聚合物纳米粒;有关超分子体系视角下的中药物质基础探讨。第十五章为中药组分自组装纳米粒及其应用,含中药自组装纳米粒概述,基于自组装体系的中药复方主要药效成分与化学药分子的相互作用,基于中药活性成分自组装的无载体纳米制剂的临床价值。作为本书的后记,第十六章诠释了作者建立"纳米中药物理药剂学"理论与技术体系的若干构想。

由于编写时间有限,如有不足之处,敬请专家和读者指正。同时微纳米科学技术及其在中药制药工程的应用研究正处于蓬勃发展之中,新论点、新方法、新技术不断涌现。我们的工作只是一种尝试和探索,其中不乏值得探讨之处,请读者提出宝贵意见,并期望与我们一起通过研究实践,使论点逐步完善。

本书的内容主要为南京中医药大学江苏省植物药深加工工程研究中心、中药复方分离工程重点实验室近年的研究成果,而且还吸收了广州白云山汉方现代药业有限公司等相关企业在微纳米制剂产业化领域的最新成果。实验室的各位老师、研究生及企业的科技人员为此付出了巨大的努力。南京理工大学国家特种超细粉体工程技术研究中心、材料化学工程国家重点实验室(南京工业大学)、扬子江药业集团南京海陵中药制药工艺技术国家工程研究中心、江苏济川药业集团有限公司、江苏康缘药业股份有限公司等多年来提供了大量的支持和帮助,在此表示衷心的感谢!

特别感谢南京大学都有为院士、顾宁院士等我国微纳米科技与生物医药工程领域著名专家多年来给我们的关心、支持与指导!同时对本书撰写中所引用资料的作者们一并致以深切谢意。

本书相关项目研究及编写工作得到材料化学工程、微纳米颗粒材料与技术、中医药领域许多专家的帮助和南京中医药大学、南京理工大学、香港科技大学霍英东研究院、暨南大学、广东药科大学、中国科学院深圳先进技术研究院等有关领导的大力支持,在此深表谢意。

本书的研究工作先后获国家自然科学基金项目(30171161、30572374、30873449、81274096),国家重大科技专项"创新药物和中药现代化"(2001BA701A41-1),"十五"国家科技攻关计划(2004BA721A42),"十一五"国家科技支撑计划(2006BAI09B07-03、20060604-04),教育部博士点基金项目(20060315007),江苏省科委应用基础研究项目(BJ97137),南京市科技局成果转化与示范推广项目(20023022-9),国家"重大新药创制"科技重大专项(2011ZX09201-201-26、2011ZX09401-308-008),中国博士后科学基金第13批特别资助(2020T130130),中国博士后科学基金第67批面上资助(2020M672575),国家重点研发计划"中医药现代化研究"重点专项资助(2019YFC1711300)等的支持,特此致谢!

刘菊妍 郭立玮 钟文蔚
2023 年 11 月
于广州·中药制药过程技术与新药创制国家工程研究中心
广东药科大学

目 录

Contents

第一章 绪论 ·· 3

第一节 中药领域的多尺度特征及其与微纳米科技的渊源 ··············· 3

一、中药水提取液中存在的微纳米粒 ·· 3

二、炭类中药中存在的纳米类成分（碳点）及其药理效应 ·········· 10

三、基于中药水提液还原剂作用的纳米银的制备与应用 ·············· 16

第二节 微纳米中药制剂——中药制剂学及生物药剂学概述 ·············· 17

一、中药散剂——微纳米中药制剂的前身 ·································· 17

二、中药制剂学内涵及本书涉及的微纳米中药制剂概念 ·············· 21

三、生物药剂学与整合药代动力学的基本概念 ·························· 21

四、基于转化医学概念的生物药剂学研究 ·································· 22

五、医药领域的颗粒概念 ·· 24

六、微纳米中药领域的重要科学、技术问题 ····························· 28

第三节 微米中药 ··· 29

一、微米中药的概念 ·· 29

二、微米中药的优势与应用前景 ·· 29

三、开发微米中药的技术难点及其对策 ····································· 30

第四节 纳米技术及纳米中药 ··· 31

一、纳米技术及其在药物研究领域中的应用 ····························· 31

二、纳米中药的概念 ·· 33

三、纳米中药的制备 ·· 34

四、纳米中药领域存在的问题与展望 ·· 35

第五节 含重金属中药矿物药的微纳米形态及其生物药剂学特征 ········· 36

一、无机元素体内存在形态及其与生物效应的关系 ··················· 36

二、对生物药剂学特征产生影响的若干因素 ····························· 37

第二章 微纳米中药常用制备及表征技术 ··· 47

第一节 微纳米中药常用制备技术 ·· 47

一、超细粉碎法 ··· 48

二、喷雾干燥法 ……………………………………………………………… 49

三、冷冻干燥法 ……………………………………………………………… 51

四、溶剂沉积法 ……………………………………………………………… 55

五、膜乳化法 ………………………………………………………………… 56

六、纳米喷雾干燥法 ………………………………………………………… 59

第二节　超细粉体的表征技术 ………………………………………………… 60

一、颗粒尺寸与形态的测定 ………………………………………………… 60

二、粒度分布的测定 ………………………………………………………… 60

三、休止角的测定 …………………………………………………………… 61

四、比表面积的测定 ………………………………………………………… 61

五、松密度的测定 …………………………………………………………… 61

六、电镜扫描 ………………………………………………………………… 61

七、显微鉴别 ………………………………………………………………… 61

第三节　肺部吸入的微纳米中药制剂的体外评价方法 ……………………… 62

一、粒子粒径分布的测定 …………………………………………………… 62

二、粒子表面特性的评价 …………………………………………………… 62

三、粒子表面元素的分析 …………………………………………………… 63

四、粒子表面能的分析 ……………………………………………………… 63

五、粒子晶型的评判 ………………………………………………………… 63

六、粒子吸湿性的测定 ……………………………………………………… 64

七、粒子体外雾化沉积性能的测定 ………………………………………… 64

八、其他评价指标 …………………………………………………………… 66

第三章　基于粉碎技术的中药超细粉体的制备、表征 ……………………… 71

第一节　超细粉体的概念及研究概况 ………………………………………… 71

一、超细粉体的概念 ………………………………………………………… 71

二、超细粉体技术在中药领域中的应用 …………………………………… 72

三、超细粉体技术应用于中药领域所存在的问题 ………………………… 73

第二节　基于粉碎技术的中药超细粉体制备、表征及其"粉碎-溶出"动力学行为 …… 74

一、单味植物类中药超细粉体的制备与表征 ……………………………… 74

二、单味矿物类中药超细粉体的制备与表征 ……………………………… 78

三、单味动物类中药超细粉体的制备与表征 ……………………………… 83

四、单味动物类中药地龙湿细法超细粉体的"粉碎-溶出"动力学行为 …… 85

五、单味树脂类中药超细粉体的制备与表征 ……………………………… 86

六、中药复方超细粉体的制备与表征 ……………………………………… 87

第三节　中药复方组方药材单独与混合粉碎对粒径及其分布的影响 ……… 89

一、样品的气流粉碎及表征测定 ⋯⋯⋯⋯⋯⋯⋯⋯⋯⋯⋯⋯⋯⋯⋯⋯ 89

二、有关表征参数的讨论 ⋯⋯⋯⋯⋯⋯⋯⋯⋯⋯⋯⋯⋯⋯⋯⋯⋯⋯⋯ 89

三、混合粉碎对七厘散中羟基红花黄色素 A 稳定性的保护作用 ⋯⋯⋯⋯ 91

第四节　中药微粉化新型粉碎分级系统的研究及应用 ⋯⋯⋯⋯⋯⋯⋯⋯⋯ 91

一、中药复杂品种微粉化对多组合、全功能微粉粉碎机的需求 ⋯⋯⋯⋯ 92

二、中药微粉饮片（破壁）粉碎分级设计基本思路 ⋯⋯⋯⋯⋯⋯⋯⋯⋯ 92

三、粉碎分级系统的组成设计 ⋯⋯⋯⋯⋯⋯⋯⋯⋯⋯⋯⋯⋯⋯⋯⋯⋯ 93

四、粉碎分级系统的机制研究 ⋯⋯⋯⋯⋯⋯⋯⋯⋯⋯⋯⋯⋯⋯⋯⋯⋯ 93

五、组合式粉碎分级系统的主要技术特性 ⋯⋯⋯⋯⋯⋯⋯⋯⋯⋯⋯⋯ 94

六、中药粉碎分级技术的工艺实践 ⋯⋯⋯⋯⋯⋯⋯⋯⋯⋯⋯⋯⋯⋯⋯ 95

七、微粉粉碎分级技术在中药生产现代化中的应用 ⋯⋯⋯⋯⋯⋯⋯⋯⋯ 96

第四章　基于粉碎技术的中药超细粉体的药效学与生物药剂学行为 ⋯⋯⋯⋯⋯ 101

第一节　中药超细粉体的药效学与生物药剂学行为 ⋯⋯⋯⋯⋯⋯⋯⋯⋯⋯ 101

一、中药单方超细粉体的药效学与生物药剂学行为 ⋯⋯⋯⋯⋯⋯⋯⋯⋯ 101

二、中药复方超细粉体的药效学与生物药剂学行为 ⋯⋯⋯⋯⋯⋯⋯⋯⋯ 102

第二节　破壁技术及其对灵芝孢子粉生物药剂学行为的影响 ⋯⋯⋯⋯⋯⋯ 110

一、中药破壁技术概述 ⋯⋯⋯⋯⋯⋯⋯⋯⋯⋯⋯⋯⋯⋯⋯⋯⋯⋯⋯⋯ 110

二、破壁灵芝孢子粉破壁率的测定 ⋯⋯⋯⋯⋯⋯⋯⋯⋯⋯⋯⋯⋯⋯⋯ 111

三、破壁技术对灵芝孢子粉质量评价标准的影响 ⋯⋯⋯⋯⋯⋯⋯⋯⋯ 112

四、破壁技术对灵芝孢子粉药理效应的影响 ⋯⋯⋯⋯⋯⋯⋯⋯⋯⋯⋯ 113

五、破壁技术对灵芝孢子粉安全性的影响 ⋯⋯⋯⋯⋯⋯⋯⋯⋯⋯⋯⋯ 114

第三节　超细粉体技术对剧毒中药马钱子体内吸收过程的影响 ⋯⋯⋯⋯⋯ 114

一、粒径对马钱子粉 LD_{50} 的影响 ⋯⋯⋯⋯⋯⋯⋯⋯⋯⋯⋯⋯⋯⋯⋯ 115

二、马钱子粉药代动力学参数的测定方法及其结果分析 ⋯⋯⋯⋯⋯⋯ 116

三、粒径对马钱子粉在小鼠体内分布的影响 ⋯⋯⋯⋯⋯⋯⋯⋯⋯⋯⋯ 125

第五章　超细雄黄等砷剂对肿瘤细胞的作用及其药代动力学行为 ⋯⋯⋯⋯⋯ 131

第一节　不同粒径雄黄诱导 SMMC7721 肝癌细胞凋亡的比较 ⋯⋯⋯⋯⋯ 131

一、不同粒径雄黄对 SMMC7721 肝癌细胞形态的影响 ⋯⋯⋯⋯⋯⋯⋯ 131

二、不同粒径雄黄对 SMMC7721 肝癌细胞增殖的影响 ⋯⋯⋯⋯⋯⋯⋯ 132

三、不同粒径雄黄对 SMMC7721 肝癌细胞 DNA 电泳图谱的影响 ⋯⋯ 133

四、不同粒径雄黄对 SMMC7721 肝癌细胞周期的影响 ⋯⋯⋯⋯⋯⋯⋯ 134

第二节　不同粒径雄黄的药代动力学行为 ⋯⋯⋯⋯⋯⋯⋯⋯⋯⋯⋯⋯⋯ 137

一、小鼠口服不同粒径雄黄后的血药浓度测定及其结果 ⋯⋯⋯⋯⋯⋯ 137

二、小鼠口服不同粒径雄黄后的药代动力学参数计算 ⋯⋯⋯⋯⋯⋯⋯ 138

第三节　不同粒径雄黄含药血清对肿瘤细胞作用的比较 ……………………… 139

　一、不同粒径雄黄含药血清的制备 ………………………………………… 139

　二、细胞培养及检测 ………………………………………………………… 139

　三、粒径对雄黄含药血清肿瘤细胞增殖抑制作用的影响 ………………… 140

第四节　不同粒径雄黄对荷瘤小鼠抑瘤作用的比较 ……………………………… 140

　一、动物处理 ………………………………………………………………… 140

　二、瘤块重量比较 …………………………………………………………… 141

　三、肿瘤坏死率评价 ………………………………………………………… 141

第五节　粒径大小对雄黄组织内分布的影响 ……………………………………… 142

　一、组织浓度测定方法 ……………………………………………………… 142

　二、脏器砷含量测定 ………………………………………………………… 143

　三、关于雄黄传统炮制方法及其对白血病疗效影响的讨论 ……………… 144

第六节　基于纳米技术的实体瘤治疗新策略——As_2O_3结合靶向递送系统 ……… 146

　一、肿瘤微环境：As_2O_3结合靶向递送系统设计的基础 ………………… 146

　二、基于增强渗透滞留效应的被动靶向递送系统 ………………………… 147

　三、避开肿瘤组织致密微环境天然屏障的主动靶向递送系统 …………… 148

　四、刺激响应型智能递送系统 ……………………………………………… 148

第六章　微米尺度中药粉体改性及粒子设计原理与技术应用 ………………… 153

第一节　微米尺度中药粉体改性及粒子设计的概念、原理及其技术构成 ……… 153

　一、传统中药丸、散剂的缺陷及中药粉体改性、中药粒子设计概念的提出 … 153

　二、粉体微结构及实现中药浸膏粉体稳定、可控的基本策略 …………… 154

　三、中药粉体改性及粒子设计的原理 ……………………………………… 155

　四、中药粉体改性及粒子设计技术的构成 ………………………………… 157

第二节　中药粒子设计的不同工艺模式——以中药复合粒子为例 …………… 161

　一、物理法 …………………………………………………………………… 161

　二、物理化学法 ……………………………………………………………… 162

　三、化学法 …………………………………………………………………… 163

第三节　中药粉体改性与粒子设计技术的应用 ………………………………… 163

　一、改善粉体学性质，优化药剂学行为 …………………………………… 163

　二、改善药代动力学过程，提高生物利用度 ……………………………… 163

　三、攻克肺部给药"相分离"瓶颈，实现中药多组分同步吸入 …………… 164

　四、面向散剂、膜剂服用依从性需求的复合粒子设计、制备及表征 ……… 165

第七章　中药干粉吸入剂中间体微粉设计与制备 ……………………………… 171

第一节　干粉吸入剂的临床应用特点及其制备 ………………………………… 172

一、肺部的药物吸收 ································ 172

二、干粉吸入剂的给药装置 ························ 172

三、干粉吸入剂的处方设计与制备 ················ 173

四、影响药物分散和沉积的因素 ·················· 176

五、干粉吸入剂的质量研究 ························ 177

第二节　干粉吸入剂的中药微粉性状及其吸入性能评价 ·············· 178

一、喷雾干燥法制备华山参总生物碱微粉性状及其吸入性能评价 ·············· 178

二、球磨法制备丹参总酚酸药物微粉性状及其吸入性能评价 ·············· 182

第三节　脂质体干粉吸入剂的制备、表征及应用 ·············· 184

一、脂质体干粉吸入剂的制备 ···················· 184

二、脂质体干粉吸入剂的表征 ···················· 185

三、脂质体干粉吸入剂的应用 ···················· 185

第八章　膜乳化技术制备中药微型给药系统 ·············· 191

第一节　膜乳化技术原理、所用膜材料及其预处理和装置 ·············· 191

一、膜乳化技术原理 ······························ 191

二、膜乳化技术所用膜材料及其预处理 ············ 192

三、膜乳化装置 ·································· 193

第二节　影响膜乳化过程的主要因素 ················ 194

一、膜特征 ······································ 194

二、分散相和连续相性质 ·························· 196

三、膜乳化工艺参数 ······························ 198

第三节　膜乳化技术在医药领域的应用 ·············· 200

一、通过膜乳化技术制备乳剂 ···················· 200

二、通过膜乳化技术制备微球、微囊 ·············· 201

三、通过膜乳化技术制备脂质体 ·················· 202

四、通过膜乳化技术制备纳米粒 ·················· 203

第四节　通过 SPG 膜乳化技术制备汉防己甲素肺靶向微球 ·············· 204

一、通过 SPG 膜乳化技术制备聚乳酸空白微球 ·············· 204

二、通过 SPG 膜乳化技术制备 TET－聚乳酸微球及其药物体外释放行为 ·············· 214

三、Tet－聚乳酸微球在小鼠体内组织分布行为 ·············· 217

第九章　中药二元复合微球的制备工艺及其性能评价 ·············· 229

第一节　汉防己甲素-丹参酮 $Ⅱ_A$－PLGA 微球的 SPG 膜乳化制备工艺及其性能评价 ·············· 229

一、SPG 膜乳化技术应用于中药复方领域的创新研究 ·············· 229

二、丹参酮 $Ⅱ_A$－PLGA 微球的 SPG 膜乳化制备工艺及表征研究 ·············· 230

三、汉防己甲素-丹参酮ⅡA-PLGA 微球的 SPG 膜乳化制备工艺及表征研究 ······ 232

四、汉防己甲素与丹参酮ⅡA 在微球中的分布状态及其体外释放研究 ·········· 234

五、汉防己甲素-丹参酮ⅡA-PLGA 微球在大鼠体内的药代动力学及组织分布

研究 ······ 236

第二节　经鼻脑靶向黄芩苷-栀子苷二元复合微球的制备工艺及其性能评价 ····· 240

一、黄芩苷-栀子苷药物组合研究现状及脑靶向性研究 ······ 240

二、基于药物经鼻黏膜吸收特征的二元复合微球制备工艺设计 ······ 241

三、水中干燥法制备黄芩苷乙基纤维素微球 ······ 242

四、黄芩苷乙基纤维素微球的表征 ······ 243

五、黄芩苷-栀子苷二元复合微球的制备 ······ 248

六、黄芩苷-栀子苷二元复合微球的表征及安全性评价 ······ 250

七、黄芩苷-栀子苷二元复合微球大鼠体内药代动力学及脑靶向性行为 ······ 257

第十章　吸入给药中药复合粒子的优化设计及其肺部给药吸收、分布特性 ······ 273

第一节　复合粒子设计与肺部给药的相关性 ······ 273

一、复合粒子概述 ······ 273

二、肺部吸入给药中药复合粒子技术的提出 ······ 274

三、喷雾干燥法在肺部吸入给药中药复合粒子制备中的应用 ······ 276

第二节　肺部吸入给药中药复合粒子质量评价体系的建立 ······ 278

一、肺部吸入给药中药复合粒子指标成分含量测定 ······ 278

二、肺部吸入给药中药复合粒子微观表征方法 ······ 279

三、肺部吸入给药中药复合粒子宏观表征方法 ······ 279

第三节　两种不同喷雾干燥法制备肺部吸入给药中药复合粒子的可行性研究 ····· 280

一、混悬液喷雾干燥法制备肺部吸入给药中药复合粒子 ······ 280

二、共喷雾干燥法制备肺部吸入给药中药复合粒子 ······ 284

三、两种复合粒子及各自机械混合物红外图谱比较 ······ 287

四、两种复合粒子及其母核紫外可见漫反射图谱比较 ······ 287

五、两种复合粒子指标成分含量均匀度比较 ······ 288

第四节　吸入给药中药复合粒子的制备工艺优化设计 ······ 289

一、优化吸入给药中药复合粒子制备工艺的技术方案 ······ 289

二、样品的微观与宏观表征 ······ 290

三、吸入给药中药复合粒子的形成机制探讨 ······ 298

第五节　三七总皂苷-丹参酮ⅡA 复合粒子大鼠肺部给药吸收、分布特性 ······ 300

一、实验设计与样品采集 ······ 300

二、三七总皂苷-丹参酮ⅡA 复合粒子的药代动力学特征：复方多组分性质

互补、同步起效 ······ 301

三、影响三七总皂苷-丹参酮 II_A 复合粒子肺部吸收的主要因素：药物成分的
物理化学特征 ·· 308

第十一章　不同工艺经鼻脑靶向中药微纳米制剂的制备、表征与药代动力学比较 ······· 315
　第一节　国内外经鼻脑靶向给药系统研究进展 ··· 315
　　一、脑屏障与鼻腔生理结构 ··· 315
　　二、药物经鼻给药的吸收途径 ··· 316
　　三、影响药物经鼻吸收的主要因素 ··· 317
　　四、经鼻给药后药物脑内检测方法 ··· 319
　　五、国内外经鼻脑靶向研究热点 ··· 320
　　六、中药经鼻给药研究概况 ··· 321
　第二节　微米级 α-细辛脑粉末鼻腔给药可行性研究 ······································ 321
　　一、α-细辛脑鼻腔给药治疗脑部疾病的研究依据及技术路线 ·························· 322
　　二、微米级 α-细辛脑粉末的制备及表征 ··· 322
　　三、微米级 α-细辛脑粉末鼻腔给药大鼠体内药代动力学行为 ·························· 324
　　四、微米级 α-细辛脑粉末鼻腔给药大鼠脑组织及其他组织分布特征 ·················· 327
　第三节　载体包裹、结构修饰 α-细辛脑纳米粒的制备 ····································· 331
　　一、α-细辛脑纳米粒制备方法的优选 ··· 331
　　二、PLA-α-细辛脑纳米粒的制备 ··· 333
　　三、PEG-PLA-α-细辛脑纳米粒的制备 ··· 334
　第四节　α-细辛脑纳米粒表征研究 ··· 336
　　一、α-细辛脑在纳米粒中的分布状态及体外释放行为 ·································· 336
　　二、α-细辛脑纳米粒中有机溶剂残留测定 ·· 343
　第五节　α-细辛脑纳米粒在大鼠血浆及脑组织中的分布行为 ······························ 344
　　一、α-细辛脑纳米粒在大鼠血浆中的分布行为 ··· 344
　　二、α-细辛脑纳米粒在大鼠脑组织中的分布行为 ······································· 347
　　三、基于荧光标记法的 α-细辛脑纳米粒在大鼠组织中的分布行为分析 ·············· 350

第十二章　基于先进载体材料和新型给药系统的微纳米中药制剂 ·················· 361
　第一节　微囊制剂及其在中医药领域的应用 ··· 361
　　一、微囊概述 ··· 361
　　二、中药微囊常用制备方法 ··· 362
　　三、微囊中药物释放机制及其在微囊设计中的应用 ····································· 362
　　四、微囊的制备及其在中医药领域的应用 ··· 364
　　五、以多成分混合物鸦胆子油为囊芯的中药微囊制备 ·································· 366
　第二节　药用脂质原辅料及其产业化进展 ··· 367

一、药用脂质原辅料概述 ·· 367

二、药用脂质原辅料产业化进展 ···································· 370

三、高端制剂药用脂质原辅料开发展望 ······························ 372

第三节 脂质体及其在中医药领域的应用 ··························· 375

一、脂质体的概述 ·· 375

二、脂质体的空间结构及物理化学特性 ······························ 377

三、脂质体递送系统功能结构设计 ··································· 378

四、中药脂质体常用制备方法 ······································ 380

五、柔性脂质体：新型皮肤给药转释系统 ···························· 381

六、纳米结构脂质体 ·· 383

第四节 有序介孔材料及其在中医药领域的应用 ···················· 385

一、有序介孔材料概述 ·· 385

二、金丝桃苷磷脂复合物及其介孔二氧化硅纳米粒的制备和口服药代动力学

研究 ·· 387

三、有序介孔材料提高难溶性药物水飞蓟宾生物利用度的研究 ·········· 388

第五节 微乳及鸦胆子油乳系列制剂的制备与应用 ················· 389

一、微乳的概念 ·· 389

二、微乳的制备方法 ·· 390

三、鸦胆子油乳系列制剂生产的全生命周期研究概况 ················· 391

四、鸦胆子油乳系列制剂生产工艺创新研究 ························· 392

五、鸦胆子油乳系列制剂药理效应、肝靶向及其相关作用机制研究 ······ 393

第六节 基于微纳米尺寸膜筛分机制的中药挥发油富集制备 ·········· 393

一、中药挥发油提取工艺存在的主要问题 ··························· 394

二、基于微纳米尺寸膜筛分机制的中药挥发油膜分离原理 ············· 394

三、水蒸气蒸馏-膜筛分过程耦合富集挥发油技术体系的构建 ·········· 395

第十三章 计算机化学在中药复杂体系微纳米制剂领域的应用探索 ········· 403

第一节 中药复杂体系微纳米制剂工艺设计问题 ···················· 403

一、国内外有关中药复杂体系微钠米复合粒子设计、制备研究概况 ······ 403

二、中药复杂体系微纳米复合粒子工艺设计的难点与新的出路 ·········· 404

第二节 喷雾干燥工艺参数与中药复杂体系微纳米复合粒子结构的相关性

——以三七总皂苷-丹参酮 II_A 复合粒子为例 ··············· 406

一、进风温度对复合粒子形貌的影响 ······························ 406

二、进风温度对复合粒子粒径的影响 ······························ 407

三、进口温度对丹参酮 II_A 稳定性的影响 ························ 409

四、物料浓度对复合粒子形态和粒径的影响 ························· 410

　　五、进料速度对复合粒子形貌的影响 …………………………………………… 411

　　六、微纳米粉体性能和结构与物料化学组成、干燥技术的关系 ……………… 411

　第三节　中药复杂体系微纳米复合粒子工艺设计的科学假说及相关探索 ……… 412

　　一、中药复杂体系微纳米复合粒子工艺设计的科学假说 …………………… 413

　　二、中药复杂体系微纳米复合粒子工艺设计的原理 ………………………… 413

　　三、构建工艺数据库，挖掘中药复杂体系微钠米复合粒子工艺关键参数的探索 …… 414

第十四章　其他的微纳米粒分散药物制剂 ……………………………………………… 423

　第一节　脂肪乳、脂微球及磷脂复合物白蛋白纳米粒 ………………………… 423

　　一、脂肪乳 ……………………………………………………………………… 423

　　二、脂微球 ……………………………………………………………………… 424

　　三、磷脂复合物白蛋白纳米粒 ………………………………………………… 425

　第二节　中药聚合物纳米粒 ……………………………………………………… 428

　　一、Che‐mPEG‐PLGA‐NP 的制备 ………………………………………… 428

　　二、包封率、载药量、粒径及 ζ 电位的测定 ………………………………… 429

　　三、冻干粉的制备 ……………………………………………………………… 430

　　四、晶型研究 …………………………………………………………………… 431

　　五、体外释药行为研究及模型拟合 …………………………………………… 431

　　六、口服药代动力学研究 ……………………………………………………… 432

　　七、讨论 ………………………………………………………………………… 432

　第三节　基于“药辅合一”理念的中药纳米乳递药系统的构建、表征及评价 …… 433

　　一、当归精油及当归精油纳米乳的制备 ……………………………………… 434

　　二、中药纳米乳递药系统构建 ………………………………………………… 434

　　三、中药纳米乳的表征 ………………………………………………………… 436

　　四、有关以“药辅合一”理念构建中药纳米乳递药系统的讨论 ……………… 436

　第四节　超分子化学体系视角下的甘草和合黄连“性-味-效”物质基础探讨 …… 438

　　一、超分子化学概述 …………………………………………………………… 438

　　二、甘草-黄连药对煎煮液超分子部位的发现 ……………………………… 439

　　三、甘草-黄连药对超分子部位的表征 ……………………………………… 439

　　四、纳米级超分子体系的生物效应研究 ……………………………………… 440

　　五、有关纳米级超分子体系与中药复方物质基础关系的讨论 ……………… 442

第十五章　中药自组装纳米粒及其应用 ………………………………………………… 447

　第一节　中药自组装纳米粒概述 ………………………………………………… 447

　　一、中药自组装纳米粒及其发现 ……………………………………………… 447

　　二、中药 SAN 的形成及影响因素 …………………………………………… 448

三、中药 SAN 的分离、物理表征与成分分析 ………………………………………… 450

第二节　基于自组装体系的中药复方主要药效成分与化学药分子的相互作用…… 451

一、双黄连及其主要成分绿原酸、新绿原酸与环丙沙星分子相互作用的热动力
学特征 ……………………………………………………………………………… 452

二、双黄连及其主要成分绿原酸、新绿原酸与环丙沙星分子相互作用的紫外
可见吸收光谱特征 ………………………………………………………………… 453

三、绿原酸、新绿原酸与环丙沙星分子相互作用的微观形貌观察 ………………… 453

四、绿原酸、新绿原酸与环丙沙星分子相互作用的红外光谱特征 ………………… 454

五、绿原酸、新绿原酸与环丙沙星的非共价相互作用 ……………………………… 455

六、联合用药对铜绿假单胞菌抑菌活性的影响 ……………………………………… 456

七、绿原酸、新绿原酸及环丙沙星与 GyrB 的分子对接分析 ……………………… 457

八、建立"超分子相互作用表征–抑菌活性评价"序贯分析策略的临床意义 ……… 457

第三节　基于中药活性成分自组装的无载体纳米制剂的临床价值 ………………… 457

一、中药 SAN 在抗菌方面的应用价值 ………………………………………………… 457

二、中药 SAN 在抗肿瘤方面的应用价值 …………………………………………… 459

三、中药 SAN 在其他疾病上的应用价值 …………………………………………… 461

第四节　有关中药水煎液自组装聚集体研究面临的问题与展望 …………………… 461

一、影响中药自组装行为的煎煮工艺、分离技术及其对 SAD 形态、生物活性的
影响 ………………………………………………………………………………… 462

二、SAD 自组装机制有待深入探索 …………………………………………………… 464

三、影响 SAD 稳定性的因素有待研究 ……………………………………………… 465

四、有关 SAD 技术及其应用的展望 ………………………………………………… 466

第十六章　后记：建立"纳米中药物理药剂学"理论与技术体系的若干构想 ………… 477

第一节　建立"纳米中药物理药剂学"理论与技术体系的时代重大需求 ………… 477

一、建立"纳米中药物理药剂学"理论与技术体系的临床重大需求 ……………… 477

二、建立"纳米中药物理药剂学"理论与技术体系的中医药现代化重大需求 …… 478

第二节　"纳米中药物理药剂学"的基本内容 ……………………………………… 479

一、纳米中药物理药剂学有关载体设计的基本原理 ……………………………… 479

二、基于纳米中药物理药剂学原理的纳米制剂组装最优化设计 ………………… 481

三、微纳米尺度的结构药剂学方法在中药领域的尝试 …………………………… 483

四、微纳米制剂的药物结构研究新技术 …………………………………………… 489

第三节　"纳米中药物理药剂学"的学术与应用价值 ……………………………… 490

一、提供中药新药发现新策略 ………………………………………………………… 490

二、创新、拓展中药新型传递系统模式 ……………………………………………… 490

三、深化中药制剂质量、药效与安全性评价内容、完善评估体系 ………………… 491

第一章

绪 论

第一节　中药领域的多尺度特征及其与微纳米科技的渊源／3

第二节　微纳米中药制剂——中药制剂学及生物药剂学概述／17

第三节　微米中药／29

第四节　纳米技术及纳米中药／31

第五节　含重金属中药矿物药的微纳米形态及其生物药剂学特征／36

第一章

绪 论

纳米生物材料是 21 世纪的前沿学科之一[1],近年来,纳米生物材料在抗肿瘤、抗菌及多类疑难病症的基础和应用研究领域取得快速发展,部分纳米生物材料或复合材料已实现产业化,为人类征服疾病提供了强大有力的武器。作为纳米生物材料家族一员的微纳米中药,其因兼具药物与材料等多种功能作用,也日益成为中医药守正创新研究的关注热点。本章及后续各章,将以作者课题组多年研究成果及相关文献报道信息,揭示中医药领域存在的多尺度特征及其与微纳米科技的渊源,为设计和制备高性能中医药产品提供新思路、新方法,并为中医药现代化过程中采用常规技术难以解决的问题提供新的手段。其目的主要包括两个方面:其一,利用新兴的纳米技术(nanotechnology)解决中医药学领域的重要科学问题和关键技术难题;其二,借鉴生物学原理,仿生设计构建新颖具有纳米尺度及功能的中药制剂,提升中药的生物利用度与靶向性能。

第一节 中药领域的多尺度特征及其与微纳米科技的渊源

一、中药水提取液中存在的微纳米粒

从物理化学角度出发,中药水提取液(以下简称中药水提液)是一种由混悬液、乳浊液与真溶液组成的十分复杂的混合分散体系。按线度大小,该分散体系由分子分散系统(粒子的线度<10^{-9} m)、胶体分散系统(粒子的线度为 10^{-9} ~ 10^{-7} m)及粗分散系统(粒子线度>10^{-7} m)组成。其中,胶体分散系统又由亲水胶体和疏水胶体组成。胶体分散系统具有高度的分散性和热力学不稳定性,但中药水提液中某些天然高分子成分(如蛋白质、淀粉等)又因可形成均相稳定系统的真溶液而成为热力学稳定体系。

1. 中药水提液的粒径分布研究[2] 粒径分布反映出溶液体系中不同粒径的分子、颗粒所占的百分比。微滤过程是因体系中的分子存在尺寸差异而实现的,体系的粒径分布对微滤过程的进行有重要影响。

各中药水提液的粒径分布表现出迥然不同的特征。生地黄、厚朴和枳实的粒径分布表现出相似的特征,在不到 1.0 μm 处出现一个分布低谷。厚朴和枳实的这一特征十分明

3

显,厚朴水提液的粒径分布高峰在 50~120 μm 处,在略大于微滤膜孔径的范围(0.55~0.95 μm)百分比接近于零;枳实水提液的粒径分布高峰在 0.1~0.2 μm 处,在略大于微滤膜孔径的范围百分比接近于零,2~12 μm 处分布量也较高,这样的分布似乎非常有利于这一孔径下的微滤,因此,厚朴和枳实水提液的微滤通量较高,衰减也较为缓慢,生地黄水提液并不完全如此。淫羊藿水提液的粒径分布特征是分布区域非常集中,有 67% 以上的微粒分布在 1~3 μm 的范围内,在 1.5 μm 附近的峰含量高达 10% 甚至以上,其余中药水提液均未有此现象。而陈皮水提液的粒径分布在相对集中的区域,粒径分布高峰在 60~90 μm,峰含量约 7%。

对根茎类、果实类、全草类、藤木类共计 22 种药材水提液进行离心处理,显微观察结果表明[3],各药材水提液中存在大量微米颗粒,4 000 r/min 离心上清液中含有少量的颗粒,15 000 r/min 离心上清液显微结果则无颗粒。而对水提液经 15 000 r/min 离心处理所得的透明澄清液体进行磷钨酸负染后,透镜拍片,观察到纳米颗粒的存在。从显微分析可知,在中药水提液中存在大量形态不一的微米颗粒和纳米颗粒,低速离心澄清液中存在大量的亚微米颗粒,高速离心液中仍然存在较多的纳米颗粒,它们是产生浊度值的根本原因。文献亦报道,中药麻杏石甘汤中同样存在胶体颗粒,颗粒粒径为 50~150 nm。同时认为,汤剂中的纳米颗粒存在自组装行为[4]。水是一种强的极性溶剂,而中药中的某些成分如无机盐、糖类、分子不太大的多糖类、鞣质、氨基酸、蛋白质、有机酸盐、生物碱盐及苷类等都是强极性或有部分极性的分子,在水提取过程中很容易溶出,其中的黏液质、蛋白质、果胶、淀粉等大分子物质在水提液中形成胶体分散体系。中药煮散形成的此种胶体非均相分散体系,是否有利于在胃肠壁的黏附、增加吸收、增强疗效值得研究。

作者团队采用 WPS-1000XP 宽范围颗粒粒径谱仪(美国 MSP 公司*)获取了黄连解毒汤及其多种模拟体系粒径分布图[5],结果发现,黄连解毒汤的粒径分布在 10~2 000 nm,其中有 5% 左右的颗粒粒径为 1 000~2 000 nm。综合模拟体系(根据实际测得的黄连解毒汤中淀粉、果胶、蛋白质等相应高分子物质的含量及主要药效物质小檗碱、黄芩苷的含量,按比例配制)的粒径基本为 10~410 nm,90% 以上的颗粒粒径小于200 nm,而黄连解毒汤中粒径为 10~410 nm 的颗粒占了 92.61%,200 nm 以下粒径的颗粒占 71% 左右,平均粒径为 209 nm,可能是因为水提液中还含有其他大分子物质,溶液整个粒径的分布明显大于模拟体系,粒径分布的峰值向大的方向偏移。

在黄连解毒汤中,含有淀粉、果胶等大分子物质及以小檗碱为代表的小分子物质,然而黄连解毒汤提取液的原子力显微镜(atomic force microscope, AFM)扫描二维图像与小檗碱溶液的原子力显微镜扫描图、小檗碱+果胶的原子力显微镜扫描图相比,果胶、淀粉、小檗碱的特征形态在黄连解毒汤中均无法观察到,只有三维图像依旧保持着大量的针状结构。这提示,在黄连解毒汤的提取过程中,其中的各个大大小小的分子发生着极其复杂

* 美国 MSP 公司是指美国 Midsun Specialty Products 公司。

的相互作用,使得其微观形态变得纠结难分,其表观高度为2~30 nm。

2. 中药水提液体系的溶液结构特征 如上所述,中药(含复方)水提液作为一种高分子稀溶液类似体系,其中的淀粉、蛋白质、果胶、鞣质等高分子物质与小分子药效物质可以胶体和(或)水合物形态存在,从而形成溶液结构。中药的溶液结构特征可对药物的生物药剂学性能发生影响,并成为选择分离技术的基本依据[6,7]。

溶液结构主要指溶液中化学物质因溶剂化效应或其他原因形成的微观结构及其宏观性质。液体形态大多都和分子间力关系密切,因而其结构在时间和空间的不同层次上呈现多形态、多层次性,如目前已发现水常以多种水分子簇结构的聚集体存在,从而对相关物质的分离过程产生影响[8,9]。而药物的溶液结构则与该药物的物理化学性质、稳定性、活性、毒性及吸收与分布过程密切相关。因而,溶液结构是一个极具知识创新价值、孕育着巨大专利技术发明机会的研究领域[10,11]。

近年来,借助傅里叶变换红外光谱(Fourier transform infrared spectrum, FTIR)、原子力显微镜、X射线衍射(X-ray diffraction, XRD)、液相核磁共振及计算机模拟等新技术,科学家们对天花粉蛋白、香菇多糖、葛根素、三七总皂苷等高分子及小分子的溶液结构及其相互作用开展了研究,发现了许多独特的微观分子构象[11,12]。

作者课题组借助原子力显微镜、宽范围颗粒粒径谱仪等手段发现黄连解毒汤及其模拟体系中多种成分具有不同的二、三维结构与粒径分布(图1-1~图1-5、表1-1)[5]。并对淀粉、果胶与小檗碱、栀子苷、黄芩苷、巴马丁等4种黄连解毒汤的主要成分在溶剂化过程中所形成的聚集体进行了计算机仿真,图1-6为黄连解毒汤模拟溶液的分子动力学仿真示意图,将3 000个水分子,1个淀粉分子(分子量为20 000 Da,直链),1个果胶分子(分子量为20 000 Da,直链)以及4种小分子(小檗碱、栀子苷、黄芩苷、巴马丁)各10个放入尺寸为4.698 nm×4.698 nm×4.698 nm的纳米盒子中,采用网络虚拟终端(network virtual terminal, NVT)系统建模,并将能量最小化(为了观察方便,已经将其中的水分子隐藏)。

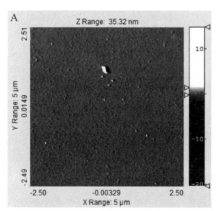
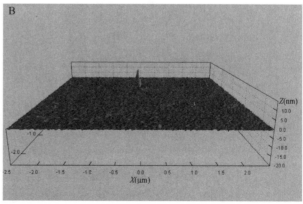

图1-1彩图

图1-1 0.3%小檗碱溶液的原子力显微镜扫描图[5]

A. 原子力显微镜二维扫描图,小檗碱的微观形态呈现出不规则的颗粒;B. 原子力显微镜三维扫描图,有较多的大大小小的小檗碱针状颗粒,其表观高度为0.4~15 nm

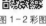

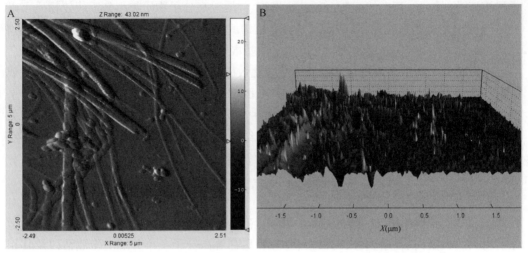

图1-2　0.3%小檗碱溶液+0.1%果胶的原子力显微镜扫描图[5]

A. 原子力显微镜二维扫描图,随着果胶的加入,其微观形态与图1-1比较发生了巨大的改变,可见大量须状物质（果胶）和微小颗粒（小檗碱）;B. 原子力显微镜三维扫描图,可见较多与果胶相互结合或游离的小檗碱针状颗粒,其表观高度为1~25 nm

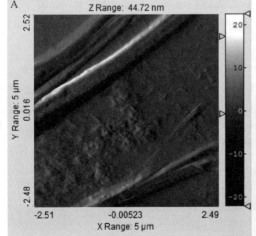
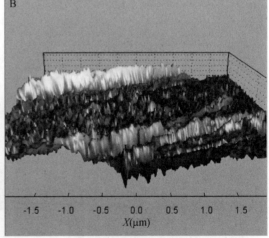

图1-3　0.3%小檗碱+0.5%淀粉的原子力显微镜扫描图[5]

A. 原子力显微镜二维扫描图,随着淀粉的加入,出现了一些棒状物质（淀粉）,有小的颗粒（可能是小檗碱的微观形态,也可能是一些短链或支链淀粉）;B. 原子力显微镜三维扫描图,可见一排排呈山峰状连绵不绝的物质（淀粉）,也存在一些游离的小檗碱针状颗粒,其表观高度为5~20 nm

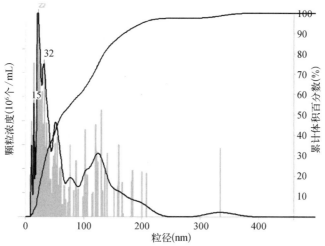

图 1-4 彩图

图 1-4　黄连解毒汤模拟体系(淀粉+果胶+蛋白质+小檗碱+栀子苷+黄芩苷)的粒径分布[5]

峰值主要集中于 22 nm、86 nm,整体分布范围为 0~410 nm

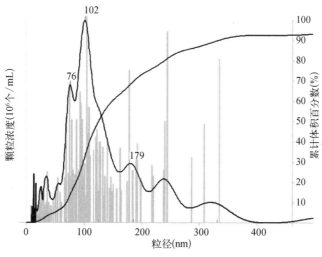

图 1-5 彩图

图 1-5　黄连解毒汤的粒径分布[5]

粒径分布范围较宽(0~2 000 nm),但 92.61%的物质粒径分布于 0~410 nm

表 1-1　黄连解毒汤的粒径分布数值[5]

分级标准 (nm)	颗粒浓度 (10^6 个/mL)	尺寸过小颗粒 的百分比(%)	分级标准 (nm)	颗粒浓度 (10^6 个/mL)	尺寸过小颗粒 的百分比(%)
10	1.404	0.08	110	32.636	40.46
30	6.526	2.09	130	20.638	52.51
50	5.965	5.24	150	12.452	60.39
70	18.570	10.31	170	10.535	65.46
90	29.496	22.73	190	10.239	70.93

续　表

分级标准 （nm）	颗粒浓度 （10^6 个/mL）	尺寸过小颗粒 的百分比（%）	分级标准 （nm）	颗粒浓度 （10^6 个/mL）	尺寸过小颗粒 的百分比（%）
210	6.527	74.80	630	0.024	95.14
230	7.728	78.10	650	0.005	95.15
250	7.363	82.14	670	0.001	95.15
270	3.937	84.79	690	0.000	95.15
290	3.034	86.30	710	0.000	95.15
310	3.749	87.97	730	0.000	95.15
330	3.729	89.89	750	0.000	95.15
350	2.514	91.45	770	0.000	95.15
370	1.098	92.27	790	0.000	95.15
390	0.299	92.56	810	0.000	95.15
410	0.048	92.61	830	0.000	95.15
430	0.034	92.62	850	0.000	95.15
450	0.164	92.67	870	0.000	95.15
470	0.463	92.82	890	0.000	95.15
490	0.837	93.15	910	0.000	95.15
510	1.070	93.64	930	0.000	95.15
530	1.028	94.17	950	0.000	95.15
550	0.770	94.61	970	0.000	95.15
570	0.458	94.90	990	0.000	95.15
590	0.218	95.06	1 000～2 000	9.872	100.00
610	0.082	95.12			

注：WPS－1000XP 宽范围颗粒粒径谱仪（美国 MSP 公司）测定。

图 1－6 彩图

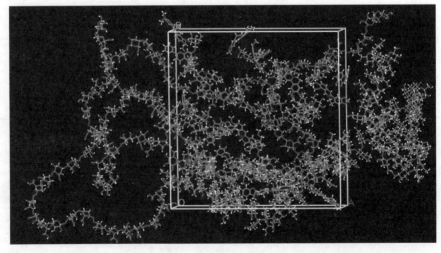

图 1－6　黄连解毒汤模拟溶液的分子动力学仿真示意图[5]

图1-6中,由于水及其他小分子物质的作用力,两条直链的大分子物质(淀粉和果胶)分子链舒张后产生了一定的盘旋。结合原子力显微镜扫描图提示,盘旋的分子链和原子力显微镜所观察到的须状等微观形态必然有着某些联系。将图1-6的各个分子进行椭圆形粒子化,得到图1-7。如图1-7所示,4种小分子中,有些分子和淀粉、果胶大分子距离较近,有些与大分子距离较远,而有些则被大分子所包裹,上述情况均可能在中药制药工艺过程(如在中药膜过程)中形成空间位阻,从而降低小分子药效成分的透过率。

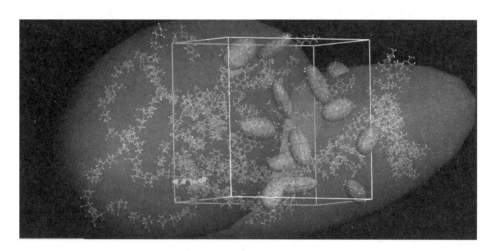

图1-7彩图

图1-7　椭圆形粒子化后的黄连解毒汤模拟溶液的分子动力学仿真示意图[5]

造成不同物质具有各自溶液结构的主要因素是该物质的分子结构特征。而药物的溶液结构除了主要取决于其分子结构外,还与所处的溶液环境(溶液体系所具有的黏度、pH、离子强度等特征性质)密切相关。而这正是膜过程与应用系统溶液环境关系密切的主要原因[13]。例如,在盐溶液环境中,高分子可由无规则线团变为曲螺旋结构[14];黏性多糖分子可因离子强度的增加从线性分子变为球性分子[15];料液中有机物的表观尺寸可随pH下降而呈变小的趋势[16];在一定溶液环境中牛血清蛋白球性分子变为具长链结构的胶体物质[17]。

3. 基于粒径分布与Zeta电位差异的煮散与水煎体系评判方法　中药煮散为新型饮片的一种,大小规格与传统饮片往往不同,相同煎煮条件下,能提高煎出率,疗效可能不尽相同。为优选适宜的煮散粒径,文谨等[18]以质地坚硬、致密度高的葛根、黄连、黄芩、甘草中药材为实验对象,根据这些药材浸出率低、水分不易迅速浸入药材内部组织细胞、入汤剂煎煮时所需时间长且不易煎透的特征,将这些药材制成颗粒状煮散,考察其有效成分在水煎液中的溶出行为,粒径分布、Zeta电位等溶液环境表征参数的变化,阐明水煎液中微观成分的变化规律,为煮散的粒径控制与应用提供实验数据,为其他类别的中药煮散的研究提供理论及实验依据。实验结果发现,黄连、黄芩、甘草煮散粒度分散均匀、流动性好,葛根煮散稍差。煮散与饮片水煎液中大多为亚微米颗粒,而其光学和电学性质显示煮散水煎液中的微粒较多、较大、易沉降,具有非均相液体的特征,而其成分溶出速度、溶出量均明显高于饮片。

由于饮片及煮散汤剂中存在大量的混悬型胶体微粒,粗分散体系属于动力学不稳定体系,易发生沉降,而 Zeta 电位是判断其物理稳定性的重要指标。实验发现,以上 4 种饮片的 Zeta 电位绝对值均比煮散的大,表明饮片颗粒会相对稳定些,煮散使汤剂更不稳定、更容易沉淀,因此在临床使用时要确保充分摇匀,使沉降的微粒重新扩散分布到液体中,而这种分散亦是可逆的。

该研究表明,饮片由于厚薄、规格的不一致,需要长时间煎煮,并且成分溶出速度不一致,而煮散粉碎成颗粒,具有均一性且有较大的比表面积和孔隙,能在较快时间内释放有效成分,亦可以使复方各成分的溶出达到同步。但是,煮散是否可改变传统中药饮片先煎、后下、另煎的特殊煎煮方法,值得进一步探讨。

4. 中药水提液粒径与药物吸收的相关性 焦放等[19]《黄连水煎液中固体微粒对小檗碱在体肠吸收特性的影响研究》报道:前期研究发现,汤剂中固体微粒的粒径越小,对活性成分促吸收效果越明显,即以 6 000 r/min 离心的方法去除黄连水煎液中粒径较大的固体微粒,然后通过离子交换色谱柱法分离黄连水煎液中剩余固体微粒。再选取 2 组粒径相近但表面电位有显著性差异的固体微粒进行后续研究。为证明黄连水煎液中固体微粒与小檗碱肠吸收有一定关联,首先比较了黄连水煎液、NP‐水煎液及 Ber‐KR 液*中小檗碱的肠吸收特性,发现黄连水煎液中小檗碱的 K_a 和 P_{app} 值显著性高于另外两组不含微粒的肠灌注液($P<0.05$),进一步证实水煎液中微粒体系的存在有利于小檗碱的肠吸收。加入粒径相近、电位值差异较大的 P_1、P_2 粒子后,表面电位较小的 P_1 粒子可显著增大小檗碱在空肠段的 K_a 和 P_{app} 值($P<0.05$),而 P_2 粒子对小檗碱在空肠段吸收没有显著影响。

中药材中存在蛋白质及多种高分子物质,经水煎煮后可形成复杂的分散体系[20],特别是一些难溶性物质以微粒状态共存于汤剂中形成混悬液,这些微粒是否会影响中药有效成分吸收,尚不明确。该研究表明,汤剂中存在的固体微粒,即中药溶液环境性质可直接影响中药有效成分的肠吸收特性,且与固体微粒的表面电荷相关,但具体影响吸收的机制有待进一步研究。

二、炭类中药中存在的纳米类成分(碳点)及其药理效应

炭类中药是由中药材经煅烧而成的碳化物,其显著的效果和安全性而使其临床应用广泛。《中华人民共和国药典》(以下简称《中国药典》)各版本先后记载了近 30 种炭类药物。多年来,许多研究试图阐明不同类型的炭类中药的基本性质以鉴定、确认其活性小分子化合物,但结果仍存在争议,其潜在机制尚不明确。本部分主要介绍与炭类中药密切相关的碳点(鉴于其科学本质为纳米尺度的药物组分,故以英文 nano-components 表述,缩写为 NCs)研究新动态[21]。

近年文献报道,从中草药炭类产物中提取、制备了多种碳点,并且经过一系列实验研

---

* 注:NP‐水煎液为黄连水煎液依次经过 0.45 μm、0.22 μm、0.10 μm 微孔滤膜滤过去除微粒体系后,得到的不含固体微粒的黄连水煎液。Ber‐KR 液为小檗碱‐KR 液灌注体系,其中 KR 液为人工肠液。

究证实了其良好的生物活性。例如,焦三仙碳点的降糖作用[21]、黄柏碳点的保肾作用[22]、金银花碳点的抗炎作用[23]、艾叶碳点的抗寒作用[24]、白芍碳点的保肝作用[25]、甘草碳点的抗溃疡作用[26]等。

所谓碳点,是一种粒径<10 nm 的新型碳基纳米材料,其由于多样的物理化学性质和良好的生物相容性、独特的光学性能、低成本、生态友好性、丰富的官能团(如氨基、羟基、羧基)、高稳定性等特征,已广泛应用于生物医学领域,其中包括作为体内成像的探针,用于骨再生材料,用于药物、治疗性基因、光敏剂和抗菌纳米材料分子的纳米载体。此外,纳米材料在治疗疾病方面也显示出了巨大的潜力。由于上述显著优势,具有固有生物活性潜力的碳点开发,为发现有效控制或治疗某些疾病(如细菌性角膜炎、癌症、病毒性疾病等)的新一代药物提供了许多策略[27]。

北京中医药大学陈瑞等[28]利用纳米技术发现生地黄炭中含有纳米类成分,并将其提取分离出来,将其命名为生地黄炭纳米类成分(dried *Rehmannia* charcoal nano-components,DRC-NCs)。该研究组利用高效液相色谱法(high performance liquid chromatography,HPLC)排除小分子存在的干扰性;利用低分辨透射电镜(low resolution transmission electron microscope, LRTEM)、高分辨透射电镜(high resolution transmission electron microscope,HRTEM)、X 射线衍射、紫外可见吸收光谱(UV-visible absorption spectrum)、荧光光谱(fluorescence spectrum, FL)、傅里叶变幻红外光谱,以及 X 射线光电子能谱(X-ray photoelectron spectroscopy,XPS)获取了 DRC-NCs 的形貌特征并对其成分进行了测定。

结果表明,DRC-NCs 分散度良好,近球形,粒径大小均一,粒径分布集中在 1.1~2.6 nm,晶格间距为 0.354 nm,具有紫外和荧光光学特性,主要由 C、N、O 等元素构成,表面可能含有氨基、羟基、羧基等基团,这些基团可能与 DRC-NCs 发挥药效活性有着密切的关系。并通过 CCK-8 实验评价 DRC-NCs 的安全性,为临床用药的安全范围提供参考。有关研究内容与结果简述如下。

1. DRC-NCs 的制备　称取 500 g 生地黄[玄参科植物地黄(*Rehmannia glutinosa* Libosch.)的干燥块根]于干燥洁净的坩埚中,铝箔纸封口并加盖,置于马弗炉,关好炉门。第一阶段 5 min 内升温至 70℃,并保持 25 min;第二阶段升温至 350℃,保持 1 h,自然冷却后取出。将生地黄炭粉碎,称取生地黄炭粉末 50 g,放于烧杯中,加入 30 倍去离子水,置于水浴锅中煎煮,温度为 100℃,时间 1 h,共煎煮 2 次。混合 2 次水煎液,先用定性滤纸粗滤,然后用 0.22 μm 的有机系微孔滤膜过滤,浓缩滤液,将浓缩液装入可截留分子质量为 1 000 Da 的透析膜中,透析 72 h 以上。待透析袋外液体透明取出袋内液体,定容为 1 g/mL,4℃冰箱中保存,备用。

2. HPLC 分析　色谱条件:色谱柱为 Reliasil-^{18}C 柱(4.6 mm×250 mm, 5 μm),柱温 25℃,流速 1.0 mL/min,检测波长 334 nm,流动相为乙腈(A)-0.1%乙酸(B),梯度洗脱(0~20 min,10%~25%乙腈;20~30 min,25%乙腈;30~45 min,10%~25%乙腈;45~50 min,25%乙腈),进样量 10 μL,采集时间 50 min。

生地黄与 DRC-NCs 的 HPLC 图谱如图 1-8 所示,在生地黄中含有多种小分子物

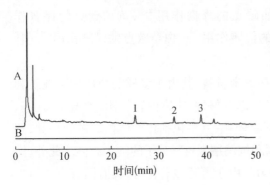

图 1 - 8　生地黄(A)与 DRC - NCs(B)的 HPLC 图谱[28]

质,成分复杂,而经过碳化、提取、分离得出的 DRC - NCs 的 HPLC 图谱为一条直线,说明在 DRC - NCs 中不含有传统意义上认为的小分子化合物。

3. DRC - NCs 的表征　利用低分辨透射电镜、高分辨透射电镜、X 射线衍射观察 DRC - NCs 的外观形态、粒径大小分布、微观结构及晶格间距等特征;利用紫外可见吸收光谱及荧光光谱分析其光学特征;利用 X 射线光电子能谱及傅里叶变幻红外光谱分析其表面官能团信息。

图 1 - 9A 为低分辨透射电镜图,DRC - NCs 在 50 nm 下的粒径分布,分散度良好,外貌形态为近球形,粒径大小均一;图 1 - 9B 为 DRC - NCs 的粒径分布图,其粒径分布在 0.8~3.2 nm,集中在 1.1~2.6 nm,平均尺寸为 1.75 nm;图 1 - 9C 为 DRC - NCs 的高分辨透射电镜图,可看到 DRC - NCs 中存在明显的晶格;图 1 - 9D 为 DRC - NCs 的晶格间距图,测得其晶格间距为 0.354 nm;图 1 - 9E 为 X 射线衍射图谱,测得 DRC - NCs 的衍射角度 $2\theta = 25.102°$。

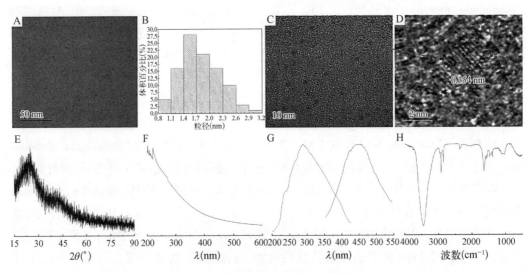

图 1 - 9　DRC - NCs 的表征结果[28]

A. 低分辨透射电镜图;B. 粒径分布图;C. 高分辨透射电镜图;D. 晶格间距图;E. X 射线衍射图谱;F. 紫外可见吸收光谱图;G. 荧光光谱图;H. 傅里叶变幻红外光谱图

DRC - NCs 的紫外可见吸收光谱如图 1 - 9F 所示,DRC - NCs 在 200~250 nm 有吸收峰,推测与 DRC - NCs 中杂原子的 $\pi - \pi*$(* 表示原始状态)跃迁有关。据 DRC - NCs 的荧光光谱(图 1 - 9G)可知,其最大激发波长为 288 nm,在此条件下,最大发射波长为 449 nm。

图 1 - 9H 为 DRC - NCs 的傅里叶变幻红外光谱图。DRC - NCs 的吸收峰在 3 444.28 cm^{-1},

2 917.93 cm^{-1}，2 850.01 cm^{-1}，2 360.79 cm^{-1}，1 635.06 cm^{-1}，1 541.52 cm^{-1}，1 467.89 cm^{-1}，1 384.34 cm^{-1}、1 112.55 cm^{-1}，其中 3 444.28 cm^{-1} 处的吸收峰表示分子间氢键—OH 的伸缩振动，2 960~2 850 cm^{-1} 之间的吸收峰为 CH$_3$—和 CH$_2$—的伸缩振动峰；2 360 cm^{-1} 附近的吸收峰为—NH、—NH$_2$ 的伸缩振动峰；1 650~1 560 cm^{-1} 之间的峰为—NH$_2$ 的伸缩振动峰；1 580~1 491 cm^{-1} 之间的峰为—NH 的吸收峰；1 380 cm^{-1} 处的吸收峰为 CH$_3$—对称弯曲振动峰，1 150~1 070 cm^{-1} 附近的峰推测为 C—O—C 的伸缩振动引起的，可见 DRC－NCs 的表面含有—OH、CH$_3$—、CH$_2$—、—NH、—NH$_2$、C—O—C 等基团。

DRC－NCs 的 X 射线光电子能谱结果如图 1－10 所示，DRC－NCs 在 284.25 eV、399.17 eV、531.28 eV 处有明显的 3 个峰（图 1－10A），表明其主要含有 C（66.99%）、N（3.74%）、O（28.89%）3 种元素。图 1－10B 为 C 元素的 X 射线光电子能谱图谱，峰值在 283.86 eV、284.10 eV、285.47 eV、287.42 eV 处，分别对应 C—C、C＝O、C—N/C—O、C＝N 键。图 1－10C 为 O 元素的 X 射线光电子能谱图谱，峰值在 530.67 eV、532.01 eV 处，分别对应 C＝O、C—OH 键。图 1－10D 为 N 元素的 X 射线光电子能谱图谱，峰值在 399.12 eV、399.48 eV 处，分别对应 C—N—C、N—C 键。

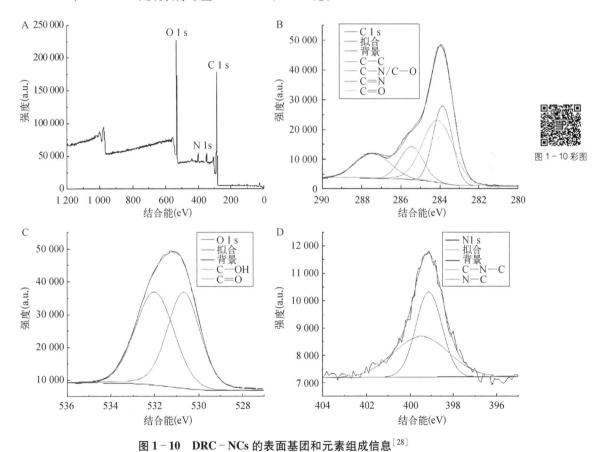

图 1－10 彩图

图 1－10 DRC－NCs 的表面基团和元素组成信息[28]

A. DRC－NCs 元素峰；B. C 元素；C. O 元素；D. N 元素
a.u.即无量纲单位（任意单位）

4. CCK-8 实验 通常采用细胞计数试剂盒 8(cell counting kit-8, CCK-8)试剂来开展简便、准确的细胞增殖和毒性分析。吸取 RAW264.7(小鼠腹腔巨噬细胞系,常用的炎症细胞模型之一)细胞悬浮液 10 μL,将其平铺到细胞计数板上。计数完成后,将细胞悬浮液稀释成 $1×10^5$ 个/mL,然后将其铺在 96 孔细胞培养板上,边缘加入 100 μL/mL 的磷酸盐缓冲液(phosphate buffer solution, PBS),放入条件为 5% CO_2、37℃的培养箱中孵育。培养 24 h 后,弃去上清液,在对照组中加入细胞培养基,给药组中加入不同浓度的 DRC-NCs 溶液(10 000.00 μg/mL、5 000.00 μg/mL、2 500.00 μg/mL、1 250.00 μg/mL、625.00 μg/mL、312.50 μg/mL、156.25 μg/mL、78.13 μg/mL、39.06 μg/mL),放入培养箱中孵育 24 h。取出细胞培养板,每孔加入 10 μL CCK-8 试剂,于培养箱中培养 1 h,酶标仪检测波长为 450 nm。

细胞活力计算公式:

$$细胞存活率(\%) = \frac{A_e - A_b}{A_c - A_b} × 100 \qquad (式1-1)$$

式中, A_e、A_b、A_c 分别表示在 450 nm 波长下给药组、空白组、对照组的吸光度。

数据采用 SPSS 20.0 统计软件进行统计学分析。数据用均值±标准差($\bar{x}±s$)表示,各组数据服从正态分布且方差齐时,采用单因素方差分析。组间差异采用最小显著差异法分析。数据统计结果中, $P<0.05$ 为数据之间有差异, $P<0.01$ 为数据之间有显著性差异。

从表 1-2 可以看出,在 DRC-NCs 浓度为 2 500.00 μg/mL 时,细胞活力已超过对照组,而在 DRC-NCs 的浓度大于 2 500.00 μg/mL 时,DRC-NCs 对 RAW264.7 细胞的活力有一定的影响,即在大于该浓度时,DRC-NCs 有一定的细胞毒性作用。而在浓度低于 2 500.00 μg/mL 时,DRC-NCs 对细胞有一定的促增殖作用。

表 1-2 不同浓度的 DRC-NCs 对 RAW264.7 细胞活力的影响($\bar{x}±s$, $n=6$)[28]

组 别	浓度(μg/mL)	细胞活力(%)
对照	—	100±15.72
DRC-NCs	10 000.00	72.60±15.68
	5 000.00	73.15±16.40
	2 500.00	100.09±14.53
	1 250.00	112.37±24.56
	625.00	110.06±25.70
	312.50	105.53±12.78
	156.25	117.51±5.57
	78.13	145.32±15.53
	39.06	162.70±7.26

该研究首次利用高温热解法从生地黄炭中提取出新型纳米类成分 DRC-NCs,并且发现 DRC-NCs 对溃疡性结肠炎具有良好的治疗作用,其作用机制可能是通过调节免疫

及缓解炎症和氧化应激反应,减轻结肠损伤程度从而发挥治疗作用。

多年来,炭类中药的生物活性被忽视,临床上对于炭药的应用范围多局限在各类出血性疾病上[29],其重要原因之一在于炭药发挥药效的物质基础未能阐明,从而限制了其传统功效的继承应用和进一步的创新发展。基于这种现状,北京中医药大学对荆芥炭、姜炭、血余炭[30,31]等40余种炭类中药系统地展开了物质基础的探索,结果发现中药饮片炭化后新产生的纳米类成分是破解炭药药效物质基础的关键所在。黄柏(Phellodendri chinensis cortex)首载于《神农本草经》,也是经方常用组成药物之一。鉴于黄柏炭在改善咪喹莫特诱导银屑病小鼠模型症状上展现出良好的疗效。张美龄等[27]提出黄柏炭中的碳点是其治疗银屑病的物质基础的设想,采用透析方法,将400℃高温锻制获取的黄柏炭分离成Ⅰ(分子量>1 000 Da)和Ⅱ(分子量<1 000 Da)两部分,并应用咪喹莫特诱导银屑病小鼠模型,对Ⅰ和Ⅱ两部分治疗银屑病的活性进行比较,从而对黄柏炭治疗银屑病的物质基础进行追踪和确认。该研究结果为确证黄柏炭治疗银屑病的全新药效,并从物质基础和作用机制角度阐述其科学性提供了实验依据,为炭类中药物质基础和制备工艺规范、优化等基础研究提供了示范性思路。

已见报道的有关中药碳点文献要点汇总如表1-3。

表1-3 有关中药碳点文献要点汇总

序号	中药名	制备方法概述	空间结构表征	化学组成	药理效应	文献编号
1	白 芍	各种碳点基本相似:马弗炉密封煅烧,冷却到室温,粉碎成细粉,去离子水煮沸,滤液浓缩,1.0 kDa透析膜透析,水提取物在4℃下保存	球形,彼此分离平均尺寸为1.0~2.4 nm	主要为C、N、O元素	对四氯化碳诱导的急性肝损伤具有显著肝保护作用	[25]
2	生地黄		近球形,粒径大小均一,粒径分布集中在1.1~2.6 nm		具有治疗溃疡性结肠炎的作用,其作用机制可能与降低炎症因子和氧化应激水平、提高抗炎和抗氧化能力有关	[28]
3	金银花		几乎呈球形,具有良好分离度,尺寸分布为1.0~10.0 nm		具有抗炎作用,有减轻炎症引起的发热和低温反应的潜力	[23]
4	焦三仙(焦山楂、焦神曲、焦麦芽)		近球形,分离得很好,粒径分布在4.4~6.4 nm		可有效调节血糖	[21]
5	甘 草		均匀分布的球形结构,其粒径分布在1~5 nm		可降低酒精引起的胃黏膜和组织的氧化损伤,明显的抗胃溃疡活性	[26]
6	黄 柏		呈球形,大小均匀,大部分在(2.84±0.89)nm处		具有显著的止血和抗炎作用;具有抑制蛇毒诱导的急性肾损伤的生物活性	[22]

由表1-3可知,表中所列出的那些源自炭类中药的碳点虽各有不同的药理活性,但均具重要的共性:制备方法、空间尺寸、化学组成等特征基本相同。鉴于炭类中药品种众多,拥有上千年的临床应用历史、广泛的临床应用范围,可治疗多系统、多器官的疾病种类高达百余种,并且疗效确切[31]。作为具有中国特色的创新药研发源泉,探索炭药未被发现的药效,科学阐释其药效物质基础和作用机制,对继承发掘祖国医药宝库,拓展炭类中药的临床应用价值的意义不言而喻。但与此同时,由于碳点物理和化学性质的复杂性,对其作用机制的深刻理解仍是一个巨大的挑战,许多关键问题,包括碳点的生成机制、空间结构、生物效应及其相关性尚有待系统深入探讨。可以预见,伴随着材料学、纳米科学、计算机科学等多学科手段的加持,源自炭类中药的碳点研究很大可能成为微纳米中药领域一个潜力巨大的领地。

三、基于中药水提液还原剂作用的纳米银的制备与应用

纳米银是一类功能性金属纳米材料,由于比表面积大,抗菌能力是微米级银的200倍以上。作为理想的抗菌材料,纳米银的制备、表征及功能、应用研究方兴未艾。植物中的活性还原成分,如萜类、黄酮、酮类、醛类、酰胺、羧酸、糖类、蛋白质和维生素等,可以还原Ag^+,得到具有不同粒径和生物活性的纳米银。该方法因利用植物水提液中含有的活性成分作为稳定剂和还原剂,具有成本低、绿色无污染、操作简单、合成的纳米银生物活性多样等优点。如果植物本身具有较高的生物活性,因为协同效应,制备得到的纳米银也将会有很好的生物活性[32-35]。

有文献报道[36],使用银翘解毒合剂(由连翘、金银花、薄荷、牛蒡子、荆芥、淡豆豉、淡竹叶、桔梗和甘草9味药组成)药渣水提液中活性成分作为还原剂和保护剂,硝酸银(AgNO₃)作为银源,在室温条件下可将Ag^+还原制备成纳米银。

1. 银翘解毒合剂药渣水提液制备纳米银 取5.0 mL银翘解毒合剂药渣水提液(原液),向其中加入10 mmol/L的AgNO₃溶液5.0 mL,室温下超声;反应过程中使用紫外可见吸收光谱监测纳米银的生成。待反应完成后取反应悬浮液,9 000 r/min离心30 min,弃上清液取沉淀,用超纯水洗涤3次,收集沉淀,冷冻干燥12 h至恒定质量。

生物合成参数,如料液比和反应时间,会对该法的还原反应效率,尤其是纳米银的平均粒径和分散性有较大影响。制备过程中,应考察生物合成参数对还原反应的影响,优选工艺参数。该研究在pH 10.0、料液比3∶1、超声反应2 h的工艺条件下,制得近球形纳米银:平均粒径(24.0±0.3)nm,60 d内保持稳定,表面带负电(-23.1±0.2)mV。

2. 纳米银的生物活性评价 制得的纳米银对大肠杆菌和金黄色葡萄球菌有很好的抑制作用,对这两种细菌的最小抑菌浓度分别为50.0 μg/mL、25.0 μg/mL;对自由基试剂(1,1-diphenyl-2-picryl-hydrazyl radical, DPPH)的自由基有很好的清除作用,当纳米银质量浓度为100 μg/mL时清除率可达71.1%。结果表明,制得的纳米银具有很强的抗氧化和抗菌活性,足以为其作为抗氧化和抗菌试剂应用提供依据。

第二节 微纳米中药制剂——中药制剂学及生物药剂学概述

一、中药散剂——微纳米中药制剂的前身

粉末是中药应用的重要形式之一,既可直接内服,又可制成丸剂、片剂等多种剂型,其中"散"是中药粉末应用的最常见形式。散剂疗法,如煮散、服散、外用散等即中医最古老而又常用的疗法之一,时至今日很多中药仍以粉末形式应用,《中国药典》收载研粉吞(冲)服或入丸散服用的中药饮片多达 60 余种[37,38]。

散剂作为中医最古老的一种剂型之一,是指一种或数种药物经粉碎、混合均匀而制成的粉末状制剂,由中药制成的粉末状制剂,称为中药散剂。中药散剂因临床应用的要求不同,对粉末过筛的要求也不同。一般而言,内服散剂应过六号筛(100 目筛);儿科及外科散剂应过七号筛(120 目筛);眼科用药应过九号筛(200 目筛)。例如,现行《中国药典》收载的通关散,由细辛、薄荷叶等 4 味中药共研为细粉,过 200 目筛,具有开窍通关之功效,每用少许,吹入鼻子中,适用于急性中风、昏迷不醒。又如,中医眼科常用的拨云散、珍珠散、烂翳散等均由多味中药经研为极细粉,过 200 目筛而成。根据《中国药典》的规定,上述过 100 目筛粉末、过 120 目筛粉末、过 200 目筛粉末的平均粒径相当于 150 μm、125 μm、75 μm,也不排除其中含有达到纳米尺度的微粒。由此可见,就物理空间尺度而言,中药散剂是名副其实的微纳米中药制剂。

(一)中药散剂的特点

1. 制法简单 散剂制法简单,为古今医家所常用,其方法不外粉碎(同时或先后将所需药物粉碎)、过筛、混合、包装 4 个主要环节。

2. 疗效快捷 古代早有"散者散也,去急病用之"。散剂呈粉末状,比表面积大,易于分散、吸收,奏效快。不少散剂,如上述通关散等,就是古代抢救危重患者的有效制剂。

3. 方便实用 中药材制成散剂后,体积大为减小,既便于携带、保管,又便于临床即时用药,使患者得到及时、快速、有效的治疗。

4. 适应证广 散剂种类众多,按照医疗用途,一般可分为内服散剂和外用散剂。广泛应用于内、外、妇、儿、五官等科的常见病、疑难病;既可用于急性病,又可用于慢性病,还可用于养生保健。

5. 节约资源 散剂使用剂量小,可比中药饮片节省药材。同时,粉末状药材的有效成分溶出效率高,有些散剂可用温开水送服,可免去煎煮环节,节省能源。

6. 中药散剂的缺陷 主要是药材粉碎后比表面积增大导致的:① 刺激性、吸湿性增加;② 化学稳定性降低;③ 挥发性成分容易消失。鉴于此,某些易吸潮变质、刺激性强、具有不良气味及味道的中药不宜制成散剂。

(二)一般中药散剂的制备工艺流程[39]

1. 粉碎 是制备中药散剂的基本工艺操作。中药散剂常用的粉碎器械主要有瓷制、

玻璃制或金属制的乳钵、杵棒;铁研船、冲钵;锤击式粉碎机、球磨机、柴田式粉碎机、万能磨粉机、羚羊角粉碎机等。针对不同质地的中药材,常用的粉碎方法如下文所述。

(1) 干法粉碎:常用的干法粉碎方法有以下几种。

单研:单独粉碎,将某一药材单独进行粉碎处理。例如,牛黄、麝香、鹿茸、玳瑁、琥珀、沉香等贵重药材;乳香、没药、雄黄、轻粉等树脂类或矿物类药材,多要求单独粉碎。

混合粉碎:将某复方中的药料,经前处理后,全部或部分药料掺和在一起进行粉碎。此法多用于处方中质地类似的药材群药粉碎;也可掺入一定比例的黏性、油性药料,如当归、熟地黄、天冬、麦冬或杏仁、桃仁、柏子仁等,以避免这些药料单独粉碎的困难。

对于某些特殊质地的药料,还有下述另加处理的方法。

串油:针对配伍有核桃仁、黑芝麻、胡麻仁、苏子、牛蒡子等富含油脂药料的复方,可先把非油脂性药料粉碎,然后加入油脂性药料再次粉碎,使先粉碎的药粉能及时吸收油性,以免粘粉碎机及筛孔。

串料:针对配伍有天冬、麦冬、生地黄、熟地黄、五味子、山茱萸、枸杞子、肉苁蓉等含有大量黏液质、糖分或树脂胶类物质药料的复方,可先把其他药料粉碎成粗粉,然后陆续掺加黏性药料,再粉碎一次,则可使粉碎与过筛得以顺利进行。

蒸罐:由于处方要求,对牡蛎、阿胶、鳖甲、龟甲、乌鸡、何首乌、黄精等药物在入药前要先行蒸制。可先将牡蛎、鳖甲等坚硬药物置蒸罐底部,再放上树脂胶类药物,然后加黄酒,隔水蒸 16~96 h,原则上以蒸至酒药汁尽为度,取出干燥后粉碎,再与其他药末共碾成粉。

(2) 湿法粉碎:指在药料中加入适量的水或其他液体进行研磨的方法,常用的有水飞法、加液研磨法等。

水飞法:一般用于矿物类中药,如朱砂、炉甘石等药材的粉碎。先将药料打成碎块,除去杂质,置乳钵中加入适量清水,用乳锤重力研磨使药料被研细,沉淀后弃上清液,再将湿粉干燥、研细,即得极细的粉末。

加液研磨法:主要用以粉碎樟脑、冰片、薄荷脑等药物。将待粉碎药物置乳钵中,加入少量挥发性液体(醇或水等),用乳锤以较轻力研磨使药料被研碎。至今仍沿用"轻研冰片,重研麝香"的中医传统之说。

(3) 常用细料药的粉碎:疗效显著、用量较少、价格贵的药材品种被称为细料药,一般采用单独粉碎方法。

珍珠:置铜缸内,盖布捣破,然后放入电动乳钵内,加清水淹没珍珠,研磨 60 h,取出沉淀后弃上清液烘干,再将粉块粉碎,过 100~120 目筛即可。

羚羊角:先用锉粉机锉为粗末,装入球磨机,研磨 120 h,过 120 目筛,余渣再入球磨机反复操作。

琥珀:用铁碾压碎,过粗筛(40 目)后,装入球磨机,研磨 80 h,过 100 目筛即可。

鹿茸:先以灯火或涂抹酒精烧燎鹿茸之毛,刮净后,用适量白酒湿润,待角质变软取出,切成 0.2~0.3 mm 厚的薄片,阴干后用铁碾压成细粉,过 80~100 目筛即可。

麝香：捡除杂质(皮、毛、膜等)，置乳钵中用力研磨(即重磨)，筛取粗末重研，反复操作至全部研细为止，过60~80目筛即可。

牛黄：置乳钵中，加入微量清水(便于研细，且可避免飞扬损耗)研磨；亦可置球磨机内，研磨10~14 h，过80~100目筛即可。

熊胆：铜胆(云胆)色黄质松，用乳钵研细即可；铁胆(关胆)色黄质黏，可用水溶化或用火烧干后再研。

沉香、檀香：先用刀劈成小碎块，用铁碾压碎，过粗筛(40目)后，装入球磨机研磨80 h，过90~110目筛即可。

血竭：用铁研船或乳钵研细末，过80~100目筛即可。

雄黄：用乳钵研细，过100目筛即可。

人参、三七：先用小粉碎机打成颗粒，过粗筛(40目)后，装入球磨机，研磨80 h，过90~110目筛即可。

冰片、薄荷脑：先用湿毛巾将乳钵及乳锤湿润，再将药料放入乳钵中研末，用力宜轻，过90目筛即可。

2. 过筛　粉碎后的药粉必须过筛，对粗、细粉进行分离，再将粗粉碾细，直到获得粗细均匀的粉体。手摇筛、振动筛粉机、悬挂式偏重筛粉机、电磁簸动筛粉机(适用于含油、含树脂等黏性较强的药粉)等，都是常用的过筛器械。

(1) 药筛：《中国药典》对用于药剂制备的药筛规定了全国统一标准，即标准筛，其9个筛号的对应尺度见表1-4[40]。

表1-4 《中国药典》规定的筛号及其对应尺度[40]

筛　号	筛孔内径(平均值，μm)	目号(目)
一号筛	2 000±70	10
二号筛	850±20	24
三号筛	355±13	50
四号筛	250±9.9	65
五号筛	180±7.6	80
六号筛	150±6.6	100
七号筛	125±5.8	120
八号筛	90±4.6	160
九号筛	75±4.1	200

(2) 粉末分等：《中国药典》对粉末分等制定标准如下。

最粗粉：能全部通过一号筛，但混有能通过三号筛不超过20%的粉末。

粗粉：能全部通过二号筛，但混有能通过四号筛不超过40%的粉末。

中粉：能全部通过四号筛，但混有能通过五号筛不超过 60% 的粉末。

细粉：能全部通过五号筛，但含能通过六号筛不少于 95% 的粉末。

最细粉：能全部通过六号筛，但含能通过七号筛不少于 95% 的粉末。

极细粉：能全部通过八号筛，但含能通过九号筛不少于 95% 的粉末。

因临床应用的要求不同，散剂对粉末过筛的要求也不一样。一般而言，内服散剂应通过六号筛（100 目筛）；儿科及外科用散剂应通过七号筛（120 目筛）；眼科用药应通过九号筛（200 目筛）。

3. 混合　为确保剂量准确且用药安全、有效，对于组成复方各药味的粉末必须施以使不同药粉均匀分布的操作。常用的混合器械有混合筒、槽型混合机、三用混合机与混合罐等。常用的混合方法包括：① 搅拌混合（多作初步混合用）；② 研磨混合（适用于结晶性药物，但不适用于吸湿性、爆炸性药物）；③ 过筛混合（适用于大量生产）等。

中药复方多种药粉物料的混合，一般须遵照下述原则。

（1）等量递增：先取量小组分，加入等量的量大组分，混合均匀后，再加等量的量大组分，如此反复递加，直至全部混合均匀。该法又称逐级稀释混合法，适用于含有剧毒药物或各组分比例相差悬殊的药粉混合。

（2）比重相差较大的药物混合时，先取比重小的，再加入比重大的，逐渐混匀。

（3）不同色泽的药物混合时，先将色深者加入垫底，再逐渐加入浅色组分药物，直至全部混匀。

4. 分剂量　大生产中，可采用自动分量机；小量加工，可采用天平、药粉匙等。

5. 包装、储存　散剂容易吸湿，必须严密包装且保存于干燥、避光处。

（三）特殊中药散剂的制备方法[41]

1. 含毒性药物的中药散剂制备方法　毒性药物的应用剂量小，为避免称取、服用时造成剂量误差，常在毒性药中加入一定比例以辅料制成的稀释剂（亦称倍散）。调剂时，常用 5 倍、10 倍散，也有采用 100 倍散、1 000 倍散的。倍散的稀释比例可依据药物的剂量而定。例如，剂量为 0.01~0.1 g 者，可配制成 10 倍散（药物 1 份，加入乳糖、淀粉等辅料 9 份混匀）；剂量在 0.01 g 以下，则应配制成 100 倍散或 1 000 倍散。

为了保证散剂的均匀性及与未稀释原药的区别，一般将稀释散剂着色，着色剂常用胭脂红、苋菜红、靛蓝等食用染料。稀释散剂的辅料应为无显著药理作用，且不与主药发生反应，不影响主药含量测定的惰性物质。常用的除上述乳糖、淀粉外，还有糊精、蔗糖、葡萄糖，以及硫酸钙、碳酸钙、氧化镁等。

某些含毒性成分的中药材，如马钱子等，因产地、采收季节及炮制方法等因素而致使其所含成分相差悬殊，为保证用药安全、有效，常将这些毒性药材粉末测定主要成分后，用辅料调整其含量，制成调制粉使用。

2. 含液体药物的中药散剂制备方法　当散剂复方中含有液体组分，如挥发油、非挥发性液体药物、酊剂、流浸膏、药物煎汁及稠浸膏等时，应根据液态药物性质、剂量，以及同一处方中固体药物的多少，而采用相关的处置方法。例如，液态组分量小可利用方中固体药物粉末吸收、研磨均匀;液态组分量大,则可适当加入淀粉、蔗糖、磷酸氢钙等辅料吸收。如果方中含有酊剂、中药提取液、流浸膏,而有效成分又不具有挥发性,可适当浓缩后加入方中固体药物粉末或者辅料吸收,再经低温干燥、研匀。

3. 眼用中药散剂的制备方法　眼用中药散剂为于眼部发挥治疗作用的无菌制剂,具有比较高的技术要求,特别需要注意的是,为减少对眼黏膜等组织的刺激,必须为极细粉;应在无菌条件下加工配制,为保证产品无菌状态,应进行灭菌;成品密封,阴凉避光处储存。

二、中药制剂学内涵及本书涉及的微纳米中药制剂概念

制剂学是根据制剂理论和制剂技术,设计和制备安全、有效、稳定的药物制剂的学科,属于工业药剂学的范畴。药物制剂就是将药物通过特定的工艺制成规定的剂型,从而得到临床所需的药品。药物只有经过制备达到法定的药品标准,才能按照规定用法、用量使用。

本书所述"制"剂主要包括以下三方面的内涵,一为"炮制"的"制",即根据中医药的原理对中药材进行的炮制加工;二为对中药材的粉碎加工;三为根据药剂学的原理与方法进行的剂型设计与制备,如采用中药材粉体制备凝胶剂、采用物理或者物理化学方法制备具有靶向给药功能的微型给药系统(制剂)等。其中,微纳米中药的制备,目前常用的方法主要有纳米超微化技术、纳米包覆技术和因中药性质而异的纳米包覆技术[42],本章第四节将对其进行比较详细的介绍。

本书涉及的微纳米中药制剂主要指以中药原药材、提取物为原料,采用物理、化学等技术原理加工而成的,具有微米、纳米尺度的产物,包括微粉、微囊、微球、微乳、脂质体、毫微粒等。

三、生物药剂学与整合药代动力学的基本概念

在药剂学领域,广义的"制剂"概念,除了制备工艺技术外,还包括其质量控制标准、体内过程特征,即生物药剂学性质。本书《微纳米中药制剂研究与应用》,义不容辞地包罗微纳米中药的生物药剂学研究内容。此外,书名中出现的"应用"两字,与下述即将出现的转化医学(translational medicine)一样,为本书的重要内容。转化医学的宗旨是使实验室基础研究获得的知识、成果尽快转化为临床诊断和治疗的新方法、新手段,而这正是本书的用武之地。

生物药剂学(biopharmaceutics)是20世纪60年代迅速发展起来的药剂学新分支,主要研究药物及其剂型在体内的吸收、分布、代谢与排泄过程,阐明药物的剂型因素、用药对象的生物因素与药效三者之间的关系。为正确评价药物制剂质量、设计合理的剂型和制备工艺,以及指导临床合理用药提供科学依据,以确保用药的有效性和安全性。它对指导给药方案的设计,探讨人体生理及病理状态对药物体内过程的影响,疾病状态时的剂量调整,剂量与药理效应间的相互关系及对药物相互作用的评价等有着重要的作用。

生物药剂学涉及的知识面很广,它与生物化学、药理学、物理药学、药代动力学(pharmacokinetics,PK)、药物治疗学等有密切关系,并相互渗透、相互补充。但生物药剂学作为药剂学的一个分支,着重研究的是给药后药物在体内的过程,它与药理学、生物化学在研究重点上有所区别。它既不像药理学那样主要研究药物对机体某些部位的作用方式和机制,也不像生物化学那样把药物如何参加机体复杂的生化过程作为中心内容。生物药剂学主要是研究药理上已证明有效的药物,被制成某种剂型、以某种途径给药后是否被机体很好地吸收了,以及其是否及时分布到体内所需作用的组织及器官(或称靶器官、靶组织),在这个作用部位上只要有一定的浓度及在一定时间内维持该浓度,就能有效地发挥药理作用。

生物药剂学与药代动力学关系密切:一方面,药代动力学是生物药剂学的重要基础;另一方面,药代动力学又是生物药剂学的主要研究方法。药代动力学系应用动力学原理与数学模式,定量地描述与概括药物通过各种途径(如静脉注射、静脉滴注、口服给药等)进入体内的吸收(absorption)、分布(distribution)、代谢(metabolism)和排泄(excretion),即吸收、分布、代谢、排泄(ADME)过程的"量-时"变化或"血药浓度-时间"变化的动态规律的一门科学。药代动力学研究各种体液、组织和排泄物中药物的代谢产物水平与时间关系的过程,并研究为提出解释这些数据的模型所需要的数学关系式。

中药药代动力学的研究对象是中药(中草药活性成分、组分以及中药单方和复方),是指在中医药理论指导下,利用动力学原理,用数学模型定量描述中药活性成分、组分以及中药单方和复方通过各种给药途径进入机体后的ADME动态变化规律的一门科学。中药药代动力学起步较晚,20世纪60年代初始于对大黄的研究,80年代以后才开始发展起来。20世纪80年代主要是针对中药有效成分和单味中药的研究,90年代开始针对中药复方进行了大量研究,也提出了许多新理论及新方法。

中药的成分众多,通过单一的成分难以全面表征其药代动力学过程,近来有学者通过整合药代动力学的方法对其进行研究。李晓宇等[43]以三七总皂苷为模型药物,探讨中药多组分整合药代动力学研究新思路与方法。研究认为,基于三七总皂苷各成分血药浓度-时间曲线下面积(area under the curve,AUC)自定义权重系数的整合药代动力学研究模型符合经典药代动力学模型特征,所获参数能够最大程度上表征中药的整体处置规律,为建立符合中医药特点的中药药代动力学研究提供了一种新的研究思路与技术方法。

四、基于转化医学概念的生物药剂学研究

进入21世纪,转化医学研究已成为国际生命科学发展的新趋势。转化医学研究理念的提出与推进,不但为医药结合、基础与临床相结合提供"绿色通道",而且将为中医药事业健康可持续发展提供新的重要契机。

转化医学试图在基础研究与临床医疗之间建立更直接、更有效的联系,使实验室基础研究获得的知识、成果尽快转化为临床诊断和治疗的新方法、新手段。转化医学可以使临床医生应用最新的科研成果为患者服务,也可以引导科研工作者进行有目的的基础研究。

转化医学的内涵包括：① 狭义的转化医学，即"从实验室到病房"和"从病房到实验室"的双向通道研究[44]（称为 T_1）；② 广义的转化医学，也有学者认为其内涵还应该包括将研究结果应用到日常临床工作和医疗保健工作中，即应该包括医学研究成果普及及社会化的过程[45]（称为 T_2）。本节主要从 T_1 型的角度，讨论涉及临床、基础医学研究各学科及相关边缘学科的"中药生物药剂学的转化医学研究模式"。

中药生物药剂学是研究中药及其制剂在体内的吸收、分布、代谢与排泄过程，阐明药物的剂型因素、机体生物因素和药物疗效之间相互关系的科学，与以化学药物为主要研究对象的生物药剂学比较而言，中药生物药剂学更应针对中医药的特点研究中医药专属的问题。

生物药剂学中的"剂型因素"具有广泛的意义，包括与剂型有关的各种因素：药物的某些化学性质、药物的某些物理性质、药物的剂型及用药方法、制剂处方中所用辅料的性质与用量、处方中药物的配伍及相互作用、制剂的工艺过程、操作条件及储存条件等；而生物因素主要包括种族差异、性别差异、年龄差异、生理和病理条件的差异、遗传因素等。而上述概念对于中医药而言均有独特的内涵。

中医、中药作为民族之瑰宝，从诞生之始就体现了转化医学的理念——从临床到理论再到临床。其中，青蒿素就是中药青蒿成功转化的典型范例之一；砒霜用于治疗白血病的临床作用被全世界认可后，其作用机制进一步被陈竺等科学家揭示[46]，这些工作为中医药的转化医学研究提供了重要启示。下面以作者课题组涉及微纳米中药领域的科研实践"由地龙提取物在模拟胃肠环境中降解研究引发的动物药提取新技术"为例，诠释基于转化医学概念的中药生物药剂学研究："源自中药胃肠吸收基础研究的动物药制备技术创新"。

现代药理学研究表明，地龙水提液、乙醇渗滤液等均有较强的抗血栓作用，而此类传统提取方法，多对保存肽及蛋白生物活性不利，据此有研究提出地龙抗凝血作用的主要成分是地龙提取物中所含的游离氨基酸。近年来，国内外研究普遍认为地龙体内的蛋白（蚓激酶）是抗血栓的活性成分[47]，然而这些酶较多制成口服制剂，经过胃肠道后，必然受到胃肠环境影响（如溶液 pH、胃蛋白酶、胰蛋白酶），因此它们在体内如何发生生物转化而发挥药效也得不到合理的解释。

为了探讨地龙发挥抗血栓作用的活性成分及作用环节，我们采用湿法超细粉碎技术[48]提取地龙，以《中国药典》提供的人工胃/肠液配方为依据，采用调整溶液 pH 及膜生物反应器原理两种方法终止酶解反应；布拉德福德（Bradford）法检测地龙蛋白浓度变化情况；SDS-聚丙烯酰胺凝胶电泳（SDS-polyacrylamide gel electrophoresis, SDS-PAGE）法检测地龙蛋白的降解情况；HPLC 检测地龙小分子物质降解情况。结果表明，地龙蛋白在人工胃液中完全降解；在人工肠液中，高分子量蛋白发生较大程度降解，而低分子量蛋白未发现明显降解。地龙小分子物质在人工胃液中未发生明显降解，在人工肠液中出现明显降解，并且出现了新的小分子物质。地龙湿法超细粉碎提取液在体内发挥药效作用的物质可能是已降解后的多肽、氨基酸及可稳定存在于肠液环境的小分子成分。

　　传统中医临床用药,地龙多以水煎或者打粉直接口服入药而发挥抗血栓作用。然而作者课题组进行的地龙蛋白模拟胃肠环境降解研究提示,在传统中医临床用药中,地龙蛋白大多被降解,因此推断体内发挥抗血栓物质很可能是地龙胃肠降解物(多肽、氨基酸)或小分子物质(核酸类物质)。近年来,有研究表明,地龙体内含有一组低分子量蛋白(也称为蚓激酶),这类蛋白具有纤维蛋白溶解作用[49]。而此项研究发现,地龙蛋白在胃液环境中全部发生降解。因此,如果采用口服给药,蚓激酶结构势必被破坏,因为发挥溶栓作用的物质也有可能是蚓激酶胃肠降解后的活性肽或氨基酸。由此项基础研究提出的问题:① 地龙以何种方式入药更为科学? ② 是否有必要改变地龙制剂的药物剂型,或者改变给药方式? 其中针对问题①,我们面向提高临床疗效,研发了湿法超细粉碎技术。该技术在较短的时间内即可完成药物提取,并且整个操作过程可控制在低温条件下进行,尤其适用于一些热敏性药物的提取。对地龙湿法超细粉碎提取与传统水煎煮提取所得产物的主要化学成分组成及体内外抗血栓药效的比较研究表明,地龙湿法超细粉碎提取物具有一定的优势。而问题②有待更深入的研究,而这正是"基础研究向临床医学转化"的意义所在。

五、医药领域的颗粒概念

(一) 颗粒、粉体的基本概念与粉体技术发展趋势

1. 颗粒的概念　　与大块固体相比较,相对微小的固体称为颗粒,亦可称为粒子(通常把为适应某种需要,以人工技术手段调控形成的具有某些特殊功能的微小颗粒称为粒子)。根据其尺度的大小,常区分为颗粒(particle)、微米颗粒(micron particle)、亚微米颗粒(submicron particle)、超微颗粒(ultrafine particle)、纳米颗粒(nanoparticle)等[50,51]。

　　随着科学观察和实际操作能力的提高,制备和使用这些微小颗粒的技术不断地从毫米走入微米,从微米走入纳米。即使还不知道颗粒微细化终点到哪里,但确实在不断逼近分子水平。20世纪90年代初,化学家关注的由60个碳原子组成的32面体的原子群等,一方面是分子簇,另一方面可以看到其呈现具有粉体颗粒特性的状态,可以说,人类对颗粒学领域的探索已进入可在分子层次和颗粒运动状态下实施研究的水平。

　　广义上说,颗粒不仅限于固体颗粒,还有液体颗粒、气体颗粒。例如,空气中分散的水滴(雾、云)、液体中分散的液滴(乳状液)、液体中分散的气泡(泡沫)、固体中分散的气孔等都可视为颗粒,它们都是颗粒学的研究对象。而粉体工程学的研究对象是大宗的固体颗粒集合体。从颗粒存在形式上来区分,颗粒有单颗粒和由单颗粒聚集而成的团聚颗粒,单颗粒的性质取决于构成颗粒的原子和分子种类及其结晶或结合状态,这种结合状态取决于物质生成的反应条件或生成过程。从化学组成来分,颗粒可分为同一物质组成的单质颗粒和多种物质组成的多质颗粒。多质颗粒又有由多个多种单质颗粒组成的非均质复合颗粒和多种物质固溶在一起的均质复合颗粒之分。从性能的关联度来考虑,原子与分子的相互作用决定了单颗粒的特性,单颗粒之间的相互作用决定了团聚颗粒或复合颗粒的特性;团聚颗粒与复合颗粒的集合决定了粉体的宏观特性;粉体的宏观特性又影响到其

加工处理过程和产品的品质。

2. **颗粒的特性** 粉体工程学因拥有以微小颗粒的形式处理固体物质的下述优势,从而具有广泛的应用领域。

(1)比表面积增大促进溶解性和物质活性的提高,易于反应处理。

(2)颗粒状态易于流动,可以精确计量控制供给与排出。

(3)实现分散、混合、均质化与梯度化,控制材料的组成与构造。

(4)易于成分分离,有效地从天然资源或废弃物中分离有用成分。

如上所述,可以充分理解以颗粒或颗粒集合体形式处理物料的重要性。颗粒的性质决定了粉体的性质,粉体工程学涉及的基本理论主要研究颗粒的体相性质(大小与分布、形状、比表面积、堆积特性、磁电热光等性质)、颗粒的表面与界面性质(表面的不饱和性、表面的非均质性、表面能等)、颗粒表面的润湿性(润湿类型、接触角与临界表面张力、亲液/疏液性等)、颗粒表面的动电性质(表面电荷起源、颗粒表面电位与吸附特性等)、颗粒表面的化学反应(类型、机制与反应动力学)等。

3. **粉体的概念** 固体颗粒的集合体定义为粉体,粉体是一个多尺度颗粒的集合体。颗粒是构成粉体的最小单元,工程研究的对象多为粉体,进一步深入研究的对象则是微观的颗粒。颗粒微观尺度和结构的量变,必将带来粉体宏观特性的质变。

表示粉体的词汇有粒体、粉体、粉粒体。大颗粒的集合体习惯上称为粒体,小颗粒的集合体称为粉体。粉体是指离散状态下固体颗粒集合体的形态。但是粉体又具有流体的属性:没有具体的形状、可以流动等。正是粉体在加工、处理、使用方面表现出的独特性质和不可思议的现象,尽管在物理学上没有明确界定,但一般认为粉体是物质存在状态的第4种形态(流体和固体之间的过渡状态)。这是在认识论层面上,从各个领域归纳抽象出粉体和加工过程共性问题的基础。

4. **粉体的特性** 包括颗粒物性和颗粒集合体的物性,这两方面是粉体材料引人瞩目的重要因素。首先要分析一个颗粒微观尺度量变到宏观性能质变的例子。某具有立方结晶格子的固体(假设原子间距为 2×10^{-10} m 时)不断地被细化时,固体颗粒表面的原子数占固体颗粒整体原子数的比例也发生着巨大的变化。粒径为 20 μm 颗粒表面的原子数占整体的比例几乎可以忽略;但是粒径小到 2 nm 时,构成颗粒原子的半数在表面上,造成颗粒表面能的增加。这就是超微颗粒具有与通常固体不同物性的原因之一。反应性、吸附性等与表面相关的物理化学性质随着粒径的变小而强化。粒径细化将使材料表现出奇特的性质:通常金的熔点大约是 1 060℃,但当把金细化到 3 nm 的程度时,在 500℃ 左右就熔化了;铁强磁性体具有无数个磁畴,但当铁颗粒细化到磁畴大小时则成为单磁畴构造,后者可以用作磁性记录材料。固体颗粒细化时表现出的微颗粒物性,作为材料使用时具有多种优异性能。这种量变到质变的哲学思想,是粉体技术赖以立足的磐石。

以下述比表面积与活性的相关性为例,可说明两个颗粒由微观尺度量变到宏观性能质变所产生的巨大效应。例如,边长为 1 μm 的立方体颗粒群,总比表面积是 6 m²;若将其细化成边长为 0.1 μm 的立方体颗粒群时,总比表面积是 60 m²;若将其细化成边长为 0.01 μm 的立方体颗粒群时,总比表面积是 600 m²。颗粒的细化导致比表面积急剧增大,将促进固体表面相关的反应。特别是当超微颗粒表面富于活性的情况下,效果会更明显。粉体细化与流动:粉体在容器中呈静止状态,但受力后能像液体一样流出。若施加强作用力使粉体分散,分散的粉体能像气体一样扩散——粉体表现出类似固、液、气三态的行为,该特性在材料加工和输送处理方面十分有利。

5. 颗粒与粉体的关系 "一尺之棰,日取其半,万世不竭。"这是《庄子·天下》中对物质微细化过程的直接描述,它形象简洁地阐明了颗粒无限可分的概念。古代先贤早已对颗粒构成的大千世界有了清楚的认识,而且这种无限、不断可分与放大的"尽虚空,遍法界"的多尺度思想和宽广的意境对我们认识粉体、认识颗粒有着极其重要的启发作用。人类对客观世界的认识是从微观、介观和宏观等不同层次上进行的,认知范围的扩大与内容的深入,不断增强着人类掌控客观世界的能力。就广义的粉体技术而言,从构成原子的微粒子到充满无数星球的天体群,都在不同尺度上反映了颗粒(个体)与粉体(群体)之间的密切关系。

6. 粉体技术发展趋势 粉体技术作为一门综合性技术,是随着人类文明的发展而逐渐形成的。从原始人学会制造石器粉碎食物开始,就出现了粉碎技术的雏形。从石器时代到铁器时代,粉体技术扮演着重要的角色,经我国古代的《天工开物》一书归纳分析,粉体技术的雏形得以形成。西方工业革命对钢铁需求的快速增加,促使大规模加工矿物粉体的相关工业迅速发展。

针对粉体企业生产中出现的种种故障与危害,在物理和化学等学科的不断进步和推动下,20 世纪 50 年代对粉体过程现象与粉体技术理论的研究应运而生。20 世纪 60 年代理论研究与生产应用的结合与发展,确立了粉体工程学科的作用与重要性。20 世纪 70 年代,粉体相关产业存在问题的解决及对新产品的研发,奠定了现代粉体技术的基础。

随着粉体技术的不断提高与积累,以及微颗粒、超微颗粒材料制备与应用技术的发展,20 世纪 80 年代,粉体技术实现了超细化,相关理论也逐渐系统化。由于微颗粒、超微颗粒的行为与颗粒的行为差异较大,微颗粒、超微颗粒成为粉体科学重要的研究对象。20 世纪 90 年代,显微测试技术和计算机技术的飞速发展,促进了纳米粉体技术的诞生,纳米材料制备与应用技术又赋予粉体工程新的挑战和机遇。

21 世纪颗粒微细化及颗粒功能化与复合化的发展,为粉体技术在材料学与工程领域的应用开辟了新天地。例如,便于服用和可控溶解的缓释药物、延展性好且不易脱落的化妆品、生物利用度高的超细粉体食品、高精度抛光的研磨粉、高纯材料制备的电子元件和各类能源材料,为高性能粉体的使用开拓了广阔的市场。以粉体制备为例,古老的粉碎方式被粉碎装备替代,已经工业化的超细搅拌磨突破了制备微粉的"3 μm"粉碎极限,实现了亚微米级超细粉碎。

基于对物质的结构"多尺度"思想认识,科技界在将可操控的微颗粒尺度经历了从微米到纳米之后,正在向分子量级逼近;宏观世界和微观世界的界限逐渐模糊化。随着材料及相关产业的科技进步,作为工业原料精细化加工处理的粉体技术应用范围也在不断地拓展,单纯的超细粉碎分级技术已经不能满足对终端制品性能的要求。人们不仅要求粉体原料具有微纳米级的超细粒度和理想的粒度分布,为了材料性能或粉体使用性能的提高,对粉体颗粒的成分、结构、形貌等也提出了日益严苛的要求。

社会的进步、科技的发展,促使未来的粉体技术发展趋势呈现以下两个特征。

(1)微细化:粉体技术最明确的一个发展方向是使颗粒更加微细化,更具有活性,更能发挥微粉特有的性能。近年来,关于超细颗粒的研究开发就是沿着这个方向,以至于60个碳原子组成了 C60(C60 是单纯由碳原子结合形成的稳定分子,它具有 60 个顶点和32 个面,其中 12 个面为正五边形,20 个面为正六边形,其分子量为 720),C60 是 20 世纪80 年代中期新发现的一种碳原子簇,它是单质,是石墨、金刚石的同素异形体。C60 具有广泛的应用前景,与 70 个碳原子组成的 C70[即富勒烯(fullerene):碳原子排列成球壳状的分子]一起归入超细粉体。

(2)功能化与复合化:随着材料及相关产业的科技进步,粉体作为普通的工业原料,其加工处理技术日新月异,应用范围也在不断地拓展。单纯的超细粉碎、分级技术已经不能满足终端制品性能的要求,人们不仅要求粉体原料具有微纳米级的超细粒度和理想的粒度分布,也对粉体颗粒的成分、结构、形貌及特殊性能提出了日益严苛的要求。

表面改性或表面包覆能够赋予复合颗粒及粉体:① 形态学的改善;② 物理化学物性的改善;③ 力学物性的改善;④ 颗粒物性控制;⑤ 复合协同效应;⑥ 粉体的复合物质化等特殊的功能。本书第九、十章介绍的"复合微球""复合粒子"即属此类。面对能源日渐枯竭、资源不断减少、环境严重污染、地球能否持续发展的紧迫局面,对于粉体技术来说,既是严峻的挑战,又是发展的机遇,粉体技术已担负起重大、长远的责任。粉体技术在环境治理、生态保护、资源循环利用、废弃物再生、节能省能领域中,具有不可替代的作用。人类的生存对于粉体技术的依赖和期望越来越高,粉体技术的不断创新和应用将使各行各业发生根本性的变化。

(二)医药领域颗粒概念的内涵及针对医药应用的颗粒技术领域分类

1. 医药领域颗粒概念的内涵　从制备工艺流程与在制剂过程中的作用来分,医药领域的颗粒可以分为以下几类。

(1)颗粒(粉体)状态的医药原料。

(2)制剂过程的中间产物或终产品的形态(剂型):用于制备片剂、胶囊剂、靶向给药系统等制剂的喷干粉、挥发油包结物、微囊、微球、脂质体等;中药水提液体系的组成形态、浓缩过程生成的微小颗粒;微丸、混悬剂、颗粒剂等。

(3)基于工艺或疗效需要的辅料、分离介质:用于成型工艺的各种赋形剂、提高生物利用度的有序介孔材料、颗粒分离介质(大孔树脂、离子交换树脂等)等。

2. 针对医药应用的颗粒技术领域分类

(1)常规颗粒(粉体)制备:主要针对以粉体为原料的散剂、颗粒剂、胶囊剂、片剂等固体剂型的制备。

(2)微米/纳米颗粒(粉体)制备:重点针对靶向给药等新型系统的研制,如采用喷雾干燥、冷冻干燥、溶剂沉积、膜乳化等技术研制具有肺靶向作用的复合粒子等。

（3）粉体（颗粒）材料提高生物利用度的研究：基于速释、缓释、控释目的的固体分散技术载体；利用有序介孔材料提高难溶性药物水飞蓟宾的生物利用度等。

（4）颗粒介质在制药工程中的应用：如大孔吸附树脂、离子交换树脂等用于中药药效物质的分离、精制；二氧化硅、多孔淀粉用于挥发油的固化；纳米碳酸钙用于喷干过程的粉体改性等。

（5）药物"溶液结构"研究：如借助傅里叶变换红外光谱、液相核磁共振及计算机模拟等新技术，对天花粉蛋白、香菇多糖、葛根素、三七总皂苷、黄连解毒汤及其模拟体系中多种成分等高分子及小分子的溶液结构及其相互作用的研究。

六、微纳米中药领域的重要科学、技术问题

1. 深化微纳米中药颗粒技术的物理化学原理研究　以物理化学理论与方法为手段，深入、系统开展理论基础与应用基础研究，提升微纳米中药颗粒产品的技术含量。例如，物料经超细粉碎后比表面积显著增加，表面能很高且表面离子荷电，粒子处于非稳定状态，因强烈的相互吸引而达到稳定的趋向，如何采取有效措施防止其聚集。又如，如何根据材料学"能与熵的角逐是'有序—无序'转变的物理根源"原理，针对中药多元组分复合粒子制备过程的复杂性与不确定性，实现药效成分微纳米尺度的有序组合。

2. 注重微纳米中药颗粒领域的安全性问题[52]　药效物质经微粉化或制粒后，其安全性有无影响？能否从药物吸收、分布、代谢、排泄等体内过程开展系统研究？

例如，某传统中药经纳米化处理后有可能成倍增强 A 效应，也有可能明显减弱 B 效应，还有可能产生原本没有的 C 效应和 D 效应等，在毒副作用方面亦可能出现类似的变化，这种纳米化以后中药有效成分和药效学的不确定性将给药物的安全性留下隐患。

又如，就尺寸而言，$1\ nm = 10^{-9}\ m$，其长度为 2~3 个原子排列在一起，即使按粒径为 100 nm 计算，也不过是 200~300 个原子的排列，其限度已经接近某些大分子的单分子水平。如何平衡纳米粒度与相关中药所含有效成分分子组成和分子量的关系，不至于为获得纳米微粒而损坏了药物的有效成分？

纳米药物因其粒度超细，其表面效应和量子效应将显著增加，使得药物的有效成分获得了高能级的氧化或还原潜力，从而影响到药物稳定性，增加了保质和储存的困难。

颗粒状分离介质大孔吸附树脂是一类由有机单体加交联剂、致孔剂、分散剂等添加剂聚合而成的，由许多微观小球组成的多孔球状聚合物。它的组成与结构决定着树脂的吸附性能，其中也可能存在有害残留物。显然，树脂本身的规格标准与质量要求对药物的纯化效果和安全起着决定性作用。

3. 实现微纳米中药颗粒领域的多学科合作　微纳米中药颗粒技术领域内容广泛，包括制备技术，表征检测技术，分级技术，分离技术，干燥技术，输送、混合与均化技术，表面改性技术，粒子复合技术，制造及储运过程中的安全技术，包装、运输及应用技术等。上述技术涉及光学、电磁学、机械力学、理论力学、流体力学、空气动力学、化工学、材料学、机械

学等多种学科和多个领域。其综合性强、涉及面宽,是典型的多学科交叉领域,研究难度大,许多现象尚无完整成熟的理论可以解释,许多技术问题尚有待进一步深入探讨。

例如,如何引入国际先进的理念与设备,耦合中药学与材料学的基本理论与方法,创建中药复方干粉吸入剂"内部空间结构""粒子间黏附力""比表面积及表面能""吸湿性、透气性、排空率及体外沉积性能""紫外漫反射测试"等表征方法。

4. 找准微纳米中药颗粒技术在医药产业的切入口,开拓应用新领域　药物特别是中药品种繁多,其物理特性和化学成分各异,如何应用微纳米中药颗粒技术的特点与优势,形成药物特别是中药的新材料、新剂型,延长医药颗粒技术链,是医药颗粒领域面临的又一重大课题。

例如,以提高质量和疗效为目标,采用超细粉体技术改进中药耳鼻喉科等吹药老剂型;以超细粉体技术为核心生产技术对部分以原粉入药的名优中成药进行二次开发;研制可直接用开水冲服或装胶囊吞服中药免煎超细粉体化饮片;以超细粉体化中药研制新型透皮吸收制剂、新型肺部吸收制剂等。

开发适合医药制药行业使用的系列颗粒制备设备及配套装置,以适应实验室、中试、大生产的不同需要,也应成为今后众多厂家的重点开发方向。其中包括采用气流、震动、研磨等不同技术原理的粉体制备,以及分级、检测设备及配套装备。

第三节　微米中药

一、微米中药的概念

微米中药是指采用现代高科技与传统炮制技术和制剂技术相结合而研制的能保持传统中药固有药效学物质基础的粒度为微米级的新型中药。微米中药包括微米中药材、中药微米提取物和微米中药制剂。根据目前的资料,《中国药典》(2020 年版)(一部)内收录记载最细的中药极细粉为通过九号筛的 200 目粉末,约相当于粒径为 75 μm 的颗粒。微米中药通过在中药的颗粒粒度方面的突破,将引发中药加工和制剂领域新一轮的技术革命。

二、微米中药的优势与应用前景

1. 提高生物利用度　药物的生物利用度应包含两个方面的意思:一是生物机体利用的速度,即血药浓度形成高峰时间;二是生物机体利用的程度,说明进入机体药物量占总药物量的比例。与液固相化学反应相类似,固体药物在机体中的溶出速度决定了生物利用度的大小。排除其他因素的影响,固体药物的溶出速度主要取决于与溶剂液体接触的颗粒表面积的大小。因此,固体药物的微细化对提高生物利用度有着重要的意义。有关资料表明,目前仍有为数不少的国家注册药物(被药典收录的药物)溶解度很低,明显影响药效的发挥。如果采用微米技术将这些溶解度低的药物研制成易于吸收的微粒,将会大大提高其生物利用度。微米中药的颗粒达到超细粉末的水平,其比表面积显著增加,微米中药饮片及其提取物中所含有效药物成分在胃肠道的溶解度会明显增加,因而有效成分的吸收将相应地显著增强,从而增加药物的生物利用度。

提高中药的生物利用度不仅表现在口服给药方面,中药局部贴敷、穴位给药与透皮吸收等传统治疗方法,都将随着微米中药生物利用度的提高而产生新的治疗效果发挥新的治疗作用。此外,微米中药及其相关技术的应用还必将促进中药剂型的多样化,加速中药干粉吸入剂、喷雾剂等新剂型的开发,以适应现代临床实践中患者不同层次的需求和医生处方遣药选择多样化的需要。

2. 保持药效学物质基础,提高药效[53] 微米中药的生产工艺是以传统中药的炮制加工技术和制剂技术为基础,积极利用现代高新技术将传统中药饮片、中药提取物或中药制剂,研制成颗粒为微米级的现代中药。微米中药颗粒的粒径范围为 $1\sim75\ \mu m$,一般平均粒径为 $15\ \mu m$,根据物理学知识可知,粒径在此范围的颗粒中药所含药效学物质基础与原普通中药饮片和中药制剂相比,将不会发生明显的分子结构上的变化,亦不会影响中药属性、药效特征和功能主治,这为中药药效的稳定提供了基本保证。微米量级的中药只是颗粒大小的超细化,其细化程度尚不涉及原子或分子结构层面上的干预和操作,因此,不会破坏药物的有效成分,更不会对用药安全构成威胁。

在保持传统中药固有药效物质基础的前提下,微米中药由于增加了药物溶解度,改善了吸收效率,提高了生物利用度,其药效将会显著增强。一般认为,传统中药起效相对缓慢,作用亦相对温和;如果改为微米中药,就很有可能要修正这一习惯性说法,微米中药的疗效将会大大增强,发挥药效的速度亦将会大大提高,有关这方面的实验研究已经获得非常有意义的、令人鼓舞的初步结果。

3. 节省中药材资源 对药材资源的调查表明,由于我国的野生药材资源管理机制还不完善,不按科学规律采收的现象在部分地区还比较严重,致使某些名贵中药材资源存在枯竭的危险;此外,由于中药材的消费增长过快,我国的中药材库存量已经明显下降,供需矛盾已很突出,导致中药材价格的大幅增长。微米中药提高了药物的生物利用度和药效,因此也将大幅度地降低中药的临床用药剂量,从而对节省我国中药材资源、缓解日益增长的中药材需求量与已经显得供不应求的市场之间的矛盾有重要意义。

三、开发微米中药的技术难点及其对策

虽然微米中药能保持其固有药效学物质基础,中药所含有效成分不会发生明显的变化,但是由于其颗粒的超细化,比表面积增加,暴露在颗粒表面单位面积内药物有效成分的分子数或原子数就会相应增加,其表面能亦会相应增强,从而有可能影响中药的稳定性,并给储存与保质增加了难度。虽然采用微米中药技术克服这方面的困难比纳米中药要容易得多,但是毕竟是要涉及一系列的工艺的更新问题。例如,中药颗粒的超细化,必然会导致其可湿性增加,这就给中药加工、制备和保存等工艺环节增加了难度,提高了技术要求和生产环境要求,特别是中药微米化前后均需要较好的干燥技术、包装技术和储存

环境。目前,我国政府正在力促中药行业加大技术改造力度,推行《药品生产管理规范》(good manufacturing practice,GMP),药品生产的软硬件设施和条件将会极大地改善,并与国际标准接轨,因此微米中药的较高技术要求不应当成为其推广的障碍;反之,越来越多的中药企业或其他行业将会积极地参与这一高科技中药的生产经营活动。

微米中药是现代高科技与传统中药技术高位嫁接的成果,其对推动中药现代化所产生的作用及在中药制药领域内的先进性和实用性将会在以后的实践中逐步得到证明。

第四节　纳米技术及纳米中药

一、纳米技术及其在药物研究领域中的应用

什么是纳米?纳米是一种度量单位,1 nm 为百万分之一毫米,也就是十亿分之一米。纳米结构通常是指尺寸在 100 nm 以下的微小结构,在这种水平上对物质和材料进行研究处理的技术称为纳米技术。纳米技术是在 0.1~100 nm 空间尺度内操纵原子和分子,对材料进行加工,制造具有特定功能的产品,或对某物质进行研究,掌握其原子和分子的运动规律和特性的一门崭新的高科技学科。

纳米技术的广义范围包括纳米材料技术及纳米加工技术、纳米测量技术、纳米应用技术等方面。其中,纳米材料技术着重于材料生产(超细粉、镀膜等)以及性能检测技术(化学组成,微结构,表面形态,电、磁、热及光学等性能)。纳米加工技术包含精密加工技术(能量束加工等)及扫描探针技术。纳米材料具有一定的独特性,当物质尺度小到一定程度时,则必须改用量子力学取代传统力学的观点来描述它的行为,当粉末粒子尺寸由 10 μm 降至 10 nm 时,两者行为上将产生明显的差异。纳米颗粒异于大块物质的理由是其表面积相对增大,也就是超微粒子的表面布满了阶梯状结构,此结构代表具有高表面能的不安定原子。这类原子极易与外来原子吸附键结,同时因粒径缩小而提供了大表面的活性原子。

纳米技术涉及面十分广泛,已辐射多个学科。物理学、化学和生物学在内的所有与材料有关的工程领域,都将与纳米技术产生"碰撞"。概念中的、正在开发的和已经商业化的纳米技术,对许多高科技领域乃至整个社会都产生了巨大影响。纳米技术的发展使得化学和物理学之间已无明确界限。它对药物研究领域的不断渗透和影响,引发了药物领域一场深远的革命。尤其在药物研究领域,纳米材料和纳米产品性质的奇特性和优越性,将增加药物吸收度,建立新的药物控释系统[54]。

1. 纳米粒径超微化增加药物吸收度　药物的吸收度常常受到药物在吸收部位的溶出速度影响,而减小粒径可以增大暴露在介质中的表面积促进溶解,进而提高药物的吸收度。药物的大分子被粒化成纳米粒径级的小分子后,就能穿透组织间隙,也可以通过人体最小的毛细血管,而且分布面也会变得极广,这样就大大提高了药物的生物利用度。纳米粒径超微化通用装置[55]是我国应用纳米科技的一项发明,其主要作用是获取大量的纳米

结构材料,将物质的大分子进行破碎、乳化、均质、分散,粒化成纳米级粒径的小分子。该装置可以合成药用钙剂的关键原料乳酸钙,它合成的钙剂经口服将有98%的有效成分被人体吸收,而现有的钙制剂只能被人体吸收约30%。该装置用于制药,可使服药后的康复速度加快50%以上,且减少治疗费用。

2. 纳米控释系统改善药物性质　纳米控释系统包括纳米粒(nanoparticle)和纳米胶囊(nanocapsule),它们是直径为10~500 nm的固态胶态粒子,活性组成(药物、生物活性材料等)通过溶解、包裹作用于粒子内部,或者通过吸附、附着作用于粒子表面。纳米级聚合物粒子作为药物传递和控释的载体,是一种新的药物控释系统。它与微米颗粒载体的主要区别是超微小体积,并且能够直接作用于细胞,因而被作为新的药物载运系统被广泛应用。正是由于纳米控释系统特有的性质,其在药物输送方面具有许多优越性。

(1) 纳米控释系统改善药物药代动力学性质:如以环孢素为模型药物,制备环孢素硬脂酸纳米粒,以市售环孢素微乳型口服液为对照,测得口服环孢素硬脂酸纳米粒在大鼠体内的相对生物利用度接近80%,而且达峰时间(time to peak, T_{max})较晚,具有明显的缓释效果[56]。

对于一些免疫系统和中枢神经系统药物来说,它们所治疗的疾病是慢性病,需要长期服用药物。纳米控释系统刚好能够起到缓释作用,所以特别适合这些药物。以链脲霉素糖尿病大鼠为模型,皮下注射胰岛素纳米胶囊,其降糖作用持续了3天,并在药物的吸收相具有明显的量效关系。3天1次给药降糖作用可接近1天3次常规的胰岛素治疗效果,从而证明将胰岛素制成纳米胶囊后经皮下给药可延长胰岛素降血糖作用时间,药效要优于相同剂量的胰岛素($P<0.05$)。

(2) 纳米控释系统建立新的给药途径:随着分子生物学及其技术的发展,多肽类药物显示出优于传统药物的治疗效果,但多肽类药物有其固有的缺点,如口服时易被蛋白水解酶降解、半衰期(half-life, $T_{1/2}$)极短需重复注射给药等。这些缺点限制了它们的临床应用,而纳米控释系统可以较好地克服这些缺点,它可使此类药物口服有效。文献报道,采用凝胶层析法分离纳米包裹颗粒和游离的胰岛素,结合放射免疫法、放射标记示踪及设计的"抗体捕捉"实验,发现氰基丙烯酸异丁酯包裹胰岛素纳米粒内大部分胰岛素分子(80%)与形成的纳米包裹颗粒以共价结合的方式紧密相连,处于包裹颗粒的表面,可以用放射免疫法测到,而且对蛋白酶降解有一定抵抗作用,证明了口服胰岛素制剂的稳定有效性。含胰岛素的纳米胶囊能够明显降低血糖水平,作用可维持20天,而且在同样的实验条件下,口服游离的胰岛素并不影响血糖水平。

(3) 纳米控释系统增强药物靶向作用:药物靶向性是指药物能高选择性地分布于作用对象,从而增强疗效,减少副作用。纳米控释系统的作用对象从靶器官、靶细胞到最为先进的细胞内靶结构,这三级靶向治疗的方法均可通过纳米控释系统完成。纳米粒或纳米胶囊在与药物形成复合物后,根据治疗的不同目的,通过不同的方式进入机体,经血液循环选择性定位于特定的组织和细胞,以达到治疗的目的。用聚乳酸(polylactic acid, PLA)-乙醇酸制备包载抗细胞增生药物细胞松弛素B的生物降解性纳米微球,以犬为实验动物模型,结果发现载药纳米微球可穿透结缔组织并被靶部位的血管壁吸收,可以用介入方法将载药纳米微球导入血管内病灶部位,并使其在血管局部组织内缓慢释放药物,从而维持长期局部有效药物浓度,可达到有效治疗心血管再狭窄及其他血管疾病的目的,进而证明了纳米微球作为血管内靶向定位药物控释载体的可行性[57]。此外,一些特殊的纳米粒还可以进入细胞内结构,从而达到基因治疗的目的。利用纳米技术可使 DNA 通过主动靶向作用定位于细胞。将质粒 DNA 浓缩至 50~200 nm 大小且使其带上负电荷,有助于其对细胞核的有效入侵,而最后质粒 DNA 插入细胞核 DNA 的准确位点则取决于纳米粒的大小和结构。

(4)纳米控释系统在其他方面的应用:纳米控释系统可以在保证药物作用的前提下,减少给药剂量,从而减轻或避免毒副作用;纳米控释系统还可以提高药物的稳定性,使药物方便储存;纳米控释系统经过适当的修饰,可以通过血脑屏障,把药物输送到中枢神经系统来发挥作用[57]。所以,纳米控释系统是一种非常有前途的药物新剂型。

二、纳米中药的概念

纳米中药是指运用纳米技术,制造粒径小于 100 nm 的中药有效成分、有效部位、原药及其复方制剂。并在初步的筛选试验中以纳米技术对某些矿物药进行纳米化处理,再以纳米化药物进行药效学实验研究,表明药物经纳米化处理以后出现了某些新的药效学特性,这对采用高新技术研究提升传统中药的质量和水平有重要意义。由于纳米粒异于大块物质的理由是其表面积相对增大,也就是超微粒子的表面布满了阶梯状结构,此结构代表具有高表面能的不安定原子[58,59],这类中药原子极易与另外的中药原子吸附键结,同时因粒径缩小而提供了大表面的中药活性原子。就熔点来说,中药纳米粉末中由于每一粒子组成原子少,表面原子处于不稳定状态,其表面晶格震动的振幅较大,所以具有较高的表面能量,这形成了中药超微粒子特有的热性质,也就是使其熔点下降,中药纳米粉末将比传统中药粉末容易在较低温度下起作用,从而使中药方剂在煎煮过程中更容易发挥治疗作用,更易于产生新的成分,这些成分主要包括配位络合物、分子络合物和化学动力学产物。

纳米中药应当具有如下特点:① 改善传统中药的治疗效果,提高生物利用度,增强靶向性,减少用药量,节约有限的中药资源,降低中药的毒副作用;② 纳米中药的量子尺寸效应和表面效应将导致其物理化学性质、生物活性及药理性质发生根本的变化,从而赋予传统中药全新的药效,拓宽原药的适应证;③ 突破传统中药的产业模式,发展全新的中药加工方法和全新的中药剂型,开发具有自主知识产权的中药新药。

通常认为,中药防病治病的物质基础来自生物活性成分或活性化学组分,因此,人们的注意力主要集中在寻找具有各种生物活性的化合物。但不容忽略的是,生物机体对药物的吸收、代谢是一个复杂的过程,中药制剂产生的药理效应不能仅仅归于药物特有的化学组成,还与该制剂的物理状态密切相关。因此,改变药物制剂的物理状态是新药研制的一种有效方法。在改变物理状态方面,改变药物的单元尺寸是十分有效的。当颗粒尺寸进入纳米量级时,由于量子尺寸效应和表面效应,纳米粒呈现出新奇的物理学、化学和生物学特性。这就是应用纳米技术于中药研究可能使药物活性和生物利用度提高乃至产生新的特性依据所在。

目前纳米技术的发展尚处于初始阶段,因此,要将纳米技术应用于中药这一复杂体系的研究,特别是将其产业化,仍有许多问题需要解决,其中最主要的问题是纳米中药的制备及稳定性。

三、纳米中药的制备

纳米中药的制备是研究纳米中药最基础也是最重要的问题。将纳米技术引入中药的研究时,必须考虑中药组方的多样性、中药成分的复杂性。例如,中药单味药可分为矿物药、植物药、动物药和菌物药等,中药的有效部位和有效成分又包括无机化合物和有机化合物、水溶性成分和脂溶性成分等。因此,针对不同的药物,在进行纳米化时必须采用不同的技术路线;此外,还必须考虑中药的剂型。

纳米中药与中药新制剂关系十分密切,如何在中医理论的指导下进行纳米中药新制剂的研究,将中药制成高效、速效、长效、剂量小、低毒、服用方便的现代制剂,也是进行中药纳米化时必须考虑的问题。在中药制备中,纳米粒的稳定性是个重要问题。纳米粒在溶剂中的 ξ 电位是反映粒子表面带电性质和大小的一个指标,也是表征胶体稳定的一个参数。通常憎液溶胶 ξ 电位绝对值大于 $20 \sim 30$ mV 时,才可抵消粒子间的范德瓦耳斯力而不致聚集。为解决这个问题,一般是用超声波将团聚体打碎;或是加入反絮凝剂形成双电层;也可加表面活性剂,使其吸附在粒子表面,形成微泡等。关于纳米材料的制备已进行了大量研究,这些方法为制备纳米中药提供了基础,如化学合成法、球磨法、微射流法等。

纳米中药的制备,目前常用的方法可分为两大类:纳米超细微化技术和纳米包覆技术[35]。

1. 纳米超细微化技术　宗旨是通过纳米超细微化技术改进某些药物的难溶性或保护某些药物的特殊活性,适用于中药矿物药、贵重药、有毒药及热敏性中药、有效成分不明的中药或不宜提取的中药等。例如,中药雄黄、石决明采用可控温、真空或惰性气体高能球磨技术、超音速气流粉碎技术,可制成粒径在 $50 \sim 80$ nm 的超细粉,从而大大提高药效,成为一类高效低毒的新型抗肿瘤药物。

2. 纳米包覆技术　目前已开发的中药纳米微粒载体系统主要有脂质体(pH 敏感脂质体、免疫脂质体、多相脂质体等)、乳剂(微乳)、微球(磁性微球)、纳米粒(纳米球)、固相脂质纳米粒等,涉及口服、静脉注射和透皮给药等多种剂型。目前,制备成纳米微粒载体系统的中药主要为:① 单一有效中药成分,如抗癌与抗肝炎药物蓖麻毒蛋白、猪苓多糖、斑蝥素、羟喜树碱、草乌酯型生物碱、油酸、碘化油、鸦胆子油、唐松草新碱、黄芪多糖、虫草多糖、香菇多糖、葫芦素以及抗感染药小檗碱等;② 复合多种中药成分,如口服结肠靶向给药系统——便通胶囊(主药成分为火麻仁油、郁李仁油和莱菔子油 3 种极性相似成分的混合油);③中药与化学药复合,如多相脂质体 139-3,其主要成分为氟尿嘧啶、人参多糖和油酸等;中药复方"散结化瘀冲剂"浸膏和 5-氟尿嘧啶相结合后制备的磁性微球制剂。

3. 因中药性质而异的纳米包覆技术 根据待包覆中药性质的不同,可选择各自相宜的包覆技术得到纳米中药制剂,从而获取更理想的疗效。

(1)表面修饰技术:将 3-琥珀酸-30-硬脂醇甘草次酸酯作为导向分子,采用乙醇注入法制备了甘草酸表面修饰脂质体,作为肝细胞主动靶向给药的载体。另外,将糖脂链的一部分用棕榈酰或具有适当间隔的胆固醇基取代制成糖类衍生物,再与含药脂质体混合后,在适当条件下孵育,即得到掺入糖脂的脂质体。该掺入糖脂的脂质体具有稳定性好、易于与抗体发生交联反应及可调节肿瘤坏死因子(tumor necrosis factor, TNF)等特点。

(2)相分离技术:运用高分子材料,将散结化瘀冲剂浸膏与 5-氟尿嘧啶复合,以相分离技术制成具有一定粒度、一定含药量、一定含磁量的磁性微球制剂,经口服给药,在体外磁场的定向引导下,可浓集并滞留在靶区胃组织定位释放药物。该靶向给药系统可提高靶区药物浓度数十倍,显著提高疗效,降低毒副作用。

(3)热分散技术:采用热分散技术将喜树碱制成泊洛沙姆 188 包衣的固体脂质纳米粒(solid lipid nanoparticle, SLN)混悬液,可延长药物在血液中的滞留时间,提高对心脏和大脑的靶向性,提高对淋巴瘤和脑肿瘤等疾病的治疗效果。同时,可降低药物在肾脏中的浓度,减少对肾脏的毒副作用。

四、纳米中药领域存在的问题与展望[60]

纳米中药研究存在一些问题需要进一步解决并使之完善。首先,以纳米技术对传统中药进行纳米化处理,通过纳米颗粒的改性作用,有可能使某些中药原来的缺陷得以纠正,疗效得以增强,但也正是这种改性作用极有可能使得传统中药所含有效成分及其药效变得面目全非,难以把握。如某传统中药经纳米化处理后有可能成倍增强 A 效应,也有可能明显减弱 B 效应,还有可能产生原本没有的 C 效应和 D 效应等,在毒副作用方面亦可能出现类似的变化,这种纳米化以后中药有效成分和药效学的不确定性将给药物质量的稳定可控留下隐患。其次,纳米中药的纳米化范围应有所限制,不能任意扩大。如果将纳米中药的纳米化范围限定在某些含低分子的或无机分子的或难溶性的矿物药,或是某些中药低分子的提取物时,有重要的理论意义和实用价值;但是如果将纳米中药的纳米化范围推而泛之甚至形成纳米中药饮片,则需要谨慎地掌握纳米粒度与相关中药所含有效成分分子组成和分子量的关系,不至于为获得纳米微粒而损坏了药物的有效成分。目前,中药饮片的有效成分还远远没有弄清,且每味中药饮片就像一个含有众多化合物的仓库,有效成分和非有效成分混杂不清,其纳米化将困难重重,远非以含较单纯的无机物成分为主的矿物药所能比,在这种情况下对传统中药饮片仓促地进行纳米化处理有可能得不偿失。再次,目前,纳米颗粒的制备成本过高,原本以质优价廉取胜的中药经纳米化处理后将在价格方面失去优势,因此中药的纳米化即便是在技术上成熟,亦将因价格因素而难以推广。目前国际上并没有广泛采用纳米技术来处理所有药物的趋势,而主要是以纳米技术改造某些难溶性药物或保护某些特殊活性药物,前者目的在于改善吸收,提高生物利用度,如纳米钙等;后者主要是控制药物的释放和延长药物的作用时间。最后,纳米中药因其粒度超细,其表面效应和量子效应将显著增加,使得药物的有效成分获得了高能级的氧化或还原潜力,从而影响了药物稳定性,增加了保质和储存的难度。总之,纳米中药概念的提出在探索实现中药现代化的途径方面迈出了可喜的一步,但是在技术方面还有不少问题需要进一步解决和完善。

纳米中药的发展前景是诱人的。纳米技术是近年迅速发展起来的新技术,已被众多学科采用,尤其是在材料学的研究中取得了重大突破,备受发达国家政府和科技界的重视。在药物研究中,纳米球、纳米胶囊等载药微粒的问世,提高了药物的制剂水平,同时也为纳米中药的研制奠定了一定的基础。纳米技术作为一项新技术,将大大促进各相关学科的发展。在药物研究中,将由原来只注重化学结构与生物活性的构效关系,扩展到探讨物理性状、化学结构和生物活性三者之间的关系,从理论研究和技术应用方面都可能产生重大突破。纳米中药的新技术及新工艺,一旦用于药物的研究和生产,可为制药企业创造巨大的经济效益。

第五节 含重金属中药矿物药的微纳米形态 及其生物药剂学特征

含无机元素尤其是含重金属的中药及其制剂在我国有悠久的应用历史,历版《中国药典》都收载有含重金属的中药及中药制剂。此类含重金属的中药矿物药多以水飞等工艺粉碎成微纳米粉末加工成丸剂或散剂入药,如安宫牛黄散、六应丸和牛黄抱龙丸中的雄黄;牛黄千金散和避瘟散中的朱砂;礞石滚痰丸中的金礞石;牛黄净脑片和耳聋左慈丸中的锻磁石等。然而不论是在东方还是西方,含砷(As)、汞(Hg)、铅(Pb)等元素的药物制剂在临床上的药用价值及毒性作用一直为医家所争论,致使世界许多国家限制甚至禁止进口和应用这些药物。为保证用药的安全性、合理性和有效性,近年来,国内外研究者采用多种现代技术对中药中无机元素进行了深入的研究。作者曾系统讨论中药中无机元素的"原生态"存在形态及制剂学因素对其存在形态的影响,本节将从生物药剂学的角度探讨中药中无机元素的体内存在形态、体内过程及其生物效应的相关性[61]。

一、无机元素体内存在形态及其与生物效应的关系

以有毒金属化合物为代表的含无机元素的中药是把双刃剑,在杀伤癌细胞、细菌和病毒或干扰其生命过程时,不可避免地对正常细胞表现出相应的毒性。有研究表明,无机元素的生物活性和毒性均依赖于其化学形态。

1. 无机元素体内存在形态 矿物中无机元素或其分散体系进入人体后并不一定还保持其原有的形态,它可能在体内进行生物转化;也可能在消化道中溶解生成金属离子或小

分子配合物,再与蛋白质形成难溶物。

如砷在体内可在酶催化下进行氧化还原、生物甲基化、生物合成等产生多种形态,已经证实的砷在生物体内的存在形态主要包括四类:无机砷、有机砷小分子、砷的有机化合物、含砷生物大分子。

朱砂中含有的可溶性的 Hg^{2+} 可与处方中的中药成分如氨基酸、生物碱等生成配位络合物;在人体内,主要与含巯基的蛋白质、氨基酸等络合形成配位络合物。

在体内不同组织层次,无机元素又有各自的存在形态。^{74}As 标记的砷酸盐对血浆和群体细胞与 As^{5+} 的相互作用研究结果表明,在血浆中 ^{74}As 是结合在铁传递蛋白上的;而在群体细胞的溶胞产物中,^{74}As 是结合在血红蛋白上的。由 PBS 对砷结合态的抑制作用表明与铁传递蛋白结合的是 As^{5+} 而不是 As^{3+}。

2. 无机元素体内形态价态与药效/毒性的关系 游离型与结合型无机元素的生物效应有着明显的差异。例如,游离型无机砷(iAs)毒性大,其中 As^{3+} 毒性最大,As^{5+} 毒性降低为 As^{3+} 的 1.7%;甲基化砷毒性较小,而结合型有机砷小分子如砷甜菜碱(arsenobetaine,AsB)和砷的有机化合物如砷胆碱(arsenocholine,AsC)常被认为是无毒的。有机砷小分子二甲基砷酸(dimethylarsinicacid,DMA)可致染色体改变、DNA 损伤及基因改变,具有遗传毒性和致癌性。在肝脏细胞质、线粒体、微粒体等亚细胞组分中,砷主要与分子量为 30 000~60 000 Da 的蛋白质结合,以及与分子量为 60 000 Da 左右的分子物质(LM)结合生成 LM－As。而 LM－As 与肝损害可能密切相关。

除大分子络合物如蛋白质-汞外,比较稳定的小分子络合物如半胱氨酸汞、谷胱甘肽汞等具有显著的药理作用。上述络合物可能是朱砂在人体内的主要有效成分,而且其毒性远远小于处方中的氯化汞($HgCl_2$)。

而某些无机元素则以体内代谢产物的形态表现活性,如中药复方中使用的金属金(Au),曾因其在水溶液中的不溶对其药理意义提出怀疑。但研究发现,金化合物代谢产物 $[Au(CN)_2]^-$ 有抗病毒作用,而且金化合物可以抑制还原型烟酰胺腺嘌呤二核苷酸磷酸(reduced nicotinamide adenine dinucleotide phosphate,NADPH)氧化酶,从而阻断自由基链传递,有助于终止炎症反应[62]。

上述研究提示,无机元素的药效/毒性及其作用机制与其体内形态(价态及游离、结合状态等)密切相关,以总砷、总汞等无机元素的量作为毒性控制指标似不科学,也影响了含砷、汞等矿物类中药的推广应用。因此,亟待研究此类药物在体内外形态的变化规律,在分子水平揭示其作用特点及安全性,创新性地建立其科学评价标准。

二、对生物药剂学特征产生影响的若干因素

1. 物理化学因素

(1)溶解性能:药物的吸收通常是从溶液中开始的,一般认为药物的溶解度小于 0.1~1 mg/mL 时,吸收容易受到溶出速度限制。朱砂中的主要成分硫化汞(HgS)系典型的共价键化合物,溶解度很小(溶度积 $K_{sp}=10^{-52}$),由于不溶于水,难以被人体吸收发挥药

效。可溶性成分如氯化汞、乙酸汞等能与处方或生物体内的生物配体结合而发挥药效。单质砷不溶于水,因此它基本上是无毒的。四硫化四砷(As_4S_4)为雄黄的主要成分,也不溶于水,基本不被人体吸收,也难以发挥药效。其可溶性部分能与蛋白质或生物小分子上的巯基结合而发挥药效。研究者发现,给大鼠灌胃二硫化二砷(As_2S_2)纯品,体内总砷含量未见明显升高,由此推断 As_2S_2 在体内基本未被吸收。汞、砷络合物具有强烈的生理活性且毒性一般小于游离汞、砷。如果除去朱砂、雄黄中的 HgS、As_4S_4,研究其中的可溶性汞、砷特别是其络合物的性质和药理作用,有可能大大降低处方中的汞、砷含量并保持或提高其药效。

除了溶解性能,中药制剂中无机元素的生物活性还与其浓度环境有关。据报道,有毒金属具有毒物兴奋效应(hormesis):在极低浓度下表现的是正效应——生物活性,只有剂量超过一定限度时才表现负效应——毒性。中药复方中矿物药的使用方法很可能是把金属离子(或非金属离子)的浓度控制在极低水平,从而巧妙地解决了活性与毒性的矛盾[62]。

(2)粒径及类纳米粒对生物药剂学行为的影响:难溶性药物粒径的大小是影响溶出和吸收的重要因素。例如,纳米级雄黄粉体(200 nm 的粉末占比在 85%以上)与传统雄黄比较,药代动力学行为发生显著变化,吸收相增大,消除相减小,在 T_{max}、峰浓度(peak concentration,C_{max})、半衰期、生物利用度等方面具有明显优势。

某些难溶矿物或单质金属在配体及增溶剂作用下,生成微粒(或许是纳米级的),因而可能产生新的完全不同于其本体的性质与功能。例如,纳米金微粒可以作为电子受体来增强葡萄糖氧化酶的活性;又如,海螵蛸(主要成分为碳酸钙)和蒙脱土(主要成分为硅酸铝)具有杀菌、清除毒素、中和胃酸的药效。这主要是因为它们都具有多孔纳米结构,从而可以通过吸附、吸着、离子交换、催化等物理化学或生物学作用,降解毒素、破坏细菌。

对此,王巍认为,不能因为矿物或金属是化学惰性的且不能吸收,就认为它们不可能有生物活性[62],应借鉴材料学关于纳米颗粒具有尺寸效应——量子效应的理论与技术,去研究生物学表现中的尺寸效应;并应关注金属离子及其配合物的跨膜运送问题,研究难溶颗粒的摄入及其在体内的运载过程和胞内蓄积方式以及蓄积量与配体和浓度的关系。

2. 剂型因素

(1)给药途径与元素形态:对中药制剂中无机元素的体内过程及其疗效有一定影响。例如,砷剂经呼吸道、消化道或皮肤都可以吸收进入人体,80%蓄积分布在人体各组织。家兔连续 7 天经阴道给予含雄黄的中药制剂后仅在肝和脾中检测到少量砷。

SD 大鼠口服和静脉注射无机砷和有机砷后在胆汁和尿中的砷排泄形态研究结果表明[63],口服 iAs^{III} 或 iAs^V,胆汁中以甲基砷酸-二谷胱甘肽结合物和(或)DMA^V 为主;静脉注射 iAs^{III} 或 iAs^V,胆汁中以甲基砷酸-二谷胱甘肽结合物和砷-三谷胱甘肽结合物(arsenic-triglu-tathione,ATG)为主;静脉注射 iAs^{III},从尿中排出 DMA^V(43%)、iAs^{III}(47%)和 iAs^V(10%);静脉注射 iAs^V,从尿中排出 DMA^V(3%)、iAs^{III}(87%)和 iAs^{III}(10%)。口服 iAs^{III} 大鼠肝脏中的砷浓度显著高于口服 iAs^V 大鼠。口服 iAs^{III} 大鼠胆汁中的谷胱甘肽

(glutathione,GSH)水平明显高于静脉注射 iAs^{III} 或 iAs^{V} 的大鼠,砷同时还诱导肝脏中的多药耐药性相关蛋白2(multi-drug resistance associated protein 2,MRP2)。结果表明砷在胆汁和尿中的排泄形式受给药途径、剂量和化学形态的影响,其中谷胱甘肽发挥重要作用。

（2）制剂工艺技术:适当的制剂工艺技术可提高中药制剂中无机元素的生物利用度,有利于药物活性的发挥。作者采用传统水飞法(法1)、高速气流粉碎法(法2)和微射流技术(法3)分别制备出3种不同粒径的雄黄颗粒,其药代动力学参数具有明显的差异:样品的 C_{max} ,法1为490.38 ng/mL,而法3为826.13 ng/mL,几乎增加了1倍;样品的 AUC ,法2是法1的2倍左右,法3是法1的3～4倍;法1样品中砷的消除速率是吸收速率的1.27%,法2和法3的这一比例则均为1.73%;而法1样品中砷的消除半衰期是吸收半衰期的78.5倍,法2和法3样品中砷的消除半衰期分别是吸收半衰期的57.7倍和58.3倍。与此同时,还发现随着雄黄粒度的降低,含药血清对SMMC7721肝癌细胞的抑制程度也加强。

3. 机体的生物因素

（1）生理因素:甲基化作用是生物体内经常进行的生化反应之一。从这一意义出发,作为受体物质的富含金属元素的矿物药,进入人体生成甲基化物是不可避免的。例如,HgS在厌氧有硫的条件下,在pH为7、温度37℃的暗环境中与带有甲基的物质相遇均能生成甲基汞。人体肠道正具备这一条件,人体肠道内富含甲烷(CH_4), CH_4 释放一个 H^+ ,就生成甲基(—CH_3)。因此HgS可以不依靠外来含甲基物质在肠道中被转化成甲基汞。

近年来的研究已阐明,无机砷在体内经过氧化甲基化过程(主要在肝脏中进行)和还原过程(主要在血液中进行),产生多种甲基化砷的代谢产物[64]。一般认为砷在体内的简要代谢过程为 $iAs^{III}→iAs^{V}→MMA^{V}→MMA^{III}→DMA^{III}→DMA^{V}$ →经尿排出。尽管金属离子的代谢相当复杂,但是比起有机化合物的代谢来,颇有规律可循。第一,金属离子不会改变;第二,金属离子的代谢仅仅涉及价态的变化和配体的变化;第三,配体绝大多数是体内所能产生的,或者是外源物质的代谢产物。因而专家认为,可用动力学计算机模拟方法对无机物代谢物进行预测。

（2）病理因素:病理状态对无机元素的体内形态也有影响。有关51例慢性肾衰竭患者血液中小分子的砷形态研究表明:18例血液透析患者、14例连续流动腹膜透析患者和19例尿毒症非透析患者血清中总砷的量分别为(5.12±5.58)μg/L、(4.67±5.41)μg/L和(6.47±4.28)μg/L;DMA的量分别占其各自血清中总砷量的29.8%,15.2%和16.0%。

对67例急性 As_2O_3 中毒患者的尿砷化合物进行考察,发现尿砷化合物排泄以iAs为主(86%),而单甲基砷酸(MMA)(9%)和DMA(3%)较少,2～3个月后患者的尿砷化合物浓度恢复正常。化合物的排泄形式以iAs和MMA为主。

4. 相互作用 矿物药中一般都共存着多种无机元素,如经测定朱砂在人工胃液中的浸出物,发现除汞外,还含有钾、钠、钙、镁、铁、钡、镍、锌、锰等20多种元素。显而易见,它们的体内过程存在无机元素之间,无机元素与复方中其他药物如其他共用药物、药物代谢产物、内源性物质等之间的相互作用,从而对其作用性质、强度、持续时间及不良反应产生影响。

(1) 无机元素之间的相互作用:有关大鼠较长时间口服雄黄后体内铜、锌和硒含量变化的研究表明,中低剂量的雄黄对大鼠体内铜、锌和硒水平的影响甚微,高剂量的雄黄可使大鼠心脏中锌含量下降,脾脏和骨骼中铜含量升高,肾铜水平较对照增加约 2 倍。大鼠肝肾组织中金属硫蛋白的含量几乎不受口服雄黄的影响。肾铜蓄积是大鼠服用高剂量雄黄后体内微量元素变化最为显著的特征,而肾铜的蓄积可能是造成雄黄肾脏毒性的机制之一。

有研究表明,尿砷化合物的排泄不但有个体差异,还受其他药物或微量元素的影响。砷的螯合剂二巯基丙磺酸钠(DMPS)可促进暴露砷的人群或砷中毒患者的尿砷化合。另外,体内血清硒水平也与尿砷的排泄有关。血清硒浓度高者的尿砷(主要是 MMA 和 DMA)排泄量明显高于血清硒浓度低者。

(2) 无机元素与复方中其他药物之间的相互作用:中药复方中共存药物的相互作用可使无机元素的体内过程发生变化。据认为,砷溶解度的改变可能是造成单味雄黄和复方中的雄黄的药代动力学行为有差异的原因之一。将安宫牛黄散及复方中的单味药与雄黄混合物用人工胃液处理后,测得的可溶性砷含量均比单味雄黄在人工胃液中的溶出量低,黄芩、黄连、珍珠、栀子、郁金、牛黄和安宫牛黄散使溶出的可溶性砷含量依次减少 55.1%、49.3%、29.4%、25.2%、25.0%、11.4% 和 35.3%(P<0.01),表明安宫牛黄散中的几种单味药均有抑制雄黄中可溶性砷溶出的作用[65]。有学者认为,可能是雄黄中的可溶性砷与复方中的其他成分形成配合物。王秀萍等在六神丸组方中检出拮抗砷的半胱氨酸,并用化学模型法合成了砷-半胱氨酸配合物(其 LD_{50} 为 650 mg/kg,远高于 As_2O_3 的 LD_{50} 150 mg/kg),表明配合物降低了无机砷的毒性[66]。从而提示中药复方中使用砷等这些有毒矿物药的合理性。而含高价金属离子 Fe^{2+}、Al^{3+}、Ca^{2+}、Mg^{2+} 等的中药如自然铜、明矾、石膏、龙骨、牡蛎、石决明、瓦楞子及明目地黄丸、牛黄解毒丸、珍珠丸等不宜与四环素、大环内酯类抗生素同服,因多价金属能与四环素类等药物分子内的酰氨基和酚羟基结合,生成难以吸收的络合物,造成生物利用度降低而影响疗效。

生物药剂学指出,药物制剂的疗效不仅与药物的化学结构和剂量有关,同时药物的剂型因素和机体的生物因素也起着重要的作用。这一原理为更科学、客观评估矿物药的活性与毒性,特别是为提高重金属类矿物药的安全性与有效性提供了新的视野。而以无机元素为主要成分的矿物药是祖国医学宝库的重要组成部分,从生物药剂学的角度研究此类药物体内外形态的变化规律,在分子水平揭示其作用特点及安全性,对于创制特色医药体系,对于促进中医药现代化与国际化具有重要意义。

参考文献

[1] 刘昌胜.纳米生物材料.北京:科学出版社,2023.

［2］郭立玮.中药分离原理与技术.北京：人民卫生出版社,2010.

［3］完茂林,刘力,吴鸿飞,等.中药水提取液中有效成分的分散行为.中药材,2011,34(3)：455－458.

［4］周建武,柯李晶,邵彪,等.汤的威力：食品科学新知.中国食品学报,2011,11(8)：9－15.

［5］郭立玮,朱华旭.基于膜过程的中药制药分离技术：基础与应用.北京：科学出版社,2019.

［6］GARCIÁ A A, BONEN M, RAMÍREZ-VICK J, et al. Bioseparation Process Science. Hoboken：John Wiley and Sons, 1999.

［7］TOMASZEWSKA M, GRYTA M, MORAWSKI A W. Mass transfer of HCl and H_2O across the hydrophobic membrane during membrane distillation.Journal of Membrane Science, 2000,166(2)：149－157.

［8］OMTA A W, KROPMAN M F, WOUTERSEN S, et al. Negligible effect of ions on the hydrogen-bond structure in liquid water. Science, 2003, 301(5631)：347－349.

［9］LEUTWYLER S. Physical chemistry：acids caught in the act. Science, 2002, 417(6886)：230－231.

［10］TUCKEMAN M E, MARX D, PARRINELLO M. The nature and transport mechanism of hydrated hydroxide ions in aqueous solution. Nature, 2002, 417(6892)：925－929.

［11］JORDAN K D. Chemistry. A fresh look at electron hydration. Comment, 2004, 306(5696)：618－619.

［12］郭立玮,陆敏,付庭明,等.基于中药复方小饭分子药效物质组"溶液结构"特征的膜分离技术优化原理与方法初探.膜科学与技术,2012,32(1)：1－11.

［13］邢卫红,范益群,徐南平.无机陶瓷膜应用过程研究的进展.膜科学与技术,2003,23(4)：86－92.

［14］魏无际,俞强,崔益华,等.高分子化学与物理基础.北京：化学工业出版社,2005.

［15］周海东,仇晋仁,张建东,等.膜错流过滤对透明质酸发酵液的分级研究.膜科学与技术,2007,27(2)：20－27.

［16］董秉直,夏丽华,陈艳,等.pH对超滤膜的过滤性能的影响.膜科学与技术,2006,26(2)：41－44.

［17］徐南平,李卫星,邢卫红.陶瓷膜工程设计：从工艺到微结构.膜科学与技术,2006,26(2)：1－5.

［18］文瑾,刘起华,柯李晶,等.表征中药煮散的粉体特征参数及水煎液中的分散溶出行为研究.中草药,2015,46(23)：3489－3494.

［19］焦放,侯子言,尹登科,等.黄连水煎液中固体微粒对小檗碱在体肠吸收特性的影响研究.中草药,2016,47(8)：1357－1360.

［20］杨晔,尹登科,蔡汉须,等.黄芪水煎液中固体微粒对活性成分吸收的调节作用研究.中药材,2014,37(5)：896－898.

［21］SUN Z, LU F, CHENG J, et al. Hypoglycemic bioactivity of novel eco-friendly carbon dots derived from traditional chinese medicine. J Biomed Nanotechnol, 2018, 14(12)：2146－2155.

［22］ZHANG M, CHENG J, SUN Z, et al. Protective effects of carbon dots derived from phellodendri chinensis cortex carbonisata against deinagkistrodon acutus venom-induced acute kidney injury. Nanoscale Res Lett, 2019, 14(1)：377－390.

［23］WU J, ZHANG M, CHENG J, et al. Effect of lonicerae japonicae flos carbonisata-derived carbon dots on rat models of fever and hypothermia induced by lipopolysaccharide. Int J Nanomedicine, 2020, 15：4139－4149.

［24］KONG H, ZHAO Y, CAO P, et al. The bioactivity of scutellariae radix carbonisata-derived carbon dots：antiallergic effect. J Biomed Nanotechnol, 2021, 17(12)：2485－2494.

［25］ZHAO Y, ZHANG Y, KONG H, et al. Carbon dots from paeoniae radix alba carbonisata：hepatoprotective effect. Int J Nanomedicine, 2020, 15：9049－9059.

［26］LIU Y, ZHANG M, CHENG J, et al. Novel carbon dots derived from glycyrrhizae radix et rhizoma and their anti-gastric ulcer effect. Molecules, 2021, 26(6).1512－1526.

［27］张美龄.黄柏碳与银屑病的治疗.北京：北京中医药大学,2021.

［28］陈瑞,赵金莉,孔若岚,等.生地黄炭纳米类成分的发现及其对溃疡性结肠炎的治疗作用.中草药, 2023,54(16)：5172－5181.

［29］牧丹,陈永福,布仁,等.紫草炭制前后萘醌类化合物含量变化及止血作用研究.世界科学技术-中医药现代化,2020,22(7)：2540－2547.

［30］张美龄.荆芥炭止血物质基础及其作用机制的研究.北京：北京中医药大学,2018.

［31］张亚雪.姜炭纳米类成分的发现及其镇痛作用研究.北京：北京中医药大学,2019.

［32］魏思敏,王英辉,唐志书,等.紫外光辐射山茱萸水提液制备纳米银及生物活性研究.高等学校化学学报,2020,41(6)：1391－1398.

［33］魏思敏,唐志书,李慧敏,等.山茱萸水提液银纳米颗粒的制备及其抑菌活性的研究.中草药,2019, 50(1)：52－58.

［34］TARANNUM N, DIVYA, GAUTAM Y K. Facile green synthesis and applications of silver nanoparticles： a state-of-the-art review. RSC Adv, 2019, 9(60)：34926－34948.

［35］ROY A, BULUT O, SOME S, et al. Green synthesis of silver nanoparticles： biomolecule nanoparticle organizations targeting antimicrobial activity. RSC Adv, 2019, 9(5)：2673－2702.

［36］魏思敏,王英辉,唐志书,等.银翘解毒合剂药渣还原制备纳米银及抗氧化和抑菌活性研究.中草药, 2020,51(16)：4169－4175.

［37］仝小林,彭智平,焦拥政,等.中药"散"的研究概况与述评.中医杂志,2013,54(1)：12－16.

［38］胡小苏,赵立杰,冯怡,等.中药散剂的历史沿革与发展趋势.世界科学技术-中医药现代化,2018,20 (4)：496.

［39］罗仁,谢炜,秦建增,等.中医散剂疗法应用指南. 北京：人民军医出版社,1998.

［40］国家药典委员会.中华人民共和国药典：2020 年版.一部. 北京：中国医药科技出版社,2020.

［41］傅超美,刘文.中药药剂学.北京：中国医药科技出版社,2018.

［42］张阳德.纳米药物学.北京：化学工业出版社,2006.

［43］李晓宇,郝海平,王广基,等.三七总皂苷多效应成分整合药代动力学研究.中国天然药物,2008, 6(5)：377－381.

［44］MARINCOLA F M. Translational medicine：a two-way road.J Transl Med, 2003, 1(1)：1.

［45］张鹏,秦岭. 转化医学：基础医学与临床医学实践的桥梁.实用医学杂志,2010,26(18)：3277－3279.

［46］ZHANG X W, YAN X J, ZHOU Z R, et al. Arsenic trioxide controls the fate of the PML-RARa oncoprotein by directly binding PML. Science, 2010, 328(5975)：240－243.

［47］YU Q, LI P, YANG Q. Improving the absorption of earthworm fibrinolytic enzymes with mucosal enhancers. Pharm Biol, 2010,48(7)：816－821.

［48］郭立玮,刘菊妍,钟文蔚,等.中药制药分离过程：工程原理与技术应用.北京：科学出版社,2023.

［49］CHO I H, CHIO E S, LIM H G, et al. Purification and characterization of six fibrinolytic serine-proteases from earthworm Lumbricus rubellus. J Bioch M B, 2004, 37(2)：199－205.

［50］李玉海,赵旭东,张立雷.粉体工程学.北京：国防工业出版社,2013.

［51］卢寿慈.粉体加工技术.北京：中国轻工业出版社,2000.

［52］张立德.纳米材料.北京：化学工业出版社,2001.

［53］赵玉升,李立杰,李伟洋,等.基于纳米材料角度研究石榴皮炭止泻作用物质基础.中草药,2021,52 (5)：1335－1342.

［54］高明亮,蓝锦珊,单鸣秋,等.中药炭药研究进展与研究策略思考.南京中医药大学学报,2020,36 (5)：696－703.

［55］高明海.纳米级粒径超微粒化通用装置.国外科技动态,1997(1)：47－48.

［56］张强,叶国庆,李晔,等.环孢素 A 硬脂酸纳米球的实验研究.药学学报,1999,34(4)：308－310.

［57］宋存先,杨菁,孙洪范,等.心血管内局部定位药物缓释体系的实验研究.中国心血管杂志,1998,3 (2):70-75.

［58］张汝冰,刘宏英,李凤生.纳米材料在催化领域的应用及研究进展.化工新型材料,1999,27(5): 3-6.

［59］申永良.纳米材料的应用.现代化工,1999,19(9):46-49.

［60］杨祥良,徐辉碧,吴继洲,等.基于纳米技术的中药基础问题研究.华中理工大学学报,2000,28 (12):104.

［61］支兴蕾,郭立玮.中药中无机元素的体内存在形态及影响其生物药剂学特征的若干因素.中国中药 杂志,2008,33(16):1933-1935.

［62］王巽.含矿物的中药复方的化学基础研究.化学进展,1999,11(2):204-208.

［63］CUI X, KOBAYASHI Y, HAYAKAWA T, et al. Arsenic speciation in bile and urine following oral and intravenous exposure to inorganic and organic arsenics in rats. Toxicol Sci, 2004, 82(2):478-487.

［64］GOERING P L, APOSHIAN H V, MASS M J, et al. The enigma of arsenic carcinogenesis:role of metabolism. Toxicol Sci, 1999, 49(1):5-14.

［65］汤毅珊,王宁生.中药复方中配伍药物对雄黄可溶性砷含量的影响.中华现代中西医杂志,2005, 3(9):769-771.

［66］王秀萍,曹志权,路雪雅,等.六神丸中重金属的存在状态及其与有机成分相互作用的研究.微量元 素与健康研究,2003,20(4):27-28.

第二章

微纳米中药常用制备及表征技术

第一节　微纳米中药常用制备技术／47

第二节　超细粉体的表征技术／60

第三节　肺部吸入的微纳米中药制剂的体外评价方法／62

第二章

微纳米中药常用制备及表征技术

在药剂学领域,将直径在 $10^{-9} \sim 10^{-4}$ m 范围的分散相构成的分散体系统称为微粒分散体系,微粒分散体系可构成多种微粒给药系统(microparticle drug delivery system, MDDS)。粒径为 $100 \sim 500$ μm 属于粗分散体系的 MDDS,主要包括混悬剂、微乳、微囊、微球等;粒径小于 1 000 nm 属于胶体分散体系的 MDDS,主要包括脂质体、纳米乳、纳米粒等。目前 MDDS 的研究热点主要在微乳、微球、微囊、脂质体等方面。近十几年来,在 MDDS 研究领域,传统乳化方法如胶体磨、机械搅拌、超声等普遍存在能耗大、生产效率低、微粒粒径大且分布范围广、体系重现性差等缺点,取得的成果也大都处于实验室研究阶段。而一种新型制乳技术——膜乳化法制备的微粒尺寸均一、包封率高、稳定性好,乳化过程能耗较低、条件温和,重现性较好[1],越来越为人们所关注。

第一节 微纳米中药常用制备技术

微纳米中药作为超细粉体的一种产物形式,具有多种制备技术。目前,国内外学者通常将超细粉体的制备技术分为物理法和化学法两大类。物理法又派生出粉碎法、构筑法两类;化学法则可分成溶液反应法、水解法、喷雾法和气相反应法等。物理法和化学法都可以用于制备微米、亚微米及纳米级粉体。目前在中医药领域,以中药材为原料,直接加工成为微米、纳米级粉体的操作多采用粉碎法;而以中药提取物(液态或固态)为中间体制备微纳米中药制剂(如微粒给药系统中的中药靶向粒子等)则多采用物理法中的构筑法和各种化学法。而无论何种方法,若应用于医药工业生产,都必须达到以下要求。

(1)产品粒度分布范围窄。

(2)产品纯度符合医药行业技术规范,环境污染轻。

(3)工艺简单、连续,实现自动化程度操作。

(4)安全、可靠。

(5)能耗低、产出效率高。

以下对用于微纳米中药制备的常用技术进行介绍。

一、超细粉碎法

超细粉碎法是工业上制备超细粉体使用最多的方法,该方法是借助各种外力,如机械力、流能力、化学能、声能、热能等使现有的固体块料粉碎成超细粉体。采用机械粉碎法制备超细粉体的理论基础,仍是基于在给定的应力条件下,研究颗粒的断裂、颗粒的破碎状态、颗粒的碰撞以及新增表面的特性等问题。超细粉碎法过去被认为只能用于微米级超细粉体的制备。通过南京大学、南京理工大学等的国内以及国外科技人员的不懈努力,已成功采用超细粉碎法生产出亚微米级粉体。超细粉碎法典型的设备有辊压式粉碎机、辊碾式粉碎机、球磨式粉碎机、介质搅拌式粉碎机、高速旋转式粉碎机、气流式粉碎机及新开发出的液流式粉碎机、射流粉碎机、超低温粉碎机、超临界粉碎机、超声粉碎机等。具体选择要依据所需粉碎物质的性质而定[2]。

在中药的超细粉碎工业中,目前应用最多的设备是气流式粉碎机、球磨式粉碎机。

(一)干法超细粉碎法

1. 气流式粉碎机法 气流式粉碎机(又称气流磨)与其他超细粉碎机不同,它是在高速气流作用下,物料通过本身颗粒之间的撞击,气流对物料的冲击剪切作用以及物料与其他部件的冲击、摩擦、剪切而使物料粉碎。气流式粉碎机在粉碎方式、原理上具有以下特点: ① 粉碎后物料的平均粒度细。② 产品细度均匀。③ 产品受污染少,因为气流式粉碎机是根据物料的自磨原理而对物料进行粉碎,粉碎腔体对物料的污染少,因此适用于药物等不允许被金属和其他杂质污染的物料的粉碎。④ 可粉碎低熔点和热敏性材料及生物活性制品,因为气流式粉碎机以压缩空气为动力,压缩空气在喷嘴处的绝热膨胀会使系统温度降低,所以工作过程中不会产生大量的热。因此,对于含挥发油成分的中药及生物活性制品的超细化十分有利。⑤ 可以在无菌状态下操作。⑥ 生产过程连续,生产能力大,自控、自动化能力高。

对于某些熔点极低或热敏性特强的摇瓶原料,空气容易使产品氧化,此时可采用化学性质较稳定的气体,如氮气、二氧化碳等,其工艺流程的设计可确保气体的回收利用。因此,气流式粉碎机很适合中药材的粉碎加工,可缩短生产周期,降低生产成本,提高效率,有利于大批量生产。而且该机器的操作、维修、拆卸、清理、装配都比较方便[3]。

2. 球磨式粉碎机法 球磨式粉碎机被称为"粉碎机之王",经过漫长的发展,它已在超细粉碎领域占据着举足轻重的位置。球磨式粉碎机是以颗粒状的、主要为球形的硬质物体为磨介质的筒式磨机。它是目前粉碎领域中应用最多、最广泛的筒式磨机。而采用棒状与管状的筒式磨机称为棒磨机与管磨机。近年来,以球磨式粉碎机为基础,又衍生出多种形式的广义球磨式粉碎机,根据机械力学条件,此类介质运动式磨机可分为离心球磨式粉碎机、行星球磨式粉碎机等几种类型。

在球磨式粉碎机中,物料因受到球磨体介质的冲击及研磨而导致粉碎。特点是操作简单、成本低,但产品纯度低、颗粒分布不均匀。磨体介质有球、圆柱、棒等多种形状,其研磨作用分点、线、面接触;材质有钢、氧化铝、氧化锆等,可根据原料性质及产品的粒度要求进行选择。在原料粒度一般为 2~3 mm,最大粒度可达 40 mm 的条件下,产品粒度可达到微米级、亚微米级。产品细度可通过磨粉时间等因素进行调节[4]。

3. 振动式倍力微粉机法　振动式倍力微粉机是新型第三代振动磨,利用高强度的振动使物料在磨筒内产生振动冲击及介质回转,使物料得到正向撞击的同时又得到剪切力,高速高能量进行粉碎,是一种高效节能的粉碎设备。通过调节其正压力及剪切力的不同来适应不同的物料。在粉碎的同时,可以对磨筒套内通入冷却水,控制粉碎温度。粉碎温度可根据需要调整为中温、低温或超低温。该设备可在较短的时间内达到理想的粉碎效果,并可使物料达到精密的混合与分散效果[5]。

（二）湿法超细粉碎法

超细粉碎技术是粉体工程中的一项重要内容,包括对粉体原料的超细粉碎,高精度的分级和表面活性改变等内容。超细粉碎技术可将传统粉碎工艺得到的中心粒径 150~200 目的中药材粉末(75 μm 以上)的中心粒径提高到 5~10 μm 甚至达 5 μm 以下,在该细度条件下,一般药材细胞的破壁率大于 95%。粉碎过程中细胞壁一旦被打碎,细胞内水分和油质迁出后可使微粒子表面形成半湿润状态,粒子与粒子之间形成半稳定的粒子团,使中药材中难溶性成分快速高效溶出。湿法超细粉碎法是干法超细粉碎法的一种延伸,该法在粉碎的同时使溶剂到达植物组织内部,应用强大机械振动研磨组织,使其中有效成分溶于溶剂中,达到快速有效的提取。应用湿法超细粉碎法,能在很短时间内将中药有效成分提取出来[6]。

二、喷雾干燥法

采用喷雾干燥法可制备出质量均一、重复性良好的球形粉料,缩短粉料的制备过程,也有利于自动化、连续化生产,是大规模制备优良超细粉的有效方法,已成为多种产品超微细化及干燥的最优方法。

1. 基本原理及工艺设备　常用喷雾器有 3 种类型:压力式喷雾器、气流式喷雾器、离心式喷雾器。压力式喷雾器应用较多,因此,本文就以压力式喷雾干燥法展开讨论。喷雾干燥法是从料液中获得超微干粉料的一种较好的方法,料液的形式可以是溶液、悬浮液、乳浊液等泵可以输送的液体。基本原理是利用雾化器将一定浓度的料液喷射成雾状液滴,落入一定流速的热气流中,使之迅速干燥,获得粉状产品。

喷雾干燥法的具体过程为,加热器产生的热气(热干燥介质)经热风管道从干燥塔的顶部进入塔内,与此同时,进样泵送来的料液经雾化喷嘴喷射成极细的球形雾滴,落于一定流速的热气流中进行热交换,由于雾滴微细,表面积与体积比大,使溶剂迅速蒸发,干燥和成粒过程于瞬间完成。干燥后的成品料从塔体下锥形出料口进入旋风分离器,与干燥介质分离后收集于产品接收器,热废气经引风机由排气口排出。一般喷雾干燥包括 4 个阶段:① 料液雾化;② 雾滴群与热干燥介质接触混合;③ 雾滴的蒸发干燥;④ 干燥产品与干燥介质分离。干燥的产品可以是粉状、颗粒状或颗粒团聚体。

2. 方法特点　与其他一些粉体制备方法相比,喷雾干燥法具有如下优点[7-11]:① 喷雾干燥可使造粒、干燥一步完成,生产过程简单,操作控制方便,适用于连续化工业生产,易实现自动化。② 干燥效率高、时间短、对热敏性成分影响较小,因而特别适用于热敏性物料的干燥。③ 喷雾干燥时,料液是在不断搅拌状态下喷成雾化分散体,瞬间完成干燥,因此均匀度较好。④ 在喷雾干燥中,由于溶剂迅速气化,成品为疏松的细小颗粒,在与溶剂接触时,溶剂易进入颗粒内部,无须进一步处理也可以获得好的分散度和好的溶解性。⑤ 由于喷雾干燥是一种连续的密闭式生产,使产品纯度高,杜绝了在生产环境中暴露及与操作者接触的机会,减少了环境污染。

3. 粉体颗粒径分布控制　大量生产实践表明,影响粉体颗粒粒度分布的工艺参数有料液浓度、进料速度、雾化压力、温度、喷嘴结构、干燥介质流量、气液接触方式及溶剂和溶质的性质等。这些因素都从不同角度影响液体的雾化效果和干燥成粒机制。以下分别对其中一些主要的影响因素进行讨论和分析。

(1) 料液浓度的影响:Reverchon 等的研究结论显示,高浓度料液所得微粒粒径比低浓度料液要大[12]。这是因为料液浓度是影响雾滴形成和大小的重要物性参数。浓度高,相应的固体含量高;黏度大,形成雾滴所需的能量也就高。因而高浓度液体形成的雾滴较大,使气液接触面积减小、传质效果减弱、雾滴达到过饱和状态的时间延长、瞬间成核数量减少,颗粒的沉积以生长为主要机制,所以形成的颗粒粒径较大。另外,浓度高的溶液所得颗粒易出现团聚现象。Taki 等还发现,料液浓度的增加存在一个上限,如果超过此上限则不能得到颗粒[13]。

(2) 进料速度的影响:试验结果表明,随着进料速度的增加,粒度有逐渐增大的趋势。这可能是由于在其他条件相同的情况下,进料速度增大时,被雾化的液滴直径增大,较大雾滴包含较多的溶质,因此形成的粉体颗粒粒径就相应较大。此外,进料速度增大的同时,未干燥的液滴数目增加,液滴之间因相互碰撞而发生聚并,使产品团聚加重。而且进样速度太快也不利于料液雾化,会影响干燥效果。

(3) 雾化压力的影响:雾化压力是喷雾干燥法的关键参数,只有达到一定的压力才能形成雾滴。随着喷雾压力的增加,微粒粒径减小。这是因为在其他条件不变的情况下,当压力增大时,液滴中溶剂的蒸发干燥速度增大。另外,喷嘴处压降增大,雾化液滴粒径因气流冲击能量增加而变小、气液接触面积增大、气液间传质效果增强,使得液滴的干燥速度增大。两者的共同作用使得液滴达到过饱和的时间缩短,瞬间成核速度加快,成核数量增多,微粒的沉积此时以均匀析出为主。因此,所得最终产品的粒径随之减小,粒径分布随之变窄。但压力过大也会对微粒形状产生负面影响,如产生破碎、孔洞、凹陷等形状不规则等现象,影响产品性能。

(4) 温度的影响:温度可分为进口温度和出口温度,其中进口温度较为重要。低温时所得微粒的粒径比高温时大,粒径分布也宽,即在其他条件不变的情况下,温度较低时,溶液雾滴达到过饱和的时间延长,瞬间成核速度降低,成核数量减少。因此,所得微粒粒径增大。而此时由于微粒的析出以生长为主,相应地形成最终产品的时间延长,微粒相互间的团聚和碰撞也导致产品的均匀性变差,故粒径分布变宽。随着温度的升高,溶剂蒸发速度加快,液滴达到过饱和状态的时间缩短,故形成的微粒粒径相应减小,粒径分布变窄。温度过高时,形成的颗粒容易团聚,这样颗粒粒径反而增大。

(5)喷嘴结构的影响:喷嘴又称雾化器,是喷雾干燥设备的关键部件,其结构的不同直接影响液体雾化分散效果,进而影响微粒的粒径和性能。在进样速度相同的条件下,喷嘴出口直径较大时所得粒径普遍较喷嘴出口直径较小时所得粒径小。这可能是由于当出口直径较大时,所形成的液膜较薄,经气流冲击、摩擦后分散成的雾滴更小。同时,气液间的传质因雾滴总表面积的增大而加强,溶剂蒸发速度加快,雾滴更快达到过饱和状态。所以在液体流量一定的情况下,微粒沉积以成核析出为主,瞬间成核数量增多,粒径减小。由此可见,改变喷嘴的结构,可在一定范围内控制粒径大小及粒径分布,并使之符合不同的制粒要求。

4. 粉体颗粒的形态控制　喷雾干燥法所得的产物一般为球形颗粒,但由于工艺参数控制不当往往会导致颗粒变形,如形成空心球颗粒、中空的环形颗粒或苹果形颗粒。变形颗粒的形成受原料种类、原料浓度、雾滴大小、高温区停留时间、气流速度等多种因素的影响。干燥过程中水分迁移到雾滴表面,并携带固体粒子,从而使颗粒内部形成部分中空。如果在雾滴外围形成低渗透性的弹性薄膜,因蒸发速度低,雾滴温度升高,水分从内部蒸发,导致雾滴产生隆起。这些情况均会破坏颗粒的球形,产生变形颗粒。此外,液滴停留在高温区时,溶质在液滴表面迅速析出,并形成壳层,固体壳层的存在使溶液的气化分子传质受阻。而传热却变化很小,于是壳层内溶液温度持续上升,并可能达到沸腾状态,壳层在内部气压作用下膨胀,中心溶质浓度降低。当内部气压大于壳层机械强度时,内部气化分子便在壳层最薄弱处克服阻力而冲出壳层,使外壳产生孔洞或形成空心颗粒。

喷雾干燥工艺中壳状球体生成的原因:雾滴在高温下表面水分首先蒸发形成硬壳,壳内液体继续蒸发,如果硬壳是不透气的,壳层就被吹大形成空心球。某些情况下,空心球会被吹破,形成壳状碎片。

从19世纪末发展起来的喷雾干燥法,已成为超细粉体制备技术中一种非常重要、非常突出的方法。但喷雾干燥法尚需要在下述诸方面进一步发展和完善:① 喷雾干燥法的机制及工艺优化常常只能采用试验的方法来分析和研究,缺乏理论研究。例如,热干燥机制、干燥动力学、非球形颗粒的干燥模拟、喷雾干燥、喷雾技术新领域等都有待进一步深入研究。② 将喷雾干燥法同其他超细颗粒的制备方法如微乳液法、溶胶-凝胶法等并用,优势互补,寻求低成本反应体系。同时还应注意研发新制备方法,把新的实验技术应用于该领域。③ 扩大喷雾干燥的应用范围。通过设备改进及料液体系的多样化,使喷雾干燥法一改过去单一的应用现状,逐步向多功能组合式的方向发展,使其适于纳米磁性材料、纳米陶瓷材料、纳米润滑材料、纳米催化剂、纳米复合材料等方面的研究及应用。④ 我国的喷雾干燥法还面临着材质差、设计不合理、加工精度低、排风过滤系统不完善、自动化程度低等问题。

三、冷冻干燥法[14]

冷冻干燥法是将需要干燥的物料在低温下先冻结至其共晶点以下,使物料中的水分变成固态的冰,然后在适当的真空环境下升华干燥,除去冰晶,待升华结束后再进行解吸干燥,除去部分结合,从而获得干燥的产品。冷冻干燥法的过程主要分为预冻、一次干燥(升华干燥)和二次干燥(解吸干燥)3个步骤。

与其他干燥方法(如热风烘干、喷雾干燥、蒸发、远红外线烘干、微波干燥等)相比,药物冷冻干燥法有极大的优越性:① 药液在冻结前分装,剂量准。② 在低温、真空状态下完成整个干燥过程,因而保持了药物的生物活性,尤其对于热敏和易氧化的物料。③ 冻结时被干燥药物可形成"骨架",干燥后能保持原形,体积几乎不变。④ 冻干药物疏松多孔,呈海绵状,复水性好,可迅速吸水还原成冻干前的状态。⑤ 药物脱水彻底,能长期保存。

1. 冷冻干燥过程中保护剂的应用 为获得稳定、均一的冻干药物,制剂配方中需要加入冻干保护剂。保护剂在冻干过程中的主要作用为防止活性组分变性及氧化变质;防止活性组分随水蒸气升华而逸出;避免药物组分凝聚,促使活性组分成型;调节生物制品的pH,从而减少药品的损失。关于保护剂使药物保持稳定的机制目前有两种观点:其一,保护剂包围在药物分子的周围,阻止药物分子伸展和沉淀。其二,由于药物蛋白质分子中存在大量氢键,结合水通过氢键与蛋白质分子的连接,当蛋白质在冷冻干燥过程中失去水分后,保护剂能通过氢键与蛋白质分子相连,保护氢键的连接位置不直接暴露在周围环境中,从而减少蛋白质的变性[3]。许多保护剂不能同时具有冷冻保护和干燥保护双重作用,因此冻干期间需要加入两种或两种以上的保护剂以维持药物的稳定性。

(1)糖和多羟基化合物:许多糖和多羟基化合物可被用来作为药物冻干时的保护剂,如蔗糖、海藻糖、乳糖、葡萄糖、麦芽糖、甘露醇、山梨醇等,它们共同的特点之一是具有大量自由羟基。糖和多羟基化合物对药物稳定性的保护作用与其浓度有关。有人认为,糖浓度最小为 0.3 mol/L,然而并非糖浓度越高保护作用越好。在 1%~5%(w/v)范围内,随着浓度增加,蔗糖对蛋白质结构的保护能力增强;当浓度超过 5%(w/v)时,蔗糖对蛋白质保护作用降低[15]。不同的糖对药物冷冻干燥保护作用不同,二糖可能是最有效的保护剂[16]。二糖中蔗糖和海藻糖的应用最为普遍,但海藻糖的保护作用远高于蔗糖,可能是因为海藻糖玻璃化温度更高,较易形成玻璃态。而且海藻糖分子较小,易以分子形式填充到蛋白质分子的空隙中,从而有效限制蛋白质分子内部结构发生变化。糖还可以和金属离子联合应用,对保护药物稳定性可起到协同作用。

(2)聚合物:血清白蛋白(blood serum albumin, BSA)是应用最普遍的聚合物之一,它同时具有冷冻和干燥保护双重作用,但因其为血液制品,可能具有潜在的污染,因而其应用受到限制。右旋糖酐等聚合物可提高蛋白质玻璃化温度,抑制赋形剂(如蔗糖)结晶,从而起到保护作用;聚乙二醇(polyethylene glycol, PEG)3350 或右旋糖醇 T500 通过抑制磷酸氢二钠结晶化,抑制 PBS pH 下降,可对 pH 敏感药物起保护作用。但在冻干期间,聚合物亦可引起药物相分离。

(3)表面活性剂:冷冻时冰-水界面的形成可诱导蛋白质表面变性,表面活性剂可使蛋白质溶液表面张力下降,降低冰-水界面蛋白质吸收和聚集的驱动力。PEG 和吐温 80 是药物冻干过程中应用最多的表面活性剂[17]。

（4）氨基酸：可通过降低缓冲盐结晶化的速度和程度来保护冻干药物，缓解其活性的丢失。低浓度的甘氨酸（<50 mmol/L）通过抑制缓冲盐结晶可减少 10 mol/L 或 100 mmol/L PBS 冻干期间的 pH 变化[18]。另外，无水溶剂[19]、缓冲盐及部分金属离子也可作为冻干期间药物的保护剂。

2. 冷冻干燥工艺优化

（1）预冻：预冻过程不但是为了保护物质的主要性能不变，而且还为了获得冻结后药物有合理的结构，以利于水分的升华，还要有恰当的装量，以便日后的应用。预冻效果主要由 3 个方面决定：预冻最低温度、预冻时间、预冻速度。① 预冻最低温度：预冻过程中水结冰所产生的机械效应和溶质效应是使药物在冻干过程中失活或变性的一个重要因素。为保护药物的活性，药物溶液必须实现玻璃化冻结。预冻最低温度一般应低于溶液共熔点温度，即在共熔点温度以下 8～10℃。共熔点与药物的品种、保护剂的种类和浓度有关。② 预冻时间：适宜的预冻时间可确保抽真空之前所有的药物均已冻实，不至于因抽真空而引起喷瓶。若预冻时药物冻结不实，冻干后药物表面凹凸不平，影响外观。将盘装冻干改为抽底盘冻干，药物温度下降明显增快，这是改善传热的好方法。装瓶厚度一般不超过 10 mm。药物的固体含量一般为 2%～10%。如低于 2%，冻干药物结构的机械性能就可能不稳定，而高于 10% 则冻干不易成功，且复水也比较困难。③ 预冻速度：冻结可分为快速冻结与慢速冻结。快速冻结形成的冰晶细，而且没有冻结浓缩现象，防止了溶质浓缩引起的药物活性丢失，加水复原时溶解快，药物内的成分均匀一致；而慢速冻结则形成较大的冰晶，有冻结浓缩现象。冰晶形态和大小决定了干燥速度，大的冰晶水分容易逸出，升华干燥速度快，但在二次干燥时由于表面积较小，解吸速度较慢；而小冰晶则相反，升华干燥速度低，解吸速度快。实际上一般冻干药物的预冻速度介于快速冻结与慢速冻结之间。冷冻速度可影响药物活性，同时对药物储藏期间的稳定性也有潜在影响。

（2）初次干燥（升华干燥）：初次干燥的过程就是升华的过程，使药物中冻结的自由水通过升华而逸去，升华干燥的时间与药物的种类、分装的厚度及升华时提供的热量有关。在药物品种和分装厚度一定的情况下，必须通过加速热量传递来缩短升华时间。冻干期间水升华的驱动力为药物与冷凝器之间的温差。通常升华干燥阶段冷凝器温度为 −60℃，至少比药物温度低 20℃。二次干燥阶段冷凝器温度更低，可达 −80℃，这样获得的冻干品残留水量较低。为达到较快的干燥速度，药物温度要求尽可能高，但必须低于共熔点或崩塌温度，以防止药物熔化、变性或崩塌。在冻干时空气稀薄，故对流差，辐射也很微弱，主要靠传导方式提供热量。冻干品的热量主要从搁板获得，搁板与药物之间有效的热传递与界面温度所对应的饱和压力和干燥室内真空度之差有关。升华阶段的真空度在 5～30Pa 时，既利于热量的传递，又利于升华的进行。若压强过低，则对传热不利，药物不易获得热量，升华速度反而降低，而且对设备的要求也更高，增加了成本；而当压强过高时，药物内冰的升华速度减慢，药物吸收热量将减少，于是药物自身的温度上升，当高于共熔点时药物将发生熔化导致冻干失败。干燥室壁温度、底盘侧边高度、小瓶的排列方式可因传热不均而影响升华速度。

（3）二次干燥（解吸干燥）：主要是去除部分结合水，这部分水主要由范德瓦耳斯力、氢键等弱分子键吸附在药物上，需要更多的能量。药物升华结束时由于冷冻水已蒸发完毕，因而可将温度迅速上升到设置的最高温度，这样既有利于药物残留水分的去除，也可缩短二次干燥时间。初次干燥后药物残留水分通常在10%左右，二次干燥后残留水分一般应低于3%。冻干药物中的残留水分对冻干药物质量影响较大，残留水分过多，药物容易失活，稳定性差。为控制冻干药物中残留水分，二次干燥时应在保持药物活性的条件下选择能允许的最高温度，真空度也尽可能提高，一般这一过程需要4~6 h。自动化较高的冻干机可采取压力升高试验对残留水分进行控制。

目前对冷冻干燥技术制备超细粉体材料的研究工作，主要是单纯从材料学科的角度出发，多是以材料为中心开展工作。重点集中在关于某种特定成分粉体的制备，以及所制取超细粉体的形貌、性能和用途，而对于真空冷冻干燥技术制粉转变机制关注很少，如对冰晶生长的微观分析、冻结过程的机制，以及冻干前驱体向超细粉转变机制等缺乏详细研究。此外，冷冻干燥法在粉体材料领域发展尚处于实验室小规模实验阶段，而在将其转化为工业化规模生产的过程中，尚缺乏工艺操作规范和理论指导依据，成本高、效率低的问题比较突出。如何解决生产过程中的高能耗、低效率是今后研究的主要方向。而这些问题的解决，涉及多个科学领域，如传热传质、流体力学、自动控制及真空技术和材料学等。深入研究冻干技术的过程机制，有助于充分发挥冷冻干燥技术的优势，克服效率低下、成本高昂、对设备要求高等缺点，从而为冷冻干燥技术走出实验室，实现工业化应用打下坚实的基础。

3. 常见中药品种的冷冻干燥超细粉体制备工艺流程简介　中药的冷冻干燥超细工艺可分为两大类，一类是将中药材（一般为新鲜植物药、动物药）直接冻干；另一类是将中药成分提取成汁液，然后以液态的形式冻干成粉针剂。

（1）天花粉：新鲜天花粉清洗、去皮，切为3~5 mm厚薄片，装盘厚度1.5 cm左右，预冻至-30℃，冻干，出仓，涡流粗粉碎，气流超细粉碎。以高阻隔塑料复合薄膜袋真空充氮包装。产品色泽洁白，粉体平均细度小于15 μm，含水量小于3%。

（2）人参：人参洗净，切为3 mm左右厚的薄片，装盘，预冻至-20℃，冻干，出仓，粗粉碎，超细粉碎，可达300目，中位粒径为12~15 μm，充氮包装。

（3）冬虫夏草：清洗，若干根捆扎成直径约10 mm的圆柱体，也可分散摊放在搁板上，但厚度不要超过1.5 cm。先将冻干室温度降至-20℃，放入冬虫夏草，1 h后，搁板温度达-36℃，制品温度为-19℃，抽真空，停止制冷。约1.5 h后，对搁板进行加热，持续12~13 h，直至搁板温度与物料温度接近，结束冻干过程。粗粉碎，贝利振动磨超细粉碎至200目，充氮包装。

（4）珍珠粉：珍珠原料分拣，超声清洗器以水清洗至珍珠表面光亮，烘晾干，初粉碎（打磨、剪切，使珍珠破碎），先后过40、60目筛，取60目（40~60目）珍珠物料冻干或真空干燥炉中干燥，真空度为0.094 MPa，温度为60℃，干燥1 h。超细粉碎（气流或振动磨），红外线加热消毒，充氮包装。此品色泽好，品质高，活性成分不受破坏，平均粒径1.67 μm，95%以上小于2 μm，小于皮肤的毛孔直径，内服、外用吸收率均可达90%以上。

四、溶剂沉积法

溶剂沉积法是第二物质在种子粒子表面上聚集而形成包覆式复合粒子。该法利用过饱和体系中溶质在种子粒表面沉积析出的趋势,或大小粒子的吸附作用而形成包覆层。溶剂沉积法可分为气相沉积法和液相沉积法,气相沉积法可分为化学气相沉积法(chemical vapor deposition,CVD)和物理气相沉积法(physical vapor deposition,PVD)。液相沉积法也称为沉淀法。此过程是控制溶液中溶质的浓度,使体系既有一定的过饱和度,又不超过均相成核的界限,从而使溶质以加入的中心粒子为核析出,形成包覆式超细复合粒子,又可以通过调节温度、蒸发溶剂等物理方法来增大体系过饱和度,也可以加入反应剂与溶液中的已有离子生成沉淀,又可以直接加入可与溶剂生成沉淀的物质(如水解法等)。近来也出现一些新的方法,如均匀沉淀法、溶剂-非溶剂法等。液相沉积法由于过程的可控制性好、包覆均匀而得到广泛应用,尤其以无机物为包覆层时的包覆;其不足之处是要求加入的中心粒子的浓度很低,否则易导致团聚。

作者课题组曾采用溶剂沉积法制备三七/丹参复合粒子,主要实验方法与结果如下[20]。

(1)溶剂对丹参酮II_A和三七总皂苷的溶解性考察:从预试验发现,丹参酮II_A如果与三七总皂苷粒子结合或包覆在三七总皂苷粒子表面,粒子的吸湿性就显著下降。因此,可以吸湿性为指标,来讨论复合粒子包覆的程度与好坏。

为了保障丹参酮II_A在溶剂中有足够的浓度,另外也要满足三七总皂苷在所选的溶剂中完全不溶解。首先对溶剂进行筛选,分别考察无水乙醇、丙酮、氯仿、甲苯、环己烷对丹参酮II_A、三七总皂苷的溶解性,从中选择某溶剂 H 来制备包覆式复合粒子。

(2)三七总皂苷单个粒子的制备:将三七总皂苷溶于水中配成喷雾干燥溶液,进行喷雾干燥,制备三七总皂苷单个粒子。

(3)丹参酮II_A浓度对包覆粒子的影响:欲使丹参酮II_A均匀有效地包覆在三七总皂苷表面,则必须使丹参酮II_A均匀溶解或分散在溶剂 H 中。而要达到此目的,可通过对丹参酮药液浓度的调节来实现。选择了浓度分别为 0.002 g/mL、0.005 g/mL、0.01 g/mL 的丹参酮溶液。在固定转速的磁力搅拌机上控制一定温度,并将 3 g 三七总皂苷粒子加入溶液中进行包覆试验。将上述制备的复合粒子进行吸湿性试验,计算其粒子在相对湿度75%状态下的相对增重百分率。结果发现,当丹参酮II_A浓度为 0.005 g/mL 时增重率最小。当浓度为 0.002 g/mL 时,由于丹参酮II_A浓度过低,不能有效地完全包覆粒子,所以相对增重比较大。当浓度为 0.01 g/mL 时,增重率并没有减小,反而有所变大,其原因可能是随着溶剂挥发,丹参酮II_A由于浓度过高粒子发生团聚,所以降低了包覆的效果。

(4)温度对包覆粒子的影响:通过固定搅拌速度即转速,确定丹参酮II_A的浓度,考察不同温度的包覆效果。选择在 25℃、40℃、55℃时的包覆效果,将上述制备的复合粒子进行吸湿性试验,计算其粒子在相对湿度75%状态下的相对增重百分率。结果发现,随着温度的上升,粒子的增重百分率有明显的上升,也就是说粒子包覆的效果越来越差。原因可能是随着温度的升高,丹参酮II_A在不断分解,最后影响了丹参酮II_A在三七总皂苷表面的包覆。

（5）搅拌速度对包覆粒子的影响：搅拌速度的高低，影响三七总皂苷粒子在丹参酮 $Ⅱ_A$ 溶液体系的分散均匀性和溶液体系温度分布的均匀性。为了使丹参酮 $Ⅱ_A$ 均匀有效地包覆在基体微细粒表面，选择的 3 个搅拌速度分别为 100 r/min、200 r/min、400 r/min，其他条件固定，对这些速度做出的包覆情况进行吸湿性试验。结果表明，从粒子的增重率来看，速度在 200 r/min 时效果最好，此时的包覆效果要比速度为 100 r/min、400 r/min 的都好。原因是速度太低时，三七总皂苷粒子分散不均匀；丹参酮 $Ⅱ_A$ 不能完全包覆在单个粒子表面，而在速度太高时，由于机械力的作用，丹参酮 $Ⅱ_A$ 刚沉积到三七总皂苷粒子表面因高速搅动而部分脱落，厚度不均。因此搅拌速度要适中，在 200 r/min 时比较有利于形成均匀的包覆层。

从溶剂沉积制备的包覆粒子来分析，选择合适的溶剂是最主要的一步。合理的溶剂是包覆粒子成功制备的基础。另外，根据不同的药物性质，从广义上讲溶液浓度、沉积温度、搅拌速度都是影响沉积的重要因素。不同性质的药物溶液或不同性质的粒子母核，都会对沉积条件产生不同的影响。

五、膜乳化法

1988 年日本年度化学工程大会上，首次提出膜乳化法这一新颖的乳液制备方法。利用此种方法可制备均一乳液，然后将所制备的乳液经溶剂挥发、萃取或交联等固化方法相结合，可制备粒径均一的微球、微囊等颗粒，基于此原理，利用膜乳化法制备了多种类型的乳液和微球、纳米给药系统，解决了传统乳化技术制备的乳液和微粒粒径不均一、分布宽等问题。膜乳化法作为一种新的乳化技术日益受到各国学者的关注，并由此取得很大的进展，被广泛用于医药、生物分离、食品和化妆品等诸多领域。

近年来，乳液和微球在医药、食品等领域得到了广泛的应用，对乳液和微球的均一性要求也越来越高，尤其在药物缓控释系统方面。例如，壳聚糖微球由于具有生物黏附性和生物相容性，包埋药物后可用于鼻腔黏膜给药和口服给药；药物包埋于纳米粒中，可以直达靶器官，起到抗肿瘤作用；细胞包载于海藻酸盐微球中，可将其用于人工器官。然而，在上述应用中，乳液、微球大多采用胶体磨、转子定子系统、高压均质器、超声等，这些方法存在粒径不均匀、粒径难控、制备条件苛刻等缺点。在此种技术背景下，膜乳化法应运而生。近年，膜乳化技术又成功制备了粒径为 210 nm 左右的纳米粒，进一步拓宽了膜乳化技术及其应用范围。

1. 膜乳化法的基本流程　常规膜乳化法原理与工艺流程见图 2-1，连续相在膜的表面流动，分散相在外加压力（通常使用氮气）作用下通过膜孔在膜表面形成液滴，液滴处于各种力的作用之下[21]，当液滴的直径达到某一程度，就会从微孔的膜表面脱落进入连续相。乳化液所形成的粒子大小一般为 SPG 膜（Shirasu porous glass membrane，图 2-2）孔径的 3~4 倍。随着乳化过程的逐步进行，溶解在连续相中的乳化剂分子会吸附到液滴的界面上，它在膜乳化的进程中有以下两方面的作用，一方面显著降低新生液滴的表面张力,有助于新生液滴被连续相的剪切力剥离膜表面而进入连续相;另一方面还有防止液滴聚集和粗化的作用[22]。在整个乳化制备乳液的过程中,主要存在 4 种力的作用,连续相对液滴的曳力(连续相在泵作用下流动产生的剪切力)、乳滴自身的浮力、(不同相)界面张力和外加的过膜压力,其中,除了液滴自身浮力作用较小外,其余 3 种力在乳液制备过程中均发挥较大作用。

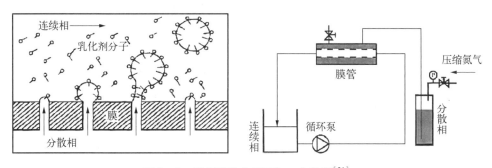

图 2-1 常规膜乳化原理与工艺流程[21]

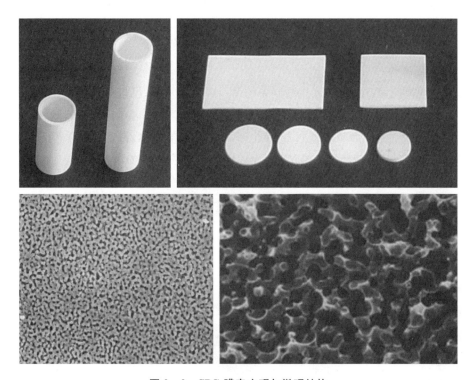

图 2-2 SPG 膜表宏观与微观结构

传统机械搅拌分散法制备微球的基本流程[23]:在搅拌釜中加入水相和油相,通过机械力的搅拌使其分散制成水包油(O/W)型[或油包水(W/O)型]乳液,将乳液固化即可得到微球。机械搅拌不能得到尺寸较为均一的乳液,因此,固化后微球粒径也不均一,通常需要借助其他方法进行筛分,才能获得目标产品,这不仅需要额外的分离设备,浪费时间,而且筛分后得到微球粒径仍然不够均一。

膜乳化在制备均一乳液方面表现出独特的优势,通过膜乳化-固化法,即分别先制备W/O、O/W 及 W/O/W 等型均一乳液,然后采用溶剂挥干、交联等固化法可得到尺寸均一的微球,其特点是液滴大小由微孔膜孔径来控制而呈单分散性,和常规制备乳液的方法相比,其具有制备条件温和、耗能低等优点,因而近年来得到广泛的关注。

目前膜乳化法主要使用的是 SPG 膜[24],这是由日本南九州的火山灰经过烧结制成的一种多孔玻璃膜,首先将火山灰、玻璃、石灰在高温下硼酸化成型,然后再加热产生相变化和分离,它的化学组成为 $CaO - Al_2O_3 - B_2O_3 - SiO_2$,经过酸处理后,可除去可溶性的 CaO 和 B_2O_3,形成以 $Al_2O_3 - SiO_2$ 为主要成分的具有均匀微孔构造的材料,将其加工成所需厚度和形状,即可得 SPG 膜。通过改变制造过程中各种参数条件,人们可以获得不同孔径分布的 SPG 膜,常用的孔径通常为 $0.05 \sim 30~\mu m$,近年来,又出现了孔径为 $50~\mu m$ 的大孔径SPG 膜,如孔径为 $50~\mu m$ 的 SPG 膜制备尺寸均一的艾塞那肽微球,微球粒径约为 $20~\mu m$,并且药物活性不受影响;孔径为 $49.8~\mu m$ 的 SPG 膜,在较低的过膜压力下,制备了平均粒径约为 $24~\mu m$ 的空白聚乳酸-羟基乙酸共聚物[poly(lactic-co-glycolic acid), PLGA]微球,并通过复乳的方法,在油相中添加生长激素释放肽-6(GHRP-6)水溶液作为内水相,成功地制备了包埋率高达 85% 的 GHRP-6PLGA 微球等[24]。

2. 膜乳化法的应用

(1)小规模应用:通过膜乳化法制备的 W/O/W 型复乳,已被成功地用于治疗肝癌的动脉注射化疗。例如,将抗癌药表柔比星和卡铂的混合溶液作为内水相,碘油和碘化的罂粟籽油混合作为油相,将两者通过超声处理的方法制备成 W/O 型乳液,然后将其通过SPG 膜分散在外水相(葡萄糖溶液)形成 W/O/W 型乳液。W/O/W 型乳液对临床患者的复发性肝癌肝部分切除术后的功效已被证明[25]。马光辉课题组研制出了各种配套的自动化微孔膜乳化设备(图 2-3)[23],包括规模化制备设备,今后将进一步促进微孔膜乳化法更广泛的应用。

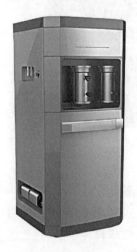
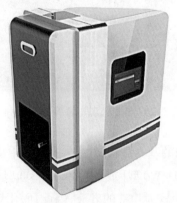
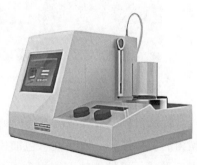

图 2-3 不同规格的自动化微孔膜乳化设备[23]

（2）与其他技术联用：Oh 等采用膜乳化法与喷雾干燥法联用技术制备氟比洛芬纳米粒[26]，选取孔径为 2.5 μm 的 SPG 膜，可制得平均粒径为 300 nm 的纳米粒，粒度分布均一，氟比洛芬溶解度可提高 70 000 倍。Choi 等结合膜乳化-喷雾干燥固化技术，以葡聚糖为载体[27]，将其溶解在水相中，伊曲康唑溶解在二氯甲烷中，加入司盘 20（作为稳定剂），在转速 150 r/min、15 kPa、25℃条件下制备出单分散的微小纳米乳状液，实现了伊曲康唑从结晶到未定形状态的转变，大大增加其溶解度，提高了自身的生物利用度。

六、纳米喷雾干燥法

纳米喷雾干燥法是近年来发展起来的新兴喷雾干燥方法，采用压电驱动原理，将料液从微孔中喷出形成喷雾，雾化的液滴进入热干燥气体中快速干燥，形成干粉微粒后采用高压静电装置收集微粉。与传统的喷雾干燥法相比，它使微粉的干燥受热过程更加均匀，能够温和地干燥热敏物质，保持其活性，且可直接得到平均粒径为 0.3~5 μm 的微粒，对粒径低至毫升级别的药液，产率也高达 90%，可避免传统喷雾干燥时由于物料黏性太强而粘壁、结块导致的收率过低问题，尤其适合制药、生物技术、材料和纳米技术方面，对于吸入制剂也尤为适用。

文献报道采用纳米喷雾干燥法制备生地黄低聚糖微粉[28]，其效益远高于常规喷雾干燥法。生地黄低聚糖是由生地黄饮片加水煎煮浓缩，再采用 HPD 大孔树脂、活性炭及超滤膜（截留分子量为 1 000 Da 卷式膜）和纳滤膜（截留分子量为 150 Da 卷式膜）进行超滤和纳滤之后得到的纳滤截留液，减压浓缩至少量后冷冻干燥得到的低聚糖部位。其为淡黄色疏松状固体，分子量在 1 000 Da 以下，在临床上对慢性阻塞性肺疾病等肺部疾病有很好的治疗和预防作用，可用于肺部给药。生地黄低聚糖吸湿性强，在不加入辅料的情况下无法直接制成微粉。文献报道采用喷雾干燥将生地黄低聚糖制成可吸入微粉[29]，加入辅料 L-亮氨酸和甘露醇改善其吸湿性，但其载药量仅为 20%，收率和吸湿率分别为 79% 和 6%，载药量低、吸湿率高、成本高，亟须提高载药量。

周扬等采用 B-90 纳米喷雾干燥仪制备生地黄低聚糖微粉[28]，通过正交试验设计，以平均粒径、收率和吸湿率为评价指标，考察进风口温度、喷雾干燥效率和药液质量分数对制备工艺的影响并优选最佳制备工艺。得到最佳制备工艺条件：进风口温度为 110℃，喷雾干燥效率为 50%，药液浓度为 1.0wt%，最终得到了载药量为 30%、收率为 89%、吸湿性良好的生地黄低聚糖微粉，微粉呈圆球形，形态稳定，表面较光滑，平均粒径 2.78 μm；而喷雾干燥前生地黄低聚糖及其传统喷雾干燥微粉平均粒径分别为 21.34 μm、2.87 μm。

纳米喷雾干燥法与传统喷雾干燥法原理不同，其影响参数也不同，这些参数主要有进风口温度、喷头大小、气体流速、喷雾干燥效率、泵及药液浓度。其中进风口温度范围为 80~120℃；喷头有 4.0 μm、5.5 μm、7.0 μm 三个粒径大小，分别可制得不同粒径的微粉；气体流速范围为 80~160 mL/min，对微粉的干燥有着不同程度的影响；喷雾干燥效率属于自变量，范围为 0~100%，可进行调节，效率越高，喷雾速度越快，也对微粉的干燥程度有着一定的影响；泵共有 4 个，都为蠕动泵，分别为 Pump 1、Pump 2、Pump3 和 Pump 4，每个泵的振动频率和振动速度都不同,其中 Pump 1 蠕动速度较快,Pump 2 蠕动较快并可以反转,Pump 3 蠕动慢,可以产生液滴,使制得的微粉不易干燥,Pump 4 蠕动速度缓慢,这些性质都会对制备微粉产生一定的影响。药液浓度是纳米喷雾干燥工艺的重要参数之一,主要体现为对颗粒粒径大小和分布、形貌、产率等方面的影响,且对于不同物质,具体的影响也不同,因此需要根据试验目的和要求选择合适的料液浓度。

第二节 超细粉体的表征技术

物料因不同的性质及通过不同的制备方法常常得到形态各异的粒子,有规则形和不规则形两大类,其中规则形粒子中类球形的粒子偏多,主要包括表面光滑、表面皱缩、表面粗糙、表面具有多孔结构等形貌。测量技术常常被喻为科学研究的"眼睛"。同样,超细粉体测量技术在超细粉体技术研究开发中起着举足轻重的作用。超细粉体的尺寸、表面形状、表面积、表面能及分散性等,都是超细粉体的重要理化性能。表征是在材料分析的基础上进行的一种主观抽象思维,用文字、图示、模型等解释和说明材料中隐含的内在结构和特性。对这些表面参数的描述称之为超细粉体的表征。

常用中药超细粉体表征方法有用扫描电子显微镜(scanning electron microscope,SEM,简称扫描电镜)、生物显微镜来对粉体进行鉴别以及测定粒径、松密度和比表面积等,其中扫描电镜是观察这类微米级粒子表面形貌最直观的方法。然而,不同形貌的粒子具体是如何影响药物的生物药剂学效应的,需要更多微观细致的表征。目前,国内外用于粒子表面特性分析的技术主要有原子力显微镜、表面元素分析(X射线光电子能谱)、反气相色谱等,本节及下述有关章节将对此类技术一一进行展示。

一、颗粒尺寸与形态的测定

粒径是粒子的一维几何尺寸,球形粒子的直径就是粒径,而非球形粒子的粒径一般用等效球体的直径表示。超细粉体是由粒径为 d_1、d_2、$d_3 \cdots d_n$ 的粒子所组成的集合,因此,常用体系平均粒径、众数直径、中位粒径(d_{50})和 d_{90}、d_{10} 等来描述,d_{10}、d_{50}、d_{90} 分别是指在累积百分率曲线上占颗粒总量为 10%、50%、90% 所对应的粒子直径。

测定时取适量样品于粒径分析容器内,加一定量的分散剂将样品分散后置粒径仪中检测。

二、粒度分布的测定

粒度分布又称为粒径分布,是指粉体中不同粒度区间的颗粒含量。由于超细粉体是由粒径大小不同的颗粒组成,是一个多分散体系,因此掌握粉体的粒度分布更具有实际意义。粒度分布分为频率分布和累积分布,可以通过列表法、图示法等表达。也可以用分布宽度(SPAN)进行表达,$SPAN = (d_{90} - d_{50})/d_{10}$。SPAN 数值越大,表明粒度分布范围越宽。

SPAN 是表示粒度分布的一种方法,通过分布宽度的测定,可以了解粉体粒子的均匀性。粒度分布对粉体其他性质有很大影响,也影响药物的溶出度和生物利用度。SPAN 越小,说明粉体颗粒粒径分布集中,均质度好。

三、休止角的测定

休止角(angle of repose)又称堆角,是指物料在水平面形成的料堆与水平面间的夹角。休止角也是衡量粉体黏着性的一个间接指标,可以采用固定漏斗法、倾斜箱法、转动圆柱体法等来测定。

将适量粉体样品置三角漏斗中,自由落下,在半径为 r 的圆盘上形成堆集体,测定堆集体的高度 h,则 $\tan\theta=h/r$,测量 3 次取平均值。

实际工作中常常采用测定粉体的休止角来表征粉体的流动性。流动性是粉体的一个重要特征,它既与粉体粒子的形态、大小、表面积、空隙率有关,也与粉体流动时产生的摩擦力、静电引力、粒子表面吸附水后具有的表面张力及毛细管引力、粒子间近距离时的分子间作用力等性质有关。测定粉体的流动性,对于制剂的生产和应用,如胶囊剂的填充、颗粒剂的分装、压片时剂量的准确性、外用剂型的涂布有重要意义。

四、比表面积的测定

超细粉体粒子细小,具有较大的表面积,在研究药物的溶解速率和表面吸附方面,这种表面特性是十分重要的。比表面积是单位重量中微粉的表面积,可用吸附法来进行测定。将样品放入盛满液氮的冷井中,充入氮气吸附,测定其比表面积。

五、松密度的测定

松密度是指单位容积(含颗粒内和颗粒间容积)下颗粒的重量,用 ρ_b 表示。将容积约 50 cm³ 粉末样品小心装入 100 cm³ 的量筒中,每隔 2 s 把量筒从 2.5 cm 高处重击在一块硬木表面上,共击 3 次,用量筒中样品的最后容积(V)除以样品质量(m),按下式计算便得样品的松密度:$\rho=m/V$。

六、电镜扫描

取样品适量铺于电镜载物板上,喷金镀膜后置电镜下观察。

七、显微鉴别

取样品适量,用水合氯醛透化,置显微镜下观察并拍摄照片。主要用于判断采用植物细胞的破壁情形,并可对药材粉末的品种进行确认[29]。

上述电镜扫描和显微鉴别的详细内容将在后文有关章节介绍。

近年来,超细粉体技术在中药领域中的应用受到了越来越多学者的关注,有关中药超细粉体制备方法、粉体溶出度、药效学方面的应用研究日益增多,然而就中药超细粉体的基本特性方面的基础研究却少有报道,这也很大程度上影响了中药超细粉体理论体系的形成和发展。本书的第三章将介绍对珍珠、青黛、牛黄等具有代表意义的中药常规粉体与超细粉体的表征进行比较研究,旨在为中药超细粉体的进一步合理使用提供理论基础依据。

第三节　肺部吸入的微纳米中药制剂的
体外评价方法

肺部吸入的微纳米中药制剂指微粉化的药物与载体(或无载体),以胶囊、泡囊或多剂量贮库形式,采用特制的干粉吸入装置,由患者主动吸入雾化药物至肺部,发挥全身或局部作用的一种给药系统,具有高效、速效、毒副作用小等特点。针对许多药物口服给药生物利用度很低,而多肽及蛋白类药物多采用注射方式给药,存在使用不方便、患者依从性差等问题,肺部给药的优势在于:因为肺泡上皮紧贴丰富的毛细血管,所以肺部对药物吸收屏障极薄,药物的代谢活性极低且生物利用度很高。

作为吸入用的粉末,其粒径大小及形态等粉体学特征对其能否被吸入肺部及是否能有效沉积有着重要的影响。本部分根据文献有关研究内容对"肺部吸入的微纳米中药制剂的体外评价方法"综述如下[20]。

一、粒子粒径分布的测定

干粉吸入器(dry powder inhaler, DPI)中药物粒径大小是影响吸入的关键因素,粒径 $0.5\sim5~\mu m$ 的粒子被称为可吸入粒子,其可沉积于支气管或肺泡;大于 $7~\mu m$ 的粒子沉积在上呼吸道如咽喉部,后经纤毛运动排出体外;小于 $0.5~\mu m$ 的粒子不易沉积,大部分随呼吸被排出;其中 $1\sim3~\mu m$ 的粒子可到达肺泡,许多吸入药物的粒径常控制在此范围[30,31]。目前吸入制剂粒度大小分布的测定方法常用的有显微镜法、激光衍射粒径测定法,通过此类方法可以大致了解所制得粒子的粒径分布范围,方法较为简便。然而吸入的过程为动态过程,所以目前认为,评估气雾粒子粒径比较合理的方法是使用空气动力学粒径(diameter of aerodynamics, d_a,气动粒径),该值综合考虑了粒子的粒径、外观、密度等性质,能较真实反映粒子在呼吸道的运动,被认为是影响药物沉积部位的最主要因素[32]。目前该种粒径主要通过飞行时间(time of flight, TOF)气动粒径分布测定法和惯性撞击器(或称级联冲击取样器,cascade impactor, CI)法等进行测定。

二、粒子表面特性的评价

粒子有规则形和不规则形两大类,其中规则形粒子中类球形的粒子偏多。不规则的粒子有针状、鸟巢状等。扫描电镜是观察这类微米级粒子表面形貌最直观的方法。然而不同形貌的粒子具体是如何影响肺沉积效果的,需要更多微观细致的表征。目前国内外用于粒子表面特性分析的技术主要有原子力显微镜技术等。

原子力显微镜是利用一端固定而另一端装有纳米级针尖的弹性微悬臂与样品表面的原子之间产生极其微弱的相互作用(如机械接触力、范德瓦耳斯力或静电力等)引起的微悬臂梁的弯曲变形来检测样品表面形貌与物理特性的显微镜,属于非光学显微镜。

在原子力显微镜中,针尖(对于胶体探针就是微球颗粒)固定在微悬臂的自由端,样品在样品台上保持不动。当悬臂垂直接近、远离样品时,微悬臂和样品间会产生相对的位移。在悬臂接近样品的过程中,微悬臂末端的针尖也在接近,甚至接触到样品表面,然后脱离,整个过程通过原子力显微镜测量针尖受到的力,对其进行记录,进而得到力曲线。得到的力曲线中包含的是有关探针针尖与样品表面之间的相互作用信息。利用这些信息,可以测量针尖和样品间的长程力(包括引力和斥力),如黏附力、弹力等。目前在干粉吸入剂粒子表征中,原子力显微镜主要用于观察粒子表面的粗糙程度及粒子间黏附力。这种方法已成为预测所制备粒子分散性能的一种重要手段。

Adi S 等利用原子力显微镜对不同形貌牛血清蛋白干粉粒子的褶皱程度进行了定量计算[33],同时利用药物胶体探针获得力距离曲线,进而计算出粒子间的黏附力,此项研究结果表明,粒子的褶皱程度及粒子间黏附力与粒子的肺部雾化沉积性能存在直接的关系,在该研究所选粒子中,粒子褶皱程度越高,粒子间黏附力越小,肺部雾化沉积效果也就越好。Adi H 等测定了不同配比盐酸环丙沙星与疏水性甘露醇共喷雾干燥后所得粉末粒子间的黏附力[34],发现粒子含50%甘露醇时,粒子间黏附力最小,药物体外肺沉积率最高。

三、粒子表面元素的分析

X 射线光电子能谱(X-ray photoelectron spectroscopy,XPS)是以能量较低的 X 射线源作为激发源,通过分析样品发射出来的具有特征能量的电子,实现分析样品化学成分目的的一种表面分析技术。X 射线光电子能谱技术应用范围十分广泛,主要用于分析粒子表面元素组成和化学状态,以及分子中原子周围的电子密度,特别是原子价态及表面原子电子云和能级结构方面。原则上可以分析除氢以外的所有元素,绝对灵敏度很高,是一种超微量分析技术。对于干粉可吸入粒子而言,通过测定粒子表面的元素组成,可判断一些复合颗粒中不同组分在粒子外层的分布,以及判断改性辅料在粒子外层的包裹情况。

四、粒子表面能的分析

粒子表面能的分析可采用反气相色谱技术开展,其基本原理是将那些待测非挥发性的液体样品(涂覆于担体表面)或固体样品填充于分离柱内作为固定相,然后选择与样品有相互作用且有较低沸点的小分子作为探针分子,通过测定探针分子与固定相的相互作用来获取固定相的物理化学参数,包括表面的能量(描述固体表面特征最重要的参数之一)、吸附等温线、玻璃化转变温度、溶解度参数、扩散系数及表面能量的异质性分布,固体表面其实是坎坷不平的(表面有许多沟槽、坑洼和裂痕等),因此表面的分子(原子)的能量并不均一,表面能分析仪还可进行非均匀表面能分析,用来预测粒子的黏附性及凝聚性。此外,还可进行样品表面的酸碱化学分析、固体材料表面上的特定官能团的测定等。

五、粒子晶型的评判

研究粒子的晶型主要有两方面作用,首先与粒子的雾化沉积性能有关,其次与药物的稳定性相关，其中 X 射线粉末衍射分析和差式扫描量热法（differential scanning calorimetry，DSC）是最常用的两种方法。

六、粒子吸湿性的测定

通常，粒子吸湿后会破坏其分散性、稳定性等。目前的粉雾剂处方研究中为了降低粒子的吸湿性通常会加一些疏水性的氨基酸、甘露醇等。对于粒子吸湿性的测定，常规方法是按照《中国药典》附录收载的药物吸湿性实验指导原则，配置一系列恒湿溶液置于密闭的干燥器中，在一定温度条件下测定物质吸收水分的多少。然而此方法灵敏度及重复性均较差，且样品用量较大、测试时间长。目前，国外对于可吸入粒子吸湿性的研究多采用动态水蒸气吸附仪（dynamic vapor sorption，DVS）[35]，与传统吸湿性测定方法相比，其有以下优点：① 样品达到平衡需要的时间短；② 需要的样品量非常少；③ 无人为操作造成的损失和误差；④ 实时监测水分吸附/脱附增加或减少的动力学；⑤ 平衡时间短；⑥ 温度和湿度稳定，无污染；⑦ 节约时间、人力和物力成本。

七、粒子体外雾化沉积性能的测定

干粉粒子的体外雾化沉积性能是评价吸入制剂的重要指标，主要通过气动质量中位径、几何标准差（geometric standard deviation，GSD）和颗粒分布比例（fine particle fraction，FPF）等参数表示，其中 FPF 值决定了药物在肺深部区域的分布量，大量的研究都着眼于提高药物的细粉分布比例。此项表征目前常用的为惯性撞击器法（cascade impactor，CI），该法利用惯性撞击的原理，按粒径大小分离药物颗粒，由于其能对气动粒径在不同大小范围内的细颗粒药物予以定量，是目前用于评价吸入制剂的重要方法。这类装置的基本原理是，对喷雾器中喷雾出来的药剂进行分析，鉴别出可吸入部分和不可吸入部分。不吸入雾滴是喷雾在口腔中、后部被吞咽下去的部分，十分类似于装置的上面部分；可吸入雾滴能够到达肺部，会被装置的下面部分收集到。雾滴在上面部分以设计的流速（60±5）L/min 来通过，≥6.4 μm 的雾滴将被截止，小于 6.4 μm 的雾滴将会到达装置的下面部分；分析过程中 7 mL 的溶剂加入装置的上面部分，30 mL 的液体放入装置的下面部分，分析完成后，活性的药剂成分被收集到装置的下面部分，进行分析，得到可吸入部分占全部喷雾的百分比。

粒子的体外雾化沉积性检测仪器有美国和欧洲药典收载的 Marple Miller 多级撞击器（USP apparatus2）、Andersen 多级撞击器（Andersen cascade impactor，ACI）、多级液体采样器（multi-stage liquid impinge，MSLI）及新一代药用撞击器（next generation pharmaceutical impactor，NGI）等。其中 ACI 和 MSLI 是评价干粉吸入剂气动粒径大小分布较为常用的方法[36]。然而这两种方法都存在一定的局限性。

严翠霞等以环索奈德粉雾剂为模型药物，分别使用 ACI 和 MSLI 测定其粉雾气动粒径分布，并对测定结果进行了评价和比较[37]，结果表明，ACI 和 MSLI 操作简单，能直接测定气动粒径小于 6.4 μm 的活性细颗粒药物剂量，但不能获得药物颗粒的空气动力学粒径大小分布结果，且药物颗粒在大气中损耗较大；ACI 和 MSLI 均既能测定气动粒径在不同大小范围内的活性药物剂量,又能获得样品的气动粒径分布数值,但 ACI 层级间损耗或壁损失是其固有的局限性,且操作复杂,不易拆卸,因此较难实现自动化分析。

最新开发出的 NGI 由 7 个层级和 1 个微孔收集器构成。NGI 雾滴分布仪及装置内部结构见图 2-4、图 2-5。在不同流速下,各级截止粒径大小见表 2-1。在规定流速范围内,总有不少于 5 个级别 d_{50} 落在 0.5~6.5 μm 范围内,且在设定的体积流速范围(30~100 L/min)内,每级收集效率曲线没有显著的重叠。因此,它能更准确地测量药用吸入制剂的体外粒度分布,且具有分析速度快、更易手动操作的特点。

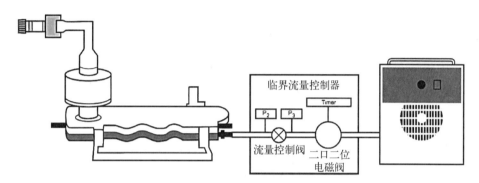

图 2-4　NGI 雾滴分布仪示意图[37]

NGI 分布仪用来测试 DPI,包括临界流量控制器(进出口转送)与泵

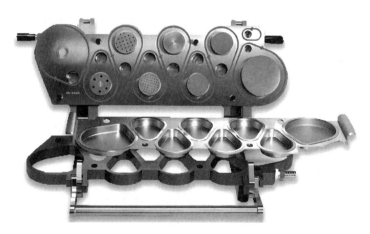

图 2-5　NGI 雾滴分布仪装置内部结构图[37]

表 2-1　不同体积流速条件下 NGI 各级截止粒径[37]

级　数	不同体积流速的截止粒径(μm)		
	30 L/min	60 L/min	100 L/min
1	11.4	8.06	6.1
2	6.4	4.46	3.4

续 表

级　数	不同体积流速的截止粒径（μm）		
	30 L/min	60 L/min	100 L/min
3	4.0	2.82	2.2
4	2.3	1.66	1.3
5	1.4	0.94	0.72
6	0.80	0.55	0.40
7	0.54	0.34	0.24

《中国药典》规定干粉吸入剂应进行"递送剂量均一性"检查,并收载了干粉吸入剂递送剂量均一性测定方法与装置[38]。

八、其他评价指标

其他评价指标还包括粒子的密度、流动性、荷电性等。松密度又称为堆密度,指自然状态下单位容积粉粒的质量,其值越小说明粉体越轻、越蓬松、越易在气流作用下重新分散成轻质的细颗粒。松密度与粉体的雾化特性之间有着密切的关系。表示粉末流动性的方法很多,常用的有休止角和流速等。休止角可提示颗粒之间的黏附性,从而反映粉末流动的难易程度,在生产过程中由于颗粒间的摩擦产生的静电会使粉末发生聚集、黏附,从而影响其组方、生产和使用。目前对静电荷的测定常采用的方法有法拉第杯及静电低压撞击等。

参考文献

［ 1 ］ VLADISAVLJEVIC G, SHIMIZU M, NAKASHIMA T. Production of multiple emulsions for drug delivery systems by repeated SPG membrane homogenization: influence of mean pore size, interfacial tension and continuous phase viscosity. J Membr Sic, 2006, 284(1 - 2): 373 - 383.

［ 2 ］ 李凤生.超细粉体技术.北京: 国防工业出版社,2000.

［ 3 ］ 李玉海,赵旭东,张立雷.粉体工程学.北京: 国防工业出版社,2013.

［ 4 ］ 卢寿慈.粉体加工技术.北京: 中国轻工业出版社,1999.

［ 5 ］ 赵国巍,梁新丽,罗娟,等.超微粉碎对血竭、红花及其混合粉体性质的影响.中国医院药学杂志,2016,36(22): 1963 - 1967.

［ 6 ］ 郭立玮,刘菊妍,钟文蔚.中药制药分离过程: 工程原理与技术应用.北京: 科学出版社,2023.

［ 7 ］ 李佳璇,施晓虹,赵立杰,等.中药提取液化学成分与喷雾干燥黏壁现象的相关性研究.中国中药杂志,2018,43(19): 3867 - 3871.

［ 8 ］ 王优杰,施晓虹,李佳璇,等.黏附力测定新装置及其在预测中药喷雾干燥热熔型黏壁中的应用.中国中药杂志,2018,43(23): 4632 - 4637.

［ 9 ］ 朱宇超,程建明,颜媛媛,等.基于混料设计的温经止痛方提取液喷雾干燥工艺研究.中国中药杂志,2020,45(1): 98 - 105.

［10］ 李雪慧,徐晖,孟佳,等.原花青素-明胶复合物为囊材的川芎和香附挥发油微囊的制备.中国药剂学

杂志,2021,19(5):137-144.

[11] 范贤哲,何福林,刘小文,等.生姜油微囊的制备及其质量评价.中国药房,2019,30(21):2920-2925.

[12] REVERCHON E, PORTA G D, FALIVENCE M G. Process parameters and morphology in amoxicillin micro and submicro particles generation by supercritical antisolvent precipitation. J Supercritical Fluids,2000, 17(3):239-248.

[13] TAKI S, BADENS E, CHARBIT G. Controlled release system formed by supercritical anti-solvent coprecipitation of a herbicide and a biodegradable polymer. J Supercritical Fluids, 2001, 21(1):61-70.

[14] 王志祥,黄德春.制药化工原理.北京:化学工业出版社,2019.

[15] ANCHORDOQUY T J, IZUTSU K I, RANDOLPH T W, et al. Maintenance of quaternary structure in the frozen state stabilizes lactate during freeze-drying. Arch Biophys,2001,390(1):35-41.

[16] DEAN A S. THHEODORE W. Effects of drying methods and additives on structure and function of action: mechanisms of dehydration-induced damage and its inhibition. Archives of Biochemistry & Biophysics, 1998, 46(1):171.

[17] ALLISON S D, ANCHODOQUY T J. Mechanisms of protection of cationic lipid-DNA complexes during lyophilization. Pharm Sci, 2000, 89(5):682-691.

[18] 孙企达.冷冻干燥超细粉体技术及应用.北京:化学工业出版社,2005.

[19] TEAGARDEN D L, BAKER D S. Practical aspects of lyophilization using non-aqueous co-solvent systems. European Journal of Pharmaceutical Sciences, 2002,15(2):115-133.

[20] 王华美."三七总皂苷-丹参酮ⅡA"复合粒子的优化设计及其肺部给药吸收、分布特性研究.南京:南京中医药大学,2013.

[21] 李勋.局麻药罗哌卡因缓释微球的制备和应用研究.北京:中国科学院过程工程研究所,2019.

[22] LUCA G D, DI MAIO F P, DI RENZO A, et al. Droplet detachment in cross-flow membrane emulsification: comparison among torque-and force-based models. Chem Eng Proce, 2008, 47(7):1150-1158.

[23] 马光辉,苏志国.微球材料尺寸和结构控制的过程工程.化工学报,2014,65(7):2574-2587.

[24] QI F, WU J, FAN Q, et al. Preparation of uniform-sized exenatide-loaded PLGA microspheres as long-effective release system with high encapsulation efficiency and bio-stability. Colloids Surf B Biointerfaces, 2013, 112:492-498.

[25] 余云霞.采用SPG膜乳化法制备PLA-TPGS载药纳米粒及其抗肿瘤活性的研究.武汉:华中科技大学,2013.

[26] OH D H, YAN Y D, KIM D W, et al. Development of flurbiprofen-loaded nanoparticles with a narrow size distri bution using sucrose. Drug Dev Ind Pharm, 2014, 40(2):172-177.

[27] CHOI Y K, P B K, MARASINI N, et al. Enhanced solubility and oral bioavailability of itraconazole by combining membrane emulsification and spray drying technique. International Journal of Pharmaceutics, 2012, 434(1-2):264-271.

[28] 周扬,刘力,徐德生,等.纳米喷雾干燥技术用于生地黄低聚糖微粉的制备工艺研究.中草药,2016,47(1):65-71.

[29] 张贵君.中药鉴定学,北京:科学出版社,2009.

[30] 丁礼琴.生地治疗COPD有效部位及其吸入粉雾剂的研究.上海:上海中医药大学,2009.

[31] 王晓波,龚荣刚,杨晓波.影响干粉吸入剂肺沉积的制剂因素.中国新药杂志,2010,19(7):580-583.

［32］ NEWMAN S P, HOLLINGWORTH A, CLARK A R, et al. Effect of different modes of inhalation on drug delivery from a dry powder inhaler. Int J Pharm, 1994, 102(1 - 3): 127 - 132.

［33］ ADI S, ADI H, TANG P, et al. Micro-particle corrugation, adhesion and inhalation aerosol efficiency. Eur J Pharm Sci, 2008, 35(1 - 2): 12 - 18.

［34］ ADI H, YOUNGA P M, CHAN H K, et al. Co-spray-dried mannitol - ciprofloxacin dry powder inhaler formulation for cystic fibrosis and chronic obstructive pulmonary disease. Eur J Pharm Sci, 2010, 40(3): 239 - 247.

［35］ SALAMA R, HOE S, CHAN H K, et al. Preparation and characterisation of controlled release co-spray dried drug-polymer microparticles for inhalation 1: influence of polymer concentration on physical and *in vitro* characteristics. Eur J Pharm Biopharm, 2008, 69(2): 486 - 495.

［36］ 严翠霞,江文明,陈桂良.吸入粉雾剂粒径测定方法的评价:3 种撞击器的比较.药物分析杂志, 2011,31(7): 1296 - 1299.

［37］ 严翠霞,陈桂良,王麟达.撞击器法对吸入粉雾剂粒径分布的测定.实验室研究与探索,2010, 29(11): 243 - 245.

［38］ 国家药典委员会.中华人民共和国药典:2020 年版.四部.北京:中国医药科技出版社,2020.

基于粉碎技术的中药超细粉体的制备、表征

第一节　超细粉体的概念及研究概况 / 71

第二节　基于粉碎技术的中药超细粉体制备、表征及其"粉碎–溶出"动力学行为 / 74

第三节　中药复方组方药材单独与混合粉碎对粒径及其分布的影响 / 89

第四节　中药微粉化新型粉碎分级系统的研究及应用 / 91

基于粉碎技术的中药超细粉体的制备、表征

第一节 超细粉体的概念及研究概况

一、超细粉体的概念

超细粉体技术是近十几年发展起来的一门新技术,它是借助于特殊的机械力、射流能力或物理、化学作用,使普通物质超细化,而不改变其化学组成,但能使物质的表面及界面发生奇特的变化,在使用时可取得普通粉末所无法达到的超常效果。

目前,国内关于超细粉体的概念比较混乱,名词使用也不一,有人用"超细",有人用"超微",也有人用"超细微"。关于"超细粉"尺寸大小的定义我国也无严格定义。有人将直径小于 3 μm 的粉末称为超细粉体,有人将直径小于 30 μm 或 10 μm 的粉体称为超细粉体。由于粉体的粒径分布范围很宽,粒径的表示方法也各不相同,根据目前我国超细粉体技术领域的现状及国情,大多采用的定义是粒径 100% 小于 30 μm 的粉体为超细粉体[1]。关于中药超细粉体的定义有待进一步研究。

超细粉体通常又分为微米级、亚微米级及纳米级粉体。粒径大于 1 μm 的粉体为微米材料,粒径小于 1 μm 大于 0.1 μm 的粉体为亚微米材料,粒径处于 0.001~0.1 μm 的粉体为纳米材料。因此,就其空间尺度而言,超细粉体材料可称为微纳米材料,超细粉体技术可称为微纳米技术。超细粉体通常可以采用球磨法、机械粉碎法、喷雾法、爆炸法、化学沉积法等制备。

物质超细化后,其比表面积增大,表面能升高,表面活性增加,表面与界面性质发生了很大的变化。因此,当药品、食品、营养品及化妆品经超细化后,极易被人体吸收,大大增加了其功效。适当条件下还可以改变剂型,在医疗诊断方面,可将超细粉经适当处理后注入或经口服进入人体内进行各种疾病的诊断。

鉴于超细粉体技术目前的发展水平及各主要发达国家多年来对该技术领域的重视程度、投入水平,超细粉体技术领域的科学家预计,超细粉体技术的发展将对许多其他方面的技术产生广泛而重要的影响。事实上,许多领域都已应用了超细粉体技术,如化妆品、涂料、食品、医药、化工、材料、生物工程、军工、航天、机械等领域。超细粉体技术涉及力学、物理学、化学、电磁学、机械力化学、理论力学、空气动力学等多种学科。综合性高,涉

及面广。于细微处显神奇的超细粉体技术已悄然进入我们的生活,渗透到衣食住行等各个领域,将超细粉体技术应用到中药领域是中医药同仁探索的目标。

二、超细粉体技术在中药领域中的应用

中药作为中医临床治病的物质基础,其临床用药形式众多,中药材直接粉碎入药的也不少。但普通粉的颗粒粒径大小均为 $150\sim180\ \mu m$,粉末中的有效成分,大部分被包裹在尚未被击破的细胞内。这些成分在溶出前,首先要透过细胞壁,逐渐扩散到粉末表面,再经由湿润、渗透、解吸、溶解等过程,才能被机体吸收与利用。对于一些外用散剂,引入超细粉体技术将增加药物的分散性,有利于药物的涂布、附着、透皮吸收,并可减少药物对皮肤的刺激性。在冲剂、胶囊剂、片剂、膜剂等固体制剂中,根据处方性质,在制备工艺的某些环节引入超细粉体技术,亦有可能在溶解度、崩解度、吸收率、附着力及生物利用度方面改善其品质。为了更好地促进机体对药物的吸收和利用,借助超细粉体技术,对中药材进一步加工,经超细化后不但可提高其吸收率、疗效和利用度,而且还可使其便于服用,避免传统繁杂的饮片煎煮。

中药材经超细粉体技术处理后,其粒度细微均匀,故比表面积增加、孔隙率增加、吸附性增强、溶解性增强、亲和力变大、化学反应速率增加、药物能较好地分散且溶解在胃液里、与胃黏膜的接触面积变大、更易被胃肠道吸收、治疗效果更高。例如,随当归粉体粒度的减小,比表面积及孔体积和吸湿性增加,流动性变弱,4 种粉体中阿魏酸含量大小顺序为普通粉>微粉 I >微粉 II >微粉 III(普通粉的 d_{90} 为 $102.62\ \mu m$,微粉 I、微粉 II 和微粉 III 的 d_{90} 分别为 $61.38\ \mu m$、$29.37\ \mu m$、$8.79\ \mu m$)。但是随着粉碎程度的加强,微粉 II 中的阿魏酸溶出速率、累积溶出率和溶出总量均高于其他粒径级别的当归粉体[2]。

对一种外用治疗妇女痛经及人工流产的外用贴脐剂的镇痛及活血作用的研究表明,在相同剂量时,超细粉体制成的贴剂药效明显强于普通贴剂,而小剂量的超细粉体贴剂作用与大剂量的普通粉贴剂的作用相当,提示利用超细粉体制成的制剂可增加药物在体内的吸收,提高药物的疗效,降低药物的服用量[3,4]。

中药经超细粉碎后,对药效学影响的研究已深入基因水平。例如,有关金钗石斛细粉与超细粉对大鼠肠道转运体多药耐药蛋白 1(multidrug resistance protein 1, MDR1)、寡肽转运蛋白 1(peptide transporter 1, PEPT1)、有机阳离子转运蛋白 2(organic cation transporters 2, OCT2)、乳腺癌耐药蛋白 1(breast cancer resistance protein 1, BCRP1)、单羧酸转运蛋白 1(monocarboxylate transporter 1, MCT1)和多药耐药相关蛋白 2(multidrug resistance protein 2, MRP2)的基因表达影响的比较研究表明[5],灌胃给予金钗石斛细粉和超细粉后,在大鼠血浆中能检测出石斛碱、石斛氨碱和 mubironine B。金钗石斛超细粉组血浆中石斛碱和石斛氨碱的质量浓度比金钗石斛细粉组显著增加($P<0.05$)。与空白组比较,金钗石斛细粉和超细粉均能显著抑制 BCRP1 基因的表达($P<0.05$),且金钗石斛超细粉组较细粉组表达更低($P<0.05$);金钗石斛细粉还能显著上调 MDR1 基因的表达($P<0.05$),而金钗石斛超细粉对 MDR1 基因表达的影响不显著。

有关超细粉体技术应用于贝壳类中药的报道层出不穷。例如,鳖甲经超细粉碎后,可直接被人体吸收利用,具有很好的免疫调节作用,且鳖甲中钙元素的含量比较高,经超细粉碎后,既有利于钙的吸收和利用,又可丰富鳖甲的功效作用[6]。又如,海螵蛸在临床上多与其他药物共同水煎服用,但碳酸钙在水中的溶解度很小,水煎会浪费药材,降低疗效;也有将海螵蛸研末内服或外用,但普通粉碎后的海螵蛸因粒度粗,内服或外用时肠胃及皮肤的吸收率低,也影响药效。以气流粉碎技术加工海螵蛸,最佳粉碎工艺粉碎压力为0.77 MPa,进料压力为0.62 MPa,螺旋进料速度为227.0 r/min;超细粉的 d_{50} 为6.60 μm,与普通粉相比,超细粉碎不但起到细化粉体的作用,也有着匀化作用,使大部分粉体达到 7 μm 以下。并且其表面积/体积为 12 231.490 m^2/cm^3,明显大于普通粉。1.0 g 超细粉能中和人工胃酸 62.50 mL,与普通粉差别不大,但反应时间缩短,其中和酸的效果优于普通粉体[7]。

对于一些含挥发油成分的药物,超细粉碎可以在常温或低温状态下进行,因此可以保留药物的活性成分,保证药物疗效的发挥。对于动物类的药材,可以在不需要任何前处理的条件下对其进行粉碎,而且其中的一些生物活性物质也不会被破坏。

采用超细粉碎后,一般不再需要用浸提、煎煮等办法来提取有效成分,减少了有效成分的损失,最大限度地利用原药材。特别对于一些贵重药材和剧毒药尤其适宜。同时也减少了生产环节,可直接用于制剂,减少后继工艺设备的投资,降低了成本。

还可将一些药食兼用的且有滋补保健功能的中药加工成超细粉体,既可减少资源的浪费、增加吸收、改善口感,又可作为添加剂加入饮料、面包、饼干等食品中制成各种保健食品。将具有消除色斑、痤疮且滋养皮肤等功效的中药进行超细粉碎,与其他原料调配成各种疗效型化妆品,有可能提高其疗效和品质。

目前,利用超细粉体技术开发的中药品种琳琅满目,主要集中于作用独特的传统名贵中药如西洋参、人参、灵芝、珍珠等保健滋补药品及食品。基于超细粉碎技术研发的中药超细饮片、中药破壁饮片等产品[8],已逐步构建和形成较为完整的研究体系,涵盖了中药破壁饮片从产品开发、评价研究、产业化和应用的全产业链环节。基于当前中药破壁饮片的评价体系,可实现对中药破壁饮片的安全性、有效性、稳定性和可控性进行系统研究,并建立高于现行法规的中药破壁饮片质量标准,保证中药破壁饮片的高品质;中药破壁饮片的产业化和应用体系研究工作的推进,促进了中药破壁饮片产业的壮大发展。

中药品种繁多,其物理特性和化学成分各异,如何应用超细粉体技术的特点与优势,形成中药的新材料、新剂型,是我们中医药科研工作者面临的又一重大课题。

三、超细粉体技术应用于中药领域所存在的问题

随着研究内容与大规模工业化生产进程的发展,人们发现,超细粉体在中医药领域有着广泛而重要的应用,其前景日益看好。然而由于超细粉体本身的特性,如物质经过超细化后比表面积增加,表面能也显著增加,表面离子荷电,粒子处于非稳定状态,因强烈的相

互吸引而达到稳定的趋向,表现出易团聚性。此外,药材经微粉化后分散性差、相容性差等,均给超细粉体的研究带来了极大的困难。

部分含黏液质细胞的中药,经超细粉碎后,绝大部分细胞破壁后,在研究过程中如遇水溶性介质,则表现出极大的黏稠性和极差的分散性。

在对超细粉体进行体内试验过程中,往往会遇到最大给药量达不到有效剂量的问题。因为有些中药的临床有效剂量偏大,而用中药的原粉入药,在进行动物实验过程中,动物的最大给药量是有限的,因此,在刚开始的研究过程中应选择一些药理活性较强的、临床有效剂量较小的药物进行研究。

当然,并不是所有的药物都适合制成超细粉体来使用,对于一些有效成分的水溶性较好、药材的资源很广且无效药渣很多的中药就没有必要进行超细粉碎。

第二节　基于粉碎技术的中药超细粉体制备、表征及其"粉碎-溶出"动力学行为

中药细粉为植物组织,粉末中有效成分大部分被包裹在尚未被击破的细胞内,这些成分在溶出之前,首先要透过细胞壁,逐渐扩散到粉末表面,再经由湿润、渗透、解吸、溶解等过程。因而中药细粉可视为"难溶性药物"。未见这些粉末直接进入人体后的利用率相关研究的文献报道。同时由于溶解度和溶解速度与药物的吸收和药效有关,而减小中药粉末的粒径既可以更多地击破细胞壁,加速有效成分的溶出,又可以增大其与体液的接触面积,从而使药物更快更多地被机体吸收和利用。所以降低药物粒度是提高难溶性药物药效的有效手段之一。

一、单味植物类中药超细粉体的制备与表征

(一) 单味植物类中药杜仲超细粉体的制备与表征

本部分以杜仲为例介绍单味植物类中药超细粉体的制备与表征。

杜仲为杜仲科植物杜仲(*Eucommia ulmoides* Oliv.)的干燥树皮,是中国名贵的滋补药材,具有补肝肾、强筋骨、安胎等功效。杜仲作为皮类药材,细胞壁结合紧密,有效成分难以溶出,利用超细粉碎,更有利于有效成分的溶出。

1. 杜仲粉体的制备及粒度测定[9]　杜仲药材经充分干燥后,利用中药粉碎机粉碎得杜仲普通粉体;再利用超细粉碎机将经预粉碎的杜仲药材(普通粉体)进行粉碎,分别得到不同粒径的杜仲超细粉体。为探究不同粒径粉体特性,设置了高、中、低3个不同风机频率60 Hz、42 Hz、23 Hz进行实验。4个不同粒径的杜仲粉体分别记为普通粉体、60 Hz超细粉体、42 Hz超细粉体、23 Hz超细粉体。

利用激光粒度仪测定上述4种粉体的粒径,并绘制出以体积为基准的粒径频率分布图和累积分布图,得到各粉体的d_{10}、d_{50}、d_{90}及SPAN,杜仲经不同粉碎方法所得的超细粉体粒径、跨距(SPAN)与粉体细胞破壁率具体见表3-1。

表 3-1　杜仲经不同粉碎方法所得的超细粉体粒径、SPAN 与粉体细胞破壁率[9]

杜仲粉体种类	$d_{10}(\mu m)$	$d_{50}(\mu m)$	$d_{90}(\mu m)$	SPAN	粉体细胞破壁率(%)
普通粉体	18.262	75.178	1 246.248	16.334	34.83
60 Hz 超细粉体	12.186	37.874	91.842	2.103	60.14
42 Hz 超细粉体	8.902	25.981	61.240	2.014	76.73
23 Hz 超细粉体	11.971	34.752	76.459	1.856	63.87

2. 杜仲粉体的显微结构观察及细胞破壁率的计算　杜仲显微特征包括石细胞、胶丝、筛管、木栓细胞、淀粉粒等,实验中主要以胶丝和石细胞为观测对象。取适量粉末置于25 mL 量瓶中,加水合氯醛适量,超声处理 5 min,使粉末分散均匀,定容。精密吸取药液30 μL,装片,置于显微镜(×400)下观测并采集视野图片。原图请见文献[9],通过图像分析仪观测杜仲普通粉体与 42 Hz 超细粉体的胶丝和石细胞特征显微结构,普通粉体在显微镜下能明显观察到杜仲的长胶丝,在超细粉体中胶丝较短,而且超细粉体中大部分的石细胞已破碎。

理想破壁模型单元的细胞破壁率的计算公式为 $n>1$ 时,破壁率 $\eta = 1-(1-1/n)^3$(n 为粉末粒径与细胞直径的比值);$n \leqslant 1$ 时,破壁率 $\eta = 100\%$(注: 当 $n<1$ 时,即表示所有颗粒直径都小于细胞直径,实际上,破壁率已达 100%)。通过对多种中药材的各种细胞尺度进行分析,最后认为细胞最小尺寸可按 10 μm 进行确定,该实验亦以此标准作为理想破碎模型的细胞直径[10]。

根据以上公式计算得出杜仲普通粉体、60 Hz 超细粉体、42 Hz 超细粉体、23 Hz 超细粉体的破壁率见表 3-1。由表 3-1 可知,随着超细粉体粒径的减小,粉体的破壁率增大,但粒径减小到一定程度,破壁率反而下降。

3. 杜仲粉体的表面形貌观察　分别取上述 4 种粉体适量,铺于扫描电镜样品台上,喷金镀膜后置扫描电镜下放大 1 000 倍观察杜仲粉体的结构及表面形态。从整体上可以看出杜仲颗粒大小在逐渐减小,普通粉体颗粒大小形状不规则,表面粗糙,可以看到原药材的粉末特征。从 42 Hz 超细粉体、23 Hz 超细粉体和普通粉体来看,大小逐渐有均匀的趋势,颗粒表面越来越光滑,原药材特征越来越不明显。

4. 杜仲粉体休止角及松密度的测定　影响休止角大小的因素是复杂的,包括物料混合程度、颗粒大小、表面性质、荷电、湿度、堆积体的颗粒位置分布等[9]。休止角的大小反映粉体颗粒之间相对运动的自由程度,如表 3-2 所示,随着杜仲粉体粒径的减小,休止角逐渐增大。原因是粒径越小,颗粒间相互黏附力越大,不利于粉体流动。

粉体松密度(ρ)指颗粒质量(m)和颗粒所占容积体积(V)之比,即 $\rho = m/V$。一定质量的粉体,粒径越小,粉体表面积逐渐变大,颗粒间的摩擦力逐渐增大,妨碍粉体颗粒的堆积,堆积体积增大,ρ 减小,流动性变弱。由表 3-2 可知,杜仲粉体的 ρ 随着粒径的减小而减小,杜仲粉体流动性随着粒度的减小而变弱,微粉化对杜仲粉体的流动性有不利影响。

表 3－2　不同粒径的杜仲粉体休止角及 ρ 的测定($n=3$)[9]

杜仲粉体种类	休止角(°)	$\rho/(g/cm^3)$
普通粉体	39.357±0.612	0.239±0.002
60 Hz 超细粉体	42.581±0.470	0.217±0.005
42 Hz 超细粉体	43.517±0.502	0.201±0.003
23 Hz 超细粉体	44.522±0.480	0.194±0.002

5. 杜仲粉体提取率比较

(1) 超声提取法供试品溶液制备：取杜仲普通粉体和60 Hz、42 Hz、23 Hz 超细粉体各约0.5 g,称定质量,置具塞锥形瓶中,精密加入甲醇25 mL,称得总质量,再将锥形瓶放在超声波清洗器中超声提取20 min,放冷,再称定质量,用甲醇补足损失的质量,摇匀滤过,取续滤液,用0.45 μm 微孔滤膜滤过,收集滤液,再加入3倍滤液体积的纯净水,混合均匀即得。用相同方法改变超声时间,分别提取40 min、60 min 制得供试品溶液。

(2) 回流提取法供试品溶液制备：取以上4种粉体各约2 g,称定质量,置500 mL 圆底烧瓶中,精密加入甲醇100 mL,再将烧瓶放在温度为100℃的恒温水浴锅中回流提取20 min,趁热滤于100 mL 量瓶中,经甲醇定容,用0.45 μm 微孔滤膜滤过,收集滤液,再加入3倍滤液体积的纯净水,混合均匀即得。用相同方法改变回流时间,分别回流40 min、60 min 制得供试品溶液。

(3) 不同粒径杜仲粉体超声、回流提取的比较：由不同粒径杜仲粉体超声、回流提取的实验结果可知,在同一提取时间内比较不同粒径的提取率,超细粉体的提取率大于普通粉体,从而说明超细粉碎有利于杜仲成分的溶出。实验结果亦表明,中药在超细粉碎过程中,并不是越细越好,而应控制在一定的范围内。这可能是因为一方面超细粉体比表面积大、表面能增加,使颗粒处于非稳定状态,因而有强烈的相互吸引而达到稳定的趋向。这种倾向使粒子产生团聚而影响其溶出效果。另一方面,粉末在溶出过程中存在溶出与吸附平衡,细粉溶出虽然稍多,但药材超细粉碎粒度过小,药材表面积急剧增大而使其表面能增加,药物粉体对极性成分的吸附力增大,从而使其不易溶出[11]。对于植物类中药,因为不同中药的药用部位有不同的组织结构,所以超细粉体细胞破壁的粒度不同,呈现出不同的显微特征,对不同部位中药的超细粉碎度需要具体分析处理。

(二) 单味植物类中药制品青黛超细粉体的制备与表征[12]

1. 青黛粉体的制备　分别制备青黛的普通粉与超细粉。

青黛普通粉：经高速万能粉碎机粉碎过100目筛。

青黛超细粉：青黛普通粉经 ZHWY－100 型气流粉碎机粉碎。

超细粉碎工艺参数：气体种类为空气,气体温度为常温,耗气量为3 m³/min,粉碎压力为1.2 MPa,加料压力为0.8 MPa,进料粒度为100目,进料速度为4 kg/h。

2. 青黛粉体的表征

（1）粒径测定：由表 3-3 可知,青黛超细粉碎后,中位粒径(d_{50})小于 5 μm, d_{90} 均在 30 μm 以下,达到了国内超细粉体技术要求。

表 3-3　青黛普通粉与超细粉粒径的比较[12]　　　　　　　　　　（单位: μm）

药　材	d_{10}	d_{50}	d_{90}
青黛普通粉体	9.33	57.1	190.43
青黛超细粉体	0.91	4.02	21.43

（2）粒度分布：表 3-4 是青黛普通粉与超细粉 SPAN 比较结果,与后文珍珠、牛黄相比,从数值上看,超细粉体珍珠、牛黄的 SPAN 要小于其普通粉,而青黛超细粉 SPAN 大于普通粉,其休止角也大于普通粉。并且青黛超细粉容易聚集,流动性降低。在粒径分布曲线的末端有拖尾现象。该结果可能与青黛药材材质的特征有关,青黛并非原生态的中药材,而是爵床科植物马蓝[*Strobilanthes cusia* (*Nees*) Bremek.]、蓼科植物蓼蓝(*Polygonum tinctorium* Ait.)或十字花科植物菘蓝(*Isatis indigotica* Fort.)的叶或茎叶经加工制得的粉末。而该结果也提示,中药超细粉体技术领域,可能需要引入粉体改性技术,以防止超细粉体的重新聚集。

表 3-4　普通粉与超细粉 SPAN 比较[12]

药　材	普通粉 SPAN	超细粉 SPAN
青　黛	3.172	5.102

（3）休止角测定：表 3-5 是青黛普通粉与超细粉休止角比较结果,与后文珍珠、牛黄相比,珍珠、牛黄经超细粉碎后,休止角均有不同程度降低,而青黛休止角却有所增大。表明珍珠、牛黄超细粉流动性优于普通粉,而青黛则相反。

表 3-5　普通粉与超细粉休止角比较(以角度表示, $n=3$)[12]　　　　（单位: 度）

药　材	普通粉休止角	超细粉休止角
青　黛	40.7	48.6

（4）松密度测定：表 3-6 是青黛普通粉与超细粉松密度的比较。与后文珍珠、牛黄相比,珍珠、青黛及牛黄经超细化后,松密度均明显变小。粉末的松密度主要取决于颗粒大小的分布、形状及彼此间黏附的趋势。松密度的测定结果也提示,随着粉体的粒径减小,松密度减小,孔隙率也大大提高。

表 3-6　普通粉与超细粉松密度的比较($n=3$)[12]　　　　　　（单位：g/cm³）

药　材	普通粉松密度	超细粉松密度
青　黛	0.661	0.511

（5）比表面积测定：表 3-7 是青黛普通粉与超细粉比表面积的比较结果。与后文珍珠、牛黄相比，超细粉样品的比表面积虽皆成倍增大，但其增加程度可能与药材材质有关；珍珠、青黛、牛黄超细粉分别是普通粉的 5.4 倍、6.5 倍、2.4 倍。因药物的溶解性及被吸收性与药物的比表面积有关，比表面积的显著增大将直接有助于药物的溶解与吸收。

表 3-7　普通粉与超细粉比表面积的比较[12]　　　　　　（单位：m²/g）

药　材	普通粉比表面积	超细粉比表面积
青　黛	0.203 5	1.329 7

（6）粉末的电镜扫描：青黛药材经超细粉化和普通粉碎后用放大 1 000 倍的扫描电子显微镜（原图请见文献[12]）观察可知，青黛经超细粉化后，颗粒大小均匀，颗粒的均质度提高。因药物均质化作用，超细粉化将有利于药材在体内的吸收，这与普通粉碎方式进行的药材吸收会有所不同。文献[12]并估算出超细微化后药材的颗粒粒径 50% 小于 5 μm，该结果与用粒径测定仪测定的结果相一致。

二、单味矿物类中药超细粉体的制备与表征

本部分以雄黄为例介绍单味矿物类中药超细粉体的制备与表征[13]。

雄黄系硫化物类矿物药，味辛、苦、温，有毒，归心、肝、胃经，有燥湿、祛风、杀虫、解毒功能，主要成分为 As_4S_4 和 As_2S_2。雄黄是一味古老的中药，《黄帝内经》有用其炼小金丹预防传染病的记载，在临床上主要有以下方面的应用[14-19]：雄黄内服治疗哮喘和慢性支气管炎效果很好；雄黄外用则治疗病毒性皮肤感染；雄黄常是治疗癫痫的复方中药中的成分之一；雄黄还用于破伤风、偏头痛、狂犬病等神经系统疾病治疗；雄黄通常是治疗皮肤、黏膜癌症（包括胃癌、宫颈癌）中药复方中的重要成分。有人用生姜和雄黄粉做成外用贴剂，穴位外贴辅助治疗多种癌症[15]。雄黄对急性非淋巴细胞白血病（M1 型、M2 型、M4 型、M5 型、M6 型）、慢性粒细胞白血病、骨髓增生异常综合征（myelodysplastic syndrome，MDS）均有一定疗效，经 Kaplan Meier 法统计 2 年和 3 年生存概率为 100%，认为针对 M3 型急性非淋巴细胞白血病，单用雄黄对初治、耐药、复发和维持缓解都有确切疗效。

1. 雄黄超细粉的制备　矿物药雄黄的制备历来采用水飞法，该法制得的粉体较大，不利于药物的利用。本部分探讨气流粉碎技术、微射流技术制备雄黄粉体的可行性。

（1）水飞法制备雄黄粉体：雄黄置于研钵中，加水适量共研细，再加多量的水，搅拌，倾出混悬液，下沉部分重复以上操作数次，除去杂质，合并混悬液，静置后，取沉淀，干燥，

研散,得到水飞法粉碎样品(以下简称水飞组雄黄)。

水飞法是矿物药的传统制备方法,它耗时、耗水、耗电,不适宜大规模生产,且制得的颗粒较大,雄黄中所含的可溶性砷也受到损失[20]。以水飞法作为对照,本实验采用了气流和微射流两种粉碎方法,以制备粒径更小的雄黄颗粒。

(2)气流粉碎法制备雄黄粉体:将雄黄用家用粉碎机粉碎得粗粉,粗粉通过 ZHWY-1 型气流粉碎机,粉碎机气压为 1.0 MPa、进样速度约 0.2 mL/s,得到气流粉碎样品(以下简称气流组雄黄)。

气流粉碎机(又称气流磨)与其他超细粉碎机不同,它是在高速气流作用下,物料通过本身颗粒之间的撞击,气流对物料的冲击剪切作用及物料与其他部件的冲击、摩擦、剪切而使物料粉碎[1]。气流粉碎机处理过的样品具有粉碎后物料的平均粒度细,产品细度均匀,产品受污染少,可粉碎低熔点和热敏性材料及生物活性制品,可以在无菌状态下操作,生产过程连续,生产能力大,自控、自动化能力高等优点。因此,气流粉碎机很适合中药材的粉碎加工,其可以缩短生产周期,降低生产成本,提高效率,有利于大批量生产。而且该设备的操作、维修、拆卸、清理、装配都比较方便。

(3)微射流法制备雄黄粉体:家用粉碎机粉碎后的雄黄,过 500 目筛,称取雄黄150 g,加蒸馏水至1 000 mL,搅拌 10 min,进样 M-110EH 型微射流制粒机,25 000 psi*,反复 10 次,最后一次 5 000 psi,得到微射流雄黄样品(以下简称微射流组雄黄)。

微射流机是适应今日潮流的崭新而强效的混合、分散设备。它原本为制造非口服剂及医药品所需的精细乳化剂而研发,后被发现在其他领域如人工血液、涂料添加剂、调色剂、抗汗剂、地板蜡、化妆品、香精香料和颜料分散剂等的生产上亦获得巨大效益。本研究首次将微射流技术应用于矿物类中药的制备。

微射流是指不需要额外的流源,射流的形成直接来源于周围流体[21]。该项技术最早于 20 世纪 70 年代提出,但直到 20 世纪 90 年代才得到充分研究。微射流机的工作原理如图 3-1 所示,原料进入设备后,高压泵即将其加压至0.36~160 MPa 的高压状态,然后原料进入一个微细通道内。在通道内原料的流速增加到 460 m/s 的极高速度,继而原料被引入一个反应室的分流室内,在这里,原料首先被分成两股或更多股

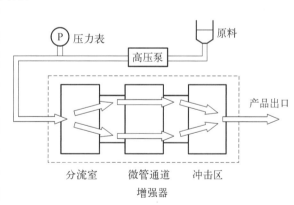

图 3-1 微射流机的工作原理

的细流,形成以层流状态流动的高速流体,并立即进入反应室的冲击区内形成极为强烈的垂直对撞。就在这个百万之一秒内完成的对撞过程中释放出其本身的大部分能量,产生

---

* psi 是压力单位,1 psi≈6.895 Pa。

90%的压力。这样,就在这个冲击区内,被处理物料内部产生了巨大的空化作用,并同时发生液体之间的剪切和相互撞击作用而使液体颗粒高度破碎,实现了物料的均质乳化作用[22]。

2. 雄黄超细粉体的表征

(1) 微射流组雄黄的稳定性研究:在微射流组雄黄的制备过程中,发现制备出的雄黄颗粒有重新聚合的现象,这是由于微射流雄黄颗粒的体积小,表面活性加大,为了得到稳定的超细颗粒,在雄黄中加入了不同种类、不同浓度的表面活性剂,以 ζ 电位和沉降体积比为指标进行筛选,从而确定一个能保持超细雄黄颗粒稳定的最佳分散剂。

1) 稳定剂品种考察:在沉淀反应中,如果不加入任何表面活性剂,胶体主要是靠胶粒间静电排斥力稳定的,由于所制备的粉末粒径十分细小,比表面积大,表面能高,使得它们极易团聚。在分散稳定过程发生作用的表面活性剂称为分散剂。微射流组雄黄样品分别加入 5‰由下述试剂构成的分散剂:羧甲基纤维素钠(CMC - Na),聚乙烯吡咯烷酮 30 (PVP,进口分装),微晶纤维素(进口分装),卵磷脂,吐温 80(分析纯),PEG 400(分析纯),充分振摇分散均匀后,与未加分散剂的微射流法制备的雄黄液形成对照,将它们置于 5 mL 具塞直筒刻度试管中,记下分散相的原始高度(H_0),静置,待沉降体积不再变化,记录沉降物的高度(H_u),按照(式 3 - 1)计算沉降体积比(F_r),结果见表 3 - 8。

$$F_r = H_u / H_0 \qquad (式 3 - 1)$$

表 3 - 8 对照组及加各分散剂后纳米级雄黄的沉降体积比[13]

对照	CMC - Na	PVP	微晶纤维素	卵磷脂	吐温 80	PEG 400
0.078	0.94	0.71	0.28	0.20	0.12	0.14

从表 3 - 8 可看出,加入不同的分散剂后,雄黄的沉降体积比不同,以 CMC - Na 和 PVP 的稳定效果为好。

2) ζ 电位的测定:取微射流组雄黄液,与加入分散剂(PVP 1‰、PVP 3‰、PVP 5‰和 CMC - Na 1‰、CMC - Na 3‰、CMC - Na 5‰)的雄黄混悬液形成对照,pH = 6.0,稀释后以 Zetasizer 3 000 电位测定仪测定其各自 ζ 电位(表 3 - 9)。

表 3 - 9 对照组及加各分散剂后纳米级雄黄的 ζ 电位[13] (单位: mV)

	对照	PVP 1‰	PVP 3‰	PVP 5‰	CMC - Na 1‰	CMC - Na 3‰	CMC - Na 5‰
平均值	2.2	-0.8	-1.45	-10.35	-6.45	-17.3	-22.5

由表 3 - 9 可知,沉淀过程中,随着分散剂浓度的增大,ζ 电位的绝对值增大,以加入 5‰ CMC - Na 的纳米级雄黄的 ζ 电位的绝对值为最大。而 ζ 电位的绝对值增大表示混悬液的稳定性提高。

用微射流方法得到纳米级的雄黄颗粒,但因为其体积小、表面能大,所以极不稳定,极易重新聚合成为较大的颗粒,影响制粒效果。我们选用了不同的分散剂来提高颗粒的分散性,从而提高其稳定性。由实验结果可知,在加入分散剂后,超细雄黄水溶液的沉降体积比和 ζ 电位均发生了变化,几种分散剂中,以 CMC - Na 的效果为最好,而且在 1‰、3‰、5‰三种浓度中,又以 5‰的 CMC - Na 的 ζ 电位的绝对值最大,因此在制备和使用过程中,采用 5‰的 CMC - Na 作为分散剂。

（2）粒度和粒度分布：取水飞组雄黄（Ⅰ组）、气流组雄黄（Ⅱ组）、微射流组雄黄（Ⅲ组）及加入 5‰ CMC - Na 的雄黄（Ⅳ组）各样品 0.5 g 置于 1 L 水中,超声分散,MALVERN MASTERSIZER 激光粒度测试仪测定。

1）粒径：上述不同雄黄颗粒样品的粒径参数见表 3 - 10。

表 3 - 10　不同雄黄颗粒样品的粒径参数[13]　　　　　　　　　　（单位：μm）

	样品（Ⅰ组）	样品（Ⅱ组）	样品（Ⅲ组）	样品（Ⅳ组）
d_{50}	49.26	4.88	3.88	0.28
d_{10}	6.86	1.50	0.29	0.18
d_{90}	147.30	17.56	11.59	0.51
$d(4, 3)$	66.03	9.29	5.15	1.03
$d(3, 2)$	8.39	1.71	1.12	0.26

2）粒度分布：上述不同雄黄颗粒样品的 SPAN 数据见表 3 - 11。

表 3 - 11　不同雄黄颗粒样品的 SPAN[13]

	样品（Ⅰ组）	样品（Ⅱ组）	样品（Ⅲ组）	样品（Ⅳ组）
SPAN	2.851	3.290	2.910	1.178

实验结果表明,通过改进制粒方法,不但提高了生产速度,有利于大规模生产,而且得到了粒径仅为水飞法的 1/100～1/10 的雄黄颗粒,达到了微米/纳米水平,其粒径分布也相对集中,尤其是微射流法制备的雄黄颗粒,不但粒度小、分散性非常好,而且粒度的 SPAN 也大大下降。这些变化将直接影响药物的释放和溶解过程。现代研究发现,物质的活性作用不仅取决于其化学成分,还与其物理状态包括粒度、表面积大小有密切关系,尤其是当粒度到达一定的范围时甚至可能会出现质的改变。

粒度测定结果表明,分散剂的加入,可大大减少超细雄黄颗粒的聚集发生。如果不加入分散剂,雄黄颗粒的聚集可使粒径提高为原来的十几倍,抵消了微射流这一新技术带来的优势。

在实验当中还观察到,微射流组样品的粒度测定结果与水飞组样品和气流组样品的峰型有所不同,除了一个主峰之外,在其后还出现了另一个小峰,这是由于尽管已经加入了表面活性剂作为分散剂,但仍有极少量的雄黄颗粒发生了聚集,因此在确定 SPAN 的时候,以主峰为准。这也提示,对微射流的制备技术以及分散剂的选择方面,还有更细致工作要做。

(3)雄黄超细粉体的电镜测定:水飞组雄黄(Ⅰ组)、气流组雄黄(Ⅱ组)、微射流组雄黄(Ⅲ组)以 X - 650 扫描电镜图谱放大 1 000、2 000、5 000 倍的照片请见文献[12]。

由扫描电镜照片可看出,水飞组雄黄表面粗糙,有较多的尖锐角,但分散度较好;气流粉碎特别是微射流组的雄黄粒度小,均匀性好,表面圆滑,颗粒的球形度提高。

图 3 - 2 为雄黄纳米粒的原子力显微镜图谱[23],该纳米粒系以药用雄黄粉体(约 200目、粒径<76 μm)为原料,采用 QM - DY4 低温行星式球磨机,通过温度可控氮气高能球磨机的机械粉碎作用,在最佳球磨工艺参数条件(球料比 16∶1、球磨转速 490 r/min、球磨温度-20℃、球磨时间 12 h、去离子水量 50 mL)下制备的雄黄粉体。结果可见样品多以单个颗粒存在,颗粒尺寸在 100 nm 以下,最大颗粒高度为 11.2 nm。

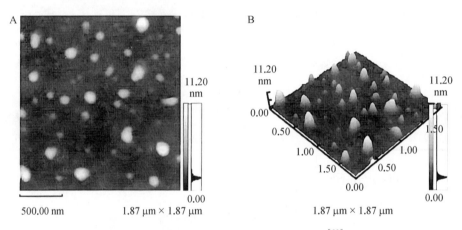

图 3 - 2 雄黄纳米粒的原子力显微镜图谱[23]

A. 纳米雄黄颗粒在 500 nm 标尺下的原子力显微镜谱图;B. 纳米雄黄颗粒原子力显微镜下的立体形貌谱图

(4)雄黄超细粉体的 X 射线衍射测定:采用 D/MAX - rA X 射线衍射仪。测试条件:Cu 靶,管电压 40 kV,管电流 150 mA,扫描角度范围 10°~80°,扫描速度 10°/min,狭缝系统1、1、0.3、0.3。进行 X 射线衍射,其测定图谱可见文献[13]。其中水飞组雄黄(Ⅰ组)、气流组雄黄(Ⅱ组)、微射流组雄黄(Ⅲ组)相应的衍射峰值$[d/(I/I_0)]$(d 表示晶面间距,I/I_0表示相对强度)如下(* 为独有峰,# 为有一个样品缺失的峰,Δ 为有差异的峰)。

Ⅰ组: $6.784/12^\Delta$,$5.779/100^\Delta$,$5.279/10^*$, $4.996/39^\Delta$, $4.881/26^\Delta$, $4.696/11^\#$, 4.122/17,3.931/38,$3.348/12^\#$,3.184/35,3.068/48,3.000 /73,2.881/65,$2.817/38^\#$,$2.722/11^\#$,2.527/26,$2.490/11^*$, 2.378/22, 2.250/19, $2.160/19^\Delta$, 1.969/11, $1.918/15^\Delta$, 1.659/20,1.623/21,$1.561/12^\#$,$1.346/5^*$。

Ⅱ组: $6.784/15^\Delta$,$5.786/100^\Delta$,$4.990/45^\Delta$,$4.886/28^\Delta$,$4.682/11^\#$,4.122/16,3.935/39,

3.316/12#，3.184/36，3.070/48，3.006/54*，3.000 /68，2.881/71，2.817/30#，2.727/14#，2.525/22，2.378/19，2.249/19，2.105/12△，1.967/11，1.918/12△，1.663/19，1.625/22，1.541/9#。

Ⅲ组：6.722/15△，6.375/18*，5.734/100△，4.968/36△，4.860/28△，4.122/12，3.914/29，3.191/38，3.054/45，2.992/54，2.864/64，2.536/19，2.367/16，2.242/17，2.138/17△，1.957/14，1.817/17△，1.662/17，1.625/18。

比较分析雄黄的 X 射线衍射图谱，发现其有总体上一致的几何拓扑图形，结晶度好。Ⅰ组有 26 个峰，Ⅱ组有 24 个峰，但Ⅲ组仅有 19 个峰。Ⅰ组在 5.279/10、2.490/11、1.346/5 处有 3 个独有峰，Ⅱ组在 3.006/54 处有一个独有峰，Ⅲ组尽管峰数减少，但在 6.375/18 处也有一个独有峰。此外，3 组雄黄还有 6 个峰不同，主要表现在Ⅲ组与另外两组雄黄的 d 值差异较大，超过了 0.02 A 的允许偏离量。这说明随着粒度的变化，其峰形、峰的位置、峰的个数均有了一定的改变，尤其当粒度达到纳米水平时，变化更为显著。

随着扫描角度（2θ）的增大，Ⅲ组的峰高与Ⅰ组相比，有相对降低的趋势，这一微小差别，可能也与它们粉体学性质的不同有一定的内在联系。

三、单味动物类中药超细粉体的制备与表征

（一）珍珠、牛黄粉体及"珠黄黛散"的制备[11]

珍珠、牛黄普通粉：经高速万能粉碎机粉碎过 100 目筛。

珍珠、牛黄超细粉：珍珠、牛黄普通粉经 ZHWY－100 型气流粉碎机粉碎。

超细粉碎工艺参数：气体种类为空气，气体温度为常温，耗气量 3 m³/min，粉碎压力 1.2 MPa，加料压力 0.8 MPa，进料粒度 100 目，进料速度 4 kg/h。

（二）珍珠、牛黄粉体的表征[12]

1. 粒径测定　表 3－12 给出了珍珠、牛黄普通粉与超细粉粒径的比较结果。由表 3－3 和表 3－12 可知，珍珠、青黛、牛黄按相同工艺参数进行超细粉碎后，d_{50} 小于 5 μm，d_{90} 均在 30 μm 以下，达到了国内超细粉体技术要求。三者相比较，青黛超细粉 d_{90} 最大，珍珠粒径最小，造成其粒径的大小差异的原因可能与药材材质本身有关。与其普通粉体相比，珍珠、青黛、牛黄的 d_{90} 分别降低为原粒径的 6.08%、11.25%、14.43%。另外，表 3－12 所显示的药材粒径大小顺序与通过电镜扫描所观察到的粒径大小基本吻合。

表 3－12　珍珠、牛黄普通粉与超细粉粒径的比较[11]　　　　（单位：μm）

药　　材	d_{10}	d_{50}	d_{90}
珍珠普通粉	7.69	35.39	94.92
珍珠超细粉	0.98	2.85	5.77
牛黄普通粉	2.95	15.89	73.60
牛黄超细粉	1.06	4.40	10.62

2. 粒度分布 表 3 - 13 珍珠、牛黄普通粉与超细粉 SPAN 的比较结果。

表 3 - 13 珍珠、牛黄普通粉与超细粉 SPAN 的比较[12]

药 材	普通粉	超细粉
珍 珠	2.464	1.679
牛 黄	4.447	2.172

3. 休止角测定 表 3 - 14 是珍珠、牛黄普通粉与超细粉休止角的比较结果。

表 3 - 14 珍珠、牛黄普通粉与超细粉休止角的比较(*n* = 3)[12] （单位：°）

药 材	普通粉	超细粉
珍 珠	49.7	45.9
牛 黄	44.6	34.4

4. 松密度测定 表 3 - 15 是珍珠、牛黄普通粉与超细粉松密度比较结果。

表 3 - 15 珍珠、牛黄普通粉与超细粉松密度的比较(*n* = 3)[12] （单位：g/cm^3）

药 材	普通粉	超细粉
珍 珠	0.683	0.530
牛 黄	0.592	0.276

5. 比表面积测定 表 3 - 16 是珍珠、牛黄普通粉与超细粉比表面积的比较结果。

表 3 - 16 珍珠、牛黄普通粉与超细粉比表面积的比较[12] （单位：m^2/g）

药 材	普通粉	超细粉
珍 珠	0.308 7	1.660 6
牛 黄	0.490 4	1.200 0

6. 粉末的电镜扫描 珍珠、牛黄药材经超细粉化和普通粉碎后的扫描电子显微照片（放大倍数相同，均为 1 000 倍）可见文献[12]。该文献报道，珍珠、牛黄经超细粉化后，颗粒大小均匀，颗粒的均质度提高。因药物均质化作用，超细粉化将有利于药材在体内的吸收，这与使用普通粉碎方式进行的药材的吸收会有所不同。并初步估算出超细微化后药材的颗粒粒径 50% 小于 5 μm，这一结果与用粒径测定仪测定的结果相

一致。

近年来,超细粉体技术在中药领域中的应用受到了越来越多学者的关注,有关中药超细粉体制备方法、粉体溶出度、药效学方面的应用研究日益增多,然而就中药超细粉体的基本特性方面的基础研究却少有报道,这也很大程度上影响了中药超细粉体理论体系的形成和发展。本实验通过对珍珠、青黛、牛黄三味有代表意义的中药超细粉体进行表征,旨在为中药超细粉体的进一步合理使用提供理论基础依据。研究结果表明,与普通粉碎方法制得的粉末相比,珍珠、青黛及牛黄经超细粉碎后,粉末颗粒大小分布均匀,球形度及均质度明显改善;松密度降低,空隙率增大,比表面积显著提高。以上药物理化性质的变化将直接影响药物的释放和溶解过程,有利于机体对有效成分的吸收,增强疗效。

四、单味动物类中药地龙湿细法超细粉体的"粉碎-溶出"动力学行为

上述介绍的超细粉碎过程是在非液态环境中进行的,本部分介绍采用湿法超细粉碎技术(以下简称湿细法)[24]提取地龙活性物质的过程。湿细法是将药材与溶剂一起加入湿细法的超细粉碎设备,应用强大机械振动作用研磨药材组织,使溶剂迅速到达组织药材内部,通过减小药材粒径、增加溶出面积、缩短成分溶出路径,从而提高提取效率的一种提取新技术。该技术在较短的时间内即可完成药物提取,且整个操作过程可控制在低温条件下进行,尤其适用于一些热敏性药物的提取,如蛋白质、多肽类等成分的提取。

文献报道[25],通过粒径分析、扫描电镜、布拉德福德法测定蛋白含量等手段,建立"时间-粒径分布"与"时间-蛋白质累积溶出百分率"曲线,对地龙湿细法超细粉碎过程及其产物进行表征。

1. 地龙湿细法超细粉碎提取操作　称取适量药材,经粉碎过二号筛,加入 10 倍量水,采用湿细法,按 1 min、3 min、5 min、10 min、15 min、30 min 不同时间点取样,立即离心取上清液备用,离心后药渣备用。

2. 粉碎动力学过程研究　取 1 min、3 min、5 min、10 min、15 min、30 min 时间点的样品离心药渣,用水重新分散后,采用 MICRO RACS 3500 型粒度分析仪激光散射测定药渣粒径分布,每份平行测定 3 次。以 d_{50} 值为指标,比较两种不同粉碎方法的粒径差异。

实验中发现,地龙湿细法处理 1 min 时,粒径急剧减小,然而随着粉碎时间的推移,粒径变化呈缓慢趋势,粉碎效率下降。地龙采用湿细法处理 30 min,d_{50} 达到 25.54 μm。实验表明,地龙湿细法只用不到 1 min 即用可达到常规匀浆 30 min 所达到的粉碎粒径。值得注意的是,湿细法粉碎 15~30 min,粒径出现增大趋势,其原因可能是随着粒径减小,粒子表面能增大,出现了聚集、吸附现象。从而提示,粒径大小与成分溶出可能存在一个临界值。

3. 电镜分析　取 1 min、5 min、30 min 时间点的样品离心药渣,真空干燥后,喷金镀膜,然后采用 Hitachi S-3000N 扫描电镜观察其微观形态。

由地龙粉碎产物电镜扫描图可知,地龙湿细法 1 min 时组织结构大部分被破碎,细胞

内部结构出现破裂;湿细法处理 5 min 后,出现了大量细胞碎片而且碎片层叠起来,出现凹凸不平表面结构;湿细法处理 30 min 后,10 μm 左右的细胞碎片周围附着一些更小的微粒。从微观角度分析,破碎程度较高,粒子表面能较大,吸附能力增强,粒子之间出现了吸附现象。这与上述 15 ~ 30 min 粒径变化趋势是相对应的。电镜分析结果提示,湿细法在较短的时间内即可完成超细粉碎。

4. 蛋白质溶出动力学过程 1 min、3 min、5 min、10 min、15 min、30 min 时间点的离心液,布拉德福德法检测蛋白质浓度。蛋白质累积溶出百分率=提取的总蛋白质量/投入的生药量×100%。

湿细法处理 0 ~ 5 min 时,蛋白质累积溶出百分率急剧增大,5 ~ 10 min 呈缓慢趋势。这可能是因为药物的溶出需要经过 3 个阶段(浸润与渗透阶段、解吸与溶解阶段、扩散阶段)[26],湿细法使粒子达到超细粉碎时,可迅速完成浸润与渗透阶段,0 ~ 5 min 可溶性蛋白质成分与溶剂之间浓度差大,扩散快,蛋白质溶出迅速完成,因此蛋白质累积溶出百分率急剧增大,然而到了 5 ~ 10 min 后随着浓度差变小,扩散速度缓慢,蛋白质溶出速度降低,因此 5 ~ 10 min 蛋白质累积溶出百分率呈缓慢趋势。然而湿细法处理 15 min 后蛋白质累积溶出百分率出现明显下降,这可能是因为粒子经过长时间湿细法处理,出现了大量过小颗粒,表面能增大,吸附了部分可溶性蛋白,导致蛋白质累积溶出百分率下降。

五、单味树脂类中药超细粉体的制备与表征

乳香是橄榄科植物乳香树及同属植物药胶香树树皮渗出的树脂,具活血止痛、消肿生肌等功用。主要含乳香酸、挥发油等药效物质,主要药效成分为乙酸辛酯及 11 -羰基-β-乙酰乳香酸(AKBA)。

在临床使用中,乳香(树脂类中药材,如没药等亦如此)受热软化结成团块,难与煎剂相互溶融。微粉化乳香,有利于乳香镇痛抗炎等药效成分的提取与溶出,降低其用药量,减轻其不良反应,使乳香增效或药效充分发挥。但乳香熔点低、黏性大,粉碎过程受热易成低共熔混合物,形成微粉团聚状态,严重影响粉碎过程及效果。

梁慧等通过将乳香原粉末于-20℃下低温冷冻一定时间、混合适量淀粉[27],投入高速连续式超细粉碎机粉碎的方法,制得乳香超细粉。工艺优选择结果为,乳香粉碎至细粉,冷冻 4 h;加入辅料淀粉,辅药比 1∶5、超细粉碎 15 min,过 300 目筛,得乳香超细粉。随粉碎度增加,乳香粉体休止角增大,松密度与振实密度减小,压缩度有增加的趋势,说明流动性降低;乳香挥发油中有效成分乙酸辛酯的量呈先增后降的趋势。溶出实验表明,经优化工艺制备得到的超细粉中乙酸辛酯的量最高,AKBA 的累积溶出率明显高于普通粉。

实验结果显示,微粉化对乳香挥发油、乙酸辛酯及 AKBA 均有不同程度的影响,其中以对乙酸辛酯的影响较为显著,表现为随着粉碎时间延长,呈现先增加后迅速减少的趋势。具体为细粉Ⅰ(粉碎 10 min)、细粉Ⅱ(粉碎 15 min)中乙酸辛酯提取量分别为普通粉的 104.76%、114.29%,而随着粉碎时间进一步延长,细粉Ⅲ(粉碎 20 min)、细粉Ⅳ(粉碎 25 min)、细粉Ⅴ(粉碎 30 min)中乙酸辛酯提取量迅速减少为普通粉的 47.62%、38.10%、

23.81%。细粉化乳香的挥发油量也与粉碎程度密切相关,细粉Ⅲ中挥发油量最高,为普通粉的114.29%,其余均较普通粉有不同程度的降低。细粉化乳香的AKBA量则较普通粉降低。上述有效成分量的改变可能与粉碎过程中粉体粒径、比表面积和孔隙率变化使有效成分暴露、分散、挥发等情况发生改变有关。实验结果提示,粉碎度与有效成分的量密切相关,在实际超细粉工艺优化过程中,应将有效成分的量作为重要的评价指标。

该研究结果表明:① 添加淀粉可使乳香粉末表面包覆改性、研磨环境改变,减小细粉团聚趋势,扩张微裂纹,较显著地提高超细粉收率。② 粉碎15 min时超细粉收率最大,粉碎室黏结情况也较轻;随着粉碎进一步延长,超细粉收率下降。原因可能主要为外力反复作用下其内部势能转化为热能,致使乳香黏结情况变严重,细粉化收率降低。随着超细粉碎时间延长,易出现粉体流动性、填充性降低,可能与其细粉间静电力与孔隙率增大有关,因而生产过程中应综合考察粉碎时间对超细粉收率及粉体学性质的影响。③ 原粉末冷冻时间实验显示冷冻2~4 h,超细粉收率随冷冻时间延长呈上升趋势,可能与乳香挥发油及树脂在低温下冻结,使挥发油散出量、细粉机械强度降低,延缓其受热软化进程有关;冷冻4 h后超细粉收率有下降趋势。

六、中药复方超细粉体的制备与表征

本部分内容为以中医经典方二妙丸为模型药物,开展中药复方超细粉体的制备与表征研究。

二妙丸出自《丹溪心法》,由黄柏、苍术各等份组成。方中黄柏苦寒清热,苍术苦温燥湿,二药合用,具有燥湿清热之功能,主治湿热下注,足膝红肿热痛,下肢丹毒、白带、阴囊湿疹。临床应用很广,主要用于肠炎、痢疾、坐骨神经痛、尿路感染、关节炎、赤白带下、阴道炎等多种病症。《中国药典》所注制法为苍术、黄柏两味药,粉碎成细粉,用水泛丸[28]。

（一）二妙丸超细粉体的制备[29]

以苍术、黄柏、马钱子为对象,采用体外、体内相结合的方法,比较超细粉与普通粉之间的药代动力学参数的差异,从生物药剂学的角度探讨超细粉体技术应用于中药制剂工艺的可行性与可靠性。

超细粉体二妙丸制法:苍术、黄柏经高速万能粉碎机粉碎过100目筛;再经ZHWY - 100型气流粉碎机粉碎成苍术、黄柏超细粉,制丸。

超细粉碎工艺参数:气体种类为空气,气体温度为常温,耗气量3 m^3/min,粉碎压力1.2 MPa,加料压力0.8 MPa,进料粒度100目,进料速度4 kg/h。

（二）二妙丸超细粉体的表征

采用扫描电镜,生物显微鉴别,粒径、松密度及比表面积测定等方法对其普通粉体和超细粉体进行了表征。结果表明,超细粉体颗粒大小均匀,50%小于20 μm,比表面提高60%~190%,松密度约为0.42 g/m^3,绝大多数细胞被破碎。苍术、黄柏、二妙经超细粉碎后,粉末颗粒大小分布均匀,球形度及均质度明显改善,松密度及比表面显著提高,植物细胞破壁率高。

1. 粒径测定 表3-17为苍术、黄柏、二妙丸普通粉与超细粉粒径的 d_{50} 比较结果。由表3-17可知,超细粉化后粒径的大小与材质有关,苍术超细粉粒径最大,二妙丸粒径最小,即不同药材混合有利于超细粉化,其原因有待进一步研究。

表3-17 苍术、黄柏、二妙丸普通粉与超细粉粒径的 d_{50} 比较[29]　　　　（单位: μm）

药　材	普通粉	超细粉
苍　术	57.9	19.1
黄　柏	69.3	16.8
二妙丸	65.6	14.6

2. 松密度测定 表3-18是苍术、黄柏、二妙丸普通粉与超细粉的松密度结果比较,3种粗粉样品的松密度不尽相同,但超细粉样品的松密度基本相同,且超细粉样品的松密度大于普通粉的松密度。粉末的松密度主要取决于颗粒大小的分布、形状及彼此黏附的趋势。实验结果表明,中药材经超细粉化后,颗粒大小均匀,此结果与上述分析结果相一致。松密度的测定结果提示,对于一定容积的包装物(如胶囊),装填超细药材的量高于普通粉末。

表3-18 苍术、黄柏、二妙丸普通粉与超细粉的松密度比较[29]　　　　（单位: g/cm³）

药　材	普通粉	超细粉
苍　术	0.392	0.418
黄　柏	0.230	0.419
二妙丸	0.325	0.411

3. 比表面积测定 表3-19是苍术、黄柏、二妙丸普通粉与超细粉的比表面积比较结果。超细粉样品的比表面明显增大,其增加程度与药材材质有关;苍术、黄柏及二妙丸分别增加61%、130%、187%。

表3-19 苍术、黄柏、二妙丸普通粉与超细粉的比表面积比较[29]　　　　（单位: m²/g）

药　材	普通粉	超细粉
苍　术	0.364	0.586
黄　柏	0.264	0.606
二妙丸	0.231	0.664

4. 粉末的电镜扫描 苍术、黄柏及二妙丸药材经超细粉化和普通粉碎后的扫描电镜照片(放大倍数相同,均为950倍)可见文献[29]。由该文献可知,苍术、黄柏及二妙丸经超

细粉化后,颗粒大小均匀,颗粒的球形度提高。普通粉碎的二妙丸粉末中仍可见原药材的形貌,但两味药材混合后经超细粉碎,其混合均匀度(均质化)大大高于普通的粉碎方法。因药物均质化作用,超细粉碎将有利于药材在体内的吸收,这与普通粉碎方式进行的未破壁药材的吸收会有所不同。从而表明,超细粉化技术有利于提高混合药材的均质度。此外,该文献初步估算出超细粉碎后药材的颗粒粒径 50% 小于 20 μm,这一结果与用粒径测定仪测定的结果一致。

5. 粉末的显微鉴别 植物细胞的破壁状态是评估超细粉碎技术的关键指标。两种粉碎方法的显微鉴别照片可见文献[29]。苍术、黄柏及二妙丸两种粉碎方式得到的粉末在同样放大倍数下有很大差别。普通粉在显微镜下能明显观察到鲜黄色晶鞘纤维、分枝状石细胞,且层纹明显、木栓细胞连接;相反,超细粉体虽然也能观察到石细胞,但绝大多数已破碎,未见成束晶鞘纤维,但草酸钙方晶散在,木栓细胞与薄壁细胞均被破碎。从而表明采用超细粉体技术可使药材中的有效成分较好地暴露出来,而不再需要通过以往的透壁(膜)释放,从而使药物发挥作用更迅速。

综上所述,实验结果表明,与普通粉碎方法制得的粉末相比,苍术、黄柏、二妙丸经超细粉碎后,粉末颗粒大小分布均匀,球形度及均质度明显改善;松密度及比表面显著提高,细胞破壁率高。

第三节　中药复方组方药材单独与混合粉碎对粒径及其分布的影响

在黄柏、苍术及其复方二妙丸的超细粉碎研究过程中,我们发现黄柏和苍术两味药材混合后进行超细粉碎,其均质化大大高于各自超细粉碎物料。为了分析这种现象对复方中药超细粉碎工艺路线的确定是否有指导意义,我们又考察了半夏、蜂房、天南星、丹参分别粉碎及其混合粉碎样品的粒径及其分布参数,结果表明,对于中药复方而言,组方药材混合粉碎后的样品,其 d_{10}、d_{50}、d_{90}、$d(4,3)$(体积平均粒径)、$d(3,2)$(表面积平均粒径)都小于组方药材单独粉碎各自对应的参数值。从而提示组方药材混合后粉碎的工艺路线要比分别粉碎后混合更为合理。

一、样品的气流粉碎及表征测定

在规定气流粉碎机转速和定量投料的方式下(压力 0.1 MPa、转速 2 250 r/min),分别粉碎半夏、蜂房、天南星、丹参,各取其样品测定有关表征参数,将上述四味药材等比例混合后进行气流粉碎(ZHWY-1 型气流超细粉碎机),取样品进行同样表征测定。

二、有关表征参数的讨论

整理上述表征测定所得的有关表征参数,绘制成表 3-20 和图 3-3。由表 3-20 可看到,除半夏外,复方的各项参数(除比表面积)均小于其他三味中药的对应数值。其中较难粉碎的蜂房,在复方中的表现也较单味粉碎为优。图3-3为中药复方处方药材单独与混合粉碎对粒径及其分布比较,混合粉碎的复方样品粒径分布要较各单味粉碎样品趋于均匀。

表3-20　中药复方处方药材单独与混合粉碎对粒径及其分布的影响

	体积平均粒径 $d(4,3)$（μm）	比表面积（m²/g）	表面积平均粒径 $d(3,2)$（μm）	d_{10}（μm）	d_{50}（μm）	d_{90}（μm）	d_{min}（μm）	d_{max}（μm）
复方处方药材	164.705	0.381 706	15.719	7.691	74.069	468.564	0.392 0.428	1 409.800 1 541.028
半夏	20.658	0.961 239	6.242	3.151	12.217	30.213	0.392 0.428	484.531 529.632
蜂房	358.613	0.167 391	35.844	16.181	234.550	884.057	0.731 0.799	1 841.267 2 012.657
天南星	247.454	0.227 71	26.349	11.438	132.151	646.888	0.559 0.611	1 841.267 2 012.657
丹参	249.439	0.191 252	31.372	12.768	181.010	588.182	0.761 0.827	1 446.272 1 572.840

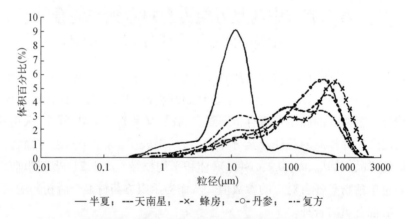

图3-3　中药复方处方药材单独与混合粉碎对粒径及其分布比较

中药材来源复杂,除矿物药外,均为植物或动物的组织器官来源,各具有特殊的结构与成分,表现在质地上则有软硬、坚韧、疏松、致密、黏性或粉性等特征。例如,半夏与天南星均含大量淀粉粒,但前者质坚实、富粉性,后者质坚硬、不易破碎;而丹参质坚实,略呈角质样,其显微状态可见较多木栓细胞、木纤维、石细胞等;而蜂房则体轻、质韧、略有弹性。上述各种药材的性质使它们在高速气流的作用下呈现不同的表现,造成粒径间不同的差异。当它们以粗粉状态混合在一起进行气流粉碎时,部分细胞内不同成分如细胞内水分及半夏中微量挥发油、天南星中的黏液质、蜂房所含的露蜂房油均可迁出,使微粒表面呈现出半湿润状态,而可能形成较为稳定的粒子团,同时,药材中某些具有表面活性的物质使其中油性及挥发性成分易于同亲水性成分亲和,起到提高均质程度的效果。从而使物料性质接近一致、减少了原不同质地药材在气流粉碎条件下表现的差异。上述分析可能是中药复方混合粉碎均质化程度较高,粒径减小的机制之一。

实验结果提示,中药复方气流粉碎效果与诸多工艺参数相关,其中包括粉碎室直径、粉碎压力、加料压力、耗气量、空压机功率、给料粒度等,其中给料组合方式最重要。我们拟以粉碎工艺为切入口,探讨不同复方药味的分组粉碎问题,为制订中药复方超细粉碎工艺设计原理积累数据。

三、混合粉碎对七厘散中羟基红花黄色素 A 稳定性的保护作用

七厘散为经典中药复方,由血竭、红花、乳香、没药、儿茶、冰片、人工麝香、朱砂等八味药材组成,其有效成分之一羟基红花黄色素 A,在光照、高温等条件下不稳定。一般认为,药物经超细粉碎粒度减小时,因粒子表面会更加容易吸附空气和带有电荷,从而增加存放难度,使其稳定性变差。但赵国巍等发现,分别取七厘散细粉与微粉 20 g,置于培养皿中,摊成≤10 mm 厚的薄层,高温试验箱为 40℃、避光,10 天后,细粉中粉体互相粘连成片状,薄片振摇即散;微粉外观无明显变化[30]。在高温环境中,微粉中羟基红花黄色素 A 的稳定性及溶出总量均高于细粉。原因可能是由于七厘散中乳香、没药、儿茶三味药材的熔点均小于 40℃,在高温试验时出现融化现象。此三味药材的熔融使其周围其他药材粒子相互粘连,从而导致细粉结成松散的片状;微粉未观察到明显结块现象,可能是因为经微粉化之后,各味药材粉体粒径变小,乳香、没药、儿茶等熔点低的药材粉末和其他红花、血竭等熔点较高的药材粉末相互弥散分布在彼此之间。粉体分布更加均匀,从而缓解了粉体的黏结现象——由于微粉中各味药材更加均匀地相互分散,其中的羟基红花黄色素 A 受到的保护作用强于细粉,因此表现出相对较好的稳定性。结果表明,在高温环境下,对含有红花的七厘散进行超细粉碎之后没有加剧羟基红花黄色素 A 的不稳定性,超细粉碎对七厘散中羟基红花黄色素 A 具有保护作用。

第四节　中药微粉化新型粉碎分级系统的研究及应用

本节阐述多组合、全功能、全封闭粉碎分级技术的理念和技术,内容主要是我国超细粉体领域著名的工程专家、企业家杜军先生的多年科研成果[31-34]。粉体工程是基于颗粒与粉体自身性质和过程现象,将系统化的知识和方法运用于工业生产中所采用的粉体应用技术的总称,其主要使命是以粉体技术为核心,与相关技术组合,形成解决工程化生产问题的专业系统手段。粉碎、分级是粉体工程的两个重要环节。从单元操作的纵向分类来看,粉体工程涵盖了破碎、粉碎、分级、储存、充填、输送、造粒、混合、过滤、沉降、浓缩、集尘、干燥、溶解、析晶、分散、成形、烧成等。其中,粉碎、分级是粉体工程的两个重要环节。

粉碎、分级技术是将机械粉碎与气流粉碎有机结合,特别适合品种较多、状态复杂的中药材及其浸膏的粉碎、超细粉碎。该技术克服了传统单一粉碎方式的不足,在有效解决

粉碎细度不足难题的同时,又解决了达到一定细度后产量较低、过筛困难、温度过高的问题。同时,该机组建立了全封闭负压系统,粉碎过程中无粉尘泄漏,使中药材粉碎工序进入净化车间成为可能。

一、中药复杂品种微粉化对多组合、全功能微粉粉碎机的需求

微粉化是中药材加工和中药制剂生产工艺中的一项重要的技术手段。微粉化后的中药,其粒度更加细微、均匀,因此表面积增加,孔隙率增大,吸附性和溶解性增强,药物能较好地分散、溶解于胃液中,增大与胃黏膜的接触面积,从而更易被胃肠道吸收,大大提高了生物利用度。相当一部分矿物类药材是水不溶性物质,经超细粉碎处理后,因粒度大大减少而可加快其在体内的溶解、吸收速度,提高其吸收量。

目前大多数生产厂家,中药的微粉化采用传统单一的粉碎方式,工艺上存在诸多问题:① 粉碎的细度难以达到,即使达到一定的细度后产量较低;② 粉碎到一定的细度后过筛困难;③ 粉碎温度过高;④ 粉碎过程粉尘泄漏,造成环境污染,难以进入净化车间。粉体的微粉粉碎过程实际上是宏观粉体中的各个颗粒在外力的作用下破碎、断裂、变小细化,从而引起整个粉体的性能指标发生变化的过程。该过程由物料粉碎的外力通过对物料的冲击、碰撞、剪切、研磨、分散等手段而实现。选择粉碎方法时,须视粉碎物料的性质和所要求的粉碎比而定,尤其是被粉碎物料的物理和化学性能,在决定粉碎方法上具有较大的决定作用,而其中物料的硬度和破裂性是首要决定因素,如对于坚硬和脆性的物料,冲击很有效,而对有纤维特性的植物材料用研磨和剪切的方法则较好。

中药材品种众多,据《本草纲目》不完全统计有 1 800 种,中药的附方有 11 000 余个;且中药材主要来自植物、动物与矿物,性状复杂多样。就植物类中药材而言,其药用部位可为根茎、全草、皮、花、果实、种子等,化学成分、组织结构与物理性质各异,质地上则有柔软、刚硬、坚韧、疏松、致密、黏性或粉性等之分。面对品种较多、性状复杂的中药材,在粉碎过程中,若不能"对症下药",只运用一种粉碎方式,显然是不能满足中药材的粉碎。

针对上述问题,专利文献提出:一种将机械粉碎的冲击、碰撞、剪切、研磨等多种粉碎力和超音速气流粉碎有机结合,形成多组合、全功能的微粉粉碎机,面对品种较多、性状复杂的中药材,实现"粉碎—分级—收集"多个操作单元一次完成。在粉碎过程中,粉碎细度可在 100~2 500 目之间任意调节。

二、中药微粉饮片(破壁)粉碎分级设计基本思路

该系统设计为一机多用的多功能粉碎分级系统,图 3-4 为粗粉碎—微粉碎—分级—收集流程图。

中药微粉饮片(破壁)粉碎分级系统有以下 3 个功能。

1. 超细粉碎(粉碎至 250~2 500 目) 采用 TWF 型粉碎机进行预粉碎,粉碎后直接进入气流粉碎机进行超细粉碎。

2. 细粉粉碎(粉碎至 60~250 目) 采用 TWF 型粉碎机-气流分级室处理,合格的物

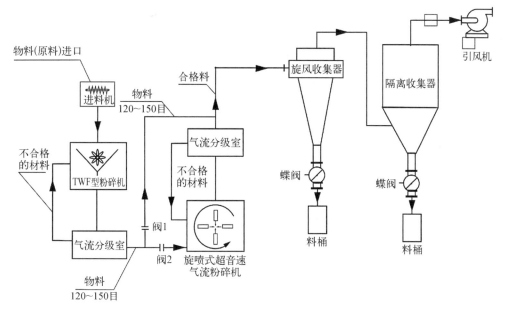

图 3 - 4　粗粉碎—微粉碎—分级—收集流程图

料进入收集系统,不合格的物料,返回 TWF 型粉碎机重新粉碎,形成一个粉碎分级系统。用于原药材粉碎、浸膏类粉碎。

3. 粉体分级　采用无筛分级系统和收集系统,起到一机多用的功能。无筛分级可以在线、无级地调整粉体粒度,避免过筛困难、更换筛网的难题。

三、粉碎分级系统的组成设计

多组合全功能微粉碎分级系统,由供料系统、机械多组合粉碎室、气流分级室、旋喷式超音速气流粉碎机、旋风收集器、隔离收集器、独立进风系统、控制系统等部分组成。

四、粉碎分级系统的机制研究

(一) 机械粉碎的机制

由于中药物料的物性复杂,机械粉碎时,根据不同物料,可以选择结构与原理不同的粉碎模式。

1. 针对中药原药材(复方)粉碎的 TWF 型粉碎机　物料(≤6 mm)在风机吸风负压的作用下被送入该设备粉碎室,粉碎室内部由隔板分成 3 个中部连通的粉碎区域,所述 3 个粉碎区域分别装有同轴的旋转粉碎装置。第一粉碎区域为摆锤装置,第二粉碎区域为摆刀装置,第三粉碎区域为固定锥刀装置。

第一粉碎区利用摆锤的冲击性能,其有利于粉碎各种较硬的材料,如矿物类、皮类、动物类;第二粉碎区借助刀片的剪切性能,其有利于粉碎各种纤维类材料,如根茎类、全草类、果实类、菌类、花类等;第三粉碎区以固定锥刀粉碎,其有利于控制粉体粒度。每个粉碎区周边装有固定齿圈,粉碎时摆锤、摆刀、固定锥刀高速旋转,同时撞击、剪切、研磨物料而使物料实现粉碎。

2. 针对中药强纤维材料粉碎的 TJD 型粉碎机　该粉碎机采用叠加式多层多次粉碎模式,第一粉碎点为旋转的固定桩对物料的冲击粉碎;第二、第三、第四粉碎点分别为旋转的固定桩与前盖齿圈进行内外两层剪切粉碎,第五、第六粉碎点为摆刀下固定桩和摆刀与壳体齿圈的剪切粉碎。同轴的六道粉碎点可以提高对强纤维物料的粉碎能力,第一层旋转和固定的咬合粉碎装置利用其撞击性能,有利于粉碎各种较硬和较大的材料;其他粉碎区则借助旋转和固定装置及刀片的剪切性能,有利于粉碎各种纤维类材料,最终满足强纤维中药微粉化的需要。

3. 针对中药浸膏粉碎的 TGF 型粉碎机　粉碎室具有的独特设计,可使物料在被粉碎后,即迅速离开粉碎室,避免粉体粘结于设备。历经粉碎数十小时运行,粉碎机不粘料。

（二）气流粉碎的原理

高速气流粉碎机的工作原理:将净化干燥的压缩空气导入安装在粉碎室内几个相向位置的 Laval(似熔岩般灼热的)喷管,形成超音速气流(可使气流速度达到 3Ma),喷管可旋转并可根据物料不同调整旋转速度。物料由料斗送至粉碎室被超音速气流加速,成为高速运动射流,在其交叉点上相互撞击;由于粉碎室内可调式旋转超音速气流,使得粉碎腔的物料到达交叉点的距离始终为最短,大大提高了粉碎强度和效率,对比原有的流化床粉碎机,其产能提高 50%。

（三）气流分级的原理

传统上,中药材粉碎后常采用过筛方法分级。而中药材微粉化之后,粉体难以过筛,依然采用过筛方法分级十分困难。针对过筛分级不适合微粉分级的问题,提出一种离心式微粉分级机,该分级机含有分级室壳体。工作时,电机带动分级轮旋转,由进料管进入分级机的粉末自下而上与气流分散于分级机内部,在叶轮高速旋转产生的离心力场作用下,如果某旋转作用断面有一颗粒,其直径为 d,密度为 δ,旋转流动的切向速度为 V_t,叶轮半径为 r,气体密度为 p,则该颗粒离心力 F 可以下式表达:

$$F = \pi d^3 (\delta - p) V_t^2 / 6r \qquad (\text{式 } 3-2)$$

另外,假定该颗粒径向速度与旋流的径向速度(V_r)相等,则该颗粒所受向心力 F' 与气流黏性(η)有关,于是

$$F' = 3\pi \eta d V_r \qquad (\text{式 } 3-3)$$

若 $F > F'$,粗颗粒向外移动,沿边壁落下,回料处理;若 $F < F'$,颗粒较细,移向转子中心,由引风机从机头出口吸走收集,从而完成分级过程。该新型设计以新颖的分级原理和合理的结构,不需要配置筛网,摆脱了过筛的困扰配置,可高效完成微粉颗粒的分级。

五、组合式粉碎分级系统的主要技术特性

（一）有机组合

1. 机械粉碎与气流粉碎的有机组合　该系统设计为一机多用,即:① 如果需要成品

是 300 目或 1 000 目的粉体,关闭相关阀 A,工艺可采用预粉碎机粉碎后直接进入旋喷式气流粉碎机,两个粉碎机的产能匹配可以通过预粉碎机的气流分级机进行调节。② 如果需要成品是 80~150 目的粉体,启动预粉碎机,关闭相关阀 B,同时关闭气流粉碎机,粉体直接进入收集系统。

2. 机械粉碎内部结构有机组合　以 TWF 型粉碎机为例,该组合具有两个明显的特点。

(1)粉碎范围广:适应性质不同药物的粉碎,粉碎室有机地集合了冲击、剪切、研磨等多种粉碎形式,设计 3 个粉碎区,能适用于更多不同性质物料的加工。需要时可统一前两个粉碎区的粉碎形式。

(2)粉碎粒度细:粉碎细度可达到 250 目,粉碎的主要工作流程为预粉碎—强粉碎—精粉碎,其效果完全由粉碎室各区结构来可靠保证。一、二粉碎区的直径逐渐递增,内圆周固定齿与旋转破碎刀的间隙由大变小,旋转破碎刀由柔性到刚性,并且两粉碎区之间的坡度隔板适度限制粉碎物料的流动速度,从而有效保证了粉碎效果。

(二)相对分离

粉碎室与分级室相对分离的设计具有如下优点。

1. 粉碎产量高　由于粉碎室与分级室相对分离,被粉碎物料在粉碎室粉碎后,不停留地进入分级室,经分级轮筛选后,粗颗粒返回粉碎室,对粉碎而言,每次粉碎都是有效粉碎,从而提高粉碎产能——相对比于同类型的粉碎设备其产量提高到了 20%~30%。

2. 粉碎温度低　粉碎过程是发热过程,由于粉碎室与分级室相对分离,避免了过粉碎就是避免了过热,因而降低了粉碎温度——相对比于同型号的设备其粉碎温度要降低了 20~30℃。

(三)无筛分级

使用分级轮进行分级,避免难以过筛的现象。采用特殊设计的分级室和可变频调速的立式分级轮,不需要配置筛网,在低转速的情况下就可以将产品粒度进行无级调整。循环进料结构,既严格限制了大颗粒又避免了过粉碎,因此产品粒径分布狭窄,粒度均匀;避免了 150 目以上的粉体难以过筛的现象。

(四)负压运行

整个系统全封闭负压作业,有效地排除粉碎室及系统的热量,杜绝粉体在粉碎过程中泄漏,无环境污染,噪声小。

六、中药粉碎分级技术的工艺实践

该机组在北京同仁堂股份有限公司、云南白药集团股份有限公司、哈药集团股份有限公司等一百多家药业等厂进行了工艺实践,并取得了喜人的效果。

例如,在厦门中药厂有限公司所做的工艺实践,采用 TJZ650 微粉粉碎分级机组,分别对高强度纤维类的香沙桂茴散、茎类多纤维的穿心莲、黏性高含糖类的归脾丸进行粉碎。

粉碎结果:① 香沙桂茴散,粉碎细度 100 目,产能 163 kg/h;② 穿心莲,粉碎细度 140

目,产能 80.3 kg/h;③ 归脾丸,粉碎细度 100 目,产能 182 kg/h。上述 3 种产品加工过程连续超过 6 h,工作温度 35~61℃,成品物料温度 55℃。

再如,杭州正大青春宝药业有限公司,粉碎红参原药材,粒度 120 目条件下产能 220.3 kg/h。

石家庄以岭药业股份有限公司,粉碎混合原药材,粒度 120 目条件下产能 142.3 kg/h;粒度 200 目条件下产能 101.3 kg/h。

广东白云山中一药业有限公司,粉碎浸膏和原药材的混合物,粒度 120 目条件下产能 242.3 kg/h;粉碎原药材的混合物,粒度 120 目条件下产能达到 300.3 kg/h。

吉林省鑫辉药业有限公司,粉碎木瓜、牛膝、人参、川芎、威灵仙、狗脊等混合料,粒度 120 目条件下产能 188.3 kg/h。

中山市中智药业集团,粉碎黄荆子,粒度 120 目条件下产能 182.3 kg/h。

江苏省中国科学院植物研究所,粉碎山药,粒度 200 目条件下产能 682.3 kg/h。

通过现场的工艺实践,使用者一致认为由于该设备在设计结构上具有独特性,粉碎设备连续工作,运行正常,机械部分和管路系统温度符合要求,物料的加工每小时的单位产量比较均匀;粉碎产能与类似设备比较提高 30%;产品细度达到要求;设备全负压运行,防止了粉碎物料的泄漏。综上所述,该设备设计理念独特,设备性能优良。如果局部稍加改进,不乏为目前中药粉碎的理想设备。

七、微粉粉碎分级技术在中药生产现代化中的应用

通过微粉粉碎,能将原生材料的中心粒径从传统工艺的 60~120 目提高到 1 000 目甚至以上,对于一般药材,在该细度条件下的细胞破壁率大于 95%。因此,中药超细粉体被服用后,其可直接与给药部位接触,被吸收,而免受细胞壁和细胞膜间屏障的阻碍。这项新技术适用于不同质地的各种药材,可使其中有效成分直接暴露出来,而不是使有效成分从细胞壁(膜)释放,从而使药物起效更加迅速、充分。

微粉粉碎技术是中药现代化生产的先进工艺之一,近些年来,利用该技术,实验室为多家药业、中医药大学、中医药研究所进行了各种类型中草药的超细粉碎,并已取得喜人的效果。

湖南省中医药研究院采用微粉和超微粉碎设备开发了 400 余味中药超微饮片,现已注册为"超微饮片"。中山市中智药业集团利用该系统开发"破壁饮片"。北京紫竹药业有限公司用该设备加工出口的雌二醇、雌三醇、双酮超细粉,粉碎粒度 95% 小于 5 μm,此药物经超细粉碎后,其附加值大大提高。浙江爱生药业有限公司生产的黄体酮,山西桂龙医药有限公司生产的桂龙咳喘宁,湖南国华制药有限公司生产的何首乌、天麻,九芝堂股份有限公司的阿胶,江西汇仁药业股份有限公司的乌鸡白凤,江西余江制药厂的夏天无,江苏恩华药业股份有限公司的非诺贝特也均采用此技术进行粉碎。

多组合、全功能、全封闭微粉粉碎分级技术是品种较多、性状复杂的中药材微粉化的有效方法之一。该技术克服了传统单一的粉碎方式的不足,一次性有效地解决了粉碎过

程中的细度难以达到以及达到一定细度后产量较低、过筛困难的难题。该技术可作为中药剂型改进的有效途径之一,必将为中药的生产和应用带来新的活力,成为中药行业新的生长点。

参考文献

[1] 李凤生.超细粉体技术.北京:国防工业出版社,2000.

[2] 陈绪,赵国,廖正根,等.当归超微粉体和普通粉体的粉体学性质比较.中国实验方剂学杂志,2010,16(18):1-5.

[3] 李婧琳,王媚,史亚军,等.超微粉碎对白术饮片粉体学性质和溶出度的影响.华西药学杂志,2019,34(1):22-26.

[4] 杨艳君,邹俊波,张小飞,等.超微粉碎技术在中药领域的研究进展.中草药,2019,50(23):5887-5891.

[5] 张一新,刘浩,凌蕾,等.金钗石斛细粉与超微粉对大鼠肠道转运体影响的比较.中国实验方剂学杂志,2019,25(11):86-90.

[6] 杨珺,邹全明,王东昕.鳖甲超微细粉免疫调节功能实验研究.食品科学,2000,21(3):40-42.

[7] 张爱丽,徐忠坤,张庆芬,等.海螵蛸气流粉碎工艺优化及粉碎前后相关指标对比.中成药,2016,38(1):58-62.

[8] 成金乐,赖智填,陈炜璇,等.中药破壁饮片——传统中药饮片的传承和创新.世界科学技术-中医药现代化.2016,18(9):1546-1552.

[9] 梁兆昌,褚洪标,肖琳,等.杜仲超微粉体理化特性及体外溶出性能研究.中草药,2015,46(11):1609-1614.

[10] 王志宏,彭胜,雷明盛.杜仲主要生物活性研究进展.天然产物研究与开发,2013,25(9):1302-1309.

[11] ZHAO X Y, DU F L, ZHU Q J, et al. Effect of superfine pulverization on properties of *Astragalus membranaceus* powder. Powder Technol, 2010, 203(3):620-625.

[12] 袁红宇.超细粉体珠黄黛凝胶的药学基础研究.南京:南京中医药大学,2003.

[13] 詹秀琴.超细微雄黄颗粒的制备及其对肿瘤细胞作用的比较研究.南京:南京中医药大学,2004.

[14] 李少元,杨旭萍,张尊建,等.纳米雄黄的药理活性及毒性研究进展.中南药学,2018,16(5):661-664.

[15] 熊晓妹,明小芳,桂春,等.雄黄对人乳腺癌细胞MCF-7增殖及凋亡的影响.中国药师,2019,22(8):1392-1396.

[16] 马淑云,高尚风,吴胜军,等.纳米雄黄对卵巢癌细胞COC1凋亡的影响.重庆医学,2016,45(29):4041-4043.

[17] 赵婧.雄黄对食管癌细胞株Eca109增殖的抑制作用及机制研究.兰州:兰州大学,2021.

[18] 陈发章.雄黄对食管癌细胞增殖、侵袭、迁移与肿瘤细胞上皮间质转化的影响.南宁:青海大学,2022.

[19] 陆道培,邱镜滢,陈珊珊,等.口服雄黄治疗急性早幼粒细胞白血病(ANLL-M3)66例.中国实验诊断学,1998(6):319.

[20] 胡文祥.分子纳米技术在生物医学领域的应用.化学通报,1998(5):34.

[21] 何高让,汪亮.微射流技术的原理及其应用.上海航天,2000(4):52.

[22] 卢勉军.化工行业的新贵-微射流机.日用化学工业,2001(1):65.

[23] 王晓波,石焱,袭荣刚,等.纳米雄黄的粒度分析方法.药学服务与研究,2009,9(1):52-54.

[24] 郭立玮,刘菊妍,钟文蔚.中药制药分离过程:工程原理与技术应用.北京:科学出版社,2023.

［25］杨丰云,付廷明,郭立玮,等.地龙湿法超微粉碎与常规匀浆的"粉碎-溶出"动力学比较研究.世界科学技术-中医药现代化,2012,06：2244－2247.

［26］傅超美.中药药剂学.北京：中国医药科技出版社,2018.

［27］梁慧,倪兆成,颜美秋,等.乳香超微粉的制备工艺及理化性质研究.中草药,2017,48(7)：1321－1326.

［28］国家药典委员会.中华人民共和国药典：2020 年版.四部.北京：中国医药科技出版社,2020.

［29］黄芳.二妙丸、马钱子等中药超细粉体的药物动力学研究.南京：南京中医药大学,2001.

［30］赵国巍,王春柳,廖正根,等.超微粉碎对七厘散中羟基红花黄色素 A 的稳定性影响研究.中成药,2013,35(7)：1427－1432.

［31］杜军,张同祥.多组合全功能微粉粉碎分级机组：CN201094925Y.2008－08－06.

［32］杜军,张同祥.多组合全功能微粉粉碎机：CN201088926Y.2008－07－23.

［33］杜军,张同祥.离心式微粉分级机：CN201088960Y.2008－07－23.

［34］吴宏富,余绍火,刘飚,等.中国粉体工业通鉴.北京：中国建材工业出版社,2008.

第四章

基于粉碎技术的中药超细粉体的药效学与生物药剂学行为

第一节　中药超细粉体的药效学与生物药剂学行为／101

第二节　破壁技术及其对灵芝孢子粉生物药剂学行为的影响／110

第三节　超细粉体技术对剧毒中药马钱子体内吸收过程的影响／114

第四章

基于粉碎技术的中药超细粉体的
药效学与生物药剂学行为

如上所述,超细粉体技术是近年来发展起来的一项新技术,在中药微纳米制剂领域正逐步得到推广应用。中药材经超细化处理后,粉末粒径细微均匀,比表面积增加,吸附性增强,药效物质能较好地分散、溶解在胃液中,且与胃黏膜的接触面积变大,能被胃肠道更快、更多地吸收,可大大提高生物利用度[1]。

第一节 中药超细粉体的药效学与生物药剂学行为

中药材经超细粉碎可改善其加工性能,加快活性成分的溶出,提高活性成分生物利用度和中药材的利用率[1-3]。中药材的超细粉体具有一般颗粒所不具有的一些特殊的理化性质,如良好的溶解性、分散性、吸附性、化学反应活性等[4]。

一、中药单方超细粉体的药效学与生物药剂学行为

夏天无为罂粟科植物伏生紫堇的干燥块茎,具有活血通络、行气止痛之功效,主要用于治疗中风偏瘫、跌扑损伤、风湿性关节炎、坐骨神经痛。文献报道[5],夏天无超细饮片和普通饮片各 1 g/mL,以 10 mL/kg 灌胃给药,1 次/天,共 7 天,研究乙酸所致小鼠扭体反应的镇痛作用及血液中所含生物碱量的相关性。结果表明,夏天无超细粉碎后,对乙酸所致小鼠扭体反应的抑制作用强于普通饮片($P<0.05$),超细粉组镇痛作用强于普通饮片约 4%,同时血液中生物碱的含量高于普通饮片约 5%。即夏天无超细粉碎可提高小鼠口服生物利用度。

石榴为石榴科石榴属植物,是一种集食用、药用、观赏于一身的植物。石榴皮作为一种重要的中药材,具有涩肠止泻、止血、驱虫之功效,常用于久泻、久痢、便血、脱肛、崩漏、带下、虫积腹痛。石榴皮中富含多酚、多糖、生物碱及苹果酸等多种成分,具有消炎、抗菌、抗氧化、调节免疫等功效。文献报道[6],选取最优条件下制备的石榴皮超细粉、石榴皮粗粉、水溶性维生素 E 和生理盐水(空白对照)进行大鼠体内抗氧化研究。结果表明,对比石榴皮粗粉组和空白对照组,石榴皮超细粉组(粒径达 7.68 μm)和维生素 E 组相可以显著提高大鼠的血清中超氧化物歧化酶(superoxide dismutase, SOD)、过氧化氢酶(catalase, CAT)和谷胱甘肽过氧化物酶(glutathione peroxidase, GSH-Px)的活力,并可有效减少血清

中丙二醛(malondialdehyde,MDA)的量。石榴皮超细粉具有较强的抵御膜脂质过氧化和清除血清中自由基的能力,提示石榴皮超细粉中的活性成分较粗粉可更快、更好地得到释放,从而表现出更强的体内抗氧化活性。

二、中药复方超细粉体的药效学与生物药剂学行为

（一）超细粉体技术对二妙丸体外溶出度与体内过程的影响[7]

为了探讨药材粉末的细度对丸剂溶出度的影响,以及丸剂本身粒径的大小对溶出度的影响。笔者课题组采用分光光度法对自制的超细粉和普通粉两种"二妙丸"的体外溶出度进行测定比较。结果表明,超细粉的溶出速率明显快于普通粉,且丸剂粒径降低能提高其体外的溶出速率,说明超细粉体技术用于中药丸剂及微丸剂的制备时可以产品的生物利用度作为评估标准,从而为丸剂及微丸剂等中药固体制剂的剂型改革提供一个新的选项。

1. 超细粉体技术对二妙丸体外溶出度的影响　中药有效成分的溶出速率通常与药物的粉末细度有关,若能改善药物的粉末细度,提高中药有效成分的溶出速率,可大大提高临床疗效。本部分以二妙丸为模型药物,二妙丸是具有清热燥湿功能的常用中成药,由黄柏、苍术两味药各等份所组成,其主要药效成分为盐酸小檗碱。本研究以盐酸小檗碱为检测指标,采用体外溶出度测定方法来考察超细粉体技术在中药丸剂中应用的可行性,以及丸剂本身的粒径对溶出的影响[8-10]。

（1）不同细度粉末的二妙丸溶出度比较[10,11]

1）普通粉与超细粉二妙丸样品的制备

普通粉二妙丸:苍术和黄柏各等份混合,家用粉碎机粉碎至60目,经包衣制粒机制成粒径大小为2.4 mm的丸剂。

超细粉二妙丸:苍术和黄柏各等份混合,振动磨微粉设备粉碎至500目,经包衣制粒机制成粒径分别为2.4 mm、1.3 mm、0.5 mm、0.2 mm的丸剂。

2）两种二妙丸的溶出度测试:将溶出仪按杯法装妥,转篮内放入已精密称定的二妙丸1 g,在释放池中加入1 000 mL已脱气的人工胃液,加热使介质温度保持在(37±0.1)℃,调节转速为100 r/min,开动电机,将转篮降至离杯底2 cm处,即刻开始计时,分别于间隔时间5 min、10 min、20 min、30 min、45 min、60 min、90 min、120 min、180 min时取样。每次取出液体5 mL,并补充预热的人工胃液5 mL,取出后立即以微孔滤膜过滤,滤液以人工胃液调零,350 nm处测定A值,每个样品测定6份,取平均值,结果见表4-1及图4-1。

表4-1　普通粉和超细粉不同间隔时间的累积溶出百分率[7]

样品	不同时间的累积溶出百分率（%）								
	5 min	10 min	20 min	30 min	45 min	60 min	90 min	120 min	180 min
普通粉	10.6	17.8	28.1	35.0	42.0	46.1	52.2	53.5	58.7
超细粉	9.5	17.7	28.4	35.4	42.4	50.5	60.0	67.8	74.4

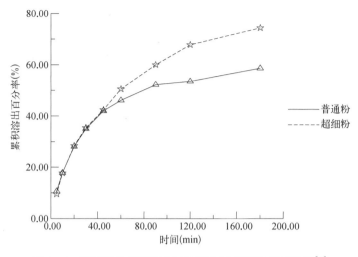

图 4-1　普通粉和超细粉在不同时间的累积释放百分率[7]

3）建模与参数计算[8,11,12]：根据表 4-1 中的数据,按威布尔分布(Weibull distribution)模型(简称 Weibull 模型)进行数据处理,以 $\ln t$、$\ln[-\ln(1-F)]$ 为变量拟制两种不同细度粉末制成丸剂的回归方程,分别为

$$F(t) = 1 - \mathrm{e}^{-\lambda t} \quad t \geqslant 0, \lambda \geqslant 0 \qquad (\text{式}4-1)$$

采用溶出度研究常用的 Weibull 模型(式 4-2),式中 α、β、m 为溶出度参数,分别代表溶出度 Weibull 分布函数曲线的尺寸参数、位置参数和形状参数。

$$F(t) = 1 - \mathrm{e}^{-\frac{(t-\alpha)^m}{\beta}} \quad t \geqslant \alpha,\ \alpha > 0,\ \beta > 0,\ m > 0 \qquad (\text{式}4-2)$$

按下列公式求出溶出度参数 T_{50}、T_{d} 及 m。结果见表 4-2。

$$\beta = \mathrm{e}^{\alpha} \qquad (\text{式}4-3)$$

$$m = \beta \qquad (\text{式}4-4)$$

$$0.5 = 1 - \mathrm{e}^{-\frac{(T_{50})^m}{\beta}} \qquad (\text{式}4-5)$$

$$0.632 = 1 - \mathrm{e}^{-\frac{(T_{\mathrm{d}})^m}{\beta}} \qquad (\text{式}4-6)$$

表 4-2　普通粉和超细粉的溶出度参数比较[7]

	$T_{50}(\min)$	$T_{\mathrm{d}}(\min)$	m
普通粉	85.39	160.91	0.578
超细粉	61.60	102.3	0.772

（2）不同粒径超细粉的累积释放百分率比较[12,13]：实验方法同上,分别测定粒径分别为 2.4 mm、1.3 mm、0.5 mm 及 0.2 mm 的二妙丸的累积释放度,结果发现粒径为 0.2 mm 的二妙丸的溶出率明显优于其他丸剂,结果见表 4-3 及图 4-2。

表 4-3　不同粒径超细粉不同时间的累积溶出百分率[7]

超细粉粒径(mm)	不同时间的累积溶出百分率(%)								
	5 min	10 min	20 min	30 min	45 min	60 min	90 min	120 min	180 min
2.4	9.5	17.7	28.4	35.5	42.4	50.5	60.0	67.8	74.4
1.3	21.2	34.3	53.6	66.1	74.9	81.5	83.5	87.5	95.1
0.5	19.7	34.4	55.9	67.5	76.7	86.9	92.8	98.4	102.4
0.2	36.0	54.6	71.1	79.8	89.3	93.4	98.1	100.7	102.7

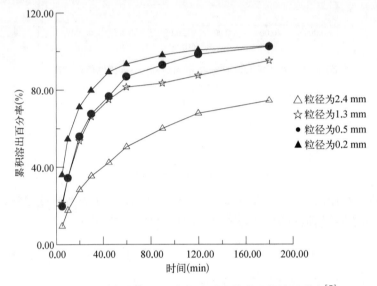

图 4-2　不同粒径超细粉在不同时间的累积释放百分率[7]

根据表 4-3 中的数据,按 Weibull 模型进行数据处理,以 $\ln t$、$\ln[-\ln(1-F)]$ 为变量计算出超细粉粉末制成的 4 种不同粒径二妙丸的回归方程,分别为

$$\ln[-\ln(1-F)] = 0.722\ln t - 3.342, \quad r = 0.997 \qquad (式4-7)$$

$$\ln[-\ln(1-F)] = 0.684\ln t - 2.398, \quad r = 0.990 \qquad (式4-8)$$

$$\ln[-\ln(1-F)] = 0.885\ln t - 2.917, \quad r = 0.998 \qquad (式4-9)$$

$$\ln[-\ln(1-F)] = 0.734\ln t - 1.977, \quad r = 0.999 \qquad (式4-10)$$

并按上述公式求出溶出度参数 T_{50}、T_d 及 m。结果见表 4-4。

选择二妙丸的主要药效成分盐酸小檗碱作为测定该丸剂溶出物的指标成分,该成分在紫外 350 nm 处有最大吸收峰。溶出度实验表明,粒径为 2.4 mm、1.3 mm、0.5 mm、0.2 mm 的超细粉二妙丸的 T_{50} 分别为 61.60 min、19.48 min、17.84 min、8.97 min,T_d 分别为 102.3 min、33.29 min、26.98 min、14.77 min,而普通粉二妙丸的 T_{50} 和 T_d 分别为 85.39 min、160.91 min,超细粉二妙丸的溶出速率明显快于普通粉二妙丸,甚至能达到普通粉二妙丸的 10 倍之多,且随着丸剂颗粒的减小,溶出速率也不断加快。

表 4-4　不同粒径超细粉的溶出度参数比较[7]

超细粉粒径(mm)	T_{50}(min)	T_d(min)	m
2.4	61.60	102.3	0.772
1.3	19.48	33.29	0.684
0.5	17.84	26.98	0.885
0.2	8.97	14.77	0.734

2. 超细粉体技术对二妙丸体内吸收过程的影响　本实验采用 HPLC 测定家兔血清中小檗碱的含量,并用此方法比较了小鼠口服不同粒径的二妙丸后小檗碱在组织中的分布情况。超细粉二妙丸与普通粉二妙丸样品制备方法同上,给药前用蒸馏水配成所需浓度。

(1) 二妙丸中盐酸小檗碱的血药浓度测定:取健康家兔(青紫蓝家兔,体重 2.5~3 kg),实验前禁食不禁水 12 h,一次灌胃给予普通粉二妙丸或超细粉二妙丸 3 g/kg,分别于给药后 0.25 h、0.5 h、1 h、2 h、3 h、4 h、6 h、8 h、12 h、24 h 从眼眶取血,每次 2 mL,静置 1 h 后,3 000 r/min 离心 10 min,取血清作为待测样品。取 0.1 mL 血清加 0.4 mL 甲醇,充分振荡摇匀,15 000 r/min 离心 10 min,取上清液进样。

(2) 家兔口服二妙丸后的药代动力学表现:家兔口服普通粉二妙丸与超细粉二妙丸后的血药浓度及药时曲线分别见表 4-5 及图 4-3。

表 4-5　家兔口服普通粉二妙丸与超细粉二妙丸后的血药浓度[7]

时间(h)	口服普通粉二妙丸的血药浓度(μg/mL)	口服超细粉二妙丸的血药浓度(μg/mL)
0.25	65.1	108.4
0.5	123.7	200.7
1	167	182.7
2	223	264.9
3	196	149.7
4	108.8	126.1
6	142.2	74.9
8	127.5	84.9
12	171	88.6
24	144.3	56

将上述血药浓度与时间数据用药代动力学程序软件处理,所得药时曲线符合一室模型,用该软件求得的药代动力学参数见表 4-6。

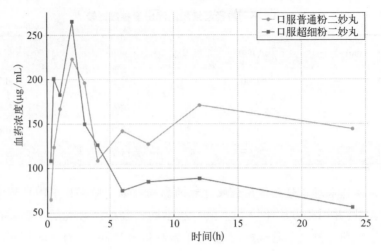

图 4-3　家兔口服普通粉二妙丸与超细粉二妙丸后的药时曲线[7]

表 4-6　家兔口服普通粉二妙丸与超细粉二妙丸后的药代动力学参数[7]

参　数	单　位	口服普通粉二妙丸	口服超细粉二妙丸
K_e	/h	0.010 9	0.077 2
K_a	/h	3.459 6	42.49 4
Lag time	h	0.116 6	0.230 2
$t_{1/2(K_a)}$	h	0.200 4	0.016 3
$t_{1/2(K_e)}$	h	63.843	8.973 6
T_{max}	h	1.671 4	0.148 8
C_{max}	μg/mL	170.03	183.58
AUC	(μg/mL)·h	2 363	1 783
CL	g/(kg·h)	0.000 19	0.001 2
V_d	μg/mL	0.017 3	0.016 2

注：K_e，排泄速率常数；K_a，吸收速率常数；Lag time，滞后时间；$t_{1/2(K_a)}$，吸收半衰期；$t_{1/2(K_e)}$，消除半衰期；t_{max}，达峰时间；C_{max}，达峰血药浓度；AUC，曲线下面积；CL，清除率；V_d，表观分布容积。

　　实验结果表明，药材经超细粉碎后制备的二妙丸，可在较短时间内达到峰值血药浓度。从而提示，临床上要求起效快的药物，采用超细技术可能具有一定的意义。

　　3. 二妙丸中小檗碱在小鼠体内的分布行为[14]　取健康小鼠，一次分别灌胃给予普通粉二妙丸和超细粉二妙丸 1.8 g/kg，2 h 后放血处死，分别摘取心、肝、脾、肺、肾等组织，用生理盐水制成 10% 的匀浆，取匀浆按生物样品处理项下操作（取 0.1 mL 血清加 0.4 mL 甲醇，充分振荡摇匀，15 000 r/min 离心 10 min），取上清液进样。测得各组织中小檗碱的含量见表 4-7 及图 4-4。

表4-7　给予普通粉二妙丸和超细粉二妙丸的小鼠各组织中小檗碱的含量($n=4$)[7]

（单位：μg/g）

组　织	普通粉二妙丸	超细粉二妙丸
心	12.7	52.3
肝	10.5	61.2
脾	21.2	76.4
肺	5.13	11.8
肾	25.6	32.7

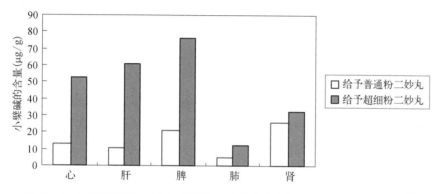

图4-4　给予普通粉二妙丸和超细粉二妙丸的小鼠各组织中小檗碱的分布[7]

结果显示，小檗碱主要分布在心、肝、脾、肾中，肺中的含量极少。并且超细粉二妙丸在小鼠内脏中的含量均高于普通粉二妙丸在小鼠体内的含量。从而说明，药材超细化后其主要成分在体内各组织的分布均高于普通粉。

小檗碱是黄柏中的主要成分，传统认为小檗碱口服吸收很差，其药代动力学的报道也不一致，但均发现中药中的小檗碱比单体小檗碱的吸收要好，提示可能中药中有促进小檗碱吸收的成分，在生物效应方面也有一定的协同作用。

由于家兔为反刍动物，且其胃肠道结构与人有很大的差异，因此，在新药研究过程中尽量不采用家兔进行口服药物的药代动力学研究。但熊程亿曾利用家兔对³H-小檗碱的体内药代动力学过程进行了研究，并取得了较好的效果，口服给药后5 min在静脉血中即可检测到³H-小檗碱。另外，汪宝琪利用家兔进行了小檗碱在兔体内脏的分布研究，发现其主要在肝、肾中分布，在心脏中的残留量很少[14]。

（二）超细粉体技术对含珍珠、牛黄、青黛的不同制剂药效学与生物药剂学行为比较[15]

珠黄散最初出自《太平惠民和剂局方》，由珍珠、牛黄各等份组成。方中珍珠甘咸解毒生肌，牛黄甘凉清心解毒，二药合用，具有清热解毒、去腐生肌之功能，主治咽喉肿痛、口舌生疮、牙龈肿痛。后人以此为基本方衍生出珍黛散、锡类散、珠黄吹喉散等名方，广泛用于治疗咽喉肿痛糜烂、复发性口疮、幽门螺杆菌相关性溃疡（与德诺联合用药）、溃疡性结肠炎、带状疱疹、肛裂、单孢病毒性角膜炎等。

1. 珠黄散超细凝胶、普通凝胶和散剂的透皮吸收过程比较 实验装置与实验方法见文献[15],按(式4-11)计算胆酸单位面积累积渗药量(Q_n),并以Q_n与时间(t)进行回归,求出释放方程[16]。

$$Q_n = \frac{C_n \times V_0 + \sum_{i=1}^{n-1}(C_i \times V_i)}{A} \qquad (式4-11)$$

式中,C_n、C_i为第n和第i个取样点测得的药物浓度,V_0为扩散池体积,V_i为每次取样体积,A为皮肤扩散面积。

实验结果见图4-5。从图4-5可看出,3种制剂胆酸的单位面积累积渗药量均随着透皮时间的延长而逐渐上升;而在相同时间点上,超细凝胶累积渗药量最高,普通凝胶次之,散剂最低,表明超细凝胶透皮吸收最快,普通凝胶次之,散剂最慢。显示超细粉体技术和凝胶剂型都能加快珠黄散中胆酸释放和吸收。对3种制剂胆酸的单位面积累积渗药量与时间进行回归处理,结果见表4-8,表明凝胶中胆酸的透皮吸收过程较好地符合Higuchi方程,超细凝胶和普通凝胶的透皮速率分别为24.706 μg/(cm² · h)、19.275 μg/(cm² · h),相关系数分别为0.991、0.992。而散剂的透皮吸收更好地符合零级释放过程,透皮速率为3.073 μg/(cm² · h),相关系数为0.998。

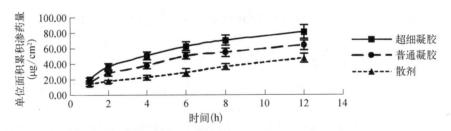

图4-5 不同制剂中胆酸的单位面积累积渗药量[15]

表4-8 不同制剂中胆酸的单位面积累积渗药量与时间回归结果[15]

药 物	回归方程	r	$K[\mu g/(cm^2 \cdot h)]$
超细凝胶	$Q = -0.455 + 24.706t^{1/2}$	0.991	24.706
普通凝胶	$Q = -0.127 + 19.275t^{1/2}$	0.992	19.275
散 剂	$Q = 10.998 + 3.073t$	0.998	3.073

注:K,透皮速率;r,相关系数。

由透皮吸收实验结果可看出,在12 h内,凝胶剂中胆酸的透皮吸收优于散剂,这可能与凝胶剂中含有透皮吸收剂有关。就凝胶剂而言,超细凝胶明显优于普通凝胶,透皮速率提高了28.2%,表明中药经超细粉体技术处理后能有效地加快其中有效成分的透皮吸收。

在透皮吸收实验中,接受液的选择可能会影响实验结果。胆酸是胆汁酸中一种游离型甾体化合物,易溶于温乙醇和乙醚中,而在水中的溶解度较小。为了保证胆酸透过皮肤后,能迅速被接受液转移,形成漏槽条件,选择含20%乙醇的生理盐水作为接受液,可有效解决由于胆酸在水中溶解度较低而产生的饱和现象。

在研究中还发现,不同剂型中胆酸的透皮吸收过程存在差异。珠黄散中胆酸的透皮吸收较好地满足零级释放方程,表明透皮吸收过程属简单扩散过程;而在凝胶制剂中,胆酸的透皮吸收过程更符合 Higuchi 方程,表明药物透皮吸收可能属骨架扩散过程。实验结果也提示,药物的透皮吸收过程不仅取决于药物的结构,还与药物的剂型有关。

2. 珠黄散超细凝胶、普通凝胶和散剂对家兔口腔溃疡的作用比较 实验装置与实验方法见文献[15]。取新西兰家兔8只,雌雄各半。以90%石炭酸涂于每只家兔口腔黏膜表面,各灼伤上下左右4个部位。实验采用配伍组设计,随机将同一家兔口腔黏膜上的4个溃疡分为散剂组、普通凝胶组、超细凝胶组和空白对照组。用药组剂量相当于珠黄散10 mg/只,每天1次,直至完全愈合。记录各组愈合时间,进行统计处理。实验结果见表4-9,家兔口腔溃疡愈合所用时间由长到短依次为空白对照组、散剂组、普通凝胶组和超细凝胶组。应用配伍组设计的多个样本均数比较,对结果进行统计学分析:散剂组、普通凝胶组、超细凝胶组与空白对照组间均存在显著性差异,超细凝胶组与空白对照组相比有极显著性差异。

表4-9 不同剂型药物对家兔口腔溃疡愈合时间的影响[15]

组 别	动物数(只)	愈合时间($\bar{x}\pm s$)(天)
散剂组	8	4.38±0.74*
普通凝胶组	8	4.25±0.89*
超细凝胶组	8	3.88±0.83**
空白对照组	8	5.50±1.20

* $P<0.05$,与空白对照组相比。
** $P<0.01$,与空白对照组相比。

口腔溃疡治疗方法较多,如免疫治疗、抗感染治疗、激素治疗等。免疫治疗等多以全身治疗为主,治疗效果为缩短病程、延长发作间歇期。但患者在溃疡发作期,疼痛难忍,进食困难,溃疡区缺乏黏膜的屏障作用,极易感染。而以往口腔溃疡上所用药物(散剂)易被口腔唾液冲刷掉,对局部作用时间短,浓度低,不能长时间保持有效浓度。将传统的散剂制成水凝胶剂,有效地增加了药物与溃疡部位的接触时间,提高药物在溃疡部位的有效浓度。同时也减少药物不必要的消耗,降低了用药量。

有研究表明,中药的疗效与其有效成分的溶出速率密切相关,而溶出速率往往与药物的粉末细度有关,若能改善药物的粉末细度,提高中药有效成分的溶出速率,会提高临床疗效。中药材经超细处理后,由于其粒度细微均匀,比表面积增大,孔隙率增加,吸附性增强,溶解性增强,亲和力变大,化学反应速率增加。在凝胶的制备工艺中引入超细粉体技术,不但可以使药物更好地分散、溶解在凝胶中,提高凝胶的外观品质,且与口腔黏膜的接触面积变大,更易被黏膜吸收,提高治疗效果。动物实验结果也表明,超细凝胶对家兔口腔溃疡的治疗作用要优于散剂和普通凝胶,提示超细粉体技术在中药凝胶剂中有着良好的应用前景。

文献报道,复方贝母散(含平贝母、麻黄、甘草、炒苦杏仁、炙百部、化橘红、石膏和硼砂[17],其中既有植物药,又有矿物药,用药部位有鳞茎、根、全草、种子、果实、矿物等,质地涵盖粉性、纤维性、含油、含糖高等)的超细粉与细粉药效学比较及其与化学性质的相关性研究发现,复方贝母传统散剂和超细散剂(d_{95}为 4.0~13.9 μm)对小鼠氨水刺激引起的咳嗽均有明显的抑制作用,超细散剂的止咳效果明显强于传统散剂,且超细散剂量减半后,其止咳效果亦明显于传统散剂。提示在中医临床上使用超细饮片可减少用药量,对节约中药资源具有一定意义。水溶性和醇溶性浸出物含量测定、薄层色谱法(thin layer chromatography,TLC)鉴别和药物有效成分含量测定等研究表明,超细粉中主要化学成分的性质和含量均未发生明显变化。药效作用的增强,可能与超细粉有利吸收,从而可提高生物利用度有关。

第二节　破壁技术及其对灵芝孢子粉 生物药剂学行为的影响

一、中药破壁技术概述

中药破壁技术是破壁饮片产品开发的核心。该技术综合了破壁粉碎和无添加成型技术,在保证物质基础不变的前提下,打破植物细胞壁,形成破壁粉体,实现中药物质基础的高度均匀。现代中药破壁技术可将中药材加工至 $d_{90}<45$ μm 的微纳米级别粉体,通常采用的破壁技术有物理法(主要通过撞击、碾压、挤压等物理技术达到破壁目的)、化学法(主要通过溶剂提取法提取灵芝孢子粉中的活性成分)、生物酶法(如通过酶解作用破坏灵芝孢子壁)、低温超音速破壁法(主要通过超低温、超音速达到破壁的目的)、冷液氮淬破壁法(通过连续冷冻解冻达到破壁目的)、综合法(主要通过联用几种不同的方法来达到破壁目的,目前使用最广泛的灵芝孢子破壁方法)等[18,19]。

有必要对中药破壁技术开展安全性研究、有效性研究、稳定性研究、质量标准研究等。

1. **安全性研究**　中药材经破壁粉碎后,化学成分的溶出释放更完全,其中部分成分的溶出增加可能引起不良反应或毒副作用,因此有必要开展安全性研究。目前对中药破壁饮片开展的安全性研究包括急性毒性试验、肠道微生态研究和临床安全性研究[20]。

(1)急性毒性试验:大部分中药的毒性不显著,在急性毒性试验中难以测得半数致死量,故采用最大给药量法考察实验动物对中药破壁饮片的耐受性,初步评价其安全性。目前已开展西洋参、党参、黄芪、枳实、玄参、当归、丹参等超过 12 个品种中药破壁饮片的急性毒性试验,结果表明,中药破壁饮片混悬液以最大给药量灌胃,动物均未出现毒性反应。

(2)肠道微生态研究:中药破壁饮片采用全成分服用方式,进入消化道后超细粉是否损伤胃肠组织或干扰肠道菌群,需要对其安全性进行验证。通过丹参和红景天破壁饮片对实验动物肠道微生态影响的示范研究发现,破壁饮片全成分服用对动物胃肠组织无损害,长期低剂量应用对肠道菌群具有正向调节作用。

(3)临床安全性研究:主要对临床试验的不良反应进行监测,现已开展的中药破壁饮片临床试验项目尚未发现不良反应。

2. 有效性研究 应包括下述内容。

(1)同质性评价:中药破壁饮片和传统饮片的基源和化学成分的同质性,是其有效性的物质基础,分别采用 DNA 条形码、指纹图谱和全成分分析等技术对中药破壁饮片与传统饮片进行同质性评价。

(2)生物利用度研究:中药破壁饮片的形态、结构和服用方式的改变,可能影响其化学成分的吸收、分布、代谢和排泄等过程。通过溶出度试验、离体肠吸收试验和药代动力学试验等研究比较中药破壁饮片和传统饮片的生物利用度。

(3)药效作用评价:通过药效学实验和临床研究对比不同剂量中药破壁片与传统饮片的药效作用,为临床应用剂量提供参考。

3. 稳定性研究 中试样品(按照上市产品包装)分别在高温、高湿和强光照射条件下进行影响因素考察试验,包括加速试验和长期稳定性试验,确定影响破壁饮片稳定性的关键因素,为破壁饮片的生产、包装、储存、运输条件的确定和有效期的设置提供基础依据。

4. 质量标准研究 中药材经破壁粉碎处理,性状鉴别和显微鉴别的特征已缺失,针对传统饮片的质量评价方法已不能完全适用于中药破壁饮片,必须构建创新的质量控制指标体系。内容包括 4 个方面:① 传统饮片法定标准的评价指标,如《中国药典》中除外观性状以外的质量控制指标;② 粉体学评价指标,中药破壁饮片及其中间体(破壁粉体)属粉体范畴,目前已建立中药破壁饮片专属的粉体学指标,包括粒径、粒度分布、破壁细胞率、流动性等;③ 外源安全性指标,中药破壁饮片的应用方式为全成分服用,必须建立高于法规的标准严格控制农药残留、重金属、二氧化硫等有害物质的含量,保证中药破壁饮片的外源安全性;④ 现代专属性技术指标,基于 DNA 条形码和 HPLC 中药指纹图谱技术建立中药破壁饮片的鉴别专属性指标。

二、破壁灵芝孢子粉破壁率的测定

显微镜下破壁孢子粉与未破壁孢子粉的形态明显不同,同时经过破壁处理后,灵芝孢子中的还原性糖和多肽等化学成分更容易被提取出来,破壁孢子粉的醇提取液也比未破壁孢子粉具有更强的体外抗肿瘤活性。因此,破壁率也常被认为是衡量灵芝破壁孢子粉质量的重要指标之一[21]。灵芝孢子粉破壁率的检测方法可分为血细胞计数法、水装片结合显微技术法、悬浮法结合物理技术法、化学指纹法等。

高志城等在对《保健食品原料目录》中破壁灵芝孢子粉原料技术要求有关理化指标破壁率测定的基础上,通过改善相关试验条件,进行对比试验,建立了一个适用于破壁灵芝孢子粉破壁率的新测定方法[22]。该法保留了血细胞计数板试验成本不高,操作简单,适合工业化大批量、长期稳定的样品的分析等优点,针对孢子悬液分布不均匀的不确定性,及由此导致的重复性差、准确度较低、测得平行样的相对标准偏差大等缺点,通过延长超声振荡的时间,重复多次研磨蔗糖粉末,使孢子悬液分布更加均匀,明确计数原则减少计数误差,得到令人满意的试验结果。

例如,分别取同一批次有代表性灵芝孢子粉 A 和破壁灵芝孢子粉的样品 B 各 100 g,充分混匀,置于密闭的容器内。按原方法测定,灵芝孢子粉 3 次计数的平均值为 99*,相对标准偏差为 10.25%;破壁灵芝孢子粉 3 次计数的平均值为 3,相对标准偏差为 21.65%;根据公式计算得出破壁率 98%。按新方法测定,灵芝孢子粉 3 次计数的平均值为 168,相对标准偏差为 1.79%,破壁灵芝孢子粉 3 次计数的平均值为 2,相对标准偏差为 0。根据公式计算得出破壁率 99%。分析上述试验结果发现,由于孢子悬液分布不均匀,样品 A、B 在原方法中与研磨后过 0.150 mm(100 目)筛的蔗糖粉末混匀后超声振荡 30 min,破壁率为 98%,每次计数的 5 个视野得到的数值不平均,3 次计数总数的相对标准偏差较大;而样品 A、B 在新方法中与经过 3 次研磨后过 0.150 mm(100 目)筛的蔗糖粉末混匀后超声振荡 60 min,破壁率为 99%,每次计数的 5 个视野得到的数值相对平均,3 次计数总数的相对标准偏差有明显降低,结果提高 1%。

三、破壁技术对灵芝孢子粉质量评价标准的影响

灵芝学名 Ganoderma lucidum spore power,属担子菌纲(Basidiomycetes),灵芝科(Ganodermataceae)灵芝属(*Ganoderma*)真菌,为我国应用历史悠久的中药,具有止血、抗菌、解毒和消炎等功用,是一种十分重要的药用资源。灵芝孢子粉是灵芝的干燥成熟孢子,具有灵芝全部的遗传物质,多用于安神助眠、增强免疫力、益精补气,其药用价值甚至高于灵芝子实体数十倍。

灵芝孢子粉是灵芝在成熟后弹射出的卵形生殖细胞,外壁由两层坚硬的几丁质物质及大分子蛋白构成,耐强酸碱,耐高温,极难破坏,这些特性为其释放有效成分的障碍。故破壁率决定了灵芝孢子粉有效物质的溶出率和人体对营养物质的吸收率,被视为破壁灵芝孢子粉质量评价的标志性依据。

有研究[23]分别收集未破壁与破壁灵芝孢子粉各 10 批次,破壁方式均为机械法,参照《中国药典》(2015 年版)中"灵芝"项下各标准,对破壁前后灵芝孢子粉外观性状浸出物化学组成及其含量等进行检查与测定,观察不同温度、湿度、不同厂家生产薄层板对薄层色谱的影响;利用原子分光光度法对重金属含量进行测定;利用紫外分光光度法对多糖、总三萜含量进行测定;通过 HPLC 建立破壁前后灵芝孢子粉指纹图谱,结果见下文。

1. **外观性状**　未破壁与破壁灵芝孢子粉分别显浅棕色与深褐色,显微镜下未破壁孢子粉呈完整卵形,破壁孢子粉呈不规则碎片状;未破壁与破壁灵芝孢子粉与对照品在同一位置显示相同颜色荧光斑点,温度、湿度及不同厂家生产薄层板对薄层色谱无影响。

---

* 计数指在血细胞计数板中完整灵芝孢子数。

2. 浸出物化学组成及其含量 10 批破壁与未破壁孢子粉水分平均含量分别为 8.16%、10.77%;总灰分平均含量分别为 0.87%、0.64%;酸不溶性灰分平均含量分别为 0.31%、0.16%;破壁孢子粉重金属 Cu、Hg、As、Pd、Cd 平均含量分别为 16.17 ppm、0.023 ppm、0.79 ppm、2.42 ppm、0.34 ppm(1 ppm = 10^{-6}),未破壁灵芝孢子粉重金属 Cu、Hg、As、Pd、Cd 平均含量为 13.17 ppm、0.018 ppm、0.64 ppm、2.93 ppm、0.44 ppm;浸出物破壁与未破壁孢子粉平均含量分别占 5.86%、7.48%;蒽酮硫酸法测得破壁与未破壁孢子粉多糖平均含量分别占 1.664%、0.979%,苯酚-硫酸法测得的这一数值则为 1.586%、1.001%,紫外分光光度法测得的总三萜平均含量分别占 4.169%、2.292%。

3. 指纹图谱 10 批未破壁与破壁灵芝孢子粉共识别出 9 个共有峰,10 批破壁孢子粉样品相似度较好,在 96.9%～100.0%,10 批未破壁孢子粉中有两批相似度较低,其原因可能是产地及培养时所采用的培养基不同。

对机械法破壁前后灵芝孢子粉中粗脂肪、粗多糖、三萜、微量元素铬(Cr)及氧化程度(酸值、过氧化值和羰基值)的变化比较研究表明[23],破壁处理有利于灵芝孢子粉中三萜、粗多糖、粗脂肪等成分的溶出,增加人体对上述物质吸收和利用的可能性,但破壁后微量元素铬的含量及代表油脂酸败程度的过氧化值和羰基值亦明显升高。

王健等从鉴别与检查、活性成分分析、安全性评价方面着手[24],提出了包括破壁率、含油率检查,三萜类、多糖类、核苷类、甾醇类、生物碱类、脂肪酸类、氨基酸类化合物及微量元素等多种活性物质的测定,以及重金属元素、有机溶剂的残留等安全性检测等多元指标的破壁灵芝孢子粉质量评价分析方法。

为构建不同产地破壁灵芝孢子粉综合品质评价模型,孟晓萌等收集了我国四大灵芝主产区的破壁灵芝孢子粉[25],对其水分、灰分、破壁率、L^* 值、a^* 值、b^* 值、脂肪、三萜类、多糖类和脂肪酸类等 15 个感官理化指标进行综合分析。上述各指标中,L^* 值为亮度指数,表示从黑暗($L^* = 0$)到明亮($L^* = 100$)的变化;a^* 值为红度指数,颜色从绿色($-a^*$)到红色($+a^*$)的变化;b^* 值为黄度指数,颜色从蓝色($-b^*$)到黄色($+b^*$)的变化。经过标准白板、标准黑腔校正后,每个样品重复测定 3 次,取平均值。

然后采用 SPSS 统计软件对所得数据进行对应分析(correspondence analysis, CA)和主成分分析(principal component analysis, PCA),筛选出 6 个评价核心指标:水分、灰分、破壁率、L^* 值、多糖和亚油酸。再运用层次分析法(analytic hierarchy process, AHP)确定各指标权重,计算各产地破壁灵芝孢子粉综合得分并排名。该方法不仅对破壁灵芝孢子粉综合品质评价提供了依据,同时可辅助市场上破壁灵芝孢子粉的溯源鉴别,促进破壁灵芝孢子粉产业的高品质发展。

四、破壁技术对灵芝孢子粉药理效应的影响

据文献报道,未破壁孢子粉利用率仅有 12% 左右,而破壁后孢子粉利用率可达 95% 甚至以上[26]。对小鼠分别灌服物理、化学和生物酶 3 种破壁方法处理的破壁孢子粉,通过检测脏体比、小鼠迟发型变态反应、脾淋巴细胞转化水平等免疫指标,发现经生物酶法破

壁的孢子粉增强免疫力效果优于物理法和化学法;将生物酶法、超临界 CO_2 法、超高压超临界法综合(综合法),对孢子粉进行破壁处理综合法与此三法单独破壁进行对比,破壁率计算结果表明,综合法>超高压超临界法>超临界 CO_2 法>生物酶法;一种挤出工艺破壁新技术(将调配后的物料送进双螺杆挤出机,调整挤压参数,通过输送螺杆的推力将其输送到挤出机出口而实施破壁)在挤出温度为 110℃、物料含水量为 27%、螺杆转速为 640 r/min条件下,对灵芝孢子粉的破壁率可达到 96.48%[27-29]。

有关《灵芝孢子粉破壁前后质量评价及药效学研究》的报道如下[30]。

1. **抗氧化药理实验** 结果显示,破壁与未破壁灵芝孢子粉均能不同程度提高力竭小鼠体内抗氧化酶活性,抑制丙二醛、一氧化碳的生成;对力竭所致肝细胞损伤出现的水肿、气球样变性有改善作用。

结合破壁后灵芝孢子粉主要药效成分多糖与总三萜含量均高于未破壁灵芝孢子粉的实验结果,可初步认为破壁的灵芝孢子粉质量优于未破壁的灵芝孢子粉;抗氧化能力对比实验说明两者抗氧化的同时,能够对肝脏起到保护作用,破壁组抗氧化酶活性指标高于未破壁组,且损伤面小于未破壁组,说明破壁效果优于未破壁。

2. **肠道菌群** 破壁灵芝孢子粉对减少小鼠血清中转氨酶含量、抑制炎症因子的释放有显著作用;未破壁组能降低谷草转氨酶含量,但效果不显著;破壁组肝细胞空泡变性数量少于未破壁组;治疗后破壁组拟杆菌、厚壁菌、放线菌等有益菌多样性高于未破壁组,致病菌如变形菌、念珠菌多样性低于未破壁组。

由肠道菌群实验结果可看出,灵芝孢子粉可降低肝细胞中炎症因子含量、调节肠道内群落分布与组成,而破壁孢子粉较未破壁孢子粉优势菌群数量增多,致病菌数量减少,说明破壁灵芝孢子粉调节肠道菌群及保护机体能力优于未破壁灵芝孢子粉。

五、破壁技术对灵芝孢子粉安全性的影响

为考察破壁技术对灵芝孢子粉安全性的影响[31-33],采用最大耐受量(maximum tolerated dose, MTD)试验对 ICR 小鼠经口灌胃给予破壁灵芝孢子粉溶液 20 g/kg,每日分2 次给药(间隔 4 h),2 周后发现 ICR 小鼠存活情况、体质量正常,剖检各组织也未见明显异常,小鼠的 MTD>20 g/kg;昆明种小鼠经口灌胃破壁灵芝孢子粉的急性毒性试验表明,动物无死亡、行为表现正常,LD_{50}>10 g/kg;20 只健康的 KM 小鼠和 20 只健康的 SD 大鼠单次经口灌胃给予破壁灵芝孢子粉 15 g/kg,结果显示无动物死亡,剖检未见异常,对大小鼠的 MTD 均>15 g/kg。

第三节 超细粉体技术对剧毒中药马钱子体内吸收过程的影响

马钱子粉为临床常用中药,始载于《本草纲目》,具有通络止痛、消肿散结的功效,现广泛用于肢体软瘫、神经麻痹等症,临床用以研粉内服或外用,其主要有效成分为士的宁

和马钱子碱,它们是典型的、有竞争性甘氨酸突触后膜抑制作用的拮抗剂,有剧毒,临床用药时必须严格控制其用量。本实验分别以药物累积法、血药浓度法、药理效应法考察了两种粒径的马钱子粉在小鼠体内的动态变化过程,并比较了其有效成分士的宁在体内的分布,从生物药剂学角度探讨超细粉体技术对剧毒中药制剂的意义。

一、粒径对马钱子粉 LD_{50} 的影响

所用实验药材马钱子为马钱科植物马钱 *Strychnos nux-vomica* L.干燥成熟种子的炮制品。普通马钱子粉常规粉碎至 60 目,超细马钱子粉气流粉碎至 500 目,使用前用 0.5% CMC - Na 溶液配成所需浓度的混悬液。

经多次预试,测得马钱子普通粉的最小全死剂量(D_m)为 400 mg/kg,最大全不死剂量(D_n)为 164 mg/kg;马钱子超细粉的 D_m 为 400 mg/kg,D_n 为 131 mg/kg。

昆明种小鼠,体重 18~22 g,小鼠雌雄各半,每组 20 只,普通粉分成 5 个剂量组(Ⅰ~Ⅴ),超细粉分成 6 个剂量组(Ⅰ~Ⅵ),剂量比为 1:0.8,小鼠给药前禁食不禁水 12 h,灌胃给药,0.2 mL/10 g。一般在给药 2 min 后,即有部分动物出现中毒症状:烦躁、全身抖动,最后四肢强直,2 h 内死亡。实验结果见表 4 - 10、表 4 - 11。

表 4 - 10　普通粉对小鼠的毒性作用[7]

组　别	剂量(mg/kg)	对数剂量(lg D)	死亡率(P)	P^2	概率单位
Ⅰ	400	2.602 1	1	1	7.40
Ⅱ	320	2.505 1	0.90	0.81	6.282
Ⅲ	256	2.408 2	0.75	0.56	5.674
Ⅳ	205	2.311 8	0.45	0.20	4.874
Ⅴ	164	2.214 8	0	0	2.38

表 4 - 11　超细粉对小鼠的毒性作用[7]

组　别	剂量(mg/kg)	对数剂量(lg D)	死亡率(P)	P^2	概率单位
Ⅰ	400	2.602 1	1	1	7.40
Ⅱ	320	2.505 1	0.90	0.81	6.282
Ⅲ	256	2.408 2	0.70	0.49	5.524
Ⅳ	205	2.311 8	0.65	0.42	5.385
Ⅴ	164	2.214 8	0.40	0.16	4.747
Ⅵ	131	2.117 3	0	0	2.38

所得数据用改良寇氏法计算 LD_{50} 及其 95% 可信区间[16]。普通粉的 LD_{50} 为 223.95 mg/kg，LD_{50} 的 95%可信区间为 208.19～240.94 mg/kg，超细粉的 LD_{50} 为 198.09 mg/kg，LD_{50} 的 95%可信区间为 181.41～216.34 mg/kg。

由急性毒性结果可见，中药材经超细粉碎后，其粒度细微均匀，比表面积增加，吸附性增强，药物能较好地分散、溶解在胃液中，且与胃黏膜的接触面积变大，能被胃肠道更快吸收且吸收更多，大大提高了生物利用度。采用超细粉碎后，能提高药材中有效成分的溶出，最大限度地利用原材料，降低了成本。

本实验结果表明，小鼠灌胃给药马钱子普通粉的 LD_{50} 为 223.46 mg/kg，灌胃给药马钱子超细粉的 LD_{50} 为 198.09 mg/kg，说明超细粉的粒径减小，可增加其在体内的吸收，显示超细粉的毒性大于普通粉，但是士的宁既是毒性成分，又是其有效成分，因此，马钱子经超细粉碎后又可提高其临床疗效。同时也提示临床上如用超细马钱子粉，可降低用量，以防止临床中毒事件的发生。

二、马钱子粉药代动力学参数的测定方法及其结果分析

为更客观、真实揭示超细粉体技术对剧毒中药体内过程影响的规律性，本部分通过药物累积法、血药浓度法和药理效应法 3 种药代动力学研究方法，分别考察超细与普通两种不同粒径的马钱子粉在小鼠体内过程的差异，并对其药代动力学参数进行对应分析，以评估各方法对有毒中药药代动力学研究的适应性。

（一）粒径对使用药物累积法测定马钱子粉表观药代动力学参数的影响

选取健康小鼠，雌雄各半，雌雄各分 9 组，每组 20 只。分别以 1/2 LD_{90} 的剂量灌胃给药，各组在第一次给药后仍按相同剂量分别于 15 min、30 min、1 h、2 h、3 h、4 h、6 h、8 h、12 h 第二次给药，观察 3 天内各组动物的死亡情况，计算死亡率，查出相应的概率单位，按回归方程求出该死亡率的相对剂量，然后用公式：$P = D - D_0$（P 为药物体存量，D 为该死亡率相当剂量，D_0 为第二次给药剂量）计算第一次给药后不同时间药物体存量。实验结果见表 4 - 12、表 4 - 13。

表 4 - 12　普通粉的体存量与时间关系[8]

组别	间隔时间	动物数	死亡数	死亡率（%）	概率单位（Y）	相当剂量（mg/kg）	体存量（mg/kg）
1	15 min	20	18	90	6.282	308.10	154.10
2	30 min	20	16	80	5.842	282.86	128.86
3	1 h	20	18	90	6.282	308.10	154.10
4	2 h	20	14	70	5.524	265.92	111.92
5	3 h	20	14	70	5.524	265.92	111.92
6	4 h	20	13	65	5.385	258.84	104.84

续　表

组别	间隔时间	动物数	死亡数	死亡率 (%)	概率单位 (Y)	相当剂量 (mg/kg)	体存量 (mg/kg)
7	6 h	20	8	40	4.747	228.67	74.67
8	8 h	20	6	30	4.476	216.94	62.94
9	12 h	20	4	20	4.158	203.95	49.95

表 4-13　超细粉的体存量与时间的关系[8]

组别	间隔时间	动物数	死亡数	死亡率 (%)	概率单位 (Y)	相当剂量 (mg/kg)	体存量 (mg/kg)
1	15 min	20	19	95	6.645	326.58	178.58
2	30 min	20	18	90	6.282	296.61	148.61
3	1 h	20	19	95	6.645	326.58	178.58
4	2 h	20	16	80	5.842	263.94	115.94
5	3 h	20	10	50	5.000	211.13	63.13
6	4 h	20	12	60	5.253	225.78	77.78
7	6 h	20	6	30	4.476	183.74	35.74
8	8 h	20	4	20	4.158	168.88	20.88
9	12 h	20	3	15	3.964	160.41	12.41

所得数据经 3P97 软件处理,采用药代动力学程序进行房室模型拟合,确定为一室开放性模型,所得各项表观药代动力学参数见表 4-14。

表 4-14　普通粉与超细粉在小鼠体内的表观药代动力学参数[8]

表观药代动力学参数	单　位	普通粉	超细粉
K_e	/h	0.102 5	0.273 5
K_a	/h	2.594 0	12.789 9
$t_{1/2(K_a)}$	h	0.267 2	0.054 2
$t_{1/2(K_e)}$	h	6.759 6	2.534 8
T_{max}	h	1.296 7	0.307 2
C_{max}	mg/kg	131.223 6	176.530 6
AUC	(mg·h)/kg	1 461.685 2	702.125 9
CL	mg/(kg·h)	0.105 4	0.210 8
V_d	mg/kg	1.027 5	0.770 8

由表 4 - 14 可见,超细粉的 T_{max} 明显小于普通粉,普通粉(1.296 7 h)约是超细粉(0.307 2 h)的 4 倍,而超细粉的 C_{max} 却远高于普通粉。此外,超细粉在体内的清除率达到了普通粉的 2 倍,说明超细粉在体内的代谢比普通粉要快。AUC 也反映了普通粉在体内蓄积较多。研究表明,普通粉口服吸收迅速,超细粉的吸收速度与吸收量均比普通粉更高,这样就使得超细粉口服后能很快达到有效血药浓度,发挥药效,并且能降低药材的用量,减少了毒性成分在体内的蓄积。这为超细粉在临床上的使用提供了参考依据。

药物累积法测得的药代动力学参数,反映了马钱子总成分中毒量在体内的动态变化规律,符合中医的整体观念,能体现药物中多种成分的协同作用。文献报道药物累积法测定药代动力学参数时多用腹腔注射给药,本实验用口服给药,并获得满意结果,可能与马钱子有剧毒成分,且药理作用迅速而明确有关。

(二)粒径对使用血药浓度法测定马钱子粉表观药代动力学参数的影响

取健康小鼠,随机分为普通粉组和超细粉组,均口服给予药物 100 mg/kg,于给药后5 min、10 min、30 min、1 h、2 h、4 h、6 h、8 h、12 h、24 h 摘眼球取血,离心后取血浆,同一时间点的血浆合并用作待测样品,按照样品预处理方法操作。

所测数据经 3P97 软件拟合计算,结果表明两种粉体在体内的吸收均符合一室开放性模型,其药代动力学参数见表 4 - 15。以时间为横坐标,血药浓度为纵坐标,绘制药时曲线如图 4 - 6 所示。

表 4 - 15 小鼠口服普通粉与超细粉后的主要药代动力学参数[7]

参　数	单　位	普通粉	超细粉
K_e	/h	0.074 1	0.589 2
K_a	/h	13.144 2	6.862 8
Lag time	h	0.022 1	0.057 1
$t_{1/2(K_a)}$	h	0.052 7	0.101 0
$t_{1/2(K_e)}$	h	9.348 5	1.176 5
T_{max}	h	0.356 2	0.391 3
C_{max}	ng/mL	2.493 7	4.938 8
AUC	(ng·h)/mL	34.685 8	10.556 7
CL	ng/(kg·h)	2.883 0	9.472 7
V_d	ng/kg	38.883 6	16.078 4

表 4 - 15 结果表明,小鼠口服马钱子粉末后,士的宁在体内的吸收很快,达峰时间仅为数十分钟,且两种粉末的 T_{max} 基本一致,说明士的宁在体内很易吸收,粉末粒径的大小对其吸收速度没有很大的影响。但超细粉的 C_{max} 远远大于普通粉的 C_{max},说明药材超细粉碎后能大大提高其有效成分的吸收程度。

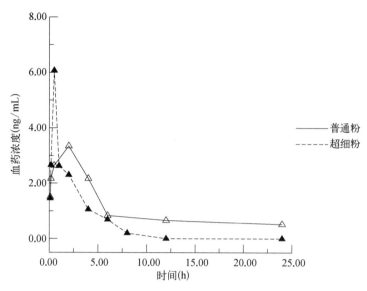

图 4-6　小鼠口服普通粉和超细粉后血液中士的宁含量的药时曲线[7]

　　本实验分别采用药物累积法与血药浓度法对超细粉和普通粉这两种马钱子粉体进行药代动力学参数的比较研究。一般说来,血药浓度法以某一成分的血药浓度经时变化为基本依据,虽比较精确、严谨,但对于成分复杂的中药实验体系,因被测成分在实验环境中产生的药代动力学过程有一定的差异,因而单纯以某一成分作为唯一考察对象来评估中药体内过程是片面的、欠客观的。而建立在中药实验体系整体毒理效应基础上的药物累积法,虽所得的药代动力学参数具有表观性,但它能较全面地体现多种成分的综合作用,符合中医的整体观念,从而对中医临床合理用药具有较大的指导价值。本研究综合上述两种方法的实验结果,既揭示了马钱子主要有效成分士的宁的体内吸收变化规律,又体现了马钱子中所含各类成分的整体毒性反应,可更客观、科学地评价超细粉体技术对马钱子粉末口服给药后主要体内过程的影响。

　　实验结果表明,同一种马钱子粉体分别以血药浓度法与药物累积法所得到的药代动力学参数虽有一定的差异,但 T_{max}、C_{max}、CL 等重要药代动力学参数所表达的信息却基本一致。即超细粉的 C_{max} 大于普通粉体;超细粉的 T_{max} 小于(药物累积法)或近似于(血药浓度法)普通粉;超细粉的 CL 大于普通粉。这就是说,马钱子的超细粉 T_{max} 远小于(药物累积法)或近似于(血药浓度法)普通粉的情况下,其 C_{max} 远远高于普通粉。而超细粉 CL 却远远大于普通粉。显然,本研究表明,超细粉体技术既可加快、加大马钱子在体内的吸收,使其在较小剂量、较短时间内产生疗效,又使其可在体内迅速清除,从而提高了用药的安全性。因而,超细粉体技术对于马钱子这一类毒性很大,在临床上对肿瘤、白血病、类风湿性关节炎、重症肌无力等疑难重症具有独特疗效,而又多以研粉服用,需要长期给药的中药而言,在生物药剂学、药理毒理学及临床治疗学等方面均具有十分重要的意义。

　　有文献报道,药物累积法测药代动力学参数,多用腹腔注射方式给药。本研究采用灌胃给药,并获得满意结果,可能与马钱子含剧毒成分,且药理作用迅速而明确有关。

（三）粒径对使用药理效应法测定马钱子粉表观药代动力学参数的影响

为更全面地了解马钱子在体内效应过程，以及马钱子超细粉与普通粉在体内吸收、消除上的差异，本部分以马钱子功效密切相关的镇痛效应为指标，运用药理效应法[20]对两种不同粒径的马钱子粉末药代动力学情况进行了研究。

1. 量效关系的确定　先筛选出 120 只疼痛反应合格的雌性小鼠，随机分成 2 个 5 组（普通粉和超细粉各 5 组），每组 12 只，测定初始痛阈值。然后分别按 15 mg/kg、30 mg/kg、45 mg/kg、60 mg/kg、90 mg/kg 的剂量口服给药，给药后分别于 0.25 h、0.5 h、1 h、2 h、3 h、4 h、6 h、8 h、12 h 测定痛阈值。首先选取各组痛阈峰值，计算出痛阈净升率，痛阈净升率＝（用药后痛阈值－初始痛阈值）/初始痛阈值×100%。然后用各组对数剂量值及痛阈净升率回归得"对数剂量－镇痛效应"标准曲线方程，确定量效关系。

$$普通粉曲线方程：y = -54.24 + 58.50x \quad r = 0.948 \qquad （式 4-12）$$

$$超细粉曲线方程：y = -42.43 + 54.64x \quad r = 0.974 \qquad （式 4-13）$$

式中，x 为对数剂量，y 为痛阈净升率。

2. 时效关系的确定　以相当于临床用量剂量组（60 mg/kg 组）作为时效关系组，由量效曲线方程折算出相应的体存量，结果见表 4-16、表 4-17。然后以实验中的时间为横坐标，以体存量为纵坐标即可得到时间-体存量曲线（图 4-7）。

表 4-16　不同时间普通粉的镇痛效应[9]

测定时间(h)	痛阈值(s)	痛阈净升率(%)	效应相当体存量(mg/kg)
0.25	22.31	11.1	13.09
0.5	21.15	5.3	10.43
1	26.00	29.5	26.99
2	28.77	43.3	46.45
3	28.77	43.3	46.45
4	25.77	28.3	25.80
6	25.46	26.8	24.28
8	23.38	16.4	16.15
12	22.38	11.5	13.27

表 4-17　不同时间超细粉的镇痛效应[9]

测定时间(h)	痛阈值(s)	痛阈净升率(%)	效应相当体存量(mg/kg)
0.25	25.42	25.8	17.71
0.5	26.42	30.7	21.82

续　表

测定时间(h)	痛阈值(s)	痛阈净升率(%)	效应相当体存量(mg/kg)
1	26.25	29.9	21.06
2	31.17	54.2	58.75
3	27.58	36.5	27.79
4	25.00	23.7	16.23
6	24.50	21.2	14.62
8	21.92	8.5	8.54
12	22.83	13.0	10.32

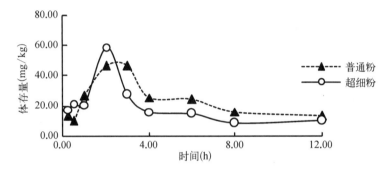

图 4-7　普通粉和超细粉在小鼠体内的时间-体存量曲线[8]

3. 参数求算　将痛阈值测定时间与体存量数据经 3P97 软件处理,经计算机拟合判别,并结合权重等综合结果,确定马钱子粉末基本符合开放性一室模型,所得主要参数见表 4-18。

表 4-18　普通粉和超细粉药代动力学参数[9]

参　数	单　位	普通粉	超细粉
P	mg/kg	46.090 2	27.786 5
K_e	/h	0.109 4	0.113 4
K_a	/h	0.854 5	3.993 7
Lag time	h	0.016 7	0.001 1
$t_{1/2(K_a)}$	h	0.811 2	0.173 6
$t_{1/2(K_e)}$	h	6.335 1	6.110 6
T_{max}	h	2.758 6	0.917 8

参　数	单　位	普通粉	超细粉
C_{max}	mg/kg	29.717 9	24.328 0
AUC	（mg/kg）· h	367.307 4	238.000 7
$CL/F_{(S)}$	mL/s	0.163 4	0.252 1
$CL/F_{(C)}$	L	1.493 0	2.222 4

注：P，体存量。

　　药理效应法是以体存量的经时变化来描述药物的体内过程，就大多数药物而言，其药理效应与血药浓度之间呈平行关系，因此，药理效应法定义中的体存量仍以给药量（mg/kg）来描述，但它代表的只是体内中央室的药物量，较少受吸收室残余量的影响，就方法而言，药理效应法更接近药物在体内的真实情况。不过药理效应法的计算数据来源于生物相当体存量，而不是直观的血药浓度，因此所得参数具有表观性。

　　从本实验所测得的药代动力学参数看，马钱子普通粉及超细粉的 K_e、$t_{1/2(K_e)}$ 分别为 0.109 4/h、6.335 1 h 和 0.113 4/h、6.110 6 h，说明两者的消除相比较接近，而两者的 K_a、$t_{1/2(K_a)}$ 分别为 0.854 5/h、0.811 2 h 和 3.993 7/h、0.173 6 h，说明马钱子超细粉比普通粉吸收快，超细粉的 T_{max} 仅需要 0.917 8 h，而普通粉的 T_{max} 则需要 2.758 6 h。

　　结合以前血药浓度法和药理效应法研究结果来看，各种方法所得药代动力学参数并不完全一致，如药理效应法所得的 T_{max} 较血药浓度法 T_{max} 有明显的滞后性，从中也说明单纯用血药浓度还不能完全准确地反映药效。不过，从一些重要的参数如 $t_{1/2}$、K_a、T_{max}、CL 等来看，几种实验的结果都是一致的，超细粉吸收快且 T_{max}、CL 均大于普通粉。研究结果表明，超细粉体技术一方面可加快马钱子在体内的吸收，使其迅速发挥疗效，另一方面它又能加速马钱子在体内的清除，提高了用药的安全性。实验结果也提示，超细粉体技术在剧毒药物的使用上可能具有一定前景。

　　（四）不同方法测定马钱子药代动力学参数的对应分析

　　前面分别采用血药浓度法、药物累积法和药理效应法对两种不同粒径的马钱子粉末进行了药代动力学参数的测定。为了全面了解马钱子在体内的作用过程，探索更能说明药物在体内发挥药效过程的药代动力学-药效学（PK-PD）结合模型，对这 3 种测定方法得到的结果进行了对应分析。

　　1. 资料和方法　　首先分别选择各测定时间点的血药浓度 C、药物累积体存量 P_1 及药物效应体存量 P_2 为原始分析资料，依次求出 $\lg(C)$、$\lg(P_1)$、$\lg(P_2)$（表 4-19、表 4-20）。然后以各相同时间点的血药浓度的对数为 X，药物累积体存量的对数、药物效应体存量的对数为 Y 分别进行相关性回归分析，并对相关系数 r 进行 t 检验。

表 4-19 马钱子普通粉组对应分析原始资料[7]

时间(h)	C （μg/kg）	lg(C)	P_1 （mg/kg）	lg(P_1)	P_2 （mg/kg）	lg(P_2)
0.25	2.164 2	0.335	154.1	2.188	13.09	1.117
0.5	2.637 2	0.421	128.86	2.110	10.43	1.018
1	3.353 0	0.525	154.1	2.188	26.99	1.431
2	3.344 3	0.524	111.92	2.049	46.45	1.667
4	2.165 4	0.336	104.84	2.021	25.80	1.412
6	0.834 6	−0.079	74.67	1.873	24.28	1.385
8	0.734 5	−0.134	62.94	1.799	16.15	1.208
12	0.661 9	−0.179	49.95	1.699	13.27	1.123

表 4-20 马钱子超细粉组对应分析原始资料[7]

时间(h)	C （μg/kg）	lg(C)	P_1 （mg/kg）	lg(P_1)	P_2 （mg/kg）	lg(P_2)
0.25	2.656 6	0.424	178.58	2.252	17.71	1.248
0.5	6.070 4	0.783	148.61	2.172	21.82	1.339
1	2.623 2	0.419	178.58	2.252	58.75	1.769
2	2.299 7	0.362	115.94	2.064	27.79	1.444
4	1.056 3	0.024	77.78	1.891	16.23	1.210
6	0.691 8	−0.160	35.74	1.556	14.62	1.165
8	0.195 8	−0.708	20.88	1.320	8.54	0.931
12	—	—	12.41	1.094	10.32	1.014

2. 对应分析结果 相关性回归分析结果见表 4-21。从表 4-21 可以看出，无论是普通粉组还是超细粉组，血药浓度的对数与药物累积体存量的对数之间，r 分别为 0.911 4、0.933 5，经 t 检验 P 均小于 0.01，说明两者存在良好的相关性。两者之间的关系可用回归方程普通粉：lg(P_1) = 1.869 6+0.554 8 lg(C)，超细粉：lg(P_1) = 1.815 5+0.695 6 lg(C)来表示。而血药浓度的对数与药物效应体存量的对数之间则因 r 仅为 0.365、0.700 9，t 检验 P 均大于 0.05，故没有明显的相关性。为了比较直观地看出血药浓度与药物效应体存量的关系，我们以血药浓度为横坐标，药物效应体存量为纵坐标进行作图（图 4-8、图 4-9），发现效应明显滞后于血药浓度，即呈现所谓逆时针滞后环。

表 4-21　3 种方法相关性回归分析结果[7]

	普通粉组 lg C-lg(P_1)	普通粉组 lg C-lg(P_2)	超细粉组 lg C-lg(P_1)	超细粉组 lg C-lg(P_2)
A	1.869 6	1.237 7	1.815 5	1.239 9
B	0.554 8	0.262 6	0.695 6	0.372 8
r	0.911 4	0.365	0.933 5	0.700 9
t	5.424 9	0.960	5.821 3	2.197 3
P	<0.01	>0.05	<0.01	>0.05

注：A 和 B 是线性回归方程 $Y=AX+B$ 的系数常数，t 是统计量的值，r 是相关性系数，P 是概率。

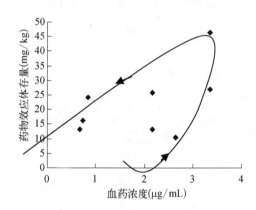

图 4-8　普通粉血药浓度-药物效应体
存量对应图[7]

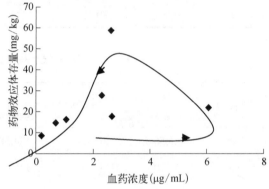

图 4-9　超细粉血药浓度-药物效应体
存量对应图[7]

3. 参数的比较分析　无论血药浓度法，还是药物累积法或药理效应法，其药时曲线均可用一室开放性模型来描述，这与有关文献报道的一致。

药代动力学系应用动力学原理与数学模式，定量地描述与概括药物通过各种途径进入体内的吸收、分布、代谢和排泄过程的学科，其研究的根本目的是提高临床药物治疗水平。目前常见的中药药代动力学研究方法大致分为血药浓度法、药物累积法、药理效应法3 种，每种研究方法各有优缺点。为了更全面准确地了解两种不同粒径的马钱子粉末在体内的作用过程，我们分别采用了以上3 种方法对马钱子进行了药代动力学研究，并对测定结果进行分析。发现3 种方法测定的结果尽管不完全相同，但从总体上得出的结论是基本一致的，说明3 种方法均能从不同角度来说明药物的体内过程。

从方法间的对应分析来看，药物浓度法和药物累积法之间存在较好的相关性，也反映了药物累积法以动物急性死亡率为指标，其参数也能较真实地表明药物的体内动态变化规律，适合马钱子这类有毒中药或复方使用。同时也可以看出，马钱子中的士的宁是药物累积法研究结果的主要物质基础，因而也可通过检测士的宁在体内的血药浓度，来保证马钱子在临床上使用的安全性。

各方法的对应分析也可看出,血药浓度法与药理效应法之间没有明显的相关性,药理效应滞后于血药浓度。重要原因可能是效应器官对药物的摄取往往较血药浓度缓慢,以至于在给药初期,效应器官浓度与血药浓度水平并不平行,口服给药更为明显。因

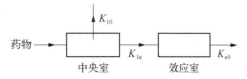

图4－10　马钱子在体内作用模型示意图[7]

K_{10}表示药物由中央室消除的速率常数;K_{1e}表示药物由中央室进入效应室的速率常数;K_{e0}表示药物由效应室消除的速率常数

此我们可以设想马钱子在体内发挥效应可能存在一个效应室,推测它在体内过程的简化模型为图4－10,药理效应的滞后主要由于K_{1e}(表示药物由中央室进入效应室的速率常数)的存在。

药物进入体内后,可观察到血药浓度随时间变化,而效应则随时间变化着的浓度大小而定。这种时间-浓度-效应三维关系是近10年来临床药理学研究的前沿课题,它不仅能阐明药物在体内动态变化的规律性——药代动力学;而且揭示了药物在效应部位作用的特性——药效学,这种两者结合起来研究的模型即为PK－PD结合模型,它可以研究药物按照时间、浓度和效应同步进行的动力学行为。传统的结合模型认为,药物效应作用于中央室或外周室,即直接与血药浓度有关。但自从Galcazzi等观察到静脉注射普鲁卡因胺对心电图的QT时间间隔变化出现效应的时间滞后于血药浓度,说明药理作用强度跟中央室或"组织室"的浓度是不同步的。本研究的结果与上述情况类似,后期拟开展深入研究,建立其相应数学模型,以进一步揭示超细粉对剧毒中药有关体内过程影响的规律[34]。

三、粒径对马钱子粉在小鼠体内分布的影响

取健康ICR小鼠40只,体重(20±1)g,雌雄各半,随机分为10组,每组4只,前5组灌服马钱子超细粉,后5组灌服马钱子普通粉,剂量均为100 mg/kg,各组分别按给药后0.5 h、1 h、2 h、4 h、8 h剪头处死,分离出心、肝、脾、肺、肾、肌肉、脑等组织,剪碎,各称取一定量,加5 mL生理盐水匀浆,匀浆液高速离心20 min,精密吸取上清液2 mL,为0.1 mL浓氨水,混匀,加5 mL氯仿,涡旋混匀0.5 min,静置过夜,取下层氯仿液1 mL,挥干,加0.2 mL甲醇,溶解残渣,供进样用。结果见表4－22。

表4－22　马钱子超细粉和普通粉在体内不同组织的分布结果[7]

给药时间		体内不同组织的分布(μg/g)						
		心	肝	脾	肺	肾	肌肉	脑
超细粉	0.5 h	2.78	1.45	0.58	1.12	0.30	0.46	1.29
	1 h	5.28	2.90	1.26	0.94	0.71	0.82	2.96
	2 h	3.54	2.93	0.86	1.20	4.04	0.79	2.73
	4 h	1.19	2.00	0.26	0.36	4.38	0.66	0.71
	8 h	0.43	0.75	—	—	0.88	—	0.24

给药时间	体内不同组织的分布（μg/g）						
	心	肝	脾	肺	肾	肌肉	脑
普通粉 0.5 h	2.19	0.46	0.40	0.45	—	—	0.81
1 h	3.34	2.00	0.78	0.55	0.50	0.97	1.70
2 h	3.77	2.69	0.96	1.07	2.13	0.91	2.45
4 h	0.40	1.08	0.20	0.69	3.74	1.02	1.04
8 h	1.09	1.79	0.28	—	1.67	0.65	0.74

从实验结果可看出，不同粒径的马钱子粉被小鼠服用后，其主要成分士的宁在小鼠体内的分布比例略有差异。从各组织中士的宁含量峰值来看，马钱子超细粉组在心、肝、脾、肺、肾、肌肉、脑中的含量分别为 5.28 μg/g、2.93 μg/g、1.26 μg/g、1.20 μg/g、4.38 μg/g、0.82 μg/g、2.96 μg/g；普通粉组分别为 3.77 μg/g、2.69 μg/g、0.96 μg/g、1.07 μg/g、3.74 μg/g、1.02 μg/g、2.45 μg/g。超细粉组最高为心，其次依次为肾、脑、肝、脾、肺、肌肉；普通粉组最高为心，其次依次为肾、肝、脑、肺、肌肉、脾。马钱子超细粉组在体内各脏器中士的宁含量要明显高于普通粉，说明马钱子超细粉在体内的生物利用率要高于普通粉。

另外，从士的宁在体内各脏器中含量动态变化来看，马钱子超细粉组主要组织心、脾、脑、肌肉中士的宁含量在 1 h 时达到最高值，肝和肺在 2 h 时士的宁含量最高，而肾中士的宁在 4 h 时最高；马钱子普通粉组主要组织心、肝、脑、肺、脾中士的宁含量均在 2 h 时最高，肾脏、肌肉则在 4 h 达到最高值。表明马钱子超细粉的吸收、分布要快于普通粉。而在肾中，无论是超细粉组还是普通粉组士的宁含量要迟于其他组织达到最高值，也提示士的宁的排泄途径可能以肾排泄为主，而从肾脏中士的宁含量的变化规律也可以看出马钱子超细粉的消除要快于普通粉。

实验结果也表明，使用马钱子超细粉可以更加快捷地在体内组织中达到有效浓度，降低使用剂量，而且超细粉在体内消除加快，可以避免药物在组织中的蓄积，从而提高了用药的安全性。因而超细粉体技术对于马钱子这一类毒性大，在临床上有独特疗效，而又多于研粉服用为主，需要长期给药的剧毒中药具有十分重要的意义。

参考文献

[1] 朱华明,付廷明,郭立玮,等.水蛭的湿法超微粉碎提取及其工艺优化.中草药,2013,44(15)：2079 - 2084.

[2] 杨艳君,邹俊波,张小飞,等.超微粉碎技术在中药领域的研究进展.中草药,2019,50(23)：5887 - 5891.

[3] 罗刚,陈立庭,周晶.超微粉碎技术在中药研究中的应用.现代药物与临床,2011,26(2)：108 - 112.

[4] 夏宁,孙莉,范久波,等.中药超微粉应用中面临的问题及对策.检验医学与临床,2014,11(23)：3359 - 3363.

[5] 黄一科,张水寒,冯小燕,等.夏天无饮片超微粉碎前后镇痛作用及其血药浓度相关性研究.中国实验方剂学杂志,2012,18(16)：39 - 43.

［6］ 祖元刚,钟晨,赵修华,等.石榴皮超微粉制备工艺优化及体内抗氧化研究.中草药,2015,46(10)：1454-1459.

［7］ 黄芳.二妙丸、马钱子等中药超细粉体的药物动力学研究.南京：南京中医药大学,2001.

［8］ 黄芳,郭立玮,金万勤.药物累积法测定普通马钱子粉与超细马钱子粉的表观药动学参数,南京中医药大学学报(自然科学版),2001,17(3)：62.

［9］ 薛焰,郭立玮,袁红宇,等.药理效应法测定超细粉马钱子和普通粉马钱子的药动学参数,南京中医药大学学报,2002,18(2)：94-95.

［10］ 胡小苏,赵立杰,冯怡,等.中药散剂的历史沿革与发展趋势.世界科学技术-中医药现代化,2018,20(4)：496.

［11］ 陈恒晋,杨光,赵立杰,等.基于粉体特征物理性质的中药饮片分类研究.中国中药杂志,2021,46(15)：3753.

［12］ 朱芳海.优选最佳数学模型用于固体制剂体外溶出实验数据处理程序的设计,药学学报,1994,29(6)：459-463.

［13］ 李全忠.用威布尔函数求溶出度参数,中国医院药学杂志,1991,11(1)：30-31.

［14］ 汪宝琪.小檗碱在兔体内脏的分布研究.分析化学,1995,23(5)：613.

［15］ 袁红宇.超细粉体珠黄黛凝胶的药学基础研究.南京：南京中医药大学,2003.

［16］ 陶涛,丛晓东,郝翌,等.二乙胺水杨酸凝胶剂的研制及经皮渗透实验.中国新药杂志,2000,9(4)：242-244.

［17］ 乐大勇,王琼,张隽,等.复方贝母散超微粉体、细粉的化学性质与药效学对比.中国实验方剂学杂志,2012,18(14)：231-233.

［18］ 王健,焦强,王海波,等.灵芝孢子粉质量分析方法研究进展.药物分析杂志,2016,36(5)：749-755.

［19］ CHEN T Q, WU Y B, WU J G, et al. Efficient extraction technology of antioxidant crude polysaccharides from Ganoderma lucidum (Lingzhi), ultrasonic-circulating extraction integrating with superfine-pulverization. Journal of the Taiwan Institute of Chemical Engineers, 2014, 45(1), 57-62.

［20］ 成金乐,赖智埴,陈炜璇,等.中药破壁饮片——传统中药饮片的传承和创新.世界科学技术-中医药现代化,2016,18(9)：1547-1552.

［21］ 马艺沔,丁自勉,陈向东,等.灵芝孢子粉破壁技术、质量分析与深加工相关研究进展.世界科学技术-中医药现代化,2019,21(5)：892-899.

［22］ 高志城,周敏,张任广,等.破壁灵芝孢子粉破壁率的测定.食品工业,2022,43(9)：146-149.

［23］ 赵晓燕,倪伟锋,邢增涛,等.破壁处理对灵芝孢子粉质量的影响.食用菌学报,2011,18(3)：71-73.

［24］ 王健,焦强,王海波,等.灵芝孢子粉质量分析方法研究进展.药物分析杂志,2016,36(5)：749-755.

［25］ 孟晓萌,潘少香,刘雪梅,等.破壁灵芝孢子粉综合品质评价模型的构建.食品科技,2022,47(9)：45-52.

［26］ 杨行中,林佳茵,刘慈惠.灵芝孢子体在化妆保养品上之应用研究.美容科技学刊,2010,7(3)：53-62.

［27］ 杨国光,黄建康,黄琼,等.几种不同破壁方法的灵芝孢子粉增强免疫调节作用研究.卫生研究,2007,36(4)：482-484.

［28］ 吴灿明,王立杰,林敬明,等.灵芝孢子粉破壁方法优化及其免疫调节和抗肿瘤机制研究.今日药学,2017,27(5)：307-311.

［29］ 刘静雪,李凤林,刘艳霞,等.响应面优化灵芝孢子粉挤出破壁工艺.食品研究与开发,2017,38(5)：117-121.

［30］ 王方.灵芝孢子粉破壁前后质量评价及药效学研究.长春：长春中医药大学,2020.

［31］ LIN H, JIN L Z, CHE C L, et al. Toxicological safety evaluation of sporoderm-broken spore powders of organic Ganoderma lucidum of Changbai Mountain. J Food Saf & Qual, 2017, 8(2)：662-668.

［32］ SUN X M, ZHANG W M, WU S L. Evaluation on the food safety and toxicology of mythic fungus spore

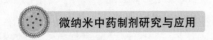

powder. Chin Wild Plant Resour, 2000, 19(2): 7 – 9.

［33］ LIN L, LIU K L, LAN Y T, et al. Acute and subacute toxicity evaluation of broken Ganoderma lucidum spore powder. Occup Heal, 2022, 38(1): 23 – 26,31.

［34］ 郭立玮.中药药物动力学方法与应用.北京: 人民卫生出版社: 2002.

超细雄黄等砷剂对肿瘤细胞的作用及其药代动力学行为

第一节　不同粒径雄黄诱导SMMC7721肝癌细胞凋亡的比较 / 131

第二节　不同粒径雄黄的药代动力学行为 / 137

第三节　不同粒径雄黄含药血清对肿瘤细胞作用的比较 / 139

第四节　不同粒径雄黄对荷瘤小鼠抑瘤作用的比较 / 140

第五节　粒径大小对雄黄组织内分布的影响 / 142

第六节　基于纳米技术的实体瘤治疗新策略
　　　　——As$_2$O$_3$结合靶向递送系统 / 146

第五章

超细雄黄等砷剂对肿瘤细胞的作用及其药代动力学行为

近年来砷剂在治疗血液肿瘤方面的成效令人瞩目,特别是以中药雄黄和 As_2O_3 为主的砷化合物,对急性早幼粒细胞白血病的治疗已得到世界的公认。矿物类中药雄黄的主要成分 As_4S_4 难溶于水,仅极少量可被胃肠道吸收。而微纳米技术可改变雄黄的理化性质,增加其水溶性,提高生物利用度,从而达到减毒增效的用药目的。本章以作者课题组有关微纳米雄黄颗粒多年的科研实践为主[1],结合部分文献资料,介绍超细雄黄对肿瘤细胞的作用及其动力学行为[2-5]。

第一节 不同粒径雄黄诱导 SMMC7721 肝癌细胞凋亡的比较

一、不同粒径雄黄对 SMMC7721 肝癌细胞形态的影响

以水飞、气流和微射流 3 种方法制备的不同粒径雄黄为模型药物,考察不同粒径对体外培养的 SMMC7721 肝癌细胞形态的影响。常规培养于含 10% 小牛血清的 RPMI1640 完全培养液中——每升含青霉素 100 U、链霉素 100 U,pH 7.4。

水飞雄黄样品(Ⅰ): 粒径 d_{50} 49.26 μm。

气流雄黄样品(Ⅱ): 粒径 d_{50} 4.88 μm。

微射流雄黄样品(Ⅲ): 粒径 d_{50} 0.28 μm。

细胞传代后培养,加入不同粒径的药物Ⅰ、Ⅱ、Ⅲ,终浓度为 22.5 μg/mL,24 h 后倒置于显微镜下观察细胞生长状况,拍照。

肿瘤细胞加入雄黄样品后的形态改变见图 5-1~图 5-4。

实验结果表明,光镜下凋亡细胞的最早期变化有细胞体积缩小,胞质固缩,也可见染色体固缩,其特征性改变是凋亡小体(apoptosis body)的出现。凋亡小体系一种不被锥虫蓝染色的结构,是皱缩深染的单个或数个细胞器,大多出现于其他活的细胞内,偶尔出现在细胞外。凋亡小体体积小,细胞质成分少,包被着皱缩的生物膜,以同周围细胞分开,有时类似淋巴细胞,凋亡小体是机体清除抗原提呈细胞的一种方式,不同于清除坏死细胞,

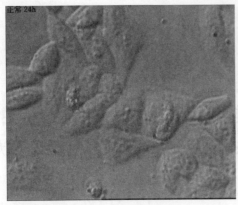

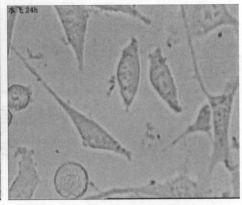

图5-1 正常细胞的形态
（×200）

图5-2 加入水飞雄黄样品培养后的
细胞形态（×200）

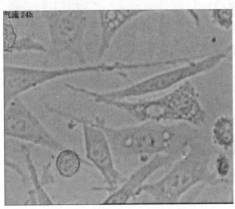

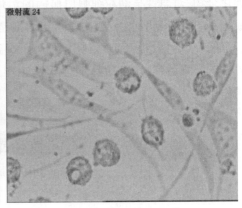

图5-3 加入气流雄黄样品培养后的
细胞形态（×200）

图5-4 加入微射流雄黄样品培养后的
细胞形态（×200）

无继发性炎症反应，故有控制死亡组织和细胞对机体引发不良反应的作用。

本实验中正常 SMMC7721 肝癌细胞呈扁平或梭状贴壁生长，平滑、折光性好。用雄黄处理过后，出现凋亡改变。细胞变圆，核一端多有月牙状电子密度增高表现，表现出细胞质固缩，呈凝集块状。随着雄黄粒度的降低，特别是微射流组的细胞，可见核碎裂成大小不等的圆滴状小体并散在分布于细胞质中，即出现了凋亡小体。这说明，雄黄在体外细胞培养中，能够诱导 SMMC7721 肝癌细胞的凋亡，而且，随着制剂粒度的降低，肿瘤细胞的凋亡特征出现得更早，也更明显。

二、不同粒径雄黄对 SMMC7721 肝癌细胞增殖的影响

将 $100~\mu L$ $(1\sim5)\times10^5/mL$ SMMC7721 肝癌细胞植入 96 孔培养板内（$100~\mu L$/孔），待细胞贴壁后加入不同粒径的药物Ⅰ（水飞雄黄）、Ⅱ（气流雄黄）、Ⅲ微射流雄黄 $10~\mu L$，终浓度为 $22.5~\mu g/mL$，重复三孔。同时，用 RPMI1640 培养液代替细胞液，加入不同粒径的药物Ⅰ、Ⅱ、Ⅲ $10~\mu L$，终浓度为 $22.5~\mu g/mL$，重复三孔，用作本底扣除，以消除药物的干

扰。将平板在 37℃、含 5%CO_2 的培养箱中孵育 24h。取出细胞培养板,向各孔加入用无血清 RPMI1640 培养液配成的四甲基偶氮唑盐(MTT)液(1 mg/mL)50 μL,37℃ 温育 4 h,培养结束后弃去上清,加入 100 μL 二甲基亚砜(dimethyl sulfoxide,DMSO),振荡,待细胞代谢 MTT 后所形成的代谢物甲䐶充分溶解后,于 DG3022A 型酶联免疫检测仪测定 490 nm 处的吸光值(OD 值),结果见表 5-1。所得数据采用 SPSS 10.0 统计软件处理。

表 5-1　各用药组 SMMC7721 肝癌细胞的 OD 值及增殖抑制率[1]

组　别	OD 值	增殖抑制率(%)
Ⅰ(水飞雄黄)	0.37±0.02##	35.6**
Ⅱ(气流雄黄)	0.20±0.01##	66.1**
Ⅲ(微射流雄黄)	0.14±0.01##	76.3**
对照组	0.59±0.03	

**两两比较,$P<0.01$。
##与对照组比较,$P<0.01$。

结果表明,3 种颗粒的雄黄对 SMMC7721 肝癌细胞的生长均有抑制作用,随着粒度的降低,抑制作用增强,有显著性差别($P<0.01$)。

雄黄具有解毒、燥湿、杀虫的功效,应用历史悠久,古时人们利用雄黄驱虫及治疗疮疡等,近代将其用于治疗牛皮癣、风湿病等。20 世纪 80 年代开始,有人用以雄黄为主的复方治疗急性早幼粒细胞白血病,取得一定疗效,但限于雄黄制剂技术的落后,服用量大,临床应用受到限制。本节将不同粒径的雄黄作用于肝癌细胞,以研究雄黄对肝癌细胞增殖的作用,同时探讨降低粒径后,其对细胞增殖的影响。

MTT 是一淡黄色化合物,能参加活细胞的线粒体的能量代谢。在中性环境中,线粒体的脱氢酶将 MTT 还原成蓝紫色的化合物甲䐶,并沉积于细胞。不能进行线粒体代谢的细胞(如死细胞)不能将 MTT 代谢。因此,蓝紫色化合物甲䐶的形成量反映了线粒体代谢的能力,并与细胞的增殖程度相关,间接反映了细胞的增殖状况。

实验结果表明,雄黄可抑制 SMMC7721 肝癌细胞的增殖,而且,随着粒径的降低,抑制作用增强,说明提高制粒水平,降低雄黄粒径,在不增加药量的前提下提高疗效是有可能的。

三、不同粒径雄黄对 SMMC7721 肝癌细胞 DNA 电泳图谱的影响

细胞传代后常规培养,加入不同粒径的药物 Ⅰ(水飞雄黄)、Ⅱ(气流雄黄)、Ⅲ(微射流雄黄),终浓度为 22.5 μg/mL,24 h 后收集。

(1) DNA 片段分析:以 0.25%胰酶消化,收集各组作用 24 h 的贴壁细胞,细胞个数为 $(1\sim2)\times10^7$,1 000 r/min 离心 5 min,在 4℃下用 PBS 洗涤 2 遍,加入无菌水 0.3 mL,迅速吹散,加酶解液 0.3 mL,翻转混匀(动作轻),55℃水浴 1 h。加入等体积酚/氯仿/异戊醇抽提

一次(慢慢旋转混匀,倾斜使两相接触面积增大),4℃,10 000 r/min 离心 10 min。吸出上层含 DNA 的水相,加入等体积氯仿/异戊醇,4℃,10 000 r/min 离心 10 min。若界面或水相中蛋白含量多,可重复上面两步操作。吸出上层含 DNA 的水相,加入 1/10 体积的乙酸钠,小心充分混匀,再向每管中加入 2.5 倍体积的无水乙醇(预冷),混匀,-20℃过夜。

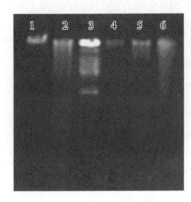

夜。12 000 r/min 离心 15 min,弃上清,75% 冷乙醇洗涤,12 000 r/min 离心 15 min,自然吹干,加入适量 TE 缓冲液,4℃轻摇过夜,-20℃保存。

上述提取的 DNA 样品于 1% 琼脂糖凝胶上 JD801 凝胶电泳图像分析系统,80 V,2~3 h(以溴酚蓝指示剂距凝胶末端约 1 cm 处为准),紫外灯下观察、摄片。

(2) DNA 电泳结果见图 5-5。

图 5-5 不同粒径雄黄作用后细胞的 DNA 电泳图[1]

1. 阴性对照;2. 阳性对照;3. 分子标记;4. 药物 I(水飞雄黄);5. 药物 II(气流雄黄);6. 药物 III(微射流雄黄)

由电泳图可知,正常组细胞的 DNA 的电泳图谱为一密集的条带,而用药组细胞的 DNA 则出现了分子量较小的多条带,表明 DNA 发生了降解,此为凋亡所具有的特征。其中药物 I 细胞的特征不明显,而随着雄黄粒度的降低,药物 II 和药物 III 细胞的 DNA 的降解带越来越明显,尤其是药物 III,与阳性药 5-氟尿嘧啶的图形相似,从一个方面说明了雄黄粒度越低,细胞 DNA 凋亡程度越高。

四、不同粒径雄黄对 SMMC7721 肝癌细胞周期的影响

1. 细胞周期的测定方法　细胞周期测定参照 Danova 法[6]测定细胞 DNA 含量变化,将药液加入单层的对数生长期细胞中,作用 10 h,以 0.25% 胰酶消化,收集各药液作用后的贴壁细胞,以 PBS 洗涤 2 次,离心后去上清液,边振荡边滴入 70% 冷乙醇固定细胞,4℃保存。上机前 PBS 洗涤 3 次,加入适量 PBS 与含 RNA 酶的碘化丙啶(PI)染液混匀,4℃ 30 min 经 45 目尼龙网滤过后,调细胞浓度至 10^6 mL,以 Facscaliber 流式细胞仪(FCM)测定亚二倍体细胞 DNA 含量的变化并观察细胞周期,测定细胞数为 10 000 个。实验结果以 Mod Fit CT 分析软件处理。

表 5-2 SMMC7721 肝癌细胞 DNA 周期占比变化情况[1]

组　别	$G_0 \sim G_1$ 期占比(%)	S 期占比(%)	$G_2 \sim M$ 期占比(%)
正常对照	57.04	40.56	2.4
I(水飞雄黄)	66.57	29.27	4.17
II(气流雄黄)	70.18	25.09	4.73
III(微射流雄黄)	72.37	20.73	6.91

2. 细胞周期测定结果　由表 5-2 可看出,用药组与正常对照组相比,$G_0 \sim G_1$ 期细胞明显增多,S 期细胞明显减少,$G_2 \sim M$ 期细胞也增加,但 S 期与 $G_2 \sim M$ 期细胞的和用药组也比对照组减少,而且随着雄黄粒度的降低,这一趋势越加明显。流式细胞仪测定结果见图 5-6~图 5-9。

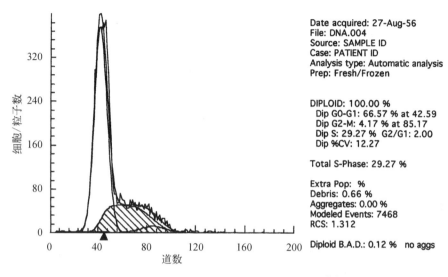

图 5-6　药物 I 的流式细胞仪测定结果[1]

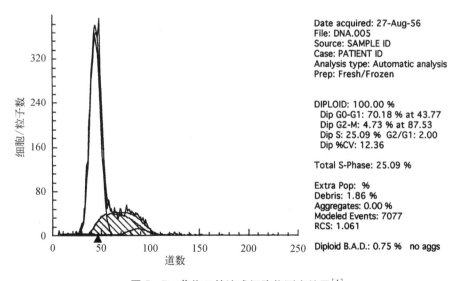

图 5-7　药物 II 的流式细胞仪测定结果[1]

细胞凋亡(apoptosis)是一个非常复杂的生理和病理过程,近年来研究表明,许多抗肿瘤药均可诱导肿瘤细胞凋亡,为肿瘤药物治疗提供了新思路和新靶点。细胞凋亡与细胞周期有关,凋亡细胞离开了正常有丝分裂周期运行的轨道而转向死亡。许多诱导细胞凋亡的中药复方或单味药有效成分对细胞周期的影响是不同的,如天花粉蛋白纯化组分可

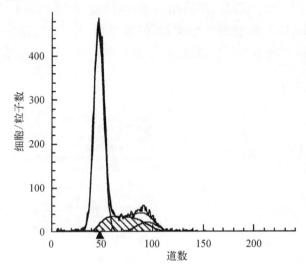

图 5-8 药物 III 的流式细胞仪测定结果[1]

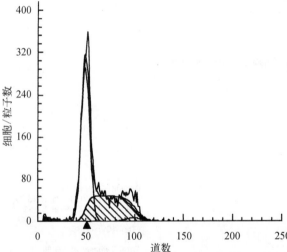

图 5-9 正常对照组的流式细胞仪测定结果[1]

引起小鼠黑色素瘤细胞 $G_0 \sim G_1$ 期细胞增加,S 期细胞减少,呈现 $G_0 \sim G_1$ 期阻滞现象;莪术的提取物榄香烯能诱导人白血病 HL-60 细胞凋亡,其作用环节主要是影响细胞周期 S 期向 $G_2 \sim M$ 期的转化,将肿瘤细胞阻滞在 S 期,从而减少进入 $G_2 \sim M$ 期的细胞数目,减少其有丝分裂,抑制其增殖,并迅速导致细胞凋亡。本实验结果表明,用药组与正常对照组相比,$G_0 \sim G_1$ 期细胞明显增多,S 期与 $G_2 \sim M$ 期细胞占比之和降低,说明增殖性细胞的数量下降,静止期细胞数量上升,而且,随着雄黄粒度的降低,这一趋势更加明显,说明抗肿瘤药物雄黄的粒度与其抑制肿瘤细胞增殖的能力有关,降低粒度可以提高雄黄的抗肿瘤效果。

第二节　不同粒径雄黄的药代动力学行为

一、小鼠口服不同粒径雄黄后的血药浓度测定及其结果

1. 药物制备　药物Ⅰ(水飞雄黄)：按《中国药典》方法制备；药物Ⅱ(气流雄黄)：将雄黄粗粉通过气流粉碎机，气流粉碎机气压为 1.0 MPa，进样速度约 0.2 mL/s；药物Ⅲ(微射流雄黄)：水飞过 500 目筛雄黄样品 150 g，加蒸馏水至 1 000 mL，搅拌 10 min，25 000 psi，反复 6 次，最后一次 5 000 psi。

2. 血药浓度的测定　健康雄性昆明种小鼠(20±2)g，随机分为 3 组，空腹 12 h 后分别灌服药物Ⅰ、Ⅱ、Ⅲ(15%，0.3 mL)，于不同的时间眼球取血 1 mL 用于测定。

(1) 样品消化：1 mL 血样加入 2 mL 消化液 HNO_3：$HClO_4$(4∶1)，加热消解至澄清，再等待至冒白烟，停止加热，加入 2.5 mL 浓 HCl，随后转移到 25 mL 比色管中，加入 5 mL 硫脲，去离子水定容至 25 mL。

(2) 测定条件：AF-610A 型原子荧光光度计；HCl 主阴极电流 50 mA，光电倍增管高压 280 V，载气流量 800 mL/min，进样体积 1.0 mL，原子化器高度 7 mm，原子化器温度为室温，分析信号：峰面积，读数时间 14.0 s，读数延时 2.0 s，采样泵速 100 r/min，采样时间 8 s，停泵时间 4 s，注入泵速 100 r/min，注入时间 18 s，停泵时间 5 s。测定方法经方法学考察符合相关测量要求。

3. 小鼠口服不同粒径雄黄后砷的血药浓度测定结果　小鼠口服不同粒径雄黄后砷的血药浓度见表 5-3 和图 5-10。

表 5-3　小鼠口服不同粒径雄黄后砷的血药浓度[1]

时间(h)	口服药物Ⅰ后的 血药浓度(ng/mL)	口服药物Ⅱ后的 血药浓度(ng/mL)	口服药物Ⅲ后的 血药浓度(ng/mL)
0.25	413	488	654
0.5	423	511	567
0.75	472	532	788
1.0	542	576	762
1.5	573	657	100 3
2.5	529	522	739
4.0	383	468	756
8.0	251	387	602
16.0	349	392	577
24.0	77	261	489
36.0	97	120	221

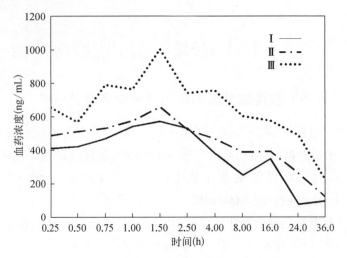

图 5 - 10   小鼠口服不同粒径雄黄后血液中砷的药时曲线[1]

二、小鼠口服不同粒径雄黄后的药代动力学参数计算

将上述药时曲线数据用 3P97 软件处理,所得药时曲线符合一室模型,用该软件求得的药代动力学参数见表 5 - 4,权重系数 $W_i = 1/C_i^2$。

表 5 - 4   小鼠口服不同粒径雄黄后的药代动力学参数[1]

参　数	单　位	I	II	III
P	ng/mL	525.484 6	610.935 7	902.324 9
K_e	/h	0.067 7	0.042 0	0.036 1
K_a	/h	5.314 4	2.424 6	2.104 2
Lag time	h	0.002 6	0.016 67	0.016 7
$t_{1/2(K_a)}$	h	0.130 4	0.285 9	0.329 4
$t_{1/2(K_e)}$	h	10.234 7	16.509 4	19.219 3
T_{max}	h	0.831 5	1.702 4	1.966 1
C_{max}	ng/mL	490.380 0	558.943 9	826.133 1
AUC	(ng/mL)·h	7 660.211 9	14 299.348 6	24 583.951 2
$CL/F_{(S)}$	mL/s	0.000 039	0.000 021	0.000 012
$CL/F_{(C)}$	L	0.000 578	0.000 500	0.000 338

由实验结果可知,雄黄被水飞、气流和微射流 3 种方法制备成粒径不同的 3 种颗粒后,药代动力学参数均发生了变化。首先是 C_{max},随着粒径的下降, C_{max} 由 490.38 ng/mL 上升到

826.133 1 ng/mL,几乎增加了一倍,同时 AUC 也加大,气流雄黄是水飞雄黄的 2 倍左右,微射流雄黄是水飞雄黄的 3~4 倍。说明粒径的减小,使生物利用度提高,有利于药物活性的发挥。

观察实验结果,发现微射流雄黄的吸收半衰期和消除半衰期均大于气流雄黄,而气流雄黄的吸收半衰期和消除半衰期又大于水飞雄黄。表面看来,这与粒径分布相矛盾,似乎随着粒径的减小,吸收反而减慢,其实不然。文献报道[7],动物服用砷剂后,脏器中的砷含量高于血砷浓度,说明砷进入血液后,可以很快的速度分布到脏器。小鼠服用粒径小的样品后,由于从血液进入脏器的速度大于粒径大的样品,因此在血液中需要较长的时间达到最大浓度。

同时,砷具有吸收快、消除慢的特点,砷在体内不易排除,从而使砷有较多的机会与时间和体内含巯基的酶,特别是丙酮酸脱氢酶相结合,使酶失去活性而中毒,本实验也证实了这一点。水飞雄黄中砷的消除速率是吸收速率的 1.27%,气流雄黄和微射流雄黄这一比例分别为 1.73%、1.72%;而水飞雄黄中砷的消除半衰期是吸收半衰期的 78.5 倍,气流雄黄和微射流雄黄的消除半衰期分别是吸收半衰期的 57.7 倍和 58.3 倍。由上述数据可以看出,雄黄的吸收和消除之间的差异是非常大的,在两位数微米级至个位数及其以下微米级的粒度范围,随着粒度的降低,消除速率与吸收速率的比值增加,消除半衰期与吸收半衰期的比值减小。

第三节　不同粒径雄黄含药血清对肿瘤细胞作用的比较

中药血清药理学就是指动物经口服给药后的一定时间采血分离血清,用此含药血清进行体外药理实验的一种实验方法。该法可在某种程度上克服中药本身的理化性质等因素对实验结果的干扰,尤其是像雄黄这样的难溶性药物,它不仅可以反映药物中可吸收部分的直接作用,也可反映药物在机体作用下形成的代谢物和药物诱生的机体内源性物质的间接结果,真实地反映药物在体内的实际作用。

一、不同粒径雄黄含药血清的制备

SD 大鼠 3 只,分别用药物Ⅰ(水飞雄黄)、药物Ⅱ(气流雄黄)、药物Ⅲ(微射流雄黄)3种粒径的雄黄制剂每日灌胃一次,每次 2 mL,连续 3 天,第 4 天处死,取血清,56℃ 30 min 灭活,超滤除菌,−20℃保存,用于细胞培养。

二、细胞培养及检测

将 100 μL $(1~5) \times 10^5$/mL SMMC7721 肝癌细胞植入 96 孔培养板内(100 μL/孔),待细胞贴壁后加入不同粒径的药物所制得的含药血清Ⅰ、Ⅱ、Ⅲ 10 μL,重复三孔。与此同时,用 RPMI1640 培养液代替细胞液,加入上述含药血清Ⅰ、Ⅱ、Ⅲ 10 μL,重复三孔,用作本底扣除,以消除血清的干扰。将平板在 37℃,含 5% CO_2 的培养箱中孵育 24 h。

取出细胞培养板,向各孔加入用无小牛血清的 RPMI1640 培养液配成的 MTT 液(1 mg/mL)50 μL,37℃温育 4 h,培养结束后弃去上清,加入 DMSO 100 μL,振荡,待细胞代谢 MTT 后所形成的代谢物甲臜充分溶解后,于酶联免疫检测仪测定 490 nm 处的吸光值(OD 值)。

三、粒径对雄黄含药血清肿瘤细胞增殖抑制作用的影响

实验数据采用 SPSS 10.0 统计软件处理,结果见表 5-5。三种含药血清对 SMMC7721 肝癌细胞的增殖均有抑制作用,水飞雄黄制得的血清与对照组相比,差异不显著,而另两种血清的抑制效果与对照组相比,差异显著。三种含药血清两两比较,差异均显著。

表 5-5　3 种含药血清对 SMMC7721 肝癌细胞的 OD 值及增殖抑制率比较[1]

组　别	OD 值	抑制率(%)
对照组	0.57±0.006	
水飞雄黄血清(Ⅰ)	0.51±0.038	10.5[#]
气流雄黄血清(Ⅱ)	0.41±0.006**	28.1[#]
微射流雄黄血清组(Ⅲ)	0.20±0.046**	64.9[#]

**与对照组相比,$P<0.01$。
#两两比较,$P<0.05$。

对 412 种药物的 $t_{1/2}$、C_{max} 等数据的分析发现[8]:每天给药 2 次,连续给药 3 天,末次给药后 1 h 采血,80%以上的药物血药浓度大于一次给药的 C_{max}。基于中医临床用药习惯和药代动力学的平均稳态浓度考虑,中医临床遣方,分 2 次口服,用药一般 3~4 剂,药物既可达到平均稳态浓度,又可见明显的疗效。因此,本实验取给大鼠口服雄黄 3 天后的血清进行实验,是可靠且符合中药临床给药方法的。

由实验结果可知,粒径小的雄黄给大鼠灌胃后取得的含药血清对 SMMC7721 肝癌细胞的增殖抑制程度大于粒径大的雄黄,从药理效应的角度说明随着粒径的减小,血清中雄黄的浓度升高,机体对雄黄的生物利用度得到提高,提示减小粒径,可以在减少用药量的前提下取得相当的疗效。

第四节　不同粒径雄黄对荷瘤小鼠抑瘤作用的比较

一、动物处理

无菌条件下将 Hep 肿瘤腹水小鼠的腹水抽出,以颜色淡黄色为好,红色弃之不用,1:4 稀释,待用。20 g 左右的雄性清洁级 ICR 小鼠 95 只,左前肢腋下接种稀释后的腹

水液 0.2 mL,3 天后随机分为 5 组,其中 3 组每天分别以 3 种粒径的雄黄灌胃 0.3 mL,1 组每日腹腔注射 As_2O_3 0.3 mL,最后 1 组作为对照组,每天灌以生理盐水 0.3 mL。给药 10 天后处死,剥取瘤块,称重,10%甲醛固定,常规脱水,透明,浸蜡,石蜡包埋、切片,厚度 5 μm,普通苏木精-伊红(HE)染色,光镜下观察,北航 Cmias98A 图像分析系统统计分析。

二、瘤块重量比较

皮下移植生长的肿瘤边界清楚,肿瘤表面凹凸不平,部分呈多个结节融合状,全身未见有转移病灶。5 组小鼠的瘤块重量如图 5－11 所示,分别为对照组(0.529 3±0.408 5)g, As_2O_3 组(0.399 5±0.235 9)g,水飞雄黄组(0.434 8±0.449 8)g,气流雄黄组(0.338 4±0.161 1)g,微射流雄黄组(0.309 5±0.216 8)g。各组间比较 P 值均大于 0.05,无显著性差异。

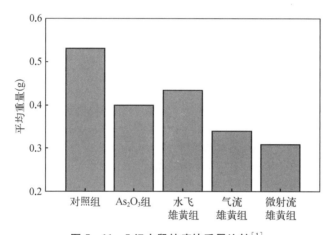

图 5－11　5 组小鼠的瘤块重量比较[1]

三、肿瘤坏死率评价

镜下观察,肿瘤细胞呈弥漫成片或巢状浸润性生长(主要浸润横纹及脂肪组织),肿瘤细胞圆形、卵圆形或不规则形,部分为短菱形,细胞质少,细胞核大、圆或不规则、有明显异形性,并见巨核性瘤细胞形成,间质内为薄壁的血管伴中性粒细胞渗出,可见局部性或大片区域的坏死(图 5－12)。5 组小鼠的坏死面积有所不同,以体视学分析模块分析,5 组小鼠的肿瘤坏死率的比较如图 5－13 所示,分别为对照组 17.0%±7.5%, As_2O_3 组 46.1%±32.4%,水飞雄黄组 28.5%±30.1%,气流雄黄组 31.9%±13.1%,微射流雄黄组 35.6%±16.6%。各组间比较 P 值均大于 0.05,无显著性差异。

由实验结果可知,雄黄对 Hep 肿瘤腹水肝癌皮下移植的 ICR 小鼠的肿瘤生长有抑制作用,使瘤块重量减轻,肿瘤坏死面积增大,与对照组相比,微射流雄黄组的瘤块重量最轻,坏死面积最大,水飞雄黄组的瘤块最重,坏死面积相对也最小,但差别不显著。分析原因,主要是由于个体差异大,导致标准差大,使统计无意义。

图 5-12
彩图

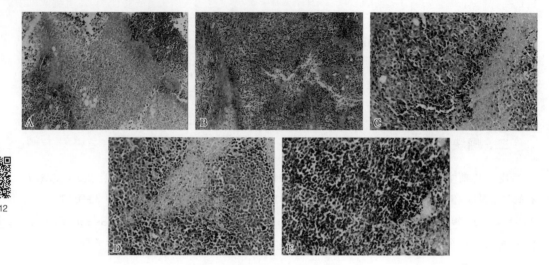

图 5-12　5 组 HE 染色图[1]

A. As$_2$O$_3$ 组 HE 染色图;B. 水飞雄黄组 HE 染色图;C. 气流雄黄组 HE 染色图;D. 微射流雄黄组 HE 染色图;
E. 对照组 HE 染色图

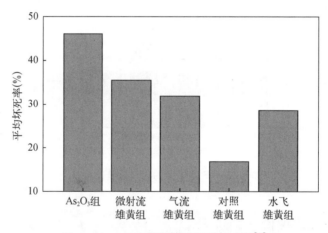

图 5-13　5 组小鼠的肿瘤坏死率比较[1]

第五节　粒径大小对雄黄组织内分布的影响

一、组织浓度测定方法

1. 给药方法　20 g 左右的雄性清洁级 ICR 小鼠 10 只,1 只作为对照,其余 9 只又分为 3 组,分别以 15 g/100 mL 的水飞雄黄、气流雄黄、微射流雄黄灌胃 1 次,6 h 后取脏器, -70℃ 保存,待测。

2. 样品消化　1 mL 脏器加入 5 mL 消化液 HNO$_3$∶HClO$_4$(4∶1),加热消解至澄清,再等待至冒白烟,停止加热,加入 2.5 mL 浓 HCl,随后将其转移到 25 mL 比色管中,加入 5 mL

硫脲,去离子水定容至 25 mL。

3. 测定条件　以 AF－610A 型原子荧光光度计测定;HCl 主阴极电流 50 mA,光电倍增管高压 280 V,载气流量 800 mL/min,进样体积 1.0 mL,原子化器高度 7 mm,原子化器温度为室温,分析信号:峰面积,读数时间 14.0 s,读数延时 3.0 s,采样泵速 100 r/min,采样时间 8 s,停泵时间 4 s,注入泵速 100 r/min,注入时间 18 s,停泵时间 5 s。

二、脏器砷含量测定

空白脏器为本底,测得给药 6 h 后砷在小鼠脏器内的吸收、分布见表 5－6。实验结果表明,给药 6 h 后,砷在心、肝、脾、肺、肾、脑中均有分布,在用药剂量相同的情况下,随着雄黄粒径的减小,心、肝、脾、脑的砷浓度,气流雄黄组与水飞雄黄组、微射流雄黄组与水飞雄黄组相比,有显著差异;肾的砷浓度,微射流雄黄组与水飞雄黄组差别显著;肺的砷浓度,虽然从数值看,差别很大,但统计无显著性差异。总体来看,随着粒径的减小,砷在各脏器的分布浓度大大增高,其中,又以微射流雄黄组的脏器浓度最高。

由于实验条件的限制,该实验样本较小($n=3$),虽然从统计学的角度,有些脏器的砷浓度无差异,但数值相差甚大,若加大样本量,应该有统计学差异。

表 5－6　给药 6 h 后砷在小鼠脏器内的吸收、分布[1]　　　　　（单位: ng/g）

	心	肝	脾	肺	肾	脑
水飞雄黄组	900.8	2 480.7△	1 814.5	1 322.5	1 301.0	80.0△
	349.8	585.2	689.6	2 666.7	1 100.7	42.5
	242.4	522.5	374.4		187.6△	42.2
平均值	497.0± 353.1	553.5± 44.5	959.0± 757.0	1 994.1± 950.3	1 200.5± 142.1	42.3± 7△
气流雄黄组	1 936.5	284.6△	8 877.3	4 446.2	6 545.8	577.7△
	2 933.3	5 404.7	2 060.9△	3 568.8	9 978.3	216.0
	1 806.4	7 339.8	11 795.6	2 549.9	4 066.6	230.6
平均值	2 225.0± 616.6*	6 370.5± 1 369.7*	10 336.3± 2 063.3*	3 521.3± 949.3	6 863.2± 2 968.8	222.5± 10.6*
微射流雄黄组	1 962.0	8 666.2	15 680.0	4 943.6	10 196.2	408.8
	3 481.2	7 599.8	7 561.5	13 453.4	6 130.2	257.6
	2 865.4	5 950.8	16 023.2	7 469.5	11 491.3	335.7
平均值	2 769.3± 764.0*	7 405.0± 1 368.3*	13 088.2± 4 789.6*	8 621.7± 437.1	9 272.3± 2 797.3*	333.3± 75.5*

* 与水飞雄黄组相比,$P<0.05$。
△ 未计入平均值。

在测量值中,存在一些可疑数据,如计入平均值,对结果会产生影响。本文根据舍弃商法,由公式 $Q=(X_{可疑}-X_{紧邻})/(X_{最大}-X_{最小})$,计算出可疑数据的 Q 值,再查 Q 临界值表,测量 3 次的 $Q_{90\%}=0.90$。若计算的 $Q>0.9$，则将可疑值舍去。

实验表明，砷在各脏器中均有分布，但其分布特点与生命必需元素不同，一般而言，生命必需元素在肝、肾中的含量较多，在心、肺中的含量较少。而砷元素与该一般分布特征不同，其中尤以脾中的分布浓度最高，同时，我们还发现，脏器中的砷浓度高于血液中的砷浓度。这一不正常的分布特点，说明了砷分布的不可逆性。

血脑屏障是治疗脑部疾病的药物必须克服的障碍。美国有关研究发现，老鼠吸入粒径为 35 nm 的碳颗粒后，这些颗粒可以到达脑内处理呼吸的部位——嗅球，并且数量在 7 天内持续增长，而非纳米级的大颗粒则无此现象。俄罗斯的科学家也发现，纳米黏合剂聚氰基丙烯酸盐可以使多柔比星（一种抗肿瘤药）通过静脉注射给药后穿过血脑屏障，从而抑制老鼠脑部肿瘤的生长。从本实验结果可知，砷在脑部也有分布，而且，随着粒径的降低，脑中的浓度大大提高。说明减小雄黄的颗粒度，有助于雄黄通过血脑屏障，这为雄黄治疗脑部肿瘤提供了可能性；同时，也提示我们，对于治疗脑部疾病的难溶或不溶性药物，采用适当的方法降低其颗粒度，对提高其生物利用度以利于其疗效的发挥会有一定的作用。

三、关于雄黄传统炮制方法及其对白血病疗效影响的讨论

我国学者在 As_2O_3 治疗急性早幼粒细胞白血病的临床和基础研究方面取得很大进展，Science 报道称 As_2O_3 是继视黄醛[全称全反式视黄醛（all-trans retinoic acid，ATRA）]之后又一令人震惊的发现。As_2O_3 能在 mRNA 和蛋白水平明显下调凋亡抑制基因 bcl-2 的表达，快速有效地调节 PML/PML-RARa 蛋白的亚细胞定位，进而降解 PML/PML-RARa 蛋白。而 PML/PML-RARa 蛋白既阻断细胞分化，也抑制细胞凋亡。但是，As_2O_3 的给药方式为静脉注射，给患者带来较大的痛苦和不便，而且，As_2O_3 的价格昂贵，对患者来说也是一个很大的经济负担。As_2O_3 对细胞的诱导凋亡作用是由其中的砷元素决定的，因此，寻找其他的砷制剂成为一个研究方向。这样的砷制剂应具备如下的特性：对肿瘤细胞的增殖有较强的抑制作用，使用方便，价格低廉。由此，雄黄成为考虑的对象，人们发现，早在 20 世纪 70 年代，就有了以雄黄为主药的复方治疗肿瘤的记载，且具有一定疗效。

雄黄的主要成分在室温下为 As_4S_4，并非《中国药典》所记载的 As_2S_2，只有在 550~800℃时，As_4S_4 才分解为 As_2S_2。此外，还含少量的可溶性 As_2O_3。

长期以来，关于雄黄有效成分的讨论一直没有中断过，《中国药典》关于雄黄炮制方法的记载是水飞法，目的是去除雄黄中的可溶性的 As_2O_3，降低毒性。但 As_2O_3 对白血病的疗效肯定了该成分抑制肿瘤细胞增殖的药理活性，因此雄黄中的毒性成分也正是它的有效成分。

难溶于水的 As_4S_4 是否就没有药理活性呢？我们知道，药物进入机体后，其变化是一个很复杂的过程，不像在体外的水溶液中那么简单。首先，体液是一个偏酸的环境，中性条件下不溶或难溶的物质在酸性条件下溶解度会发生变化，可能会成为微溶或可溶甚至是易溶的物质；其次，体液中包含大量的酶，难溶的砷化物在生物催化下可以溶解，继而发挥生物活性；再次，砷在体内可以进行生物转化，在酶催化下进行氧化还原、生物甲基化、

生物合成等过程,产生多种形式的砷如亚砷酸、砷酸、甲基砷酸、二甲基砷酸等。

可见,溶解性是相对的,体外可溶的 As_2O_3 和难溶的 As_4S_4 进入体内后,都可以进行生物转化,发挥其药理活性,难溶性的 As_4S_4 药理活性的发挥需要一个更长的过程,其生物利用度也会有所降低。

北京大学血液病研究所陆道培院士一项长达 6 年之久的研究成果显示,将经过高度提纯的晶体状 As_4S_4,采取单一口服的给药方式,对 110 例年龄在 14 岁以上的不同病期的急性早幼粒细胞患者进行治疗,结果所有患者症状完全缓解,血液学的异常变化也分别在 22~110 天明显好转。特别是 29 位初次治疗患者,用药 1 个月后,体内的早幼粒细胞和原始粒细胞数量就开始减少,残留的早幼粒细胞不再分化,出现了退行性变和凋亡的形态学改变,标志疾病向好方向转归。这从临床角度进一步证实了雄黄中难溶性成分 As_4S_4 对肿瘤细胞的抑制作用。

肯定了口服雄黄的疗效后,我们面临着如何提高难溶性雄黄的生物利用度的问题。众所周知,物质的溶解度与其颗粒大小有很大关系,目前所使用的雄黄均为《中国药典》所载的水飞法制备的,这样制备得到的颗粒粒径较大,根据我们的测定达几十微米,而且,通过水飞法制备的雄黄将可溶性的 As_2O_3 去除,只剩下难溶的 As_4S_4,这样可能会影响疗效的发挥。

本实验选取了气流和微射流这两种新型的粉体粉碎加工技术,对雄黄进行了粉碎加工,与水飞制备的雄黄颗粒从粉体表征、药代动力学参数、体内外抑瘤作用等方面进行了比较,以期得到生物利用度加大、疗效提高的雄黄颗粒,为临床治疗急幼粒细胞白血病及其他肿瘤提供更有效的雄黄制剂。

从制备过程来看,水飞法耗时费力,气流法和微射流法方便快捷,效率高,比较适合工业化大生产。气流粉碎应用较广泛,目前已有多种药材粉末采用气流粉碎的方法制备,而微射流法的发明源自航空技术,目前仅涉及化工领域,在中药领域的应用还是一个空白,我们首次采用该法制备矿物药雄黄,取得了满意的效果。

通过对 3 种粉体表征的研究,我们发现它们之间的粒径相差达一个数量级,表面光滑度也不同,特别是微射流法制备的颗粒,由于粒径已接近纳米级,X 衍射图谱峰发生了较大的变化,表明在晶体结构上有所改变,这是否会带来药效上的变化甚至出现新的药效,是一个可以进一步深入探讨的问题。

通过对 3 种粉体药代动力学参数的测定,我们发现,随着粒径的减小,药代动力学发生了变化,吸收相增加,消除相减少。在服用相同剂量的情况下,降低雄黄颗粒的粒径可使血液中最大砷浓度提高,AUC 增大,砷在体内停留的时间延长,这表明,降低雄黄的粒径,可以提高雄黄的生物利用度。相同剂量的 3 种雄黄颗粒给小鼠灌服后的血清对肿瘤细胞的抑制作用,也有力地证明了这一点。

体外研究结果证明,3 种制备方法得到的雄黄颗粒在体外对 SMMC7721 肝癌细胞的增殖抑制程度不同:粒径越小,抑制程度越大。水飞法制备的雄黄效果最差,除了与粒径有关外,推测与其所含的可溶性 As_2O_3 已被去除也有关系。

体内研究结果表明,雄黄对皮下移植肿瘤的生长有抑制作用,可使瘤块重量减小,瘤块的坏死面积加大,而且,粒径越小,效果越显著,虽然由于个体差异较大,统计学上差异不显著,但趋势很明显,如果增加样本量,相信会有统计学的显著差异。

从上述研究工作,可以得出如下的结论:雄黄是一种很有前景的抗肿瘤药物,不仅对早幼粒细胞白血病有效,对肝癌细胞也有效;降低雄黄的粒径,可以提高雄黄的生物利用度,提高对肿瘤细胞生长的抑制作用;气流粉碎技术,尤其是微射流技术,是制备超细雄黄粉体及其他矿物药粉体的有效方法,可以得到接近纳米级水平的粉体颗粒;现行《中国药典》中规定的炮制方法即水飞法值得商榷,因为水飞法可将雄黄的可溶性成分除去,只剩下不溶于水的 As_4S_4。

砷剂是一种有毒的物质,在发挥疗效的同时,也会对机体产生毒副作用,从目前的研究来看,其有效部位也是它的毒性部位,砷进入机体后,会发生哪些转化及如何转化? 疗效和毒性之间的相互依存关系,是否可以对其进行结构改造以减毒增效? 都是值得深入研究的问题。

第六节　基于纳米技术的实体瘤治疗新策略
——As_2O_3 结合靶向递送系统

作为抗肿瘤砷剂的主要药效物质 As_2O_3,具有较强的细胞毒性,且无须任何响应或激活即具药理活性,不仅对白血病效果明显,对肝癌、肺癌、前列腺癌、胃癌等实体瘤的治疗也有一定的效果。但在生物药剂学方面,As_2O_3 却存在严重的缺陷:① As_2O_3 全身注射,可抵达肿瘤部位并发挥生理活性的小于总给药剂量的 1%,其余绝大多数的 As_2O_3 会非特异性地杀伤正常组织细胞。② As_2O_3 肾脏清除快、半衰期短,难以在实体瘤治疗中进一步推广[9]。As_2O_3 俗称砒霜,作为以毒攻毒的药物应用至今已有 2 000 多年的历史。如何以"毒"攻"毒"、变"毒"为"宝",实现 As_2O_3 在实体瘤临床治疗中的应用,有文献提出,借助纳米技术,开发 As_2O_3 结合靶向递送系统是实体瘤治疗的新策略[10]。作为先进的药物运载工具,纳米载体可使药物免受降解,药物的血液循环时间得以延长,提高药物在肿瘤部位的富集程度,降低其对正常组织和细胞的毒性。近年,将其与纳米技术相结合,旨在实现 As_2O_3 的定时定位递送,一系列具有被动靶向性、主动靶向性和响应性释放的新型 As_2O_3 靶向递送系统正在陆续研发中。

一、肿瘤微环境: As_2O_3 结合靶向递送系统设计的基础[11-13]

肿瘤微环境(tumor microenvironment,TME)主要由肿瘤细胞及其周围的免疫细胞和炎症细胞,肿瘤相关成纤维细胞(cancer-associated fibroblast,CAF),附近的间质组织、微血管,各种细胞因子和趋化因子构成,是一个复杂的综合系统。肿瘤微环境可分为两大类,免疫微环境(以免疫细胞为主)和非免疫微环境(以成纤维细胞为主)。缺氧、慢性炎症及免疫抑制是肿瘤微环境的三大主要特征。

肿瘤发生、发展过程中,肿瘤微环境与肿瘤细胞相互作用,共同介导了肿瘤的免疫耐受,从而影响了免疫治疗的临床效果。肿瘤细胞和肿瘤微环境之间这种相辅相成的关系,直接影响着肿瘤治疗手段的选择,因而肿瘤微环境势必成为 As_2O_3 结合靶向递送系统设计的基础。

肿瘤微环境的主要成员简述如下。

(1)肿瘤相关成纤维细胞:与正常成纤维细胞相比,肿瘤相关成纤维细胞是体积较大的纺锤形间充质细胞。肿瘤相关成纤维细胞在肿瘤组织中具有双重作用,一方面,其活性受肿瘤细胞分泌的生长因子调控;另一方面,肿瘤相关成纤维细胞自身又可分泌成纤维细胞生长因子(fibroblast growth factor, FGF)、基质细胞衍生因子 1(stromal cell-derived factor 1, SDF1)、金属蛋白酶和胰岛素样生长因子 1(insulin-like growth factor, IGF-1)等,对肿瘤生长、血管生成和转移起到促进作用。

(2)肿瘤相关免疫细胞:此类细胞参与肿瘤免疫反应,影响肿瘤微环境,调控肿瘤生长、转移,其成员包括巨噬细胞、T 细胞、B 细胞、NK 细胞和肿瘤相关中性粒细胞等。

(3)肿瘤相关脂肪细胞:可影响肿瘤恶性进展和增殖,主要是通过分泌脂质、脂肪因子和细胞因子等共同参与构成肿瘤微环境,促进肿瘤细胞的黏附、迁移和侵袭,调控炎性反应。

(4)肿瘤血管内皮细胞:既为肿瘤提供生长所需的氧气和营养,也为肿瘤转移提供途径,该类细胞受肿瘤细胞分泌的多种细胞因子及信号通路的调控。

(5)肿瘤细胞外基质:该基质由胶原蛋白、蛋白多糖、层粘连蛋白和纤维连接蛋白等组成,既被用作细胞间填充物,又是负责细胞通信、参与细胞增殖和黏附的活性物质。在肿瘤微环境中,为肿瘤细胞提供生化成分和基本结构支持的非细胞成分。

二、基于增强渗透滞留效应的被动靶向递送系统

高通透性和滞留效应(enhanced permeability and retention effect, EPR effect, EPR 效应),是相对于正常组织,肿瘤部位因实体瘤组织血管丰富,血管壁结构完整性差、间隙较宽,淋巴回流缺失,所导致的大分子类物质和脂质颗粒具有高通透性和滞留性,该效应使得粒径<200 nm 的颗粒可通过血液循环向肿瘤组织渗漏,被赋予良好的被动靶向性,基于 EPR 效应被动靶向递送 As_2O_3 的不同纳米载体主要有脂质体、聚合物囊泡及仿生纳米粒等。

例如,As_2O_3 脂质体可诱导 20.03% 大鼠 C6 脑胶质瘤细胞凋亡,远高于游离 As_2O_3 的诱导凋亡率(3.92%)[14]。又如,静脉注射 As_2O_3 脂质体对脑胶质瘤动物模型取得显著效果。这是由于 As_2O_3 脂质体具有较高的血脑屏障通透率,可明显提高脑内药物浓度,对大鼠脑内胶质瘤发挥更有效的治疗作用。但采用普通材料和方法制备的 As_2O_3 脂质体包封率低且不稳定,将 As_2O_3 与过渡金属离子(二价镍、钴、铂离子等)共沉淀,产生复合物后再载入脂质体中。结果表明,此类脂质体可使 As_2O_3 在血液循环过程中保留在脂质体内,从而提高了脂质体的稳定性和包封率[15]。

将 PEG 和乳糖酸(lactobionic acid, LA)偶联至壳聚糖(chitosan, CS)上,制备成改性材料 PEG 和 LA 修饰的壳聚糖(PLC)。该 As_2O_3 – PLGA/PLC 纳米粒具有良好的血液相容性和缓释性,可有效抑制 SMMC7721 肝癌细胞生长,而对正常人肝细胞毒性低[16]。

采用离子交联法制备负载有 As_2O_3 的海藻酸钠纳米粒(SANA)[17],再将红细胞膜包封于表面得到红细胞包裹的载药纳米粒(RSAN)。RSAN 具有完整的双层结构,平均粒径为 163 nm,平均包封率为 14.31%,与未包膜组相比,包膜组药物被巨噬细胞吞噬的概率降低 51%,且对 NB4 及 SMMC7721 肝癌细胞系均有毒性,但对正常细胞毒性较低。

三、避开肿瘤组织致密微环境天然屏障的主动靶向递送系统

针对肿瘤部位的特异性表达因子,采用叶酸、抗体、多肽等对 As_2O_3 的纳米粒进行修饰,设计一系列主动靶向纳米制剂。利用肿瘤细胞大量表达的特异性因子,实现 As_2O_3 在肿瘤部位的定向富集和精准释放,而正常组织细胞因缺乏对应受体,药物不易进入细胞,从而减轻了药物的不良反应。

叶酸受体(folate receptor, FR)在肿瘤细胞膜上高度表达,在正常组织细胞上的表达却相对保守,将叶酸偶联至脂质体、介孔二氧化硅(SiO_2)纳米粒等载体上可赋予其主动靶向性。在应用于 HepG2 细胞系时,采用叶酸修饰的亚砷酸钙脂质体(FA – LP – CaAs)[18],与未经叶酸修饰的 LP – CaAs 纳米粒相比,FA – LP – CaAs 的细胞摄取率显著增加,且 HepG2 细胞内 As_2O_3 浓度也提高,细胞凋亡率升高。叶酸也可以修饰其他纳米载体,如白蛋白纳米粒。

尿激酶系统包括尿激酶型纤溶酶原激活物(urokinase-type plasminogen activator, u-PA)和尿激酶型纤溶酶原激活物受体(urokinase-type plasminogen activator receptor, u-PAR),u-PAR 在多种癌细胞表面过表达,而在正常组织中低表达[19]。利用卵巢癌细胞具有高表达的 u-PA 系统的特征,将 u-PA 抗体连接至 As_2O_3 脂质体上[15],这种靶向脂质体应用于卵巢癌细胞后,癌细胞药物摄入的效率增加 4 倍,细胞生长抑制率为普通脂质体的 2 倍。

研究发现,RGD 肽肿瘤渗透能力强,而反面高尔基网(trans Golgi network, TGN)肽(一段可穿过脑屏障到达脑部的短肽)可突破血脑屏障,高效、安全、定向地将药物送至大脑神经元。TGN 肽两端分别插入上述连接肽,能够增加其柔性,有利于 TGN 形成天然构象,增加靶向效率。采用可穿透血脑屏障的 TGN 肽和 iRGD 修饰聚酰胺-胺型(PAMAM)树枝状高分子,构建 iRGD/TGN – PEG – PAMAM/As_2O_3 脑胶质瘤靶向给药系统[20],使得 As_2O_3 能更好地透过血脑屏障并在肿瘤组织呈特异性分布。在体外跨血脑屏障-人恶性脑胶质瘤 U87 细胞实验中,在两种肽联合修饰的给药系统作用下,U87 细胞的存活率为 39.24%,显著低于单独使用 iRGD 肽、单独用 TGN 肽或未修饰的对照组。

四、刺激响应型智能递送系统

刺激响应型智能递送系统是根据肿瘤微环境中某些特殊环境、物理或化学因素而设计的,其目的是实现药物的按需响应释放。这类智能纳米药物递送系统进入体内后,可在

温度、磁场、光等外源性,或 pH、谷胱甘肽、活性氧、酶等内源性刺激下通过载体结构、构型等特征发生改变,迅速或按一定速率释放药物。

磁场在肿瘤治疗中功能众多,如外加高频交变磁场(alternating magnetic field,AMF)时可升温实现磁热疗。基于此,永磁性药物可利用其磁场响应性实现磁性靶向运输。将磁性纳米粒 MZF 和 As_2O_3 用温敏材料实现共包封[21],制备 As_2O_3/MZF 热敏磁性脂质体,MZF 在接触 AMF 时,其温度可达到脂质体相变温度(42.71℃),实现定时定位给药,应用于肝癌细胞系时,肿瘤体积抑制率高达 85.22%。

在载有 As_2O_3 的纳米级中空 SiO_2 表面偶联聚丙烯酸(一种最常用的 pH 响应材料,具有低毒和良好的生物相容性)作为 pH 响应材料后,As_2O_3 在 pH 5.0 时的 48 h 累积释放率达 76.15%,远高于 pH 为 7.4 时的 40.52%[22]。

肿瘤细胞内还原性谷胱甘肽的浓度(2~10 mmol/L)远高于正常细胞,而生理状态下细胞外区谷胱甘肽浓度仅为 2~20 μmol/L。因此,利用谷胱甘肽浓度的差异可以实现药物载体在肿瘤细胞内快速解离并释药。以介孔 SiO_2 为载体[23],通过二硫键修饰表面后,经酰化反应连接 PEG,最后通过静电吸附作用负载 As_2O_3,成功制备了氧化还原响应性 As_2O_3 纳米递药系统。研究发现,在含有 10 mmol/L 谷胱甘肽的释放介质中,As_2O_3 累积释放量达到 81%,而不含谷胱甘肽时释放量仅为 25.84%,有力证明了此载药体系具有谷胱甘肽响应性释放特性。除此之外,由于系统表面带有一定正电荷,电荷密度和排斥力随着 pH 的降低而增加,因此,此载药体系也具有一定的 pH 依赖性释放特性。

鉴于人体内环境的复杂性,如血液中含有大量不同的生物蛋白,同时体内 pH 环境、氧化还原环境等都处于动态变化之中,而体内免疫清除系统会保护性高效地清除外来异物,目前 As_2O_3 靶向递送系统研究仍面临若干重大科学理论问题与应用技术难题,如:① 纳米载药体系设计理论方面,粒径分布、表面功能性修饰、粒径调控、结构可变等均存在空白;② 如何避免纳米载体在人体血液循环过程中出现不稳定崩解、被网状内皮系统快速清除、与带电生物分子发生不良反应等难以预测的问题;③ 如何防止 As_2O_3 因治疗窗窄,且可以无机盐形式穿透脂质双分子层,而出现药效与毒效并存的状态等。对此,今后研究的重点应基于物理化学和生物药剂学原理,密切结合 As_2O_3 自身的理化特征,采用双靶向或多靶向的设计策略,及相应的标度关系,设计出结构稳定、功能优化的纳米载体,以实现 As_2O_3 在实体瘤中的精准释放。

参考文献

[1] 詹秀琴.超细微雄黄颗粒的制备及其对肿瘤细胞作用的比较研究.南京:南京中医药大学,2004.

[2] 袭荣刚,吴立军,王晓波,等.纳米雄黄粒度测定的扫描电镜法和激光光散射法.中国新药杂志,2009,18(2):174 - 176.

[3] 王晓波,石焱,袭荣刚,等.纳米雄黄的粒度分析方法.药学服务与研究,2009,9(1):52 - 54.

[4] 刘月,曹阳,顾伟英,等.地西他滨联合三氧化二砷抑制急性髓系白血病细胞系增殖和促进凋亡.基础医学与临床,2023,43(4):608 - 614.

[5] 陈发章,王君,徐海珍,等.雄黄抑制食管癌细胞增殖、侵袭并诱导细胞铁死亡.中国药理学通报,

2023,39(1):308-315.

[6] DANOVA M, GIORDANO M, MUZZINI G, et al. Expression of p53 protein during the cell cycle measured by flow cytometry in human leukemia. Leuk Res, 1990, 14(5):417-422.

[7] 庞志功,汪宝琦,涂勤,等.牛黄清心丸中砷的研究.西安医科大学学报,1997,18(4):482.

[8] 李仪奎.中药血清药理学实验方法的若干问题.中药新药与临床药理,1999,10(2):95.

[9] KHAIRUL I, WANG Q Q, JIANG Y H, et al. Metabolism, toxicity and anticancer activities of arsenic compounds. Oncotarget, 2017, 8(14):23905-23926.

[10] 张璇,黄健,王金辉,等.三氧化二砷结合靶向递送系统——实体瘤治疗的新策略.中国现代中药, 2022,24(9):1797-1806.

[11] 刘宇佳,张轶雯,钟里科,等.肿瘤微环境对肿瘤代谢的影响及研究进展.肿瘤学杂志,2020,26(1): 47-52.

[12] 陈雪曼,宋尔卫.肿瘤微环境与免疫治疗研究进展.生物化学与生物物理进展,2017,44(8): 641-648.

[13] 陈风飞,李欣欣,孙立,等.肿瘤微环境及相关靶向药的研究进展.药学学报,2018,53(5):676-683.

[14] 张旭,陈岩,赵世光,等.三氧化二砷脂质体治疗大鼠 C6 脑胶质瘤的实验研究.中国实用神经疾病杂 志,2015,18(24):1-3.

[15] ZHANG Y, KENNY H A, SWINDWELL E P, et al. Urokinase plasminogen activator system-targeted delivery of nanobins as a novel ovarian cancer therapy. Mol Cancer Thers, 2013, 12(12):2628-2639.

[16] SONG X, WANG J, XU Y, et al. Surface-modified PLGA nanoparticles with PEG/LA-chitosan for targeted delivery of arsenic trioxide for liver cancer treatment: inhibition effects enhanced and side effects reduced. Colloids Surf B Biointerfaces, 2019(180):110-117.

[17] LIAN Y M, WANG X R, GUO P C, et al. Erythrocyte membrane-coated arsenic trioxide-loaded sodium alginate nanoparticles for tumor therapy. Pharmaceutics, 2019, 12(1):21-23.

[18] ZHU J J, CHEN X J, YAO W, et al. Fabrication of a folicacid-modified arsenic trioxide prodrug liposome and assessment of its anti-hepatocellular carcinoma activity. Digital Chinese Medicine, 2020, 3 (4):260-274.

[19] 廖君,孔佩艳.以尿激酶型纤溶酶原激活物系统为靶点治疗肿瘤的研究进展.中国药房, 2015,26 (14):1880-1884.

[20] 倪文娟,马瑞,陆燕平,等.载三氧化二砷脑胶质瘤靶向纳米递药系统 iRGD/TGN-PEG-PAMAM/ ATO 的构建及体外研究.中草药,2019,50(9):2049-2056.

[21] WANG L, ZHANG J, AN Y L, et al. A study on the thermochemotherapy effect of nanosized As_2O_3/ MZF thermosensitive magnetoliposomes on experimentalhepatoma *in vitro* and *in vivo*. Nanotechnology, 2011, 22(31):315102.

[22] XIAO X C, LIU Y Y, GUO M M, et al. pH-Triggered sustained release of arsenic trioxide by polyacrylic acid capped mesoporous silica nanoparticles for solid tumor treatment *in vitro* and *in vivo*. J Biomater Appl, 2016, 31(1):23-35.

[23] 马瑞,汤红霞,陆燕平,等.氧化还原响应性二氧化硅载三氧化二砷纳米递药系统的制备及体外评 价.中草药,2020,51(6):1508-1516.

第六章

微米尺度中药粉体改性及粒子设计原理与技术应用

第一节　微米尺度中药粉体改性及粒子设计的概念、原理及其
　　　　技术构成／153

第二节　中药粒子设计的不同工艺模式
　　　　——以中药复合粒子为例／161

第三节　中药粉体改性与粒子设计技术的应用／163

第六章

微米尺度中药粉体改性及粒子设计原理与技术应用

第一节 微米尺度中药粉体改性及粒子设计的概念、原理及其技术构成

本节所涉及的"中药粉体改性"及"中药粒子设计"概念,在一些中药制剂学论著中常混淆不清。而如本书第一章第二节所述,根据粉体工程学的概念,固体颗粒(粒子)的集合体定义为粉体,粉体是一个多尺度粒子的集合体。粒子是构成粉体的最小单元,工程研究的对象多为粉体,进一步深入研究的对象则是微观的粒子。粒子微观尺度和结构的量变,必将带来粉体宏观特性的质变。依据上述理念,粉体与粒子虽有关联,但并非同一事物;而粉体改性与粒子设计更是有其各自内涵,故本书将中药粉体改性与中药粒子设计分别加以论述。而粉体在中药制药领域,主要是指中药浸膏粉体——以中药提取物为原料制备而成的粉体,其粒径分布随制备工艺而异,但目前普遍采用喷雾干燥工艺制备的中药浸膏粉,其粒径一般在几十微米,即属于微米尺度。而中药材粉碎后的药粉,一般以细粉制成散剂或丸剂入药,根据《中国药典》中"细粉指能全部通过五号筛,并含能通过六号筛不少于95%的粉末",细粉亦属于微米尺度。

一、传统中药丸、散剂的缺陷及中药粉体改性、中药粒子设计概念的提出[1,2]

丸、散剂是传统中药的主流剂型,具有鲜明的剂型特色,对疾病的选择、方药的加工及药物在体内的释放都有其自身的规律与特点。丸、散剂普遍存在的问题,直观表现为色泽不均、吸潮、流动性差、串油、口感气味差、挥发性成分易散失、难溶性成分溶出度低、粉体润湿性能不良等。这些皆与丸、散剂加工制备的"粉碎"与"混合"两个基本工序密切相关。

其一,中药粉碎技术是影响丸、散等中药固体制剂质量的关键技术之一。中药物料粉碎后,巨大的比表面积使粉体具有很高的表面自由能,极易自动团聚。粉体聚集的随机性,导致了粉体性质的随机性,无法保证粉体均匀分散、稳定可控。对于含量较低的贵细药材或毒性药材,该问题将对产品品质造成严重影响。其二,混合亦为影响产品质量的关键环节。中药来源于动物、植物、矿物,质地差异悬殊,不同的物料粉碎后呈现出极其复杂的粉体学性质,而现有的混合工艺操作粗放、混合设备简陋、工艺过程无精细化可言,丸、

散剂普遍存在物料分散不均匀的共同现象,导致产品质量不稳定、批次差异大,以及由此引起的有效性与安全性问题[1]。

中药粉体改性及中药粒子设计正是针对上述传统中药丸、散剂的缺陷,而根据药剂学的理论与临床治疗的需求而衍生的中药制剂技术。按照本书作者的认知,中药粉体改性是对中药粉体物料这一多尺度颗粒(粒子)的集合体整体制剂学及生物药剂学行为的改造;而中药粒子设计追求的目标则是构成粉体的最小单元——微观的颗粒(粒子)微观尺度和结构的精准改造,其结果必将带来粉体宏观特性的质变。从这个意义上分析,中药粒子设计可归入中药粉体改性的范畴。

二、粉体微结构及实现中药浸膏粉体稳定、可控的基本策略

(一) 粉体微结构

粉体微结构是在一定工艺条件下,物料所形成的立体状态,如粒径大小、外观形状、表面状态等,它是粉体物理性质的重要组成及产生原因。近年来,电子显微、自动显微图像分析等技术发展飞速,为精确获取粉体粒子微结构参数提供了强有力的手段。

(1)粒径:导致粉体行为的作用力类型及机制主要由其尺寸的数量级决定。大于100 μm 的粒子行为主要是机械力的作用;而 1 μm 级别的粒子,其表面性质是主要的,吸附层和荷电行为可能是主要的机制。

(2)形态:规则形粒子中类球形偏多,主要包括表面光滑、表面皱缩、表面粗糙、表面具有多孔结构等,不规则的粒子则有针状、鸟巢状等。形状因子等结构参数可借助扫描电镜、自动显微图像分析仪获得。

(3)表面特征:固体粒子表面分布有许多沟槽、坑洼和裂痕等,其分子(原子)的能量并不均一。依靠原子力显微镜、表面元素分析(X 射线光电子能谱)、反气相色谱表面能分析仪,可获取粗糙程度、表面能、表面元素组成和化学状态等粒子表面细微特征信息[3-7]。

(4)孔隙:粉体粒子间的和粒子内存在的孔隙实为气孔的显微结构,造成吸湿性的毛细现象即与气孔有关。通过水银气孔计及相关公式可以检测或计算分析出气孔的尺寸、孔径分布及气孔形状(如圆柱状、狭缝状)等。

(5)晶型:不同微晶颗粒的几何特征产生原因同晶析过程的热力学和动力学条件密切相关。X 射线粉末衍射和差示扫描量热分析是最常用的晶型研究手段。

(6)荷电:粒子的荷电状态会使粉末发生聚集、黏附,从而影响其成型和使用。荷电测定方法有法拉第杯法[8]及静电低压撞击等[9]。

(7)内部结构:粉体粒子的内部结构如是否呈中空状态等,可以通过激光共聚焦显微镜加以观察[10]。

(8)非均质材料微结构特征:非均质材料粉体粒子由许多具有不同几何特性和性质的微域组成。其中,各大类成分微域的体积分数、尺寸大小、形状因子,以及各大类成分微域之间的邻接关系等,都是重要的结构参数。

借助上述技术手段,目前已能从微结构的细微变化精确地推定材料性能和加工工艺。

意义在于,可根据预定性能要求,设计材料组成和结构,并通过一定工艺加以实现,以满足对材料性能的要求。

（二）实现中药浸膏粉体稳定、可控的基本策略

近年来,在业内专家的努力下,中药浸膏粉体研究领域取得了重要进展,如初步建立了理化性质表征技术体系;比较深入探讨了理化性质与稳定性(以吸湿性为代表)的相关性,建立了可对吸湿过程进行描述的数学模型等。但中药浸膏粉体仍然普遍存在吸湿性大以及可压性、流动性不如人意等诸多问题。

究其原因,目前有关中药浸膏粉体的研究,多集中在添加辅料、包衣改善吸湿性,以及含水量、某1~2个指标性成分保留等方面。因粉体改性机制不明,特别是缺乏对粉体粒子微结构及其与性能相关性的系统研究,工艺条件难以真正优化,亦无法在生产中有效实施。

李静海院士指出,使用多尺度的方法来描述微观和宏观上的物理变化是制药工程由经验科学向量化科学过渡的关键。国内外相关粉体工程研究领域,如奶粉、果汁粉、大豆粉、火炸药等行业采用喷雾干燥技术成功地制备出稳定、可控的产品的范例正是基于上述理念,采取了以下基本策略。

（1）通过实验研究、数学分析与分子模拟,建立粉体粒子微结构、粉体性能指标的表征方法[11,12]。

（2）探索粉体粒子微结构参数之间及其与性能指标的相关性,建立相关数学模型[13-15]。

（3）动态观测物料化学组成、理化特征与喷雾干燥工艺条件对粉体微结构参数、性能指标的影响,在深入研究粉微结构形成机制、建立数学模型的基础上,进行工艺优化设计[16,17]。

三、中药粉体改性及粒子设计的原理

1. 中药粉体改性的原理　粉体改性的概念源于材料学领域,指采用物理、化学或机械的方法和工艺,有目的地改变粉末的物理或化学性质,以提高其使用功能(具生物兼容性,提高其热、机械及化学稳定性,改变其光、磁、电、催化、亲水、疏水及烧结特性,提高其抗腐蚀性、耐久性和使用寿命)[2]。

中药粉体属于复杂的多组分粉末体系。依据材料学与现代药物制剂学的理论,化学组成、晶型结构、形貌特征及表面性质是影响单组分粉末粉体性质的关键因素;而多组分粉末体系的粉体性质还取决于多组分间的相互作用及空间位置关系。对于属于复杂的多组分粉末体系的中药粉体物料,调控不同种类的药物粉末之间、药物与辅料之间的相互作用可有效实现粉体改性。基本原理是通过改造粉体的化学组成与微观结构,实现调控粉体物料的宏观性质;通过改变粉末的粉体学性质,实现调控粉体物料的制剂学性质。具体而言,可分类为以下三类。

（1）化学改性:通过添加改性剂等辅料改变中药粉体物料的性质。例如,将微粉硅胶作为改性剂加入无定型状或膏状、黏性大、吸潮性强的中药提取物中,可解决膏状物料分子间作用力很强的问题,显著增大提取物的比表面积与孔隙率,降低黏性,在降低崩解

剂用量的前提下明显缩短相关中药复方分散片的崩解时间[18,19]。

（2）物理改性：通过微粉化等超细粉碎技术改变中药粉体物料的性质。例如，浙贝母、天麻和红景天3种中药材经过适当的超细粉碎后，微粉的粉体学性质发生改变，粉末颗粒大小分布较均匀，植物细胞破壁率高，比表面积显著增大，能够促进药材中有效成分的溶出，但对流动性和吸湿性产生不利影响[20]。

（3）物理化学改性：通过选用球磨机或超微振动磨，采用固液研磨技术，将改性剂（液体）与固体药物研磨，以使改性剂中的官能团与药物上的官能团互相接近，形成分子间作用力，改变中药粉体物料的性质。例如，传统的青黛饮片亲水性差，难入汤剂，很难满足中医儿科临床在汤剂中应用的需要。而采用固液研磨制备的新型青黛饮片可以汤剂给药。青黛是由靛蓝、靛玉红等有机物吸附于碳酸钙微晶表面形成的体轻质松的混合物，由于靛蓝等有机物疏水性强，故传统观念认为其宜入丸散。韩丽课题组在振动磨中将醇类溶剂与青黛共研磨，发现多种一元醇、二元醇、三元醇均能有效降低青黛的接触角，改善其润湿性与分散性[21]。在粉体改性过程中发现，靛蓝是平面分子，乙醇分子中的羟基与靛蓝中的芳香环均为非极性基团，易相互吸附，使得乙醇分子的羟基向外，水滴在青黛表面容易铺展，亲水性增强；且亲水性强弱程度与表面乙醇的量有关[22]。

2. 中药粒子设计的原理　　中国科学院院士冯端、师昌绪教授等在其主编的《材料科学导论——融贯的论述》中指出[23]，"有序与无序这两个基本概念贯穿在物质结构的各个类型和层次之间中"，而"能与熵的角逐是'有序-无序'转变的物理根源"。厦门大学固体表面物理化学国家重点实验室的田昭武院士则在"微米尺度固液体系的物理化学和创新契机"一文中指出，由于微系统中各类基本单元的尺度在微/纳米级，其表面积与体积的值远大于常规系统，表（界）面的微观性质上升为影响微系统性能的关键因素之一[24]。

中药粒子设计技术正是根据上述材料设计与微尺度结构科学的基本原理，借助现代材料设计的先进理念与方法，引进"药辅合一"的思想，为达到设计粒子的特定结构和相关功能而采取的一系列工艺设计的相关技术的总称。结构设计包括粒子形状、组成、组成比例、粒径、粒径分布、表面特征、气、味等；功能设计包括分散均匀性、防潮性、崩解性、流动性、沉降性、挥发性成分的稳定性、难溶性成分的增溶性等[25]。

具体而言，中药粒子设计原理主要涉及以下理论[1]。

（1）近纳米级粉体粒径是中药粒子设计技术的基础：所有质量力（宏观力），如重力、惯性力、静电力、磁力等，与颗粒粒径的3次方成正比，随着粒径的减小，衰减程度加快；而表面力（微观力），如分子间作用力、双电层静电引力等与粒径的1次方成正比，随着粒径的减小，衰减程度减慢。对于几十微米以下的微细颗粒而言，质量力对于颗粒的运动已不再起主要作用，取而代之的是各种表面力和与表面有关的物理力[26]。这就意味着，中药粒子设计的物料必须是近纳米级的超细粉，而不是传统散剂细粉。

（2）吉布斯函数的自发减小是中药粒子设计技术的热力学依据[1]：从热力学角度讲，由于粉体分散态的总表面积 A_0 总是大于设计后的总表面积 A_t，即 $A_t < A_0$。而由分散态变为聚集态后，吉布斯函数的自由能（ΔG）发生变化[27]。ΔG 的自发减小有利于稳定体系

的形成,有利于不同物料有序地包裹成型。

借鉴材料学术语,将两种或多种粒子的有序包裹称为核壳设计。在分散体系中,某些超过某一粒径的大粒子会对小于某一粒径的细粉粒子有"净化作用"[28],使小粒子紧密结合在大粒子的表面,很难脱离。当两者粒径比大于 10∶1 时,核粒子会被壳粒子完全包覆。核壳设计时,依据该原理,先将壳粒子物料在振动磨内细磨成小粒子,再加入粒径较大的核粒子,在满足一定的工艺条件下,核粒子迅速被壳粒子包裹,从而实现核壳成型。

(3) 同频振动是中药粒子设计技术的动力学依据:振动磨工作时,轴承上偏心轮的激振力矩引起振动介质与多种物料粉体在筒内同频振动。同频振动使粉体的高速自转被激发,各种粉体运动速度趋于同步,为多种粉体的均匀复合提供了可能,为中药粒子设计技术提供了动力学依据。

(4) 分子间作用力是中药粒子设计最主要的作用力[1]:中药粒子设计成型的作用力是复杂的,主要包括分子间作用力(范德瓦耳斯力)、静电引力及液桥黏结力。分子间作用力(F_M)是表面原子受到邻近内部原子的非对称价键力和其他原子的远程范德瓦耳斯力而产生的与外界原子键和的倾向。粒子设计的实质就是颗粒间结合力的不断形成,体系总能量不断下降的过程。静电引力(F_e)是由于物体表面电荷等电量地吸引对方异性电荷,使物体表面出现剩余电荷,而引起的接触电位差。

液桥黏结力(F_k)是由于饮片破壁过程中的均质化作用使得细胞内残余的少量液体包裹于粉体外,形成极薄的液膜,当两粉粒接近时,该液膜聚集其间,液体挥发后所形成的作用力。

粒子设计过程中,由于要求控制物料水分在 4% 以内,且振动磨内部工作环境含水量极低,其作用可以忽略。静电引力反比于接触面积,而分子间作用力正比于粒子球体半径,随粒径的减小,F_e 衰减速度更快。故分子间作用力是粒子设计成型中最主要的作用力[26,29]。

(5) 多种因素的有机结合完成了中药粒子的成型:中药复方配伍的特性及组方药物粉体不同的理化性质,为中药粒子设计技术提供了物质条件。近纳米级的粉体粒径使得粉体自由能(ΔG)很高且有自发减小的趋势,表面的微观作用力(主要是分子间作用力)成为粉体间主要的作用力,同频振动又使粉体均匀复合成为可能。通过调控不同粉体的加入顺序与振动磨工艺参数,能够实现中药粒子结构与功能的成型。因此,中药粒子的成型是多种因素有机结合的结果。

四、中药粉体改性及粒子设计技术的构成

中药粉体改性及粒子设计技术包括产品制备工艺技术和产品表征技术两部分内容。

1. 中药粉体改性技术的构成　依据粉体改性的原理及改性后粉体的结构特征,复杂的粉体改性技术可归为包覆改性与复合改性两大类。包覆改性主要针对粉体表面的处理,即使用改性剂包覆、成囊或吸附接枝于药物粉末表面而实现改性;复合改性主要针对

粉体结构的处理,即使用改性剂(药物或辅料)对药物粉末进行分散、复合或装载而实现改性。

(1)机械研磨分散法:利用机械力的作用使处方中某原料药物与改性剂(或另一特性的药物)互相分散,以改变药物粉体性质。机械研磨过程中,药物及改性剂会因机械力的作用而破碎,形成新的断面,部分药物(如提取物)甚至会因受力产生热能导致提取物表面融化。改性后粉体的粒径分布、微观形态、比表面积与孔隙率、吸水性与润湿性、黏弹性等性质均不是药物与改性剂物性的简单加合,而是呈现出许多新特点。机械研磨分散法可采用球磨机、超微振动磨、搅拌机等设备进行,实验室小样可采用研钵研磨。对于提取物而言,改性过程应注意湿度的控制,防止药物吸潮发黏,难以分散。改性终点的判断可通过观察粉末的表面与断面颜色是否一致、有无花斑来确定。

(2)固液研磨法:将改性剂(液体)与固体药物研磨,以使改性剂中的官能团与药物上的官能团互相接近,形成分子间作用力,实现表面化学包覆。设备可选用球磨机或超微振动磨。

(3)溶剂挥发法:将改性剂溶解于挥发性有机溶剂中,再将该液体与粉末或颗粒混匀、搅拌,加热挥发除去有机溶剂,改性剂在粉末或颗粒表面形成一层薄膜的方法。其中,挥发性有机溶剂的表面张力宜小,润湿性好,易铺展;搅拌的转速可适当加快,但应避免颗粒解体;溶剂挥发温度应适宜,部分提取物玻璃态转化温度低,温度过高会导致提取物粉末或颗粒表面液化发黏从而团聚结块。有机薄膜根据性质的不同,可用于不同的制剂学目的,如防潮[30]、改善润湿性[22]、掩味等。

(4)喷雾干燥法:主要用于微囊的制备,形成的微囊能提高药物的稳定性,掩盖不良气味及口感,降低胃肠道的刺激性。在喷雾干燥的工艺参数中,进风温度、泵液速度及雾化气流速对成囊率影响显著。适当增加进风温度,减慢泵液速度,能提高微囊的成型率及干燥程度;适当减小雾化气流速能增大微囊的粒径,减小比表面积。采用该法,以尤特奇L100为囊材制备了乌药鞣质微囊以降低药物吸湿性,以阿拉伯胶为囊材制备了陈皮挥发油微囊以提高药物稳定性。

(5)pH沉淀法:利用药物溶解度随pH的不同而不同,通过调节pH控制结晶速度,使其结晶附着于悬浮性颗粒、微晶之上,从而形成表面沉淀包覆。例如,利用黄酮类物质"遇酸溶解、遇碱沉淀"的原理,调pH至碱性使其形成微晶,缓慢沉淀,附着于其他药物表面。又如,利用蛋白质类物质在等电点时大量析出沉淀的原理,可使蛋白质类药物附着于其他药物表面,从而实现特定的制剂学目的。

(6)液相分散法:指将原料药物或浸膏与改性剂在液相中互相分散而实现粉体改性的一种方法。改性剂可以是可溶性的,也可以是不溶性的。对于可溶性改性剂,两者能实现分子层面的均匀分散,原料药物与改性剂之间的分子间作用力是两者结合的基本作用力;对于不溶性改性剂,干燥过程中,残留液体干燥后可溶性物质析出形成的固体桥[3]是原料药物与改性剂形成新粒子的基本作用力。在后续的干燥过程中,可采用喷雾干燥、真空干燥等方式进行。例如,采用液相分散法将北豆根生物碱与羟丙基甲基纤维素邻苯二甲酸酯共溶于 70% 乙醇,加热挥干,真空干燥制得类似于骨架结构的改性粉,从而使药物吸湿性得到改善[5]。

2. 中药粒子设计技术的构成　中药粒子设计的过程,请参阅本书第十章,该处以本书作者团队研发应用于中药干粉吸入剂的中药复合粒子为例,深入、系统地讨论了中药粒子设计过程。通过归纳、总结该中药吸入给药复合粒子的设计、制备过程,可以认为:既然关于"设计"的定义,被最简单地表述为一种有目的的创作行为,那么作为医药领域的中药粒子设计,就是根据材料学的科学原理,有目的地对中药物料颗粒的微结构进行创作,以适应临床应用需求的行为。相对于中药粉体改性对象的群体性,中药粒子设计的对象是单个微小颗粒,并且具有更明确的目标,也必然需要采用更精准的手段。与上述由单一成分主药组成的干粉吸入剂不同,中药药效物质具有多元性与整体性,主要由水溶性与脂溶性两类成分组成。而因为肺部给药途径的解剖学结构特点,这两类成分在吸入过程中可停留在呼吸道不同位置,从而造成"相分离"现象,主要是水溶性成分不能同步到达肺泡。即实现药物多组分的同步吸入,是目前中药复方干粉吸入剂设计的关键问题。由此,对于中药粉体物料此类复相非均质材料,则需要在研究相分布的基础上建立(寻找)微结构和物性的关联。而对无规律结构,则应借助分形几何学寻找其自相似性(可能是统计性质的,而不是严格的),从而建立表征"多元聚集体"物质结构的有效方法。

江西中医药大学杨明教授团队对中药粒子设计的基本工序,亦即中药粒子设计技术的构成做了如下总结[1]。

中药粒子设计的基本工序包括药材预处理、粉体参数测定、设计程序拟定与结构模型筛选、工艺参数调控。

(1)药材预处理:药物在粉碎前须充分干燥,一般情况下,含水量控制在 3% ~ 4% 最佳。处方药材单独粉碎成粗粉(80 ~ 100 目)备用。

(2)粉体参数测定:测定各药物粉体不同粒径下的粒度分布、形态、比表面积、表面电荷、吸湿速率、临界相对湿度、润湿性、休止角、松密度、空隙率、压缩度、溶出度、纤维药材的溶胀度及颜色、气、味。摸索振动磨参数与粉体主要理化性质的相关性。

(3)设计程序拟定与结构模型筛选:根据测定的粉体参数,确定采用模型的种类及处方中药物粉体充当的角色,确定若干种较为合理的设计程序。

(4)工艺参数调控:整个过程采用间歇式加工,包括核壳式、框架式及复合式 3 个阶段,分别建立每个阶段工艺参数与粒子结构功能的相关性,运用数学手段预测主要工艺参数的最佳水平,并验证。

3. 中药粉体改性与中药粒子设计的表征技术　建立一套适宜的物理特性评价体系是构成中药粉体改性与中药粒子设计技术体系需要解决的关键科学问题,对于指导中药固体制剂研究、生产及质量控制具有重要的意义。

文献报道中药粉体改性技术的评价手段如下[2]。

(1)外观性状:包括颜色、气、味。颜色的可视化、可量化技术已经相当成熟,如利用色彩色差计可将粉末的颜色转换为量值[5];也可利用数码相机拍照、Photoshop 软件取色,将粉末颜色转换为量值。气的测定可采用电子鼻(人工嗅觉系统),电子鼻一般用于含挥发性成分的粉体的测定[6]。直接表征测定粉体的味较为困难,一般经过大量人群品尝后按等级评分统计分析;也可根据实际情况将粉末溶于水后采用电子舌进行测定[7]。

(2)形貌结构:包括粒径分布、比表面积与孔隙率、微观形貌结构。粒径分布测定方法很多,马尔文粒径测定仪的使用最为常用,包括干法与湿法两种。干法是采用高真空分散粉体,湿法是采用分散介质(如水、含水的醇等)分散粉体。就经验而言,湿法测定比干法测定结果更为准确,但提取物粉体溶于水、不润湿或药材粉末吸水膨胀情况下不适合采用湿法测定;干法测定要注意湿度的控制。比表面积与孔隙率采用氮气吸附法测定,可测出基于单分子吸附模型的朗缪尔比表面积、基于多分子吸附模型的比表面积及吸附-脱附等温线。微观形貌结构可采用扫描电镜测定,对于几十纳米的粉体,还可采用透射电镜测定。此外,还可采用X射线衍射、红外光谱、差示扫描量热法等对是否具有包覆结构进行鉴定。

(3)表面性质:包括表面润湿性(接触角)、表面自由能及表面元素分布。接触角测定的常用方法包括透过高度法与视频光学接触角测定法;透过高度法不适用于含有水溶性组分的提取物,也不适用于吸水性差的粉末;视频光学接触角测定法能观察到液滴在粉末(压片)表面的铺展润湿情况,能计算出初始接触角与平衡接触角。采用动态接触角、杨-拉普拉斯方程(Young-Laplace equation)及Owens-Wendt-Kaelble法相结合的方法,选取甘油、甲酰胺、水等多种测试液,联立方程能计算出固体表面的极性分量和非极性分量值,两者之和即为表面自由能[8]。表面元素分布采用能谱法半定量测定(H元素除外),亦可采用X射线光电能谱仪测定表面约3 nm厚的元素种类与量(挥发性组分除外)。

(4)力学性质:包括硬度、黏附性、弹性、内聚性和咀嚼性等。例如,采用土壤学上的ZJ型应变控制式直剪仪对麦冬多糖干燥粉及川芎提取物的黏性进行客观表征(但该仪器仅适宜于同一提取物不同工艺的横向对比,不适宜于不同提取物间的纵向对比)[9];采用物性测试仪的质构曲线解析法对微晶纤维素软材的硬度、黏附性、弹性、内聚性和咀嚼性等物理性质进行表征[10]。

(5)制剂学性质:包括吸水性、吸湿性、流动性、密度、压缩性等及其他与制剂相关的性质。

对于中药粒子设计教授的评价标准,文献提出要从物理学、化学、物理化学及生物学4个层面对制备的中药粒子进行系统评价[1]。

(1)物理学评价:主要从粒子的颜色、气、味3个方面进行,包括多人描述统计分析颜色、电子鼻对粒子的气味进行数值化描述及运用电子舌味觉指纹分析仪对味道进行图像化聚类分析。

(2)化学评价:包括化学成分的分散均匀性、主要成分的溶出规律、加速试验与留样观察条件下挥发性成分的保留率及难溶性成分的增溶率等。

(3)物理化学评价:包括粒子的粒径分布、比表面积、粒子表面固-气吸附特征、流动性、吸潮性、润湿性、空隙率、表面荷电分布与电位大小等。

（4）生物学评价：包括毒理学评价、主要药效学对比研究，以及主要成分的吸收、分布、代谢、排泄过程对比研究等。

第二节　中药粒子设计的不同工艺模式
——以中药复合粒子为例

将有机高分子与无机粒子，或有机高分子与有机粒子复合制得无机-有机、有机-有机复合粒子，这并不是两相的简单加合，而是由无机相（有机相）和有机相在纳米至亚微米范围内结合形成，两相界面间存在较强或较弱化学键（范德瓦耳斯力、氢键）。其中，有机相可以是塑料、尼龙、有机玻璃、橡胶等；无机相可以是金属、氧化物、陶瓷、半导体等。复合后将会获得集无机（有机）-有机复合粒子的诸多特性于一身的具有许多特异性质的新型功能材料，这些新材料将在诸如光学、电子学、机械、生物学等领域有许多新的应用。目前，已引起美国、英国、德国、日本等发达国家重视，这些国家都把新材料的研究与发展摆在了重要位置并制定了相应的发展计划。有机（无机）-有机复合粒子的制备方法主要有3种：① 物理法，包括机械研磨法、喷雾干燥法、膜乳化法等；② 物理化学法，包括异相凝集法、相分离法、溶剂沉积法等；③ 化学法，主要是以无机粒子为种子的单体聚合法，包括界面聚合法、原位聚合法、气相表面聚合法等。在上述3种制备方法中，物理法需要较复杂的设备，投资较大；而物理化学法和化学法一般通过反应釜即可进行，因此应用较多。下面简要介绍若干比较常见的机械研磨、异相凝集、相分离等复合粒子制备方法；第九章第二节将介绍溶剂挥发-喷雾干燥工艺制备经鼻脑靶向黄芩苷-栀子苷二元复合微球的方法，而有关喷雾干燥法制备中药复合粒子的方法及其机制将在第十章进行比较系统、详细的介绍。

一、物理法

物理法主要包括机械研磨法、喷雾干燥法和膜乳化法等。

1. 机械研磨法　利用研磨过程中介质与粒子、粒子与粒子之间的挤压、剪切、冲击等作用达到复合目的。复合机制一般认为是母粒子在多种作用力下的循环变形过程。物料在强烈机械作用下被迅速分散，不仅受到强大的冲击力作用，同时也受到粒子间的相互挤压、摩擦、剪切、撞击等多种力的作用，在短时间内（1～10 min）均匀地完成固定、成膜或球形化处理。固定化处理是利用主机运转对粒子产生强大冲击力，可将所需的带有某种特性的无机粒子嵌入有机物等母粒子的表面并固定；成膜化处理则是在冲击力的作用下，机械能转化为热能，产生机械化学现象，冲击力产生的局部温度升高，使子粒子软化成膜包覆在母粒子的表面；球形化处理是利用金属或树脂本身的塑性变形，在冲击力作用下，使不规则粒子被冲撞打磨成球形粒子，从而提高粒子群的流散性，调整松密度及比表面积。

2. 喷雾干燥法　本部分内容详见第二章第一节。

3. 膜乳化法　常规膜乳化原理为连续相在膜表面流动，分散相在压力作用下通过微孔膜的膜孔在膜表面形成液滴。当液滴的直径达到某一值时就从膜表面剥离进入连续相。溶解在连续相里的乳化剂分子将吸附到液滴界面上,一方面降低表面张力,从而促进液滴剥离膜表面;另一方面,可阻止液滴的聚集和粗化。根据所用膜与油或水的亲和特性,膜乳化过程可制得 O/W 型或 W/O 型的乳状液。

管式、中空纤维和板式 3 种膜组件均可用于膜乳化技术。膜乳化法所用的膜材质主要为有机膜(聚酰胺膜、聚丙烯膜、聚碳酸酯膜、聚四氟乙烯膜等)和无机膜(玻璃膜、陶瓷膜、金属膜、氮化硅微孔筛、硅微通道等)。膜表面的亲水和疏水性质决定制备乳状液的类型,一般由亲水性的膜制备 O/W 型或者 W/O/W 型乳液,由疏水性的膜制备 W/O 型或者 O/W/O 型乳液。但是,膜表面的性质可以改变,有时可用硅烷偶联剂来处理亲水膜,使膜表面呈疏水性,且每次清洗膜后须重新处理其表面。此外,也可用浸泡的方法来改善膜表面性能,如将亲水膜浸泡在油中以增强膜表面疏水性。

膜孔径的分布决定着乳剂的单分散性,孔径越均匀,单分散性越好,一般要求膜孔径分布系数不超过 5%。若孔径分布足够窄,即可以得到单分散的乳滴;若有粗孔存在,可能产生乳滴的双峰分布现象。

影响膜乳化过程的参数主要包括膜微孔孔径和分布、膜的孔隙率、膜表面类型、乳化剂类型及含量、分散相流量、连续相速度、温度和操作压差等。在其他参数确定的情况下,乳液液滴的粒径大小与所用膜的孔径呈线性关系,在膜孔径尺寸分布充分窄的情况下,可以制得单分散乳液。

本书作者课题组采用 SPG 膜乳化法制备汉防己甲素肺靶向微球及蟾酥灵缓释微球等报道,可参阅有关文献[11-13]。

二、物理化学法

物理化学法主要有异相凝集法、相分离法、溶剂沉积法等。

1. 异相凝集法　基本原理是利用表面电荷不同的粒子会相互吸引而凝集。适当调节分散相溶液介质的 pH、电解质浓度和两种粒子的数目比等因素,也可事先对粒子表面进行处理,使两种粒子具有相反电荷,确保两者之间静电吸引面呈电中性,从而发生絮凝现象。在异相凝集过程中,大粒子与小粒子凝集的同时,也会各自相互团聚,很难生成表面均匀的复合粒子。为此,可采取逐步异相凝集法,也就是在稳定乳状液状态下缓慢进行凝集。

2. 相分离法　相分离法制备无机(有机)-有机复合粒子的基本原理是利用聚合物物理化学性质——相分离的性质。在相分离过程中,先将芯材乳化或分散在溶有壁材的连续相中,然后采用几种不同的方法(如加入聚合物的非溶剂、降低温度或加入与芯材相容性好的第二种聚合物等),使壁材溶解度降低而从连续相中分离出来,形成黏稠的液相包覆在芯材表面,再经过壁材后处理,便可获得复合粒子。相分离法制备复合粒子的关键是在体系中形成可自由流动的凝聚相,并使其能稳定地环绕在芯材微粒的周围。Zhong 等[14]在氯仿与丙酮摩尔比为 3 : 1 的有机液中,加入自制的聚苯乙烯配成质量分数 2% 的溶液,再加入芯材酞氰铜,边搅拌边逐滴加乙醇,2 h 后过滤、收集产物,减压干燥得微囊。

有研究表明,用聚苯乙烯包囊后,酞氰铜的表面性质发生了变化,亲水性、流动性和分散度均增大,这些性质与聚苯乙烯分质量和浓度有关。董擎之等[15]以甲苯为溶剂、环己烷为非溶剂,利用 O/W 型乳化添加非溶剂法,制备出以水溶性药物茶碱为核物质,乙基纤维素为壳物质的微囊,并探讨了高分子溶液浓度、核物质与壳物质比例、非溶剂滴加速率及搅拌速率等对微囊粒径分布、表面形态的影响。

3. 溶剂沉积法　本书第二章对溶剂沉积法已作介绍。溶剂沉积法与种子异相聚合法类似,都是第二物质在种子粒子表面上聚集而形成包覆式复合粒子。但溶剂沉积法是利用过饱和体系中溶质有在种子粒子表面沉积析出的趋势或大小粒子的吸附作用而形成包覆层。其他详细见第二章。

三、化学法

化学法主要为单体聚合法。单体聚合法是制备异相结构粒子最重要的手段之一。单体聚合法是在无机粒子(有机粒子)和有机单体存在情况下,加入引发剂、稳定剂等聚合而成的核壳式复合粒子。迄今,单体聚合法合成复合粒子的方法主要有悬浮聚合、分散聚合、乳液聚合(无皂乳液聚合、种子乳液聚合)等。单体聚合法成功的关键在于确保单体聚合反应在无机粒子表面顺利进行。孙宗华等[16]以磁性流体作为磁核,采用改进的乳液聚合法和分散聚合法,合成得到粒径分别在 0.06~10 μm 及 100~1 000 μm 的聚苯乙烯磁性微球。赵彦保等[17]以种子乳液聚合法,制备了原位生成的以 TiO_2 为核、聚苯乙烯为壳的复合纳米微球,粒径约为 100 nm,该复合纳米微球可用于润滑油添加剂,有良好的润滑抗摩擦性能。利用种子微乳聚合可以制备纳米级的包覆式复合粒子,还可以将酶或蛋白质这样的大分子物质包嵌在聚合物纳米粒中[18],这是利用其他复合粒子制备方法无法达到的,所以微乳液法有着广阔的发展前景。

第三节　中药粉体改性与粒子设计技术的应用

一、改善粉体学性质,优化药剂学行为

改善粉体学性质是优化制剂工艺条件及满足制剂学要求的重要途径。中药粉体来自植物、动物、矿物及其加工品或提取物,其理化性质,如气味、颜色、流动性、吸湿性、溶出性等千差万别,其本质与药物的化学成分、晶型结构、形貌特征及表面性能密切相关。通过粉体改性,依据特定的制剂学要求,改善粉体学性质,可适应特定的制剂学需求,为完美实现制剂目标提供条件。在改性方法的选择上,应尽量采用物理改性技术,保证经济节能环保、易于扩大生产。改性剂应符合药用标准,安全性高,不引起物质基础的重大变化。

二、改善药代动力学过程,提高生物利用度

通过粒子设计技术,可改善中药相关成分的药代动力学过程,提高生物利用度。例

如,参苓白术散(Shenling Baizhu Pulvis, SBP,由人参、山药、莲子、白扁豆、薏苡仁、桔梗、白术、茯苓、砂仁、甘草 10 味药材组成的散剂)中各药材的质地、粉碎难易程度及溶出度均存在明显差异,制成的散剂虽然能保证疗效,但因各药材在机械力作用下粉碎的程度不同,有效成分的比表面积、溶出程度及生物利用度难以达到理想状态;药材的利用率受限,易造成资源浪费。文献报道,周晓等[19]基于"药辅合一"的原理,改变处方中物料的投放顺序、加入时间等实现壳核包覆,从微观层面对粉体的结构和功能进行设计,通过表面自由能、范德瓦耳斯力等将易粉碎的人参、山药、莲子、白扁豆、薏苡仁、桔梗粗粉小粒径物料作为壳粒子,吸附在难粉碎的白术、茯苓、砂仁、甘草大粒径核粒子表面形成有序、稳定的壳核包覆结构,制备了 SBP 的粒子设计散。SBP 普通散和粒子设计散比较研究发现:粒子设计散中人参皂苷 Re(GI‒Re)、人参皂苷 Rb_1(GI‒Rb_1)、人参皂苷 Rg_1(GI‒Rg_1)、白术内酯 I(AT‒I)、白术内酯 II(AT‒II)、茯苓酸(PA)指标成分的 C_{max}、$AUC_{0-\infty}$ 值较普通散均有不同程度的增加,$AUC_{0-\infty}$ 值分别为改性前的 1.52 倍、2.02 倍、1.22 倍、1.41 倍、1.13 倍、1.43 倍,表明粒子设计改善了制剂在体内的吸收,加快了吸收速率,增加了吸收程度,提高了生物利用度。该粒子设计技术对多成分散剂普遍存在润湿性能差、溶出度低、含量均匀度差等制剂学缺陷及生物利用度差等问题,无疑是一良策。

据分析,粒子设计散中有效成分生物利用度提高的机制可能是因为粒子设计形成的壳核包覆结构减小了药材粉末的粒径,增加了细胞破壁率;同时减小了微粉粒子的自身团聚,使表面自由能增大,比表面积扩张,有效成分的溶出及跨膜转运速率增加,从而提高了 SBP 在体内的吸收率。这种吸收机制的改善不仅与粒子粒径减小有关,可能还与各成分间相互协同作用密切相关。

三、攻克肺部给药"相分离"瓶颈,实现中药多组分同步吸入[20]

中药药效物质具多元性与整体性,主要由水溶性与脂溶性两类成分组成。因为肺部给药途径的解剖学结构特点,这两类成分在吸入过程中可停留在呼吸道不同的位置而造成"相分离"现象,主要是水溶性成分不能同步到达肺泡。本书作者课题组,采用喷雾干燥法将理化性质差异较大的两类中药组分结合在同一个微米级复合粒子中。所得复合粒子为中空结构,且内层光滑;丹参酮 II_A 以亚微米甚至纳米级的尺度析出在微米级的三七总皂苷母核粒子上;粒子平均粒径为 1.4 μm,具有良好的球形度、分散性能及较窄的粒径分布范围。该复合粒子药代动力学研究发现,人参皂苷 Rg_1 在 5 min 内迅速达峰,并快速消除;人参皂苷 Rb_1 在 1 h 达峰,生物利用度与口服给药相比大大提高;丹参酮 II_A 在 15 min 内达峰,生物利用度得到提高,亲脂性的丹参酮 II_A 在肺脏的浓度要远高于在血液中的浓度,有效地实现了脂溶性丹参酮 II_A 与水溶性三七总皂苷的同步吸入与肺靶向性分布。详细内容见本书第十章。本书第七、九、十章将分别具体讨论中药干粉吸入剂中间体微粉设计、中药二元复合微球设计原理与制备方法、吸入给药中药复合粒子的优化设计等有关内容。

四、面向散剂、膜剂服用依从性需求的复合粒子设计、制备及表征[21]

常用配伍"青黛-白矾"药对是治疗溃疡类疾病的有效药物,可在发挥化学性治疗作用的同时覆盖于溃疡表面,避免食物、消化液对溃疡面的刺激,产生物理性治疗作用而增强临床疗效。但鉴于组方药物的辛臭气、苦涩味、刺激性、致呕等性质,为降低不良反应,提高患者服用的依从性,本部分选择"青黛-白矾"药对为模型药物,通过振动磨构建青黛包覆白矾的核壳结构,降低白矾因局部浓度过高造成的严重酸涩味、刺激口腔黏膜,实现对散剂性质的改变。

1. 青黛-白矾复合粒子设计思路与制备机制

(1)基于传统中药制剂"药辅合一"思想,采用复合粒子的方法,将青黛粉末包裹于白矾微粒表面,以降低白矾的刺激性。相较于其他方法,该法无须外加辅料,不增加服用量,制备工艺简单,生产成本低,既可保留粉末的给药形式,又可克服传统散剂的不足。

(2)将适应性好(口感好、无刺激性、吸湿性低)的药物作为壳粒子,适应性差(辛臭味、苦涩味、有刺激性、易吸湿、含挥发油)的药物作为核粒子。先将壳粒子加入振动磨中,超细粉碎使其粒径小于核粒子的1/10;加入核粒子,壳粒子会在净化效应[22]的作用下,迅速聚集到核粒子表面,形成壳粒子包覆核粒子的核壳结构。当其粒径达到几十微米时,微观的表面力超过宏观的质量力,成为影响体系性质的主要作用力,核壳粒子的粉体性质与壳粒子类似,明显不同于核粒子与混合物。

2. 关键工艺影响因素 主要包括加工时间、振动磨工艺参数等。

(1)加工时间:时间过短,粒子复合不完全,时间过长,复合成型的粒子又可能被破坏剪碎,在一定条件下甚至可能出现复合粒子核壳结构的翻转,即壳粒子进入内层成为核粒子,核粒子到外层变成壳粒子。该研究发现,若利用白矾包覆青黛,随着制备时间的变化,复合粒子的颜色会发生逆转性的变化,即经历白色—浅灰色—灰绿色—蓝灰色的变化,由此可判断,复合粒子中白矾与青黛的位置发生了翻转。

(2)振动磨的工艺参数:如不锈钢介质的尺寸大小、填充率、振幅等对复合粒子的成型影响非常复杂。介质尺寸大,振动磨对物料表现为剪切作用,而介质尺寸小,则振动磨对物料表现为研磨作用;填充率越大对物料的剪切作用越小、研磨作用越大;加之振动磨是一个复杂的平衡系统,变更一个工艺参数需要通过调试变更其余参数,方能使其效能最高。

3. 中药散剂复合粒子表征体系的建立 中药散剂复合粒子粒径为几十微米粒子,超出了透射电镜的测量范围,而扫描电镜仅能观察表面形貌,无法窥测内部结构。依据影响粉体体系性能的主要因素是表面性质这一原理,从表面润湿性(接触角)、表面元素分布、表面颜色的客观化表征等多种手段对复合粒子与壳粒子表面性质的相似性进行了研究,结合扫描电镜、X射线衍射的测定结果证明其微观结构。

张定堃等[21]分别制备青黛细粉、白矾细粉、青黛-白矾细粉混合物及青黛-白矾复合粒子,通过从粒径分布、粉末颜色、微观结构、表面元素分布及晶型结构等方面对比研究4

种粉末的差异,以表征复合粒子的核壳结构。结果表明,壳粒子在振动磨中粉碎 17 min 后加入核粒子,两者一起复合 5 min,复合粒子的表面润湿性与壳粒子无显著差异。4 种粉末在粒径分布、颜色、微观结构、表面元素分布及晶型结构上存在显著差异;复合粒子的粒径 d_{90} 为 32.818 μm,远小于混合物,其颜色、表面元素分布与壳粒子高度类似,扫描电镜观察到存在众多小颗粒包覆在大颗粒表面的微观结构,X 射线衍射谱中核粒子大部分的特征峰消失或强度减弱。成功制备出了具有核壳结构的青黛-白矾复合粒子,其表面性质与壳粒子类似,与核粒子明显不同。

黄胜杰等[31]将表面改性青黛用于制备口腔溃疡散双层膜,该双层膜的质量与药效均得到提升。口腔溃疡散处方中的青黛表面由靛蓝、靛玉红等疏水有机物组成,由于亲水性差,膜剂制备过程中,青黛常呈自聚集状态,难以均匀分散于成膜材料溶液,且在静置脱气泡时容易沉降,导致无法均匀铺膜。因青黛占处方比例高达 47.6%,其疏水性及由此产生的沉降现象,对膜剂的生成及质量有明显影响。有文献报道,以无水乳糖为辅料制备出疏水性及沉降性均佳的改性青黛粉末,并以后者制备口腔溃疡散双层膜,相比未改性青黛,其双层膜外观更加光滑、均匀,含量均匀性及有效成分靛蓝释放率更高。药效学结果表明,与模型组相比,改性青黛膜剂组可显著降低溃疡组织 TNF-α、IL-1β、IL-6 的含量($P<0.05$),并可减少炎症细胞的浸润。

参考文献

[1] 杨明,韩丽,杨胜,等.基于传统丸、散剂特点的中药粒子设计技术研究.中草药,2012,43(1):9-14.

[2] 韩丽,张定堃,林俊芝,等.适宜中药特性的粉体改性技术方法研究.中草药,2023,44(23):3253-3259.

[3] 崔福德.药剂学.7 版.北京:人民卫生出版社,2011.

[4] 赵立杰,冯怡,沈岚,等.相分散法降低中药制剂原料吸湿性机理初步探讨.世界科学技术-中医药现代化,2011,13(6):1057-1060.

[5] 黄学思,吴纯洁,张小琳,等.基于色彩色差计和电子鼻的槟榔炒制火候判别及其指标量化研究.中国中药杂志,2009,34(14):1786-1791.

[6] 万军,周霞,黄永亮,等.天麻配方颗粒制备中气味相关性研究.中草药,2013,44(7):825-828.

[7] 刘瑞新,李慧玲,李学林,等.基于电子舌的穿心莲水煎液的掩味效果评价研究.中草药,2013,44(16):2240-2245.

[8] 梅超群,樊永明,罗冠群,等.温度对杨木木粉表面自由能和表面极性的影响.应用化工,2010,39(7):993-996.

[9] 杜若飞,冯怡,徐德生,等.湿法制粒中软材物性参数的表征方法研究.中成药,2012,34(3):450-453.

[10] 高雅,洪燕龙,鲜洁晨,等.物性测试仪用于制剂软材特征物理性质的表征方法研究.药学学报,2012,47(8):1049-1054.

[11] 张梦.SPG 膜乳化技术制备汉防己甲素-丹参酮 II_A-PLGA 微球.南京:南京中医药大学,2014.

[12] LONG L, ZHONG W, GUO L, et al. Effect of bufalin-PLGA microspheres in the alleviation of neuropathic pain *via* the CCI model. Front Pharmacol, 2022, 13:910885.

[13] WENWEI Z, LINA L, JING J, et al. Microencapsulated bufalin: from membrane preparation to microspheres tailoring, and sustained release. Food and Bioproducts Processing, 2023, 140:60-71.

［14］ZHONG T Y, FEI X N, SONG J, et al. Properties of copper phthalocyanine microencapsulated in poly styrene by phase separation. Dyes and Pigments, 1999,44(1)：1-7.

［15］董擎之,郭群,唐闻群.乳化添加非溶剂法制备复合高分子微胶囊的研究.高分子材料科学与工程, 1996,12(3)：137.

［16］孙宗华,邱广明.分散聚合法合成磁性高分子微球.功能高分子学报,1995,8(2)：123.

［17］赵彦保,周静芳,吕莹.PS/TiO$_2$复合纳米微球的制备和结构表征.物理化学学报,2000,16 (11)：1035.

［18］DAUBRESSE C, GRANDFILS C, JEROME R, et al. Enzyme immobilization in nanoparticles produced by inverse microemulsion polymerization. Colloid & Inter Sci, 1994, 168(1)：222-229.

［19］周晓,李婧琳,邹俊波,等.粒子设计对参苓白术散在大鼠体内药动学过程的影响.中草药,2020,51 (19)：4925-4933.

［20］郭立玮,付廷明,李玲娟.面向中药复杂体系的吸入给药复合粒子优化设计原理与方法.中草药, 2011,42(11)：2165-2172.

［21］张定堃,林俊芝,韩丽,等.基于粒子设计原理的青黛-白矾复合粒子的制备及表征.中草药,2013,44 (24)：3457-3464.

［22］蔡光先.中药粉体工程学.北京：人民卫生出版社,2008.

［23］冯端,师昌绪,刘治国.材料科学导论——融贯的论述.北京：化学工业出版社,2002.

［24］梁文平,杨俊林,陈拥军,等.新世纪的物理化学——学科前沿与展望.北京：科学出版社,2004.

［25］卢寿慈,陆厚根,胡黎明.粉体加工技术.北京：中国轻工业出版社,1999.

［26］刘幸平.物理化学.北京：中国中医药出版社,2005.

［27］MO S P, SHAO X F, CHEN Y, et al. Increasing entropy for colloidal stabilization. Scientific Reports, 2016, 6：36836.

［28］李凤生,姜炜,付廷明,等.药物粉体技术.北京：化学工业出版社,2007.

［29］金慧臻,狄留庆,王晶,等.中药浸膏粉体吸湿及改性技术研究进展.中成药,2011,33(11)： 1960-1964.

［30］韦娟.表面改性技术用于改善中药分散片崩解性能的研究.成都：成都中医药大学,2010.

［31］黄胜杰,钟秀,谢锦,等.青黛表面改性对口腔溃疡双层膜质量与药效的影响.中草药,2023,54(13)： 4118-4127.

中药干粉吸入剂中间体微粉设计与制备

第一节　干粉吸入剂的临床应用特点及其制备／172

第二节　干粉吸入剂的中药微粉性状及其吸入性能评价／178

第三节　脂质体干粉吸入剂的制备、表征及应用／184

第七章

中药干粉吸入剂中间体微粉设计与制备

干粉吸入剂属于肺部给药系统(pulmonary drug delivery system，PDDS)的家族成员。而肺部给药系统是指将特定药物直接递送至肺部或患者采用特定给药装置，主动或被动吸入药物，药物经患者主动或被动吸入后，经过肺部媒介，治疗局部或系统性疾病的方法。肺部给药系统是现阶段治疗肺部疾病和促进大分子药物吸收，实现其他疾病的全身给药的重要手段。

根据《中国药典》(2020年版)(四部)的定义[1]："吸入制剂系指原料药物溶解或分散于适宜介质中，以气溶胶或蒸气形式递送至肺部发挥局部或全身作用的液体或固体制剂。根据制剂类型，处方中可能含有抛射剂、共溶剂、稀释剂、抑菌剂、助溶剂和稳定剂等，所用辅料应不影响呼吸道黏膜或纤毛的功能。"该版《中国药典》还对吸入制剂制定了严格的技术要求，在吸入剂生产和储藏中必须遵照执行。其规定之一："吸入制剂中原料药物粒度大小通常应控制在10 μm以下，其中大多数应在5 μm以下。"这也是将干粉吸入剂纳入微纳米制剂的依据。

吸入制剂的多种剂型中，粉雾剂(inhalation powder)具有便携、使用方便、无须抛射剂、计量准确、不含防腐剂、药物状态稳定等优点，是目前发展最为迅速的雾化吸入给药方式。干粉吸入剂是粉雾剂的一种，系固体微粉化原料药物单独或与合适载体混合后，以胶囊、泡囊或多剂量贮库形式，采用特制的干粉吸入装置，由患者主动吸入雾化药物至肺部的制剂，又称吸入粉雾剂。干粉吸入剂按类型分为胶囊型干粉吸入剂、泡囊型干粉吸入剂、贮库型干粉吸入剂。本章内容主要参照、引自本课题组的有关文献[2]撰写而成。

干粉吸入剂是目前研究最活跃四大类新型给药方式之一，其他3种为透皮释放剂、植入式制剂、口服长效缓释剂。专家预测这四大类新型制剂的市场年增长率平均将达17%。干粉吸入剂作为呼吸道黏膜吸收制剂，具有以下特点：① 无胃肠道降解作用；② 无肝脏首过效应；③ 药物吸收迅速，给药后起效快；④ 大分子药物的生物利用度可以通过吸收促进剂或其他方法的应用来提高；⑤ 小分子药物尤其适用于呼吸道直接吸入或喷入给药；⑥ 药物吸收后直接进入体循环，达到全身治疗的目的；⑦ 可用于胃肠道难以吸收的水溶性大的药物；⑧ 患者依从性好，特别适用于原需要进行长期注射治疗的患者；⑨ 起局部作用的药物，给药剂量明显降低，毒副作用小[2]。

与气雾剂相比，干粉吸入剂的最大优点在于，使用时患者的吸气气流是粉末进入体内的唯一动力,克服了药物释放和吸入不协调的问题,降低了药物副作用的发生率,尤其适用于老人和儿童使用。和气雾剂及喷雾剂相比,粉雾剂具有以下特点:① 患者主动吸入药粉,不存在给药协同配合困难;② 无抛射剂氟利昂,可避免对大气环境的污染和由于抛射剂蒸发时的冷刺激而引起支气管反射性收缩;③ 药物可以胶囊或泡囊形式给药,剂量准确,无超剂量给药的危险;④ 不含防腐剂及酒精等溶媒,对病变黏膜无刺激性;⑤ 给药剂量大,尤其适用于多肽和蛋白质类药物的给药。由于肺部吸入药物的以上特点,肺部给药系统获得了飞快发展。

第一节　干粉吸入剂的临床应用特点及其制备

一、肺部的药物吸收

1. 肺部的解剖生理特征　从呼吸道解剖看,空气进入口腔后,经咽喉部、气管、左右支气管进入左右肺叶,进入肺叶后支气管进一步细分为更细的支气管,而后进入终端支气管。从终端支气管后继续分支,每次分支为两条导管,最后至肺泡管并与肺泡相连,这一部位为呼吸交换部位。从气管至肺泡共经过 24 次分级。由于多次分级,肺部血管与空气交换的表面积大大增加,使肺部血管与空气交换的表面积大大增加,正常人的肺部表面积为 140 m², 肺泡腔与毛细血管腔之间仅隔一层很薄的黏膜,称为呼吸黏膜。呼吸黏膜的厚度仅为 0.5~1 μm,是药物吸收的良好场所。巨大的吸收面积、丰富的毛细血管和极小的跨黏膜距离,决定了肺部给药吸收迅速,而且吸收后的药物直接进入血液循环,无肝脏首过效应。

2. 药物在呼吸道的分布　干粉吸入剂中的药物颗粒进入肺内的运行是很复杂的,给药后往往多数粒子经咽部进入胃肠道,仅少数能到达作用部位。影响药物在呼吸道分布的因素主要是粉雾剂本身的因素、使用方法及患者呼吸道的生理状况等。干粉吸入剂粒子在呼吸道内的沉降机制主要有惯性撞击、沉降、扩散、截留、静电沉积等。粒子的动量越大,在经呼吸道分支时因碰撞越易沉积下来。微粒的大小及速度是决定粉雾剂有效给药的关键因素。一般认为,粒径为 0.5~7 μm 的药物微粒才能到达肺部发挥药效[3], 大于此范围的粒子不能进入细支气管内,而更小的粒子则易随呼吸呼出。

3. 药物在肺内的代谢　药物进入肺泡部位后,一部分药物由于咳嗽、喷嚏及纤毛排异作用而被清除至上呼吸道,一部分药物被吞噬入淋巴系统,一部分药物吸收进入血液循环,一部分药物被肺黏膜存在的多种代谢酶代谢激活或失活,一部分药物留在肺泡中。

二、干粉吸入剂的给药装置

干粉吸入剂中粒子进入呼吸道后重新分散的力量来源于患者的吸力,湍流更有利于药物的分散,其水平依赖于装置的几何结构,理想的装置结构应能在较低的压力差下产生较高的湍流流速。

自 1971 年英国的柏尔(Bell)研制的第一个干粉吸入装置(Spinhaler)问世以来,粉末吸入装置已由第一代的胶囊型(如 Spinhaler、Rotahaler、ISF Haler、Berotec Haler 等),第二代的泡囊型(如 Diskhaler),发展至第三代的贮库型(如 Turbuhaler、Spiros 等),干粉吸入剂的上市品种已由当初的色甘酸钠干粉吸入剂发展至遍及哮喘治疗各环节的干粉吸入剂,药物也由单方制剂向复方制剂发展,并有将药物制成脂质体后吸入给药的研究报道。随着药物微粉化技术和给药装置的不断进步,干粉吸入剂类型和数量不断增多,目前已上市的和正在研制中的干粉吸入剂有 50 多种,装置多种多样。自 1990 年美国 Pharbita 公司的硫酸沙丁胺醇干粉吸入剂(胶囊型)进入国内市场以来,迄今已有近十个干粉吸入剂品种进入国内市场,包括 Glaxo 公司的泡囊型干粉吸入剂——喘宁碟(Diskhaler),Astra 的贮库型干粉吸入剂—— 博列康尼“都保”(Turbuhaler)和普米克“都保”(Turbuhaler)等[4]。目前干粉吸入剂上市的产品主要为治疗哮喘的抗过敏药、支气管解痉剂和甾体激素类。

三、干粉吸入剂的处方设计与制备[5]

影响干粉吸入剂疗效的因素很多,包括:① 粉末的特性及处方组成,含药粉末应具备一定的流动性,以保证填充和吸入时剂量的准确性,并在使用时可最大限度雾化;② 吸入装置的选择,应根据主药特性选择适宜的给药装置,需要长期用药的宜选用多剂量贮库型装置,主药性质不稳定的则宜选择单剂量给药装置;③ 患者的生理、病理状态,患者的年龄、性别、身高、体形及黏液分泌状况均与疗效有密切关系,并应对患者进行粉雾剂正确使用的培训。

药物微粉化后,具有较高的表面自由能,粉粒聚集成团。因此,在粉雾剂处方设计中,常加入较多的载体物质,以改善粉末的流动性,以便在机械自动填充时剂量准确。为增加粉末的流动性,还可加入少量润滑剂,如苯甲酸钠、硬脂酸镁、微粉硅胶等。在吸入粉末中,微细的药物粒子吸附在载体表面。吸入时,在吸入气流的作用下,药物粒子从其聚集状态或从载体表面分离。这取决于药物与载体之间的黏附性。这种黏附性受以下几个因素的影响:药物与载体的表面性质、药物与载体的比例、各组分的粒子大小、有无其他组分的存在、相对湿度、静电性质及储存条件。重新分散的药物粒子应在具有治疗意义的肺部沉积。这受吸入装置的结构及患者的吸入方式影响。

1. 主药　主药粒子的粒径很大程度上影响所制备粉雾剂的疗效。一般,吸入粉末常采用气动粒径(d_a)来表示,一般为 1~5 μm。由于许多颗粒的形态不规则性,其形态不规则度的分析主要采用动态形态因子和静态形态因子等表示,引入球形等效粒径(diameter of an equivalent sphere, d_e)来表示 d_a,如下式:

$$d_a = d_e(\rho_p/\rho_0 X)^{1/2} \qquad (式 7-1)$$

式中,ρ_p 为粒子密度,ρ_0 为参照密度(1 g/cm^3),X 是动态形态因子(球形时为1)。一般认为,供肺部给药合适的 d_a 为 1~5 μm,细小的粒子易于向肺泡分布,d_a 小于 2 μm 的粒子易在肺泡被包埋[5]。干粉吸入剂中药物粒度大小应控制在 10 μm 以下,其中大多数应在

5 μm以下[1]。如果粒子形态不规则，或者偏离球体较远，会显著影响气流动力学行为。因此，粒子形态也是粒径表述中的一个方面。

粒子的流动性通常可用休止角来表征，休止角越大，流动性越差，反之亦然。休止角虽可表示粉体粒子流动性的特征，但并不能表明流速的大小。粉体流速的大小可通过研究单位时间内粉体在外力作用下流至天平的重量来衡量，即一定时间内在天平上沉积的某一粒径范围内的粉体重量越大，粒子流动性越好。

2. 载体　细小的粒子由于表面能大，极易团聚而难以分散，使得药物的分装及输送变得困难，因此干粉吸入剂采用较大粒径的载体来协助药物小分子的分散，进而制成黏附混合物干粉。当药物剂量很少时，载体还起着稀释剂的作用。干粉吸入剂中的载体要求是无毒、惰性、能为人体所接受的可溶性物质。干粉吸入剂常用的载体主要有乳糖、甘露醇、赤藓糖醇、木糖醇和阿拉伯胶等。其中乳糖是美国食品药品监督管理局（Food and Drug Administration，FDA）唯一允许使用的干粉吸入剂载体，乳糖是还原糖，因此不能作为伯胺类药物及多肽、蛋白质药物的载体使用[6]。有研究报道，载体乳糖粒径过大，在吸入时可能会引起咳嗽甚至支气管收缩，因此在选择载体时，也必须要考虑到吸入制剂的安全性。

可采用控制载体性质的方法改善粉末混合物的性质。载体的最佳粒径为 70~100 μm，过于粗大则机械阻力增加，反之，粒子间则有内聚力。多孔性的载体，微细的药物粒子嵌入在载体的裂隙和凹陷处，故药物与载体可以形成较强的结合。从材料学物理化学性质的角度考虑，理想的载体应是，在加工和充填时与药物粒子具有一定的内聚力，混合物不分离，而在经吸入器吸入时，药物可最大限度地从载体表面分离，混悬于吸入气流中。

胡富强等[7]以硫酸沙丁胺醇为模型药物，以休止角为流动性指标，研究不同类型、大小的乳糖载体对物理混合型硫酸沙丁胺醇干粉吸入剂粉末流动性的影响；以乳糖、甘露醇、甘氨酸为内加载体，采用喷雾干燥微粉化方法，制备微粉型硫酸沙丁胺醇干粉吸入剂，并进一步考察泊洛沙姆对微粉流动性的影响。结果表明，重结晶乳糖休止角较市售乳糖小；在喷雾干燥工艺处方中，加入适量的泊洛沙姆，可明显增加以乳糖和甘氨酸为载体的干粉吸入剂微粉流动性。其中以甘氨酸为载体，含2%泊洛沙姆的微粉型硫酸沙丁胺醇干粉吸入剂休止角最小，流动性最好。黄秀清等[8]也以硫酸沙丁胺醇为模型药物，选用双冲程碰撞试验仪，评价以乳糖、甘露醇为载体的微粉型硫酸沙丁胺醇干粉吸入剂对药物在呼吸道沉降的影响。结果表明，含药甘露醇溶液喷雾干燥微粉，在模拟肺部药物沉降量最大（30.2%），明显高于两者分别喷雾干燥微粉的物理混合物（4.9%），处方中加入2%泊洛沙姆，并不显著增加药物沉降量；而以乳糖为载体时，呼吸道沉降量并不受乳糖介入方式的影响，但在处方中加入2%泊洛沙姆有助于提高药物在模拟肺部沉降。江荣高等[9]用不同的润滑剂对乳糖颗粒进行了表面修饰，并利用反向气相法测定了乳糖修饰前后的表面能，考察了表面能对干扰素α-2b干粉吸入剂沉积性能的影响。结果表明，经表面修饰后乳糖颗粒的流动性、表面光滑度都得到较大程度的改善，表面能也相应降低，而干粉吸入剂的性能得以提高。

3. 第三组分　研究发现，在处方中额外加入一些粒径小的组分可以改善药物的沉积和分散性能,研究者称之为第三组分。乳糖大粒径载体能够改善药物小分子的流动性,Zeng 等[10]用体积分数 95%的乙醇处理沙丁胺醇干粉吸入剂中的乳糖,使其表面粗糙程度增大,与未用乙醇处理的乳糖对比,药物分散性降低,向含有乳糖载体的沙丁胺醇干粉吸入剂中又加入 5~10 μm 微粉化的乳糖,可吸入细粉的比例由原来的 17.1%提高至 21.6%。加入的乳糖细粉可以抵消未微粉化乳糖表面凹凸不平的影响,乳糖细粉提高了沙丁胺醇的可吸入细粉的比例和分散性,使所有批次的乳糖,无论颗粒大小或者是否经过溶剂处理,都能产生相似比例的雾化沙丁胺醇,添加的小粒径乳糖作为第三组分改善了干粉吸入剂的雾化性能。此外,羟丙基-β-环糊精(HP-β-CD)也可作为分散剂用以改善药物的分散和雾化性能,HP-β-CD 具有低吸湿性,Zhao 等[11]制备了 HP-β-CD-乳糖二元载体(CLBC),用颗粒分布撞击器评估其雾化性能,结果表明,乳糖与 HP-β-CD 的共同喷雾干燥导致粉末具有较低的密度和更好的物理稳定性。Feng 等[12]研究了一种喷雾干燥和药物形状的机械模型,随着 L-亮氨酸质量分数的增加,喷雾干燥微粒的形态发生了变化,从实心、光滑的球形转变为具有薄壳的空心微粒。亮氨酸在微粒形成过程中形成结晶性薄壳,微粒粉末密度显著下降,分散性提高。

4. 制备工艺　药物的粒径影响吸入剂的性能,因此需要将药物微粉化成合适粒径大小的颗粒,并根据药物的自身性质与研发目标确定最终的微粉化方法。

(1) 气流粉碎法:是目前生产中应用最广泛的方法,其工艺过程主要是喷嘴喷出来的气流遇到药物粉末,形成超音速物流,药物粉末之间不断碰撞,药物粉末与气流粉碎装置腔体内壁不断摩擦,从而使药物实现微粉化的效果[13]。采用超级微型气流粉碎机,可将噻托溴铵粉碎至平均粒径 10 μm 以下,其中 80%的粒径在 5 μm 以下。但粉碎也可能引起药物晶型的改变,从而改变药物性质,因此后续仍需要进行详细的考察。

(2) 碾磨粉碎法:经球磨机、胶体磨及流能磨等方法可将药物和载体粉碎。碾磨粉碎需要经两步过程方能制备出细小的载体及药物粒子(如先行冷冻干燥,再进行流能磨粉碎);蛋白质和多肽类药物在粉碎过程中易发生化学降解,可预先通过合成手段如交联或运用某些制剂技术如冷冻干燥或加入载体来增加药物的稳定性。

(3) 喷雾干燥法:是将药物溶液通过喷雾干燥机雾化,雾化的液滴在热气流中迅速干燥,得到表面凹陷的小粒径颗粒。在制备疫苗等生物制品时,为增加药物的稳定性,也使用喷雾冷冻干燥技术,疫苗药物溶液雾化后进行液氮冷却,迅速冻结变成晶体,随后被真空冷冻干燥,升华成表面粗糙的低密度颗粒。朱慧等[14]将甘露醇:分散剂 A 分别以 5:0、4:1、1:1、1:4、0:5 的比例与胰岛素混合(使最终产品每 20 mg 含有 40 U 胰岛素),以重蒸水溶解后,经过滤后采用相同的工艺参数(进口温度、泵速、气流量等)进行喷雾干燥,制备胰岛素干粉吸入剂。结果得到大部分在 10 μm 以内的微粉。熊莲洁等[15]利用喷雾干燥法制备鲑降钙素干粉吸入剂,结果表明 90%的粉体粒子粒径在 0.5~7 μm,符合干粉吸入剂对粒径的要求。

(4) 超临界流体干燥法:该法制备应用于微粉化药物的主要过程是将二氧化碳在超临界状态下与药物溶液混合,通过迅速减压使二氧化碳从液滴中释放,液滴分散成更小的液滴,在热氮气流中干燥形成干粉。该方法无毒,可以在通常条件下操作。如将胰岛素配制成 DMSO 溶液,并使该溶液在连续的超临界二氧化碳气流下喷入结晶皿中,由此形成的胰岛素颗粒有 90% 小于 4 μm,10% 小于 1 μm。更令人振奋的是,这一过程未对大分子生物活性产生破坏作用。

四、影响药物分散和沉积的因素[16]

作为本质为微纳米级别粉体的干粉吸入剂,其生物药剂学特征,如吸收、分散、代谢、排泄过程必然受其粉体学性质影响,首先就是药物在体内的分散和沉积。

理想的干粉制剂处方及制备工艺应使药物微粉在吸入前具有良好的流动性,吸入后能迅速解聚释放出药物粒子而发挥治疗作用。为了达到良好的治疗效果,应重点考察药物微粉化粒径、形态和密度,载体的使用,气流的影响[17]。

1. 药物粒径、形态和密度 药物颗粒特征是影响干粉吸入剂性能的重要因素。理论上由于粉体系统中微粒的空间尺寸各异,常用一个等价球体的直径来计算这些微粒的粒径,即球形等效粒径 d_e。鉴于动态粒子与静态的粒子的性质差异,为了真实描述动态的粒子性质,需要引入气动粒径 d_a 的概念,用以描述单位密度的球体在静态空气中运动时换算成的实际粒子的直径。其关系可用(式 7-1)表达。

粒子大小及其几何特征、肺组织性质和呼吸方式均可对粒子在肺部的沉积产生影响。进入肺部的粒子因气动粒径不同,而处于各自不同的惯性碰撞、沉降和扩散状态,具体包括:① 粒径为 1.0~5.0 μm 的粒子,以重力沉积形式分别沉积在 10~17 级支气管壁;② 粒径为 0.5~1.0 μm 的粒子,沉积于呼吸性支气管及肺泡壁;③ 粒径小于 0.2 μm 的粒子,以布朗运动形式沉积于肺泡;④ 粒径小于 0.1 μm 的粒子大部分随呼吸气流排出。故粒径在 0.1~3.0 μm 的粒子细支气管和肺泡内沉降率最高,其比例越大疗效越好[18]。

粒子的形态和密度同样会对药物雾化性能产生影响。例如,4 种粒子粒径相同但表面粗糙程度逐渐增大的药物粉末,可使吸入细粉的比例数从 27% 显著提高到 41%,但表面粗糙程度增加到一定程度时,可吸入细粉的比例数则不继续增加[19]。该现象表明,粒子的形态变化可导致粒子间接触面积的减小和粒子间分离距离的增加,从而对雾化性能产生影响。一个典型案例是,将布地奈德制成乳剂后喷雾干燥,制成低密度多孔性粒子,与未用此技术处理过的布地奈德药物相比,沉积效率增大一倍[20]。

2. 载体理化性质 载体是干粉吸入剂的重要组成部分,载体的作用是解决微小粒子因其表面能过大而"抱团"聚集,流动性随之降低的问题。吹入过程,吸气气流的能量可克服药物与载体之间的黏附力,使药物粒子脱离载体粒子的表面。较大的载体粒子会撞击上呼吸道,而较小的药物粒子会穿过肺的下部。载体的存在也可以让患者感知到吸入药物。

如果载体与药物粉末相互吸附能力太强,药物在进入体内后不能适时与载体分离;或者承载药物的载体粒径过大,两者就会沉积在患者口腔或者咽喉处,而不能沉积于肺部。

有研究发现,在交互式混合物中较高数量的细载体粒子可以改善干粉吸入剂的空气动力学特性[21]。细载体粒子可以与微粉化的药物形成团块,并依据团块的空气动力学特性在空气流中沉积,而非依据原单个粒子空气动力学特性。这种效果似乎也与更粗糙的载体粒子的表面粗糙度有关。而粗载体粒子相比光滑表面,可能容易在其周围形成自黏层,这将导致微粉化药物粒子被包埋,阻碍吸入过程中药物与载体的分离,从而对吸入效果产生影响。

综上所述,设计干粉吸入剂处方时,应考虑载体的形态、粒径、带电荷情况,以及载体与药物之间的吸附能力等诸多影响因素,经过反复试验最终确定最优处方。

五、干粉吸入剂的质量研究

干粉吸入剂的质量研究主要包括以下内容。

1. 粒子的质量检查　主要检查粉体的粒径大小及分布、粒子的形态、粒子的荷电性能及流动性、残留溶剂和水分、药物含量或效价、微生物限度,还要测定其临界相对湿度及吸湿度。

载体的种类、粒径大小、表面性质、固密度、吸湿性、流动性等,及其在处方中的比例对药物的沉积量及制剂的稳定性影响很大。用于其他剂型的辅料不能直接用于干粉吸入剂的处方,辅料中任何微小的质量变化在干粉吸入剂中都可能引起特性变化,并产生毒性。如仅仅符合《美国药典(第 24 版修订版)-国家处方集(第 19 版)》收载的乳糖指标,还无法控制载体的理化特性,另应补充控制指标,包括载体粒子的粒径大小及分布、外观形态、颜色和澄清度、有关物质、残留溶剂和水分含量,微生物限度、热原或细菌内毒素、残留蛋白含量等[14]。

2. 排空率试验[7]　称取粉末装入胶囊中,置给药装置中,于排空装置上测定其排空率。用 (60±5) L/min 的气流抽吸 4 次,每次 1.5 s,称定重量,用小刷或适宜用具拭净胶囊残留内容物,再分别称定囊壳重量,求出每粒的排空率,排空率应不低于 90%。

3. 雾滴(粒)分布　评价干粉吸入剂质量的最重要的参数为从吸入器中释出雾滴(粒)的大小分布。雾滴(粒)药物量应不少于每吸主药含量标示量的 10%。该试验可采用双层液体碰撞器装置进行[22]。该装置由两级玻璃分离器组成,第 1 级以上部位代表人的喉部及主支气管,相当于多级液体采样器的第 1 级和第 2 级;该装置的下部即第 2 级则代表人的肺部,即药物发生作用的部位,相当于多级液体采样器的第 3 级和第 4 级。

4. 透黏膜试验　取鸡嗉囊一只,去除表面的脂肪和结缔组织,固定于内径为 1.5 cm 的双口管上,置于 100 mL pH 7.0 的 PBS 中。精密称取样品并将样品适量均匀地覆盖在黏膜上。分别于 15 min、30 min、45 min、60 min 取样,每次取 5 mL,同时补充 5 mL 接受液,测定粉末透过黏膜的药物量[23]。

5. 粉雾粒子在肺部的分布　将药物或模型微球用同位素标记后,用 γ 摄影技术考察其在肺部的分布。常用的微球为聚四氟乙烯、二氧化钛等,可用摄影或计数等方法来考察 24 h 之内及以后的射线强度。24 h 内由于中央呼吸器官的纤毛运动而将粒子排出,测得值可认为是药物在中央部位的分布。而 24 h 后的残留多为肺泡部位的分布。另一方法是将^{99}Te与药物,如色甘酸钠喷雾干燥后得到几微米的微球,吸入后进行分布考察[23]。

6. 生产过程的质量控制　生产条件通常对吸入粉末的性质无直接影响,但仍应加以控制(如相对湿度、温度等),使用的各种原材料及容器结构也应保持不变。药物粒子的吸附趋势随混合时间的增加而增加,最稳定的混合时间为5~25 min。

7. 干粉吸入剂成品的质量控制　包括采用显微镜法、沉降法、光阻法或电阻法等测定药物粒径及其分布;载体的性质(如空隙率、流动性、分散性等)及其含量;主药的含量、含量均匀度(每剂量或每喷量)、纯度等;水分的测定是非常重要的,它直接影响药物的粒径及其分布、结晶性、含量均匀度、微生物限度及稳定性。包装的密封性对干粉吸入剂成品有较大影响。稳定性实验表明,不同的包装可导致其粒径分布发生变异。

对于干粉吸入剂,《中国药典》(2020年版)(四部)特别指出,除另有规定外,干粉吸入剂应进行"递送剂量均一性"检查,并附有详细的技术要求。

第二节　干粉吸入剂的中药微粉性状及其吸入性能评价

本节以中药华山参、丹参总酚酸为模型药物,对采用喷雾干燥法、球磨法制备的中药微粉性状及其吸入性能开展评价,讨论与中药干粉吸入剂相关的制备及质量控制标准问题。

一、喷雾干燥法制备华山参总生物碱微粉性状及其吸入性能评价[2]

本部分以中药华山参为例,评价其微粉性状及吸入性能,讨论与中药干粉吸入剂相关的制备及质量控制标准问题。

华山参温肺平喘,止咳祛痰。用于寒痰停饮犯肺所致的气喘咳嗽,吐痰清稀;慢性气管炎、喘息性气管炎见上述证候者。主产于我国陕西秦岭、河南及山西等地。别名秦参、热参、白毛参、醉汉草等。自1995年以来,历版《中国药典》(一部)都收载了华山参和华山参片,市场上销售的还有华山参滴丸和华山参气雾剂等剂型。研究表明,华山参总生物碱为华山参止咳平喘抗炎的有效成分。

前期工作通过对9种大孔树脂的筛选,优选出AB-8树脂,对其吸附性能进行了研究,制定了华山参总生物碱纯化的工艺。按照工艺将药液上样后,经过吸附、洗脱、回收乙醇等过程,纯化的生物碱含固率降至3%,含量提高了近8倍。

为了将其制备为适宜干粉吸入剂的微粉,并对喷雾干燥进行了考察。喷雾干燥是利用雾化器将溶液分散为细小的雾滴,并在热干燥介质(如热空气)中迅速蒸发溶剂形成干粉的过程,可将药液制成细小的干燥粉末。因其所得粉末较细,可达到吸入给药的要求。喷雾干燥中干燥过程很快,很短时间内药液即可由液态转化为固态干粉,减少了药物被污染的机会。

喷雾干燥工艺条件,主要包括进风温度、出风温度、进料速度、物料的黏度和温度、喷头转速等。在研究喷雾干燥的过程中,发现物料的含固率高于 10%,喷出的粒子开始变大,进料速度越慢,喷出的粒子越小,进风温度高于 180℃,喷出的细粉颜色加深,有焦煳的粒子产生,温度低于 160℃,喷干粉的含水量会高于 5.0%。加入适量乳糖喷雾干燥,能够改善粉末的流动性,降低粉末的内聚力,并提高粉雾剂的沉积性能。因此,较好的工艺条件为进风温度 175℃,料液含固率 10%,进料速度 10 mL/min,得到样 1。另外配制一份含乳糖适量的药液,同样条件喷雾干燥,得到样 2。

作为吸入用的粉末,其粒径大小及形态等粉体学特征对其能否被吸入肺部及是否能有效沉积有着重要的影响。目前的粉雾剂多数为载体型,常用一定粒径的载体与药物微粉混合,使药物吸附于载体表面,载体的形态影响着它对药物微粉的结合。本研究采用扫描电镜观察喷雾干燥得到的细粉和两种粒径的乳糖形貌特征,并用激光粒度仪对其粒径分布进行测定。

1. 微粉形态　图 7-1~图 7-4 为喷雾干燥得到的样 1 和样 2 微粉扫描电镜照片[1,2]。从照片中可看出,华山参总生物碱中间体喷雾干燥得到的微粉,表面光滑,大多近球形。

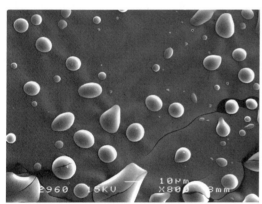

图 7-1　样 1 扫描电镜照片(×800)

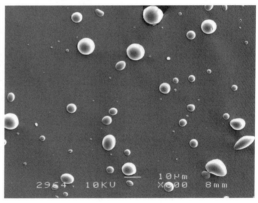

图 7-2　样 2 扫描电镜照片(×800)

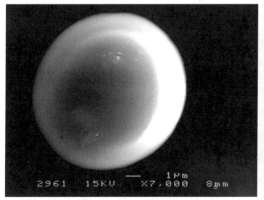

图 7-3　样 1 扫描电镜照片(×6 000)

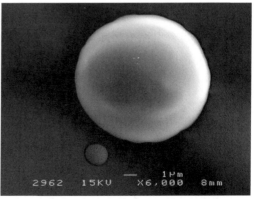

图 7-4　样 2 扫描电镜照片(×6 000)

图 7-5~图 7-8 分别为 80 目乳糖和 100 目乳糖的扫描电镜照片[2]。从照片中可看出,乳糖表面比较粗糙,很多部位表面附着一些小颗粒。

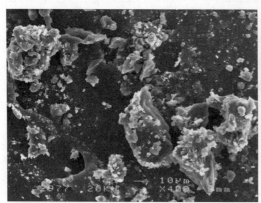
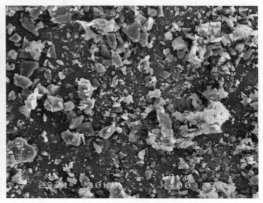

图 7-5　80 目乳糖扫描电镜照片(×400)　　　　图 7-6　100 目乳糖扫描电镜照片(×400)

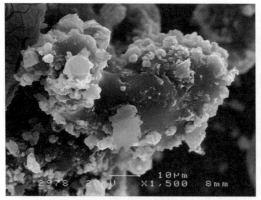
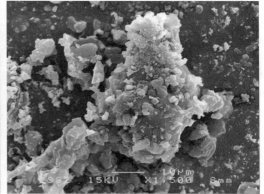

图 7-7　80 目乳糖扫描电镜照片(×1 500)　　　　图 7-8　100 目乳糖扫描电镜照片(×1 500)

2. 粒径分布　采用《中国药典》收载的激光散射法(测量范围可达 $0.02 \sim 3\,500\ \mu m$),对喷雾干燥华山参微粉的样 1、样 2、80 目乳糖、100 目乳糖测定的不同粒径和 SPAN 结果见表 7-1,可看出样 1 和样 2 中 84% 的粉体粒径小于 $10\ \mu m$。

SPAN 可以用来衡量粒度分布范围

$$\text{SPAN} = \frac{d_{90} - d_{10}}{d_{50}} \qquad (\text{式}\ 7-2)$$

式中,d_{90}、d_{50}、d_{10} 分别是指在累计百分率曲线上占颗粒总量为 90%、50%、10% 所对应的粒径。显然 SPAN 数值越大,说明粒度分布范围越宽。通过 SPAN 的测定,可以了解粉体粒子的均匀性。由表 7-1 可看出,样 1 和 100 目乳糖的均匀性不如样 2 和 80 目乳糖。

表 7-1 喷雾干燥华山参微粉和乳糖测定的不同粒径和 SPAN[2]

样 品	$d_{10}(\mu m)$	$d_{16}(\mu m)$	$d_{50}(\mu m)$	$d_{84}(\mu m)$	$d_{90}(\mu m)$	$d_{99}(\mu m)$	SPAN 值
样 1	1.23	1.67	4.70	9.81	11.61	19.51	2.209
样 2	1.69	2.27	5.09	9.62	11.37	18.36	1.902
80 目乳糖	27.03	62.59	293.57	332.03	338.77	348.88	1.062
100 目乳糖	15.07	29.86	157.56	240.16	258.33	290.43	1.544

3. 华山参干粉吸入剂有效部位沉积率的测定[22] 取供试品胶囊 1 粒,置干粉吸入给药器内,用手指揿压给药器装置两侧的按钮,将胶囊两端刺破,然后开启真空泵,吸入给药器经适宜橡胶接口与双层液体碰撞器模拟喉部呈水平相接,10 s 后取下吸入给药器,重复上述操作,共测定 10 粒胶囊后,关闭真空泵,拆除给药器,流量(60±5)L/min,第一级分布瓶 D 中加入 pH 4.0 的枸橼酸-磷酸氢二钠缓冲液 7 mL 以作为吸收液,第二级分布瓶 G 中加入 pH 4.0 的枸橼酸-磷酸氢二钠缓冲液 30 mL 以作为接受液。实验结束后,用缓冲液将第一级分布瓶 D 内溶液定容至 10 mL 容量瓶中,用缓冲液清洗上述操作后的滤器、F 接口及导入下部锥形瓶的导管内、外壁及垫片突出物表面,洗液与第二级分布瓶 H 中的接受液合并,并定容至 50 mL 容量瓶中。

4. 华山参干粉吸入剂排空率测定 将喷雾干燥制得的华山参微粉样 1、样 2 与 80 目和 100 目的载体乳糖按 1:50 的比例分别混合后,装 3 号胶囊。对制得粉雾剂的有效部位沉积率和排空率进行测定。按照《中国药典》(2005 年版)(二部)附录 XH"吸入气雾剂,干粉吸入剂,吸入喷雾剂的雾滴(粒)分布测定法"测定[22],并按(式 7-3)求得每粒的排空率(表 7-2)。

$$排空率(\%) = \frac{W_1 - W_2}{W_1 - W_3} \times 100\% \qquad (式 7-3)$$

式中,W_1、W_2、W_3 分别为胶囊、经气流抽吸的胶囊、囊壳的重量。

表 7-2 两种载体的沉积率和排空率测定结果[2]

样 品	载 体	沉积率(%)	排空率(%)
样 1	100 目乳糖	10.1	93.2
样 1	80 目乳糖	12.5	90.1
样 2	100 目乳糖	10.4	91.5
样 2	80 目乳糖	10.2	90.2

由扫描电镜照片和粒径分布结果可看出,喷雾干燥法能够制备适合干粉吸入剂要求的微粉,制备的微粉表面较光滑,颗粒较圆整。

表 7-2 结果表明,有效部位沉积率和排空率测定结果都基本满足《中国药典》要求,4个干粉吸入剂的有效部位沉积率和排空率测定结果差异不太明显。但乳糖粒径增大对呼吸道的刺激性就增大,因此,选用 100 目的乳糖作为载体较好。

二、球磨法制备丹参总酚酸药物微粉性状及其吸入性能评价[24]

目前,有关丹参总酚酸的研究多采用口服或注射的给药方式,但体内过程研究表明,丹参总酚酸口服生物利用度低。而静脉滴注虽能使药物直接进入血液循环而发挥作用,治疗效果较好;尤其对需要长期用药,如慢性肺部疾病依从性较差的患者。肺部吸入给药在预防和治疗呼吸系统疾病方面具有显著优势:作为一种非注射途径的给药方式,患者依从性较好;同时可靶向递送药物至肺部,避免肝脏首过效应,降低给药剂量和毒副作用,提高生物利用度。

本案例采用的行星式球磨机多用于药物的微粉化及混合,可实现微米甚至纳米级别的超细粉碎,具有药物用量少、产率高、成本低、操作简便等优势,在科研中应用广泛。该研究前期实验表明,采用球磨法制备丹参总酚酸-丹参酮微粉的球磨工艺对药物的结晶态影响较小,但微粉化药物粒子因具有较高的表面自由能,粒子间静电吸附作用明显,为解决由此导致的粒子团聚问题,采用卵磷脂和 L-精氨酸作为分散性增强剂时的效果理想。其中,卵磷脂是一种生物相容性好、易吸收的机体内源性物质,用其包合水溶性药物粒子,对粒子表面进行修饰,可改善由于静电吸附和药物吸湿性造成的粒子团聚现象。精氨酸是常用氨基酸类药,L-精氨酸为人体内源性碱性氨基酸,在一些市售的冻干粉针和注射剂中,L-精氨酸常用作稳定剂和 pH 调节剂,发挥分散性增强剂作用,用于降低粉末的表面自由能,同时对肺部炎症具有一定的干预和保护作用。

丹参总酚酸(Sal)微粉的制备工艺简述如下:取丹参总酚酸原料 100 g,加水溶解过滤后得到丹参总酚酸溶液,用 50 mg/mL L-精氨酸调节 pH 为 5.0 左右,分别冻干得到丹参总酚酸(不调 pH)、丹参总酚酸-精氨酸两种冻干粉。每种冻干粉分别加入 0.5%、1% 和 2% 的卵磷脂,以正庚烷为分散剂,浆料浓度为 50%(g/g),研磨介质为 $\Phi3$ 和 $\Phi5$ 不锈钢磨球(数量比 8:1),球料比为 17.5,研磨转速为 250 r/min,球磨 3.5 h 后将球磨罐内的浆料直接转移至扁形称量瓶中,30℃减压干燥 24 h 后,从扁形称量瓶中转移出药物过 150 目筛,即得 6 种药物微粉样品:丹参总酚酸-0.5%卵磷脂(Sal-0.5%)(样品 A)、丹参总酚酸-1%卵磷脂(Sal-1%)(样品 B)、丹参总酚酸-2%卵磷脂(Sal-2%)(样品 C)、丹参总酚酸-精氨酸-0.5%卵磷脂(Sal-Arg-0.5%)(样品 D)、丹参总酚酸-精氨酸-1%卵磷脂(Sal-Arg-1%)(样品 E)、丹参总酚酸-精氨酸-2%卵磷脂(Sal-Arg-2%)(样品 F)。

1. 微观形态　采用 SUPRA55 场发射扫描电镜对粉末的表观形态和聚集状态进行观察:丹参总酚酸原料和 2 种冻干粉呈不规则片状,粒径较大,粒径跨度大;球磨后的药物微粉粒径明显减小,但一些细微粒子间仍存在轻微的聚集现象;加入 1%卵磷脂(样品 B)和 2%卵磷脂(样品 C)的微粉其粒径均匀性优于加入 0.5%卵磷脂(样品 A)的微粉,粒子间的聚集现象也得到一定改善。

2. 粒径及其分布 采用 BT - 2001 激光粒度分布仪干法模式下测定丹参总酚酸原料和 6 种样品药物微粉的粒径及其分布。结果表明,丹参总酚酸原料粒径较大,粒径跨度范围大,10 μm 以下粒子百分比仅有 56.92%,不符合《中国药典》要求。球磨后的 6 种样品药物微粉的粒径均呈单峰分布,粒径均小于 10 μm,符合《中国药典》要求,且 5 μm 以下粒子百分比均在 85% 以上。其中,样品 E(Sal - Arg - 1%)、样品 F(Sal - Arg - 2%)微粉粒径均小于 5 μm,其粒径均小于样品 B(Sal - 1%)、样品 C(Sal - 2%)和样品 D(Sal - Arg - 0.5%)微粉的粒径,说明 L-精氨酸和卵磷脂的加入能有效改善丹参总酚酸药物微粉的粒径及其分布。

3. 流动性 采用固定漏斗法测定丹参总酚酸原料和 6 种样品药物微粉的休止角,每个样品平行测定 3 次。结果发现,加入样品 B(Sal - 1%)和样品 C(Sal - 2%)流动性最好,其次是样品 A(Sal - 0.5%),原料药组的流动性最差,表明卵磷脂的加入可改善药物微粉的流动性。

4. 吸湿性 研究结果表明,卵磷脂和 L-精氨酸的加入均可改善药物微粉本身的吸湿性,且卵磷脂加入比例越大,相同条件下药物微粉的吸湿增重越小。其中,以样品 F(Sal - Arg - 2%)药物微粉吸湿增重百分率最低。6 种样品药物微粉吸湿增重百分率均较大,可能是球磨后药物粒子的粒径减小,粒子比表面积增大,吸湿性较强,故在制剂的制备和储存过程中应严格控制环境湿度。

5. 丹参总酚酸药物微粉体外沉积性质 根据上述微观形态、粒径及其分布、流动性和吸湿性结果,发现卵磷脂的加入量对药物微粉的粉体学性质影响较大,筛选出样品 B(Sal - 1%)、样品 C(Sal - 2%)、样品 E(Sal - Arg - 1%)和样品 F(Sal - Arg - 2%)4 种丹参总酚酸药物微粉进行体外沉积性测定。采用 NGI 对上述 4 种丹参总酚酸药物微粉中丹参总酚酸 B 的体外沉积性质测定,结果如表 7 - 3 所示。其中,以样品 F(Sal - Arg - 2%)的递送率和微细粒子百分比最高,分别为 72.99% 和 14.07%,其递送率、微细粒子百分比、气动粒径(d_a)结果均优于样品 E(Sal - Arg - 1%),说明通过提高加入生理接受性良好的卵磷脂可一定程度上改善微粉的体外沉积性。

表 7 - 3 4 种丹参总酚酸药物微粉中丹参总酚酸 B 的体外沉积性质[24]

药物微粉	总药量 (mg)	递送剂量 (mg)	递送率 (%)	微细粒子 剂量(mg)	微细粒子 百分比(%)	d_a (μm)	几何 标准差
样品 B(Sal - 1%)	16.17	6.19	38.29	0.56	3.44	4.87	1.94
样品 C(Sal - 2%)	16.71	10.91	65.28	0.50	2.98	6.87	2.18
样品 E(Sal - Arg - 1%)	9.43	5.16	54.72	1.30	13.74	4.95	1.95
样品 F(Sal - Arg - 2%)	8.90	6.49	72.99	1.25	14.07	4.57	1.89

上述评价结果表明,L-精氨酸和卵磷脂的加入对丹参总酚酸药物微粉粉体学性质具有一定的改善作用,且卵磷脂加入比例越大,粉体学性质越好,2% 卵磷脂的加入量可满足

药典规定及生产要求。本实验筛选出样品 F(Sal－Arg－2%)药物微粉粉体学性质最好，其粒径小于 5 μm，d_{50} 为 1.153 μm，休止角为 25.66°±1.24°，10 h 和 30 h 后的吸湿增重分别为 7.42%±0.05% 和 11.02%±0.04%，递送率为 72.99%，微细粒子百分比为 14.07%，d_a 为 4.57 μm。故选择样品 F(Sal－Arg－2%)药物微粉用于后续干粉吸入剂的制备。

第三节 脂质体干粉吸入剂的制备、表征及应用

脂质体干粉吸入剂(liposome dry powder inhalation，LDPI)用于肺部给药具有提高抗生素疗效、药物起效快，同时减少不良反应的巨大潜力，是干粉吸入剂的后起之秀。脂质体干粉吸入剂是由脂质体构成的干粉吸入剂，有关脂质体的概念，请参考本书第十二章第三节。

一、脂质体干粉吸入剂的制备[25]

液态脂质体稳定性差，为提高稳定性，增强患者依从性，需要将其制备成干粉形式。将脂质体混悬液转化为粉雾剂的干燥方式主要有喷雾干燥法、冷冻干燥法、喷雾冷冻干燥法和超临界流体干燥法等。

1. 喷雾干燥法 将制备好的脂质体混悬液经喷雾干燥仪喷雾、热空气干燥使其迅速蒸发，最后产品为细小颗粒状粉末。喷雾干燥法已被广泛用于制备干粉吸入剂原料药微粒，形成的干粉颗粒圆整、大小均匀、粒径分布窄；并具有操作简单、快速，可适应大规模生产等优点。喷雾干燥法的主要缺点：通常需要较高的温度，可导致某些蛋白质发生变性、焦化或结块，不适用于热敏感性药物成分；同时，干燥过程中所消耗的能量较高，所需费用较大。

2. 冷冻干燥法 又称冻干法，系在高度真空环境下，先将含水物料冻结成固体，再利用冰晶升华的原理，将脂质体混悬液中的水分直接蒸发，从而达到药物干燥的目的。该法可很好地保持药物本身的化学组成和物理结构，适用于对温度敏感的大分子药物和在水溶液中不稳定的药物。但操作烦琐，冻干设备投资费用较高。

3. 喷雾冷冻干燥法 系将脂质体混悬液雾化成液滴，液滴通过与低温介质接触而冻结，将冻结的液滴再次低温处理，使之升华，从而得到干燥的粉末。该法可有效减小微溶于水的热敏性有机物质的空间尺寸。与其他干燥方法相比，该法优势主要是保持药物结构完整性、卓越品质和更好的放置稳定性。与其他干燥技术相比，该法产生的颗粒大小和密度在肺、鼻黏膜、肠道和皮肤中表现出更高的稳定性；与传统干燥技术相比，这些颗粒还具有通过各种递送途径持续释放的重要特性。该法目前主要用于增强药物表观溶解度、肺部给药、皮内弹道给药和向鼻黏膜输送疫苗等。

4. 超临界流体干燥法 系利用超临界流体(压力和温度均高于临界值的流体)特定的蒸发分离性能，在干燥介质处于临界温度和临界压力状态时，完成材料干燥的一种新型干燥技术。主要应用于微米及纳米颗粒的制备，具有干燥速度快、干燥过程温

和、药物结构不易被破坏等优点,普遍用于分子量大、沸点高的难挥发性物质的干燥。该技术需要的压力较高,所涉及的体系也较为复杂,在工业扩大生产过程中还具有一定难度。

尽管脂质体干粉吸入剂的制备技术在不断进步,但仍存在很多缺陷。例如,大多数技术仅限于实验室内实验,尚无法用于大生产;为了使药物等更充分地到达呼吸道并优化肺部药物沉积,所制备的脂质体干粉吸入剂气动粒径要控制在 $0.5 \sim 5~\mu m$,但处于这个粒径范围的脂质体药物和载体的流动性和分散性可能较差,粒子之间易发生聚集,不能达到理想的肺部沉积率,进而影响药物疗效等。这些均是本领域需要迫切关注并加以解决的问题。

二、脂质体干粉吸入剂的表征

脂质体干粉吸入剂是由脂质体构成的干粉吸入剂,其表征必须既考虑脂质体的质量评价,也要满足干粉吸入剂规定的各种指标。

脂质体的表征检测主要包括以下内容。

(1)脂质体的粒度:是预测脂质体在生物体内变化趋势的重要依据,主要采用透射电镜、动态光散射、原子力显微镜和体积排阻色谱法确定。

(2)脂质体的包封率:是脂质体质量评价的关键属性,用来表征药物包封在脂质双分子层中的含量百分比,一般不低于80%,常用离心法测定。

(3)脂质体的 Zeta 电位:脂质体的稳定性与 Zeta 电位的绝对值呈正相关,其所携带的电荷越多,脂质体的稳定性更好;相反,携带电荷越少,药物就越聚集。

由于肺部递药系统的特殊性,脂质体干粉吸入剂表征的重点在于形成的粉雾剂的粉末性质,其质量研究、控制内容已在本章第一节进行过介绍。粒子的形态、粒径及其分布、流动性、密度等都可以影响脂质体干粉吸入剂的性能。目前,常用筛分法、沉降法、电阻法、激光法、电镜法来测定粒径。干粉吸入剂的粒径一般控制在 $1 \sim 5~\mu m$,因为一般情况下粒径过小的药物流动性差,从而可导致粉末聚集,而且过小的粒子易随着呼吸呼出体外;而粒径过大的药物会较多地沉积在口咽部,不能进入支气管,无法起到治疗疾病的作用。同时,在脂质体干粉吸入剂产品中,粉末的分散性能也对其流动性有重要影响。粒径又是影响粉末流动性的重要特性之一。通常,每单位质量的颗粒表面积随着颗粒尺寸的减小而增加,为表面内聚力互相作用提供了更大的表面积,从而造成药物粒子团聚——随着粒径的减小,粉末的动态性质由颗粒为主变成以团聚为主。粉末流动性差,则难以将药物与辅料直接均匀混合,从而影响药物含量测定的准确性;但粉末流动性太强,又势必会造成粉末飞散。因此,制备流动性适宜的吸入粉末在制药行业有着重要的意义。颗粒密度也是影响粉雾剂吸入性能的重要因素,低密度往往伴随着多孔隙结构,会使药物的气动粒径较小,从而具有较好的体内外沉积特性。

三、脂质体干粉吸入剂的应用[26-28]

本部分以姜黄素为模型药物,介绍中药脂质体干粉吸入剂的制备及应用。

姜黄素(curcumin,Cur)是一种已知的具有多种药理活性的多酚类化合物,毒性低、不良反应少。前期研究提示,姜黄素可能对治疗慢性哮喘和降低口咽部念珠菌病的发病率具有潜在影响。但姜黄素的生物利用度极低且难溶于水,在中性和碱性环境中易水解,因此如何提高其溶解度、生物利用度和体内稳定性成为提高姜黄素等难溶性药物临床应用效果的关键。李楠等[26]采用喷雾干燥法将微乳法制备的姜黄素-固体脂质纳米粒(Cur-SLN)混悬液微粉化后与乳糖(200目)等充分混匀制成 Cur-SLN 干粉吸入剂(Cur-SLN-DPI)。

1. 微乳法制备 Cur-SLN 混悬液　称取处方量的姜黄素原料药、硬脂酸,65℃熔化,加适量相同温度的质量比为1:4的聚山梨酯80/乙醇溶液及适量蒸馏水,涡旋1 min形成O/W型微乳。在电磁搅拌(1 000 r/min)下将热微乳以1滴/5 s的速度滴入2℃的水分散介质中,当微乳全部加入后继续以2℃保温搅拌15 min,即得 Cur-SLN 混悬液。

2. Cur-SLN 混悬液干燥工艺的研究　通过冷冻干燥和喷雾干燥两种工艺对 Cur-SLN 混悬液干燥进行比较研究。

(1) 冷冻干燥:精密量取 Cur-SLN 混悬液2 mL,加入4%海藻糖以作为冻干保护剂,电磁搅拌下使其混合均匀后,分装于洗净灭菌后的玻璃具塞小瓶中,放入-75℃超低温冰箱预冻12 h。充分冰冻后转入冷冻干燥机干燥24 h,温度为-50℃,压力为 98×10^{-3} mbar,得到 Cur-SLN 冻干粉。冻干粉外观形态维持原液体积,不塌陷,不皱缩,表面光洁;色泽均匀,无花斑,质地细腻。

(2) 喷雾干燥:参数如下。进口温度105℃,出风温度50℃,风机功率55 Hz,供液速度1.8 mL/min,雾化压力170 kPa,气流量 $0.60 \, m^3/min$,蠕动泵转速280 mL/h,撞针间隔2 s。实验中,当混悬液一旦喷完,需要通过调节进口温度使出口温度保持在50~60℃并持续20 min左右,使得干粉通过二次干燥进一步降低残留水分。所得干粉过200目筛后置于干燥器中保存备用。

(3) 两种干燥工艺样品干粉复溶后 Cur-SLN 理化性质的评价:取上述2种 Cur-SLN 样品,观察其再分散性、再分散后的粒径、多分散性指数(polydispersity index, PDI)和包封率。结果表明,冷冻干燥的样品肉眼观察外观饱满、表面细腻光洁,喷雾干燥的样品肉眼观察为淡黄色粉末。两种工艺的干粉在分散前后的粒径[冷冻干燥与喷雾干燥工艺样品分散后的平均粒径分别为(156.2±0.8) nm、(152.7±2.5) nm]、PDI 及包封率均无显著差异。而喷雾干燥较冷冻干燥所得固体脂质纳米粒干粉具有较高的二级分布率即有效部位沉积率,这主要与粉末的粒径有关。喷雾干燥所得干粉粒径易沉积到肺部,而冷冻干燥粒径较大,易沉积在咽喉部位。由此结果确定采用喷雾干燥制备 Cur-SLN-DPI。

3. Cur-SLN-DPI 制备工艺研究　经工艺优化考察,确定稀释剂的用量为10 mg,其单剂量处方确定为 Cur-SLN 干粉-乳糖(1:1)混合物50 mg、第3组分稀释剂10 mg,填充于4号胶囊中。按上述各处方及工艺制备3批 Cur-SLN-DPI,其平均粒径3.35 μm、水分4.57%、含量均匀度3.65、体外有效部位沉积率28.73%、排空率95.17%、休止角24.03°和吸湿增重率2.2%。各指标相对标准差(RSD)均小于2%(n=3),重现性良好,符合《中国药典》干粉吸入剂项下的质量要求。

对 Cur‐SLN‐DPI 的体外释药性能、小鼠体内急性毒性及对哮喘模型小鼠炎症反应的影响研究发现：与姜黄素原料药比较，Cur‐SLN 和 Cur‐SLN‐DPI 均具有缓释作用，且 Cur‐SLN‐DPI 在 3 种释放介质[含 1.0%十二烷基硫酸钠(SDS)的 PBS(pH 7.4)、含 0.2%聚山梨酯 80 的 PBS(pH 7.4)、生理盐水‐20%乙醇溶液]中的缓释更平稳，释药特征均符合 Weibull 模型。尾静脉注射 2 000 mg/kg Cur‐SLN‐DPI 对小鼠无明显的急性毒性。与正常对照组比较，模型组小鼠支气管肺泡灌洗液中白细胞总数、淋巴细胞数、中性粒细胞数、嗜酸性粒细胞数均明显增加($P<0.01$)，支气管黏膜上皮被覆假复层纤毛柱状上皮细胞，周围炎症细胞浸润严重，肺淤血，中度间质性肺炎；与模型组比较，各给药组小鼠支气管肺泡灌洗液中上述细胞数均明显降低($P<0.01$)，Cur‐SLN‐DPI 低、高剂量组小鼠气管病变均改善，肺淤血减轻，且高剂量组减轻更明显。结果表明，Cur‐SLN‐DPI 具有体外缓释作用，对小鼠无明显急性毒性，可改善哮喘模型小鼠的气管炎症反应和肺部淤血程度。

参考文献

[1] 国家药典委员会.中华人民共和国药典：2020 年版.四部.北京：中国医药科技出版社,2020.

[2] 刘永.华山参总生物碱干粉吸入剂中间体制备工艺研究.南京：南京中医药大学,2007.

[3] NEWMAN S P, HOLLINGWORTH A, CLARK A R. Effect of different modes of inhalation on drug delivery from a dry powder inhaler. Int J Pharm, 1994, 102(2)：127‐132.

[4] WETTERLIN K. Turbuhaler：a new powder inhaler for administration of drugs to the airways. Pharm Res, 1998, 5(8)：506‐508.

[5] 张宇佳,胡晓芸,于淼,等.干粉吸入剂的研究进展.中国药剂学杂志,2020,18(6)：296‐300.

[6] 高蕾,马玉楠,王亚敏,等.吸入粉雾剂的处方与工艺研究解析.中国新药杂志,2018,27(9)：984‐987.

[7] 胡富强,袁弘,戴缨,等.载体对粉雾剂粉末流动性的影响.中国药学杂志,2002,37(2)：115‐119.

[8] 黄秀清,胡富强,袁弘,等.载体对微粉型粉雾剂呼吸道沉降的影响.药学实践杂志,2002,20(4)：201‐204.

[9] 江荣高,张鹏威,王立青,等.载体颗粒表面修饰对其表面能及粉雾剂性能的影响.药学学报,2005,40(4)：373‐376.

[10] ZENG X M, MARTING P, MARRIOTT C, et al. Lactose as a carrier in dry powder formulations：the influence of surface characteristics on drug delivery. J Pharm Sci, 2001, 90(9)：1424‐1434.

[11] ZHAO Z Y, ZHANG X J, CUI Y T, et al. Hydroxypropyl-β-cyclodextrin as anti-hygroscopicity agent in amorphous lactose carriers for dry powder inhalers. Powder Technol, 2018, 358：29‐38.

[12] FENG A L, BORAEYM A, GWIN M A, et al. Mechanistic models facilitate efficient development of leucine containing microparticles for pulmonary drug delivery. Int J Pharm, 2011, 409(1)：156‐163.

[13] 杨小松,李银科,陶志强,等.阿奇霉素干粉吸入剂的制备及稳定性考察.中国药师,2020,23(5)：873‐877.

[14] 朱慧,朱家壁.胰岛素吸入粉雾剂粉体性质的研究.中国药科大学学报,2004,35(5)：424‐428.

[15] 熊莲洁,朱家壁.鲑降钙素吸入粉雾剂的制备及其药剂学性质研究.药学学报,2003,38(3)：218‐222.

[16] 张宇佳,胡晓芸,于淼,等.干粉吸入剂的研究进展.中国药剂学杂志,2020,18(6)：296‐300.

［17］ 朱万辉,吴闻哲.干粉吸入制剂中粉末特性及处方模式.中国医药工业杂志,2018,49(6)：722－729.

［18］ 江荣高,王立青,王春龙,等.影响吸入粉雾剂分散性能的制剂因素.中国医药工业杂志,2006,37 (1)：50－53.

［19］ CHEW N Y K, TANG P, CHAN H K, et al. How much particle surface corrugation is sufficient to improve aerosol performance of powders? Pharm Res, 2005, 22(1)：148－152.

［20］ DUDDU S P, SISK S A, WALTER Y H, et al. Improved lung delivery from a passive dry powder inhaler using an engineered PulmoSphere® powder. Pharm Res, 2002, 19(5)：689－695.

［21］ FRIDRUM P. The influence of particle size distribution and surface roughness of carrier particles on the *in vitro* properties of dry powder inhalations. Aerosol Sci Technol, 1999, 31(4)：301－321.

［22］ 国家药典委员会.中华人民共和国药典：2005 年版.二部.北京：化学工业出版社,2005.

［23］ 朱盛山.药物新剂型.北京：化学工业出版社,2003.

［24］ 黎翊君,戴俊东,王渐鸿,等.吸入用丹参总酚酸药物微粉的制备及其质量评价.世界科学技术-中医药现代化,2018,20(3)：390－398.

［25］ 于小慧,王东凯.脂质体干粉吸入剂的制备及应用.中国药剂学杂志,2023,21(4)：183－189.

［26］ 李楠,于美丽.姜黄素固体脂质纳米粒干粉吸入剂的制备工艺研究.中国药房,2016,27(28)：3979－3981.

［27］ 李楠,刘佩莉,孔令钰,等.姜黄素固体脂质纳米粒干粉吸入剂的质量评价及初步稳定性考察.中国药房,2016,27(34)：4838－4841.

［28］ 李楠,李旭,刘伟伟,等.姜黄素固体脂质纳米粒干粉吸入剂的体外释药、体内急性毒性及对哮喘模型小鼠炎症反应的影响.中国药房,2019,30(3)：332－337.

第八章

膜乳化技术制备中药微型给药系统

第一节　膜乳化技术原理、所用膜材料及其预处理和装置／191

第二节　影响膜乳化过程的主要因素／194

第三节　膜乳化技术在医药领域的应用／200

第四节　通过SPG膜乳化技术制备汉防己甲素肺靶向微球／204

第八章

膜乳化技术制备中药微型给药系统

在药剂学中,将直径在 $10^{-9} \sim 10^{-4}$ m 范围的分散相构成的分散体系统称为微粒分散体系,微粒分散体系可构成多种给药系统。粒径在 $500 \sim 100$ μm 范围属于粗分散体系给药系统,主要包括混悬剂、乳剂、微囊、微球等;粒径小于 1 000 nm 属于胶体分散体系给药系统,主要包括脂质体、纳米乳、纳米粒等。现在给药系统的研究热点主要在微乳、微球、微囊、脂质体这几方面。本章介绍膜乳化技术制备中药微型给药系统。

20 世纪 90 年代以来,国内外对 SPG 膜乳化技术在药物运送系统的应用进行了深入的研究,因其操作条件温和、一致认为基于膜乳化技术可得到单分散性、重现性和稳定性理想的小粒径制剂,如乳液(包括复乳)(一般包载的对象多为水溶性成分)、微球、微囊等。目前选用的乳化方法主要有一般膜乳化法(直接乳化法)、快速膜乳化法(混合乳化法);载药对象主要为紫杉醇、羟喜树碱、汉防己甲素、溶菌酶、牛血清白蛋白、多柔比星、利福平、伊曲康唑、氟比洛芬、维生素 B_{12}、维生素 E;选用的载体一般为聚乳酸[poly (lactic acid),PLA],聚乳酸-聚乙二醇共聚物(PELA),聚乳酸-羟基乙酸共聚物[poly (lactic-co-glycolic acid), PLGA],壳聚糖,葡聚糖,甘油三酯,聚己内酯;选用的油相溶剂多为二氯甲烷、氯仿、乙酸乙酯、丙酮或者复合溶剂如二氯甲烷-甲苯、二氯甲烷-丙酮。选用的乳化剂和稳定剂多为吐温 20、吐温 80、司盘类、PVA、聚乙二醇等。选用的固化方法多为复合溶剂挥发法、喷雾干燥法、界面聚合法、低温聚合法、相分离法(如溶剂萃取法)、超声雾化法等;一方面,SPG膜乳化法可制备出高包封率的制剂粒径分布在微米级别,甚至可达到纳米级别,进而靶向给药。另一方面,经体内外研究表明所制备的微乳或高分子微球可明显降低突释,实现缓释效果,同时可改善药物的溶解性及生物利用度。

但 SPG 膜乳化技术应用于中医药领域存在较大的局限性,即目前只应用于单体成分,应用于复方实现药物同步作用的报道几乎没有。

第一节　膜乳化技术原理、所用膜材料及其预处理和装置

一、膜乳化技术原理

常规膜乳化原理见本书第二章第一节具体内容。根据所用膜与油或水的亲和特性,

膜乳化可制得 O/W 型或 W/O 型的乳状液[1-3]。

影响膜乳化过程的参数主要包括膜微孔孔径和分布、膜的孔隙率、膜表面类型、乳化剂类型及含量、分散相流量、连续相速度、温度和操作压差等。有研究表明[1]，在其他参数确定的情况下，乳液液滴的粒径大小与所用膜的孔径呈线性关系，在膜孔径尺寸分布充分窄的情况下，可以制得单分散乳液。

二、膜乳化技术所用膜材料及其预处理

膜乳化技术所用的膜材质可主要分为无机膜（SPG 膜、陶瓷膜、玻璃膜、平板镍膜、金属膜、氮化硅微孔筛、硅微通道等）和有机膜（聚酰胺膜、聚丙烯膜、聚碳酸酯膜、聚四氟乙烯膜等）。

1. 无机膜　由于具有化学性质稳定、耐有机溶剂、孔径分布窄、机械强度高、耐压性好、便于清洗等优点，较符合膜乳化法对膜性能的要求，因此大多数膜乳化过程都采用无机膜制备乳液。无机膜包括 SPG 膜、陶瓷膜、玻璃膜、平板镍膜等。

SPG 膜是一种无机多孔玻璃膜，本书第二章第一节对其进行了比较详细的介绍，具有均匀微孔构造、粒径分布窄是 SPG 膜主要优点[4]。

陶瓷膜采用支撑体上覆盖 $\alpha - Al_2O_3$ 或 ZrO_2 等膜层，具有机械强度高、耐高温、耐酸碱腐蚀、通量高等优点。但粒径分布较 SPG 膜不均一，制备的乳剂及微粒给药系统不稳定，也限制了其在制药领域的发展。而 SPG 膜因其表面均匀的孔径可制备出单分散乳液而在国内外研究最为广泛[5-8]，本章着重介绍 SPG 膜乳化技术在药物运送系统方面的研究进展。

2. 有机膜　容易制备且造价相对便宜；有机膜材料种类多，来源方便，较容易进行表面处理，孔径较小，在合适的操作条件下可以制得液滴更小的乳液。但大多有机膜孔径分布较宽，孔隙率过高，不耐有机溶剂，对使用环境要求较高，因此有机膜在膜乳化上应用较少。

例如，SPG 膜和聚四氟乙烯膜相比，相同条件下由聚四氟乙烯膜制备出来的乳液大小分布较宽，这与该膜的孔隙率较高有关；而且聚四氟乙烯膜的孔径与液滴大小不呈线性关系，这是因为膜的平均孔径不一定反映膜乳化过程的实际孔径。

3. 膜的预处理与再生

（1）膜的预处理：膜表面的亲/疏水性是膜乳化过程的重要参数，亲水性膜适合制备 O/W 型乳液，疏水性膜适合制备 W/O 型乳液，即膜表面不能被分散相润湿，否则需要进行预处理。另外，直接用疏水膜制备 W/O 型乳液，乳化速率慢，而利用经过疏水化处理的亲水膜时，乳化速率大大提高。

膜预处理方法主要有浸渍法、超声法、树脂喷涂、等离子液处理等。乳化过程开始前把膜浸渍在连续相中，或用超声波处理一段时间，使膜被连续相润湿，可以提高乳化速率。聚丙烯膜经过油相浸渍后制备的 W/O 型乳液液滴及其分布系数都更小。采用聚酰胺膜制备 O/W 型乳液时发现，膜表面的预处理是实现膜乳化的关键。对于具有较强的亲水

性、膜孔径较小的聚酰胺膜，非极性有机相异辛烷通过膜孔需要的临界压力较高，甚至在 0.35 MPa 压力下有机相也不能通过膜孔。而将膜预处理后，在 0.01~0.02 MPa 压力下，分散相就可通过膜孔。文献报道的表面处理方法，除了浸渍法和超声波处理法，还有树脂喷涂、等离子液处理等。

对于 SPG 膜来说，比较全面的方法是[9,10]，浸入在洗涤剂溶液和水洗涤浴中超声处理 30 min，使膜表面被连续相润湿，以获得更好的乳化效率。然后将它们浸渍在相应的有机溶剂中 2 h，最后浸渍在 2 mol/L 盐酸溶液中 2 h。在 500℃下焙烧 4 h 后，再浸渍在 2 mol/L 盐酸溶液中，70℃ 2 h，最后用纯化水冲洗则可获得再生；一般在使用前可在连续相中水浴超声 30 min。

（2）膜的再生：膜乳化过程结束后的一般处理步骤为[11]，若是亲水性膜，结束后将相应的有机溶剂和水按一定的比例灌洗膜表面，然后将相应的溶剂分别置于分散相和连续相中循环，在膜表面运行一段时间。再用纯水循环 30 min，最后再在有一定比例的有机溶剂和水中超声一段时间（水的比例大）。若是疏水性膜，则使有机溶剂的比例增大，总之以不损害膜表面的湿润性为宜。

无论是亲水性膜还是疏水性膜[12]，均浸在含有洗洁剂的水中一段时间后，在纯水中超声一段时间直到溶液变澄清，最后将膜管放在烤箱中 500℃烘 10~12 h。自然冷却，放置在 0.1 mol/L 盐酸溶液中超声几分钟，然后用去离子水超声处理几次，在真空 80~100℃条件下干燥 4~6 h。

三、膜乳化装置

膜乳化实验装置分为分置式和一体式两种[4]，如图 8-1、图 8-2 所示。

分置式膜乳化实验装置中，连续相或乳状液在管内侧循环，分散相存在一容器内，该容器与一压缩氮气系统或泵相连，容器内的分散相经膜孔被压入正在循环的连续相中；一体式膜乳化装置中，膜组件浸没在连续相中，连续相或乳状液被放置在烧杯中并用磁力搅拌器搅拌以防乳状液分层，分散相储存在与压缩氮气相连的储罐中，在足够的氮气压力下分散相经膜孔压至连续相形成乳滴。一体式膜乳化装置结构紧凑，适合实验室用，而分置式膜乳化装置便于放大[5]。

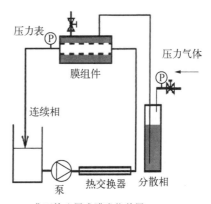

典型的分置式膜乳化装置

图 8-1 分置式和一体式膜乳化实验装置图[5]

膜乳化法所用的膜组件分为管式膜、中空纤维膜和板式膜。其中一体式管式膜根据压力对膜管的位置分为外压式和内压式，如图 8-2 所示，若装置乳化发生的位置在管式膜内表面，为保证足够的壁面剪切力，长径比通常只有 2∶1，这就使该过程无法直接放大。膜乳化法所用的膜材质可主要分为有机膜和无机膜。

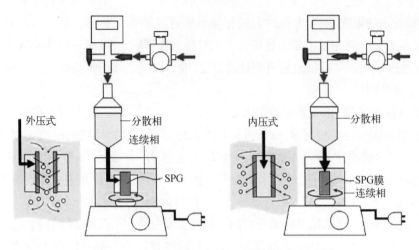

图 8 - 2　外压式和内压式一体式管式膜装置图[5]

第二节　影响膜乳化过程的主要因素

影响膜乳化过程的参数主要包括膜组件、膜材质、膜孔径、膜孔口形状、膜表面孔隙率、膜厚度、膜壁接触角、乳化剂类型及含量、分散相流量、连续相速度、温度和操作压差等[13-17]。有研究表明,在其他参数确定的情况下,乳液液滴的粒径大小与所用膜的孔径呈线性关系,在膜孔径尺寸分布充分窄的情况下,可以制得单分散乳液。

一、膜特征

膜特征包括膜组件、腹材质、腹孔径、膜孔口形状、膜表面孔隙率等。其中,膜表面孔隙率是决定乳滴大小的重要因素。

1. **膜组件**　管式、中空纤维和板式3种膜组件均可用于膜乳化技术。

2. **膜材质**　膜乳化法所用的膜材质主要为有机膜和无机膜。膜表面的亲水和疏水性质决定制备乳状液的类型,一般亲水性的膜制备 O/W 型或者 W/O/W 型乳液,疏水性的膜制备 W/O 型或者 O/W/O 型乳液。但是,膜表面的性质可以改变,有时可用硅烷偶联剂来处理亲水膜,使膜表面呈疏水性,且每次清洗膜后须重新处理其表面。此外,也可用浸泡的方法来改善膜表面性能,如将亲水膜浸泡在油中以增强膜表面疏水性。

3. **膜孔径**　是控制液滴大小的一个决定性因素,膜孔径一般不是圆形,因此计算时应采用当量直径进行计算(当量直径是指4倍流通截面积与润湿周边长之比)。通常在一定的操作条件下,乳状液的液滴大小(液滴直径 d_r)与膜孔径大小(d_p)呈线性关系,即 $d_r = x d_p$,但其中因数 x 的数值差别较大,为 2~10,一般认为是由膜的类型与几何形状的差异造成。当不存在横向流动且乳化压力与临界压力非常接近(偏差不超 10%)时,从理论上说,液滴直径是膜孔径的 3 倍[18]。膜孔径的分布决定着乳剂的单分散性,孔径越均匀,单分散性越好,一般要求膜孔径分布系数不超过到 5%。若孔径分布足够窄,即可以得到单分散的乳滴;若有粗孔存在,则可能产生乳滴的双峰分布现象。

SPG 膜孔径对所制得的煤油乳液平均粒径的研究结果表明[19],乳液的平均粒径与所使用的 SPG 膜孔径成正比关系,乳液液滴的平均粒径大约为膜孔径的 3.6 倍。SPG 膜乳化技术结合悬浮聚合技术制备丙烯酸酯类微球的研究则发现[20],当 SPG 膜孔孔径变大,制备的乳滴和聚合的丙烯酸酯类微球的粒径同样变大。但是无论选择何种孔径大小的 SPG 膜,都可以制备出粒径分布均一的不易黏附聚集的丙烯酸酯类微球,体现了 SPG 膜乳化技术在制备单分散性好的乳液及微球方面的一大优势。

4. 膜孔口形状 采用具有椭圆形孔的硅材料膜,在很低的横向流速下进行实验。结果发现,一方面,无论膜乳化压力和流速设置成何值,液滴直径与膜孔当量直径之比 (dd_r/d_p) 都等于 2,即该比例与流速大小及乳化压力无关[21];另一方面,其他条件不变,仍采用同样膜材料,只是将膜孔形状改成圆形,得到的液滴直径与膜孔直径之比会变大,接近于 10。亦有报道[21],在旋转膜乳化技术下,膜孔的空隙方向也直接影响到液滴形成的速率。

5. 膜表面孔隙率 其决定膜上相邻孔之间的距离,孔隙率越高,相邻两孔之间的距离越小,乳滴在膜表面上聚集在一起的可能性越大;与此相反,孔隙率越低,相邻孔间的乳滴团聚在一起的可能性将越小。但是,孔隙率太小又会影响乳液的生产量,即膜通量。有文献报道[22],当膜的孔径为 5 μm 时,防止分散相液滴聚合的最大表面孔隙率为 1.5%,实际应用时应选择合适孔隙率的膜。

有关微孔筛的研究表明[23],位阻现象会在分散相形成液滴的时候产生,导致最终的乳液不均匀不稳定,一般控制膜表面的孔隙分布范围可以减少或者防止该位阻现象的发生,但另外,膜表面的有效孔隙分布量太少又会降低分散相单位时间的膜通量,虽然膜通量在某种程度上会随着膜乳化压力的增大而增大,但乳化压力增大到一定程度,乳滴之间易发生聚结和黏附,也会影响乳液的单分散性。因此,确定合理有效的膜表面孔隙率是非常重要的。

6. 膜厚度 对液滴大小没有直接影响,当乳化压力一定时,增加膜的厚度,孔道长度随之增加,分散相在通道中的流动阻力便会增加,从而液滴形成速率减慢。当乳化剂种类及浓度一定时,乳化剂在界面上吸附和扩散速率一定,结果使得两相间界面张力下降,液滴附着于表面的作用力减小,在连续相作用下液滴脱离膜表面时的直径相应减小。

7. 膜壁接触角[24] 一般来说,所采用的膜必须能为连续相润湿,因此由连续相中所测得的壁接触角应小于 90°。根据杨氏方程,存在下式:

$$Y_{sc} - Y_{sd} + Y_{cd}\cos\theta_{scd} = 0 \qquad (式 8-1)$$

式中,Y_{sc}、Y_{sd}、Y_{cd} 分别是连续相/固体、固体/分散相、连续相/分散相间的界面张力,θ_{scd} 为壁接触角。由上述公式可知,壁接触角主要取决于表面活性剂的动力学特性。

其实,膜的润湿性能可通过改性处理得到,通过改性处理亲水膜也可用来制备 W/O 型乳液。一般选择耦合剂对膜表面进行相关的交联,如 Fuchigami 等对 SPG 亲水膜用硅交联剂进行处理,成功制备出了 W/O 型乳液[25]。但要注意,吸附在膜表面的乳化剂同时也会改变膜表面的性质,如膜的亲水性或者疏水性。例如,试验结果表明,当十二烷基磺酸钠吸附在 SPG 膜表面上时,尽管 SPG 膜的表面带正电荷且是疏水的,但使用一段时间后膜的表面也表现出一定的亲水性。所以不同性质和种类的膜需要选择不同种类的乳化剂,这将会直接影响到膜乳化的效果。

二、分散相和连续相性质

1. 载体材料 膜乳化法一般以可生物降解高分子材料为载体,该材料是指在一定的时间和一定的条件下,能被微生物(细菌、真菌、霉菌、藻类等)或其分泌物在酶或化学分解作用下发生降解的高分子材料[26]。生物降解的高分子材料具有以下特点:易吸水、含有敏感的化学基团、结晶度低、低分子量、分子链线性化程度高和有较大的比表面积等[27],如聚乳酸、PLGA、聚 ε-己内酯、聚乙醇酸、聚乙二醇、淀粉类降解材料、纤维素及甲壳素与壳聚糖等。其中,聚乳酸、PLGA 由于具有无毒、良好的生物相容性以及可降解并可以被人体吸收等优点,被美国 FDA 批准应用于临床[28]。

有关聚乳酸在 PBS 溶液中的降解实验结果发现[29],聚乳酸在降解前期,随着时间的延长质量不断减少,之后降解趋于平缓。在降解前 6 d,失重率较大,但在降解 8 d 时其质量损失逐渐趋于平缓。分析原因是在水解初期,聚合物的酯键水解断裂是随意的,链的分子被酸碱水解的位点多,同时降解过程中会生成羧基末端的链段,增加了其酸性,进一步加快了其降解速率,因此聚乳酸的质量下降得比较快。从而提示,在聚乳酸微球中的药物在释放的过程中,药物扩散和聚乳酸的降解是同时发生的。

但不同的载体材料对膜乳化产物也会产生影响。曾烨婧等[1]通过实验研究采用快速膜乳化法制备了聚乳酸、PLGA 和 PLEA 载紫杉醇微球,平均粒径分别为 0.906 μm、0.987 μm 和 1.015 μm,PDI 值均为 0.005,载药率分别为 3.89%、4.93% 和 3.18%,包埋率分别为 63.2%、71.6% 和 51.3%,在磷酸盐缓冲液中释放 60 d 后,PLGA 微球的药物释放率为 83.87%,聚乳酸微球为 50.25%,PELA 微球为 41.27%。此外,载体材料的浓度对膜乳化也有较大的影响。

2. 乳化剂和稳定剂 乳化剂在膜乳化过程中主要有两方面作用。首先,降低分散相和连续相之间的界面张力。乳化剂可降低乳化压力,使得乳滴更容易从膜表面剥离下来;其次,乳化剂所产生的界面张力梯度及由此产生的 Gibbs-Marangoni 效应可使液膜稳定,静电和位阻排斥效应有效地阻止液滴间发生不可逆絮凝和聚结,增加了界面的黏度,也利于形成刚性界面膜,因此,乳化剂可以使分散体系的稳定性大大增加[30]。

乳化剂通常添加在连续相中,若添加在分散相中,有可能致使膜被分散相润湿。但是,在制备 O/W 型乳液时,在分散相中有油脂类的情况下,再在分散相中添加乳化剂往往能提高乳化效果。连续相中的乳化剂要与制备的乳液类型相一致,亲水性的乳化剂可以制备 O/W 型乳液,疏水性的乳化剂可以制备 W/O 型乳液,因此,乳化剂的类型也与膜的亲水亲油性相吻合。例如,在制备 O/W 型乳液时,若选用了阳离子型乳化剂,SPG 膜表面会吸附硅醇基,使膜的表面疏水化,导致制备的乳液液滴的粒径大小不均一,稳定性差。

乳化剂的浓度对液滴的生成有影响,当乳化剂浓度较低时,生成的液滴表面没有足够的乳化剂,液滴不够稳定,会产生较大的液滴;当乳化剂的浓度较高时,在液滴长大之前乳化剂很快吸附到液滴表面,使液滴很小时就从膜表面脱落下来,且液滴稳定,不易结合。乳化剂的浓度一定要大于其临界胶束浓度,但乳化剂的浓度不是越高越好,因为它会影响连续相的黏度以及过多的乳化剂是否会对膜表面造成污染。

同时,乳化剂的种类也将影响膜乳化的效果。有文献报道[31],采用自制的 PLGA 作为载体,牛血清蛋白作为模型药物,司盘 80 作为油相乳化剂,分别在外水相中加入 PEG 1 000、聚乙烯吡咯烷酮(PVP)、吐温 20 和十二烷基硫酸钠(SDS),采用膜乳化法与复乳法结合制备载药微球,并对制得的微球形貌、包封率及体外释放行为进行研究。结果表明,外水相中加入 PEG 1 000,微球表面比未添加表面活性剂时更光滑,形状规则;加入 PVP 与吐温 20 后微球形貌变化不大;加入 SDS 后制备的微球形貌较差。外水相中加入 PEG 1 000、PVP 或吐温 20 后,包封率从未添加表面活性剂时的 72.5% 分别增大至 90.3%、86.8% 和 75.0%,突释率由 12.4% 降低至 7.5%、9.7% 和 12.1%,外水相加入 SDS 后包封率降低至 62.3%,突释率增大至 16.4%。

有研究发现[18],以聚乳酸和 PLGA 为膜材,采用微孔膜乳化法与复乳法结合制备粒径均一可控的载溶菌酶微胶囊,其粒径分布变异系数(coefficient of variation, CV)为 14.04%,远低于机械搅拌法制备的微囊的粒径分布变异系数(76.54%)。分别加入内水相添加剂 PVA、PEG 400、HP‑β‑CD,使溶菌酶的包埋率从无添加剂时的 68.1% 分别增大到 86.6%、89.0% 和 94.1%。添加剂并可降低溶菌酶的突释:PEG 400、PEG 6 000、HP‑β‑CD 的加入降低了溶菌酶的释放速率;而 PVP 或 PVA 的加入则加快了溶菌酶的释放。溶菌酶在油水界面上的吸附变性是失活的主要原因,在酶液中加入 PEG 400、PEG 6 000、PVP、HP‑β‑CD 可有效地避免由于油水界面造成的溶菌酶活性的损失。

若仅使用乳化剂,由于水相黏度低,乳液滴易发生团聚,可辅助加入一些稳定剂,如 PVA、明胶等。PVA 有利于提高乳液的稳定性,一方面,由于 PVA 聚合链增加了液滴之间的斥力,继而因其空间稳定性作用,提高了乳液稳定性;另一方面,PVA 的加入有助于增加连续相的黏度,形成一层薄的保护层,抑制分散相在连续相中的扩散和溶解,防止乳液滴团聚的发生,进而提高微粒的包封率等。

聚乙烯醇缩乙醛(polyvinylacetal, PVA)是一种不由单体聚合而通过聚乙酸乙烯酯水解得到的水溶性聚合物。聚乙烯的聚合度分为超高聚合度(相对分子质量 25 万~30 万 Da)、高聚合度(相对分子质量 17 万~22 万 Da)、中聚合度(相对分子质量 12 万~15 万 Da)和低聚合度(相对分子质量 2.5 万~3.5 万 Da)。醇解度一般有 78%、88%、98% 三种。部分醇解的醇解度通常为 87%~89%,完全醇解的醇解度为 98%~100%。一般来说,聚合度增大,水溶液黏度增大。

3. 分散相和连续相溶质的浓度　分散相和连续相的溶质浓度对乳滴大小有一定的影响。乳滴尺寸随着连续相溶质浓度的增大而增大,反之则减小。原因是当连续相溶质浓度增加时,其黏度随之增大,这将推迟乳滴从膜表面的剥离,并且在每滴液滴形成的过程中增加了分散相的供给量。最终导致了乳滴尺寸的增大,乳滴尺寸随着分散相溶质浓度的减小而增大,反之则减小。原因是当分散相溶质浓度增加时,其黏度也相应增加,导致乳滴在形成过程中分散相的供给速率减小的,从而导致了乳滴尺寸的减小[21]。

4. 有机溶剂的种类 若选用"膜乳化-溶剂挥发"法制备乳剂、微球、微囊或脂质体,要求溶剂挥发中分散相溶剂低沸点、易挥发,且微溶于水相,一般可选择丙酮、乙腈、苯、乙酸乙酯、二氯甲烷等有机溶剂。本课题组在实验研究中发现[5],二氯甲烷是单乳溶剂挥发法中最理想的有机溶剂,其在水中溶解度为1.32(wt%),沸点为39.8℃。根据该研究的实验条件,选择二氯甲烷作为分散相中的溶剂,将药物和高分子材料溶解在二氯甲烷中,经膜乳化法在表面活性剂的作用下可形成乳剂。在外力作用下,二氯甲烷可不断向外水相扩散并于液面挥发,使乳滴逐渐固化、成球,使药物分散于高分子材料中,形成微球。

5. 分散相和流动相的体积比 有文献报道[16],采用预混合-溶剂挥发法的膜乳化技术制备聚乳酸纳米粒子时,当外水相比例增加时,外水相中的乳滴变黏,尺寸也相应变大。分析其原因认为,当分散相和连续相的比例较小时,连续相的体积小,微滴之间相互碰撞的概率大,加上连续相的高速运行和搅拌等原因,更加增加微滴之间的碰撞概率,有机溶剂挥发速度变快。一方面,有机溶剂在挥发过程中形成的向外的作用力不足以抵抗微滴间相互挤压的作用力,使微滴扩张程度降低;另一方面,有机溶剂挥发速度快,微滴从液态变成固态的时间也相应缩短,微滴间相互间碰撞时间短,不易融合,体积不会变得很大。相反,当分散相和连续相的比例较大时,连续相的体积大,有机溶剂的挥发速度较慢,微滴所处空间变大,相互间碰撞的概率变大,固化的时间也长,容易融合,体积变大。

三、膜乳化工艺参数

1. 跨膜压差 膜乳化在合适的压力范围下,可制得液滴大小均匀的乳液。膜面压差较大时,膜的润湿性增强,分散相可能以喷射形式分散到连续相中,没有充分接触乳化剂,形成较大尺寸液滴,乳化效果变坏。压力过低会使乳化速度变慢,乳化时间延长,降低膜通量。Williams等[13]认为,合适的跨膜压差为临界压力的2~10倍。ΔP_{eff}为有效跨膜压差,定义为

$$\Delta P_{eff} = \Delta P_{tm} - P \qquad (式8-2)$$

式中,ΔP_{tm}为跨膜压差,定义为

$$\Delta P_{tm} = P_d - \frac{P_{c1} + P_{c2}}{2} \qquad (式8-3)$$

式中,P_d为分散相与连续相之间的压力差,而P_{c1}、P_{c2}分别是连续相流动时膜管内、外侧的压力。

假设膜孔的形状为圆柱形,分散相能通过膜管分散在连续相中的乳化压力可被视为毛细管压力,则此时可符合(式8-4)的关系。

$$P_c = \frac{4\gamma\cos\theta}{d_p}$$

（式8-4）

式中，P_c 为最小乳化压力，即刚好能生成乳液的压力，也称临界压力；γ 是油水两相的界面张力；θ 是分散相被连续相润湿后在膜管表面形成液滴时的接触角；d_p 为平均膜孔径尺寸。但实际上膜乳化的压力要大于该公式下的理论乳化压力，因为膜管内壁是多孔性，分散相在乳化过程中是涡流性的，而且膜表面的润湿性也不同。

有研究表明[32]，随着跨膜压差的变大，液滴平均大小也缓慢增大。当跨膜压差到达0.16 MPa 时，液滴平均大小随跨膜压差的变大而加快变大，液滴的粒径分布变异系数也随之增大。研究得到，当跨膜压差在0.12~0.16 MPa 时，制备出来的乳液性能良好。

有文献报道[33]，以煤油在水中分散形成乳液为对象，发现保持较高的连续相流速，在临界乳化压强以下，逐渐增大乳化压强使得乳液液滴尺寸增大，乳液单分散性几乎不受影响，超过临界乳化压强后，乳液液滴尺寸急剧增大，乳液单分散性变差。王衍戈[34]通过实验也表明，当氮气的压力增加时，微囊变得更加分散，但是较大粒径分布趋向于集中。

2. 连续相流速　液滴的形成取决于连续相的剪切力和液滴本身张力的相互作用。连续相流动状况对乳化效果的影响表现为剪切力的影响，连续相流速超过某一临界值时，可使壁面剪切力克服膜表面液滴的界面张力，而使液滴脱离膜表面。随着膜表面错流速度的增加，乳滴大小急剧下降，降至某一值后几乎不受流速的影响[33]，在较小的膜面剪切力下，乳滴尺寸发生最大变化。因此流速可以被用于控制液滴大小。

单个液滴在未离开膜表面之前所受的力中，界面张力 F_γ、液滴内外静压差 F_{SP}、平行于膜表面的流动曳力 F_D 和运动浮力 F_{DL} 是最主要的，合力为零时，液滴开始剥离膜表面。膜乳化过程中单个液滴的受力情况如图8-3所示。当连续相流速增大时，连续相壁面剪切力 τ_w 变大，使 F_γ 和 F_{DL} 变大，而 $F_\gamma - F_{SP}$ 却不随 τ_w 变化而变化；当液滴直径 d_{dr} 超过一定值后，d_{dr} 对 $F_\gamma - F_{SP}$ 的影响很小，而 F_D 和 F_{DL} 却随 d_{dr} 的增大而变大。因此，随着 τ_w 的增大，$F_\gamma - F_{SP}$、F_D 和 F_{DL} 合力为零时，所对应的液滴剥离时的直径变小，生成的乳液平均粒径减小，单分散性明显[35,36]。

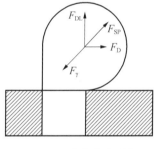

图8-3　单个液滴受力情况示意图[5]

3. 温度和黏度[15,37]　除上述影响因素外，温度、黏度、pH 和油水相比例等也会对膜乳化产生不同的影响。膜乳化过程中，温度是一个重要的影响参数，温度主要影响分散相和连续相的黏度，适当提高温度，连续相的黏度越小，在膜管内侧流动性变好，乳滴间不易发生聚结。同时大部分乳化剂的性质也与温度息息相关，如溶解特性和相转变温度。一般膜乳化所需的温度既要满足让分散相具有较好的流动性，同时也要满足乳化剂完全溶解在连续相中。

但关于温度对膜乳化过程的影响，至今还未有系统的研究。若制备 O/W 油乳液，实验操作条件温度较高，油相更具流动性，乳化剂易于溶解。若制备 W/O 乳液，加热连续相使其黏度显著降低,油相较易于循环[14]。

黏度也会影响液滴的形成。黏度增大时,乳化剂被吸附到液滴上的速率减小,制备的乳液液滴就变大。采用平板膜搅拌式乳化的过程中,连续相黏度增大会使剪切力增加,继而使液滴尺寸减小。连续相的黏度不仅对液滴的大小有影响,而且对分散相的通量也有一定影响。

第三节 膜乳化技术在医药领域的应用

膜乳化技术在微粒给药系统中的应用主要在乳剂、微球、微囊、脂质体、纳米粒的制备等。

一、通过膜乳化技术制备乳剂

通过膜乳化技术制备的乳剂包括 O/W 型、W/O 型和复乳等,一般未经改性的无机材料的表面能较高,多呈亲水性;而用高分子材料制成的膜则大部分呈疏水性。为减少分散相在膜表面的铺展而导致的聚并,要求膜表面不被分散相润湿,这就意味着亲水性的陶瓷膜和玻璃膜更适合制备 O/W 型乳液,疏水性膜适合制备 W/O 型乳液。制备 W/O 型乳液比制备 O/W 型乳液难,因为首先在低介电常数下,分散水相液滴由于双电层斥力很难在连续油相中稳定;另外,油比水的黏度大,表面活性剂分子在连续相油相中分散较慢。所以,新形成的水滴的稳定下来比较慢且难以避免液滴合并,但是,越高黏度的连续相里的液滴合并得越慢[38]。表8-1列出了在膜乳化实验介质。除了表8-1所列举的乳化介质外,也可利用其他类型的多孔材料如氮化硅微孔筛[39,40]、直通式硅微通道[21,41]、单晶硅薄片上的微槽[42]、石英玻璃微流装置[43]及聚二甲基硅氧烷微流装置[44]等制备乳状液。

表8-1 膜乳化实验介质[5]

膜材料	膜形状	膜表面亲和力	平均孔径（μm）	乳 化 条 件	膜类型
SPG 膜	管式	疏水	1.8,2.0,2.5,4.8,11.1	分散相:氯化钠去离子水 连续相:煤油+0.5%~5%聚甘油-3-聚蓖麻醇酸酯(PGPR)	W/O
	管式	亲水	0.57,1.1,2.3	分散相:去离子水+0.3%SE 连续相:玉米油 膜通量:30 L/(m²·h)	O/W
α-Al₂O₃陶瓷膜	管式	亲水	0.5, 1.4	分散相:菜籽油 连续相:去离子水+吐温 80	O/W
	管式	亲水	0.1	分散相:大豆油 连续相:水+2%聚甘油单硬脂酸酯	O/W

续　表

膜材料	膜形状	膜表面亲和力	平均孔径（μm）	乳 化 条 件	膜类型
ZrO₂陶瓷膜	管式	亲水	0.16	分散相：去离子水 连续相：煤油+2%吐温80 膜通量：140.6 L/（m²·h）	W/O
聚碳酸酯	平板	亲水	10.0	分散相：大豆油 连续相：水+0.3%SDS 膜通量：102～137 L/（m²·h）	O/W
聚四氟乙烯	平板	疏水	0.5,1.0,5.0	分散相：氯化钠去离子水 连续相：煤油+5%司盘85	W/O
聚丙烯	中空纤维	亲水	0.4	分散相：去离子水 连续相：石油+PGPR 90 膜通量：480～1 200 L/（m²·h）	W/O
聚酰胺	中空纤维	亲水	0.01	分散相：有机溶剂 连续相：水+0.2% SDS,0.8% PVA 膜通量：86 L/（m²·h）	O/W

膜乳化法中用来制乳剂材料的有 SPG 膜、陶瓷膜、有机膜等，但目前报道过用来制载药乳剂的以 SPG 膜居多。邵辉等[45]通过包埋模型药物丝裂霉素，确定了微孔膜乳化法制备碘油药物载体的优化条件，并对微孔膜乳化法及搅拌法制备的碘油复乳药物载体的粒径分布及体外药物控释进行了比较，取 10 g 碘油抗癌剂复乳装入透析袋中，将透析袋分别置于 4℃和 37℃水中进行透析，并用振荡器以 100 r/min 的速度振荡。每隔一定时间取样 3 mL，补加同体积的释放介质，测定药物含量。同时计算累计释药百分率。结果表明，微孔膜乳化法制备的抗癌剂碘油复乳药物载体粒径均匀、包埋率高、稳定性好。Higashi 等[46]利用表柔比星对肝癌细胞具有选择性的特点，采用膜乳化法将表柔比星制成 W/O/W 型复乳。临床研究表明，体温低于 38.5℃的发热患者注射表柔比星复乳后，67%的患者抱怨反胃、血压过低或胃不适，不良反应在注射 6 h 后均消失。但发现，患者经过连续给药后，出现了胆囊炎症状，无其他致命的不良反应。90%以上的载药小油滴能靶向聚集在肝癌病灶组织，持续释药 3 周，这种复乳的研制对肝癌患者疗效显著。

二、通过膜乳化技术制备微球、微囊

高分子微球或微囊是一种微尺度的球形聚合物颗粒，一般实心多孔基质型的颗粒称为微球，而中空贮库型的称为微囊。在药物载体、酶固定载体、色谱柱填料、电子摄影调色剂颗粒以及标定标准颗粒等医药、生物和工业界的许多领域，对单分散微球和微囊有着迫切的需求。高分子微球的制备方法大致可分为两类：一是由单体聚合反应形成微球，二是在得到稳定的单重或多重乳液的基础上通过物理或化学方法固化乳液液滴得到高分子

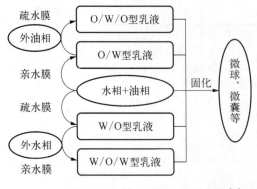

图 8-4　通过膜乳化途径制微粒的流程图[5]

微球,图 8-4 为通过膜乳化途径制微粒的流程图。

传统的载药微粒的制备方法有相分离法、喷雾干燥法、超临界流体干燥法、界面聚合法、复乳溶剂蒸发法等,这些方法所制备的微粒通常粒径不均一,往往导致微粒中药物的包埋率低、治疗靶向性差、用药效果的重现性不好、生物利用度低[18]。膜乳化法在制备单分散微球或微囊方面具有得天独厚的优势,包括微滴直径主要由膜孔控制,粒径的重复性好;液滴稳定,固化时不会发生液滴破裂现象,可以将药物稳定地包埋在体内;乳化条件温和,不会使所包埋的生物药物失活等。缺点是所得微粒粒径只能为微米级。

采用膜乳化技术,可以有效地缓解载药微粒的突释现象。王超宝等[47]以 PLGA 作为包埋材料,采用膜乳化技术结合复乳溶剂挥发法制备牛血清蛋白(BSA)载药微囊。研究了膜乳化压力、搅拌速度和固化时间对包封率的影响,以及载药微囊的体外释放行为。分析表明,随着膜乳化压力的增加,包封率会不同程度地降低;当搅拌速度大于 200 r/min 时,搅拌速度的增加也会导致包封率降低;固化时间为 5 h 时,包封率最高;可有效地缓解载药微囊的突释现象,1 个月内的累计释放量可以达到 80% 以上。Ito 等[48]用 SPG 膜乳化技术结合溶剂挥发法制备了利福平/PLGA 复合微球,其平均粒径在 1.3 μm、2.2 μm、5.2 μm 和 9.0 μm,具有良好的单分散性。考察了其微球的物质性质,结果表明:微球粒径的变异系数为 7.0%~16.0%;利福平载药率为 50.3%~67.4%;在 pH7.4 的 PBS 液、温度 37℃条件下,平均粒径为 1.3~2.2 μm,利福平从利福平/PLGA 微球中当天释放率约 60%,完全释放需要 10 天左右;在 pH7.4 的 PBS 液、温度 37℃条件下,平均粒径为 5.2~9.0 μm,利福平释放甚至需要 20 天时间。王衍戈等[34]用 SPG 膜乳化法制备了载羟喜树碱聚乳酸微米球形颗粒,其粒径可控制在 1~10 μm,并且可以呈现良好的单分散性,且表面圆滑、稳定性高。从微球的释药行为可以了解到,粒径越小的微球,释药速度越快,且有明显的突释现象。在 24 h 内释药率达到了接近 20%(17.3%)。在达到约两周的时间时,出现第二处释药速度增加现象,并在约 20 天以后进入平稳释放期。对于平均粒径为 5 μm 的载药微粒,释药较为平缓,能在较短的时间内(3~5 天)达到一级释放水平,但也同时存在着突释行为。为了降低微粒制剂的突释效应,将载药微球载入胶原中制成膜剂,可以有效地降低载药微粒的突释效应,释药率从 24 h 的接近 20%降低到了 7%。

快速膜乳化技术,又称为预制乳液膜乳化,即先制备预乳液,然后将预乳液在较高压力下压过粒径均一的膜孔,得到均一的乳液。有亲水性适中的 PLGA 材料对药物有较高的药物装载率、包埋率及较快的体外释药行为。

三、通过膜乳化技术制备脂质体

脂质体是一种定向药物载体,是将药物包封在脂质(磷脂与胆固醇)双分子层形成的薄膜中间制成的微型球状体,而脂质体的载药量和包封率是脂质体应用的一个难点,成为脂质体走上工业化道路的关键因素。粒径是影响脂质体包封率的一个重要因素,许多研究者通过控制粒径的大小来改变包封率,并且可以靶向控制给药部位。

Olson 等[49]通过聚碳酸酯膜来制备一定粒径分布的脂质体,这种制备方法简单、可重复性好、磷脂含量未降低且脂质体的包封率倍增。使用膜技术制备的多层囊泡可以通过负染和冷冻蚀刻电子显微镜来观察其平均粒径。当通过 0.2 μm 的聚碳酸酯膜,连续相达到了一定包封率时,可以得到平均粒径为 0.27 μm 的单分散脂质体。

四、通过膜乳化技术制备纳米粒

纳米药物主要是将药物的微粒或将药物吸附包裹在载体中,制成纳米尺寸(1~1 000 nm)范围的微粒,再以其为基础制成不同种类的剂型。其中,固体脂质纳米粒是以天然或合成的生理相容性好且室温为固态的脂质为基质,将药物包裹于类脂核中制成粒径为 50~1 000 nm 的固体脂质粒子给药系统。固体脂质纳米粒的制备方法有多种,包括薄膜接触器法、乳化蒸发-低温固化法、高压匀质法、微乳法等,其中用薄膜接触器法即膜乳化法制固体脂质纳米粒是一种近几年刚发展起来的新方法。该方法是将脂质加热至其熔点以上,在压力作用下通过不同孔径的膜孔形成微小的液滴,水相在膜管中循环,将脂质液滴从出孔带出,室温下冷却即得固体脂质纳米粒。

Charcossete 等[50]采用 1 000 Da 纳滤膜,在透膜压力为 3 bar、跨膜流速为 1.7 m/s 的条件下,制备了粒径为 260 nm 的纳米粒。使用孔径在 0.1 μm 的微滤膜来制备纳米粒时,具有高膜通量特点,制备得粒径为 360 nm 的纳米粒。采用膜接触器制备纳米粒具有大量生产可行性,且通过控制膜过程参数可制得需要粒径的纳米粒。并且用陶瓷膜乳化法来制备固体脂质纳米粒,对固体脂质纳米粒大小和脂质通量有影响的过程参数(水相与油相的温度、水相的错流速度、油相所受压力、膜孔孔径)进行了研究,并制备了维生素 E-固体脂质纳米粒。将 300 g Gelucire44/l4 与 3 g 维生素 E 在 65℃熔融构成油相,将 1.2 L 水与 2.04 g 吐温 20 构成水相,油相与水相保持恒温 65℃和 60℃,以氮气对油相施压,使其透过 0.2 μm 的附有活化 ZrO_2 层 Al_2O_3-TiO_2 载体的陶瓷膜进入膜管,在泵的作用下通过水相的错流带入搅拌的水相中,冷却至室温即得粒径为 175 nm、包封率接近 100%的固体脂质纳米粒。这种新技术制备固体脂质纳米粒的优势在于其实用性,并且通过改变过程参数来控制固体脂质纳米粒的粒径,具有一定大量生产的可行性[51]。

D'oria 等[52]使用 SPG 膜制备了固体脂质纳米粒,用 Gelucire44/14 和 Compritol888 两种油相来研究油相的种类对制备固体脂质纳米粒的影响,证明了油相的选择与药物在油相中的溶解度有关。若以 Gelucire44/14 作为油相,在膜孔处形成的液滴比平均膜孔径小。若以 Compritol888 作为油相,在膜孔处形成的液滴比平均膜孔径要大(除大膜孔径外)。使用孔径在 0.2~1 μm 的 SPG 膜可以得到粒径为 50~750 nm 范围的固体脂质纳米粒。对于大孔径(1 μm)的膜来说,通过膜的通量高,表明了工业化是可行的。

第四节 通过 SPG 膜乳化技术制备汉防己甲素肺靶向微球

本章第四节系作者课题组开展的实验研究工作,鉴于中药膜乳化方法及其表征的实验报道比较少见,为方便读者,在本节对实验方法、仪器试药等相关内容做比较具体的描述,后续章节采用的类似内容不再详述。

一、通过 SPG 膜乳化技术制备聚乳酸空白微球

本部分采用膜乳化技术,利用自制膜乳化装置,以 SPG 膜作为乳化介质制备空白微球。

1. 通过 SPG 膜乳化技术制备聚乳酸空白微球工艺流程　膜乳化装置系自制外压式,如图 8-5 所示。其中 SPG 膜具有均一的孔径,其表面扫描电镜图见图 8-6。将连续相(含乳化剂的水溶液)加入连续相容器中,开启蠕动泵使连续相在膜管内侧循环;称取一定量聚乳酸溶于挥发性有机溶剂二氯甲烷中,待其完全溶解,将溶液转移至 SPG 膜乳化器分散相容器中,通过外接氮气瓶调至一定压力。运行至压力指示值降为 0 MPa,或者连续相储料罐中有大量气泡出现停止。将膜乳化法制备的 O/W 型乳状液迅速转移至 40℃ 的恒温槽中,以 100 r/min 的低速搅拌 6 h。随着分散相溶剂二氯甲烷不断向连续相扩散并逐渐挥发除去,聚乳酸逐渐析出,最终固化成聚乳酸微球;离心并水洗 3 次;将沉淀物冷冻干燥 24 h。

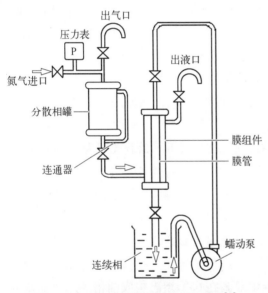

图 8-5　SPG 膜乳化实验装置示意图[5]

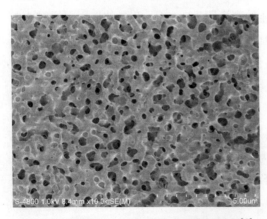

图 8-6　孔径 0.2 μm 的 SPG 膜扫描电镜图[5]

2. 微球制备的单因素考察　SPG 膜乳化过程中,对微球形态、粒径大小与分布、膜通量等的影响因素较多,本实验对主要影响因素进行单因素考查。

(1) 乳化压力的影响:选用膜管孔径为 2 μm 的 SPG 膜作为分散介质,分散相为 20 mg/mL 聚乳酸的二氯甲烷溶液,连续相为含 0.5% SDS 和 0.5% PVA 的水溶液(其中,SDS 为乳化剂),油水相体积为 1∶30,蠕动泵的流速为 1 000 mL/min,压力分别为 A: 0.02 MPa(图 8-7A)、B: 0.06 MPa(图 8-7B)、C: 0.1 MPa(图 8-7C)、D:

0.14 MPa（图 8-7D）。本实验所采用 2 μm 的 SPG 膜的临界压力为 0.015 MPa。

1）乳化压力对微球形貌的影响：图 8-7 为不同压力下所制备的微球扫描电镜图。

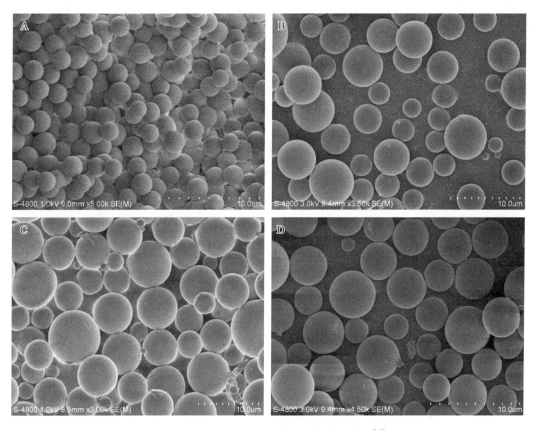

图 8-7　不同压力下制备的微球扫描电镜图[5]

A、B、C、D 分别为压力 0.02 MPa、0.06 MPa、0.1 MPa、0.14 MPa 制备的微球扫描电镜图

从图 8-7 可见，当压力较小时，如图 8-7A、图 8-7B 中微球表面光滑，无不规则颗粒，当压力增大时，如图 8-7C、图 8-7D 中微球有皱褶现象，且有少许不规则颗粒状物。

2）乳化压力对微球粒径大小与分布的影响：不同压力下制备的微球粒径分布分别见表 8-2、图 8-8。

表 8-2　不同压力下制备的微球粒径分布[5]

压力（MPa）	粒径（μm）	*SPAN* 值
0.02	3.95	0.67
0.06	6.13	1.32
0.1	10.2	1.92
0.14	13.57	1.75

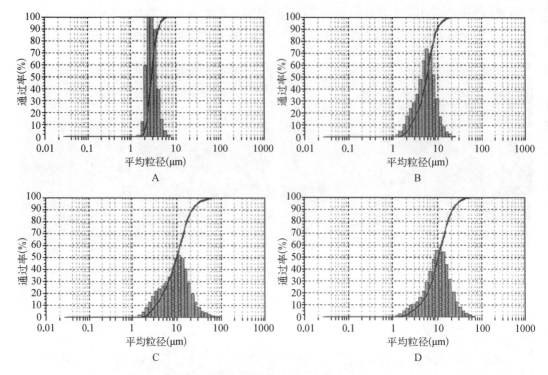

图8-8　不同压力下制备的微球粒径分布图[5]

A. 0.02 MPa；B. 0.06 MPa；C. 0.1 MPa；D. 0.14 MPa

由图8-8可见,随着压力的增加,微球平均粒径尺寸明显越来越大,且分布有变宽的趋势。由表8-2可知,当压力为0.02 MPa时,平均粒径为3.95 μm,SPAN值仅0.67;当压力为0.14 MPa时,平均粒径为13.57 μm,SPAN值增大到了1.75。

3）乳化压力对膜通量的影响：表8-3为膜乳化过程中压力、时间与膜通量的关系。

表8-3　压力、时间与膜通量的关系[5]

压力（MPa）	时间（min）	膜通量（mL/min）
0.02	38.4	0.13
0.06	22.7	1.22
0.1	5.6	0.89
0.14	2.3	2.17

由表8-3可看出,当乳化压力较小如0.02 MPa时,膜通量仅为0.13 mL/min;当乳化压力较大如0.14 MPa时,膜通量为2.17 mL/min,比压力小时的膜通量大十几倍。

综上所述,膜乳化过程中乳化压力主要对微球平均粒径大小与分布、膜通量影响较大,随着压力的增大,平均粒径大小呈现增大的趋势,粒径分布变宽。可能由于压力小时乳化过程缓慢,膜通量较低,持续时间较长,液滴容易发生团聚;压力较大时,膜通量很大,分散相可能以喷射形式分散到连续相中,没有充分接触到乳化剂,形成较大尺寸液滴,故随着乳化压力增加膜通量增加、平均粒径变大且分布变宽。

（2）蠕动泵流速的影响:选用膜管孔径为 2 μm 的 SPG 膜作为分散介质,分散相为 20 mg/mL聚乳酸的二氯甲烷溶液,连续相为含0.5%SDS 和0.5%PVA 的水溶液（SDS 为乳化剂）,油水相体积比为1:30,压力为 0.06 MPa,蠕动泵的流速分别为 A:500 mL/min（图 8-9A）、B:1 000 mL/min（图 8-9B）、C:1 500 mL/min（图 8-9C）、D:2 000 mL/min（图 8-9D）。

1）蠕动泵流速对微球形貌的影响:不同流速下制备的微球扫描电镜图见图 8-9。

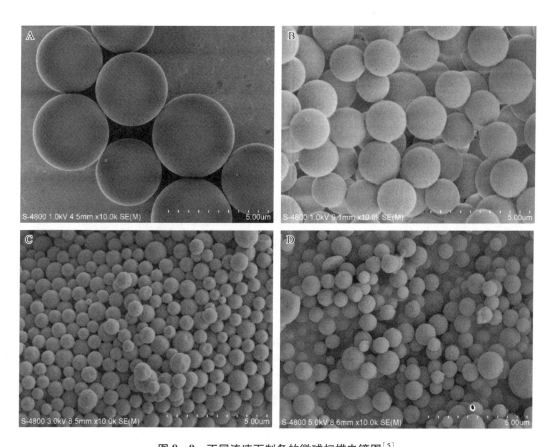

图 8-9　不同流速下制备的微球扫描电镜图[5]

A. 500 mL/min;B. 1 000 mL/min;C. 1 500 mL/min;D. 2 000 mL/min

由图 8-9 可知,当流速较低如 500 mL/min、1 000 mL/min 时,图 8-9A、图 8-9B微球表面光滑,无不规则颗粒;当流速较高如 1 500 mL/min、2 000 mL/min 时,图 8-9C、图 8-9D微球表面粘连,有皱褶现象。

2）蠕动泵流速对微球粒径大小与分布的影响：表8-4、图8-10为不同流速下制备的微球粒径分布。

表8-4　不同流速下制备的微球粒径分布[5]

流速(mL/min)	平均粒径(μm)	*SPAN*值
500	3.96	0.99
1 000	3.87	0.94
1 500	2.57	0.90
2 000	2.39	1.02

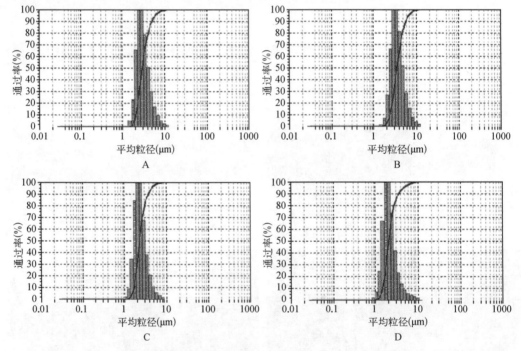

图8-10　不同流速下制备的微球粒径分布图[5]

A. 500 mL/min；B. 1 000 mL/min；C. 1 500 mL/min；D. 2 000 mL/min

由图8-10可知，随着流速的增加，平均粒径有减小的趋势，粒径分布变化不大。

3）蠕动泵流速对膜通量的影响：流速、时间与膜通量的关系见表8-5。由表8-5可知，随着流速的增加，膜通量有增大的趋势，但趋势比较缓慢，影响不大。

综上所述，当压力为0.06 MPa时，液滴大小随连续相流速的增加而减小，但是粒径分布几乎不变化。可能由于流速小时，乳化剂在微球表面的时间较长，液滴不容易聚集；而流速较大时，乳化剂在液滴表面停留的时间较短，液滴之间发生聚集现象，故粒径随着流速的增大而变大。流速变大时连续相带走液滴的速度增大，分散相在膜表面时间变短，故膜通量变大。

表 8 - 5　流速、时间与膜通量的关系[5]

流速(mL/min)	时间(min)	膜通量(mL/min)
500	25.3	0.20
1 000	22.7	0.22
1 500	16.8	0.29
2 000	12.7	0.39

（3）乳化剂种类的影响：制备 O/W 型乳液，选用亲水性表面活性剂，HLB 值大于 8。为考察不同乳化剂即不同 HLB 值对形成微粒的影响，选用膜管孔径为 2 μm 的 SPG 膜作为分散介质，分散相为 20 mg/mL 浓度的聚乳酸的二氯甲烷溶液，连续相 A 为 0.5%明胶和 0.5%PVA 1788 的水溶液、B 为 0.5%吐温 80 和 0.5%PVA 1788 的水溶液、C 为 0.5%吐温 20 和 0.5%PVA 1788 的水溶液、D 为 0.5%SDS 和 0.5%PVA 1788 的水溶液，油水相体积比为 1∶30，压力为 0.06 MPa，蠕动泵的流速为 1 000 mL/min(A. HLB 值为 9.8；B. HLB 值为 15；C. HLB 值为 16.7；D. HLB 值为 40)。

1）乳化剂种类对微球平均粒径大小与分布的影响：不同乳化剂下制备的微球粒径分布见图 8 - 11；不同乳化剂 HLB 值与微球平均粒径及分布的关系见表 8 - 6。

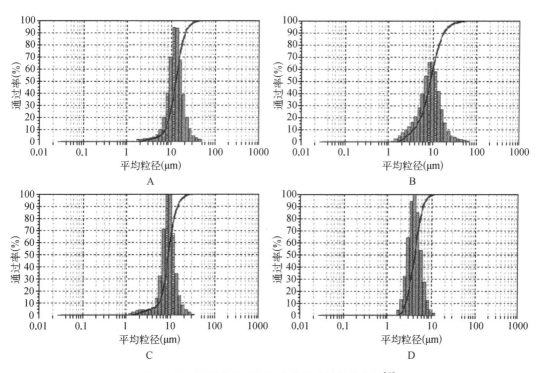

图 8 - 11　不同乳化剂下制备的微球粒径分布图[5]

A. HLB 值为 9.8；B. HLB 值为 15；C. HLB 值为 16.7；D. HLB 值为 40

表 8-6　不同乳化剂 HLB 值与微球平均粒径及分布的关系[5]

乳化剂	HLB 值	平均粒径(μm)	SPAN 值
A	9.8	13.88	1.04
B	15	10.43	1.55
C	16.7	9.63	0.93
D	40	4.15	0.91

由表 8-6 可以看出,粒径分布随乳化剂 HLB 值的增大而呈逐渐减小的趋势。当所用连续相的乳化剂 HLB 值增大时,微球平均粒径大小呈现显著的减小倾向,并且均一性逐渐增加,如 HLB 值为 40 时,微球平均粒径大小仅为 4.15 μm,SPAN 值为 0.91。

2) 乳化剂种类对膜通量的影响:乳化剂 HLB 值、时间与膜通量的关系见表 8-7。

表 8-7　乳化剂 HLB 值、时间与膜通量的关系[5]

乳化剂	HLB 值	时间(min)	膜通量(mL/min)
A	9.8	20.8	0.24
B	15	21.7	0.23
C	16.7	20	0.25
C	40	23.8	0.21

由表 8-7 可知,随着乳化剂 HLB 值的增加,膜通量几乎无变化,说明 HLB 值对膜通量几乎无影响。

上述研究结果提示,随着乳化剂 HLB 值的增大,微球的粒径逐渐减小且分布均一,但是对膜通透性的影响不大。这是因为当乳化剂的 HLB 值低时,生成的液滴表面张力较大,液滴会通过逐渐变大来降低自身的表面张力;相反,当乳化剂的 HLB 值高时,乳化剂降低生成液滴的表面张力,使液滴很小时就从膜表面脱落下来,且液滴稳定,不易聚集。

(4) 囊材聚乳酸浓度的影响:为考察不同浓度的聚乳酸对形成微粒的影响,选用膜管孔径为 2 μm 的 SPG 膜作为分散介质,连续相为 0.5%SDS 和 0.5%PVA 1788 的水溶液,油水相体积比为 1∶30,压力为 0.06 MPa,蠕动泵的流速为 1 000 mL/min,分散相为含聚乳酸的二氯甲烷溶液,浓度分别为 A: 5 mg/mL、B: 10 mg/mL、C: 20 mg/mL、D: 40 mg/mL。

1) 囊材聚乳酸浓度对微球形貌的影响:不同聚乳酸浓度下制备的微球扫描电镜图见图 8-12。

图 8-12 为微球聚焦后电镜照片,图 8-12C 所示为聚乳酸的浓度 20 mg/mL 的电镜照片,图片中微球形状圆整,表面光滑,无塌陷或破裂现象。当浓度较低时,图 8-12A 部分微球破损程度达到微球体积的约 1/2,有微球碎片存在;图 8-12B、图 8-12D 形成的微球表面皱褶且不光滑。

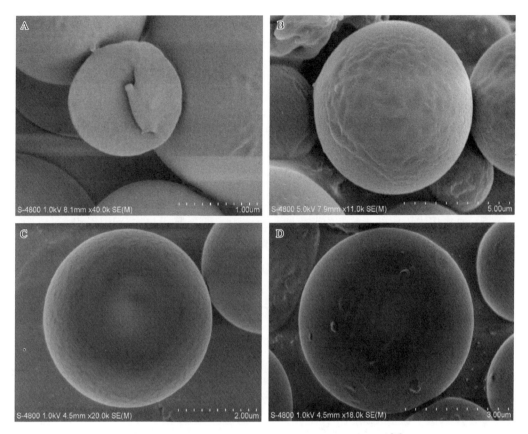

图 8 - 12　不同聚乳酸浓度下制备的微球扫描电镜图[5]

A. 5 mg/mL；B. 10 mg/mL；C. 20 mg/mL；D. 40 mg/mL

2）囊材聚乳酸浓度对微球平均粒径大小与分布的影响：分散相中囊材聚乳酸浓度变化时，对微球大小与分布的影响并不显著。一方面，在一定压力下，分散相被剪切成为液滴的主要作用力来自连续相的速度、黏度等，在连续相流速、黏度等相对稳定的情况下剪切力相对稳定。另一方面，SPG 膜孔径相对均一（表 8 - 8），分散相由膜孔进入连续相时，微滴的体积相对一致。在这两方面的作用的制约下，液滴形成微球后，其大小与分布无明显变化。

3）囊材聚乳酸浓度对膜通量的影响：囊材聚乳酸浓度、时间与膜通量和粒径分布的关系见表 8 - 8。

表 8 - 8　囊材聚乳酸浓度、时间与膜通量和粒径分布的关系[5]

聚乳酸浓度（mg/mL）	时间（min）	膜通量（mL/min）	SPAN 值
5	20	0.25	0.25
10	22.7	0.22	0.22
20	26.3	0.19	0.19
40	29.4	0.17	0.17

由表 8-8 可见,随着囊材聚乳酸浓度的增加,膜通量呈逐渐减小的趋势。

上述研究结果表明,随着聚乳酸浓度的增加,微球表面越来越圆整,但是并不是浓度越高越好。这是因为当囊材聚乳酸浓度较低时,形成的微球聚乳酸的量较小,强度低,离心或者储存时容易在相互挤压等外力的作用下塌陷甚至破裂;当聚乳酸浓度增加时,凝聚在微球表面的聚乳酸量相应增多,厚度变大,抗张力和抗外部挤压等的能力增强,不易出现变形现象,但浓度过大时如聚乳酸浓度为 40 mg/mL,形成的微球囊材过多导致其表面褶皱。随着聚乳酸浓度的增大,微球的粒径几乎无变化,但膜通量降低。由于聚乳酸浓度的增加,使得分散相液体的黏度增加,过一定孔径膜管时阻力增加,所以膜通量会下降。

(5)油水相体积比的影响:为考察油水相体积比即分散相与连续相比例对形成微粒的影响,选用膜管孔径为 2 μm 的 SPG 膜作为分散介质,分散相为含 20 mg/mL 聚乳酸的二氯甲烷溶液,连续相为 0.5%SDS 和 0.5%PVA 1788 的水溶液,油水相体积比为 A：1：5、B：1：10、C：1：20、D：1：40,压力为 0.06 MPa,蠕动泵的流速为 1 000 mL/min。

1)油水相体积比对微球形貌的影响:不同油水相体积比条件下制备的微球扫描电镜图见图 8-13。

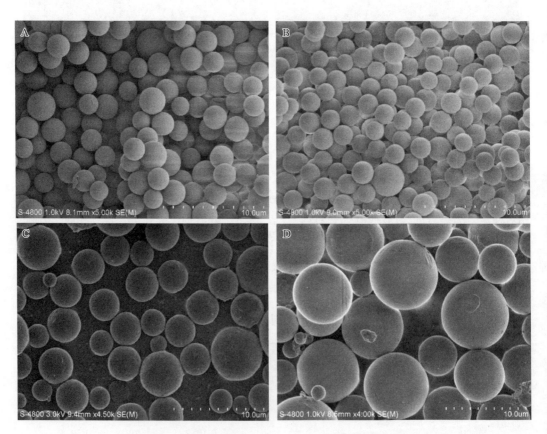

图 8-13　不同油水相体积比条件下制备的微球扫描电镜图[5]

油水相体积比 A 为 1：5；B 为 1：10；C 为 1：20；D 为 1：40

由图 8-13 可知,微球表面都较完整,几乎无不规则颗粒。但是,随着连续相体积的增加,微球的尺寸呈现逐渐增大的趋势,且粒径分布越来越宽。

2) 油水相体积比对微球粒径大小与分布的影响:不同油水相体积比条件下制备的微球粒径分布见图 8-14;油水相体积比对微球平均粒径及分布的影响见表 8-9。

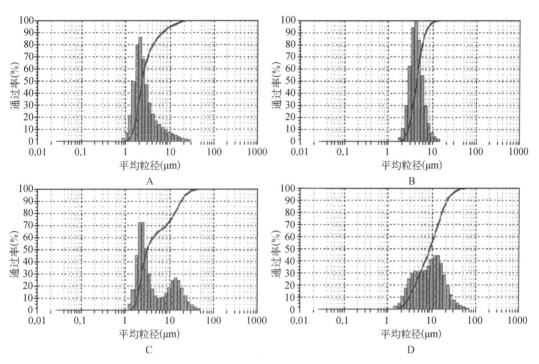

图 8-14　不同油水相体积比条件下制备的微球粒径分布图[5]

油水相体积比 A 为 1∶5;B 为 1∶10;C 为 1∶20;D 为 1∶40

表 8-9　油水相体积比对微球平均粒径及分布的影响[5]

油水相体积比	平均粒径(μm)	SPAN 值
1∶5	3.52	2.26
1∶10	4.61	0.95
1∶20	2.43、13.96	5.24
1∶40	9.73	1.53

由表 8-9 可知,随着连续相体积的增大,平均粒径也逐渐增大,但是粒径分布有极端现象,说明控制油水相体积比对粒径的影响很大。当油水相体积比为 1∶10 时,粒径分布 SPAN 值最小;油水相体积比为 1∶20 时,微球的粒径分布有双峰现象。

上述研究结果提示,油水相体积比对微球的形态影响不大,制备的微球都比较圆整。随着连续相体积的增加,平均粒径逐渐增大,粒径分布变宽。这是因为当连续相的体积相对较小时,有机溶剂二氯甲烷挥发快,液滴固化(由液态变为固态)时间短,液滴之间不易发生聚集,体积相对较小且分布较均一。相反,当连续相体积相对较大时,溶剂挥发较慢,液滴保持液态的时间较长,液滴相互之间发生聚集的概率较高,聚集后的液滴体积发生较大变化,故粒径分布也较宽甚至有双峰现象。以上实验数据说明,微球的制备过程中,溶剂的挥发速度对微球的大小产生较大的影响,根据需要通过改变内外水相比例来控制微球的大小,也是一个可行的途径。

二、通过 SPG 膜乳化技术制备 TET-聚乳酸微球及其药物体外释放行为

本部分在预实验及前述单因素考察的基础之上,对空白微球载药,进行工艺优化,并对其药物的释放行为进行体外研究。另对陶瓷膜乳化与 SPG 膜乳化实验结果进行对比,研究两种装置制备载药微球的可行性和优缺点。

1. TET-聚乳酸微球的两种制备方法比较研究

(1)膜乳化技术制备载药微球

1)SPG 膜乳化技术制备 Tet-聚乳酸微球的工艺流程:膜乳化实验装置如图 8-5 所示,选择 3.1 μm 的 SPG 膜作为乳化介质,实验前需要在连续相中超声 20 min。将连续相(含 SDS、PVA 的水溶液)加入连续相容器中,开启蠕动泵使连续相在膜管内侧循环;称取一定量 Tet、聚乳酸溶于挥发性有机溶剂二氯甲烷中,待其完全溶解,将溶液转移至 SPG 膜乳化器分散相罐中,通过外接氮气瓶调至一定压力,当分散相过膜结束后停止。将膜乳化法制备的 O/W 型乳状液迅速转移至 40℃的恒温水浴磁力搅拌器中,以 100 r/min 的低速搅拌 6 h。随着分散相溶剂二氯甲烷不断向连续相扩散并逐渐挥发除去,聚乳酸逐渐析出,最终固化成聚乳酸微球;离心并水洗 3 次;将沉淀物冷冻干燥 24 h。

2)SPG 膜乳化技术制备 Tet-聚乳酸微球工艺的优化:在前述实验的基础上,对聚乳酸微球制备过程中影响较大的因素如聚乳酸在二氯甲烷中的浓度(mg/mL)、Tet 与聚乳酸的浓度比等因素,采用正交设计优化制备条件。选用 L_9^4 正交表进行实验(具体方法略),筛选出制备 Tet-聚乳酸微球的最佳配方。按照优化条件和工艺制备微球,其三批产品的结果平均值如表 8-10 所示,载药量为 12.2%,包封率为 81%,SPAN 值 0.67,平均粒径为 3.16 μm。

表 8-10　优化条件下制备的 Tet-聚乳酸微球表征参数($n=3$)[5]

批　号	载药率(%)	包封率(%)	SPAN 值	平均粒径(μm)
1	13.2	82	0.63	3.04
2	12.5	83	0.71	3.32
3	10.8	78	0.67	3.13
平均值	12.2	81	0.67	3.16
SD	1.2	26	0.04	0.143

由表 8－10 可见,3 次制备的微球重复性好,且平均粒径的平均值为 3.16 μm,粒径范围大致为 2~5 μm,符合肺靶向微球粒径 2~10 μm 的范围要求,后面将会对微球的肺靶向性进行体内靶向评价。其中,图 8－15(A 放大 5 000 倍,B 放大 10 000 倍)为批号 1 制备的微球扫描电镜图,微球形态圆整、光滑、均一;图 8－16 为批号 1 微球的粒径分布图。

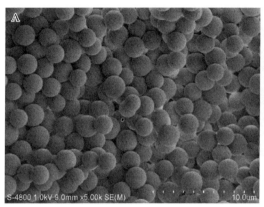 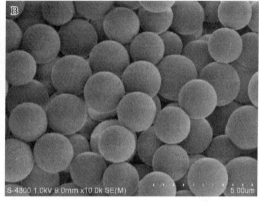

图 8－15　批号 1 的扫描电镜图[5]
A. ×5 000; B. ×10 000

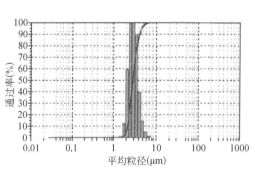 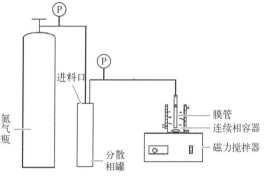

图 8－16　批号 1 微球的粒径分布图[5]　　**图 8－17　陶瓷膜乳化装置示意图**[5]

3) 陶瓷膜乳化技术制备 Tet－聚乳酸微球:陶瓷膜乳化装置如图 8－17 所示,实验装置由动力源(氮气)、耐压的分散相罐(分散相为 Tet、聚乳酸的二氯甲烷溶液)、连续相容器(连续相为含 SDS、PVA 的水溶液)和磁力搅拌器(剪切力提供装置)组成。实验所用的陶瓷膜元件采用膜材质为 ZrO_2 膜孔径为 0.05 μm 的陶瓷膜,实验前需要在连续相中浸泡 12 h(不能超声)。采用氮气将分散相从陶瓷膜内侧压过膜外侧,在陶瓷膜外表面形成细小的油滴,用恒温磁力搅拌器提供剪切力,将液滴从膜表面剥落。将膜乳化法制备的 O/W 型乳状液迅速转移至 40℃的恒温水浴磁力搅拌器中,以 100 r/min 低速搅拌 6 h。随着分散相溶剂二氯甲烷不断向连续相扩散并挥发除去,聚乳酸逐渐析出,最终固化成聚乳酸微球;离心并水洗 3 次;将沉淀物冷冻干燥 24 h。

与 SPG 膜乳化一样,陶瓷膜乳化过程也存在较多影响因素,本实验在 SPG 膜制备微球工艺的基础及预实验的基础上,以聚乳酸在二氯甲烷中的浓度、Tet 与聚乳酸的浓度比、磁力搅拌器的转速及油水相体积比为因素,制备出的微球都较不满意。其中,在 20 mg/mL 聚乳酸、聚乳酸:Tet 为 1∶3、转速为 150 r/min、油水相体积比为 1∶20 条件下制备的微球扫描电镜图如图 8-18 所示,粒径分布图如图 8-19 所示。

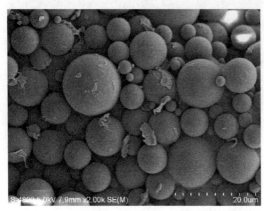

图 8-18 陶瓷膜乳化技术制备汉防己甲素聚乳酸微球的扫描电镜图[5]

图 8-19 陶瓷膜乳化技术制备汉防己甲素微球的粒径分布图[5]

由图 8-18 可知,微球表面有许多带状物,汉防己甲素未包裹进去;且微球的粒径分布很宽,SPAN 值高达 2.74,平均粒径为 15.8 μm,孔径为 0.05 μm 的陶瓷膜制备出的粒径远远大于孔径为 3.1 μm SPG 膜制备的微球。

显然,与陶瓷膜乳化技术相比,SPG 膜乳化技术制备 Tet-聚乳酸微球更具优势。

(2) Tet-聚乳酸微球的初步稳定性研究:聚乳酸是一种热塑性高分子聚合物,其玻璃化转变温度为 40~50℃,且随着储存条件的改变会发生变化。

将 Tet-聚乳酸微球冻干品分别于-20℃、4℃及 37℃条件下储存,于 1 个月、2 个月、3 个月取样。微球在低温条件下,如-20℃与 4℃时,其载药率、包封率与外观性状几乎无明显变化,外观均呈白色疏松状固体粉末,加蒸馏水分散,其再分散性均良好;微球在室温 37℃条件下,其载药率与包封率随着时间的增加而降低,且外观上随着时间的改变发生粘连现象逐渐严重,结果见表 8-11。

表 8-11　Tet-聚乳酸微球冻干品的初步稳定性试验结果($\bar{x}\pm s$,$n=3$)[5]

温　度	时间(月)	载药率(%)	包封率(%)	外观性状变化
	1	11.89±0.71	79.61±1.78	无
-20℃	2	11.96±0.56	82.34±1.82	无
	3	12.04±0.36	80.44±1.03	无

续　表

温　度	时间(月)	载药率(%)	包封率(%)	外观性状变化
	1	12.62±0.43	79.54±2.64	无
4℃	2	11.84±0.41	80.43±2.18	无
	3	11.93±0.65	82.19±1.95	无
	1	8.94±0.52	75.63±2.58	部分粘连
37℃	2	6.42±0.38	64.38±1.32	粘连
	3	5.34±0.49	48.92±0.59	粘连

（3）Tet-聚乳酸微球的体外释放研究：在实验方法为动态透析法、实验仪器为恒温水浴振荡器、释放介质为 0.1 mol/L 的盐酸溶液的条件下开展 Tet-聚乳酸微球的体外释放实验,实验 3 次。对时间与释放百分率进行零级模型、一级模型、Higuchi 模型、Ritger-Peppas 模型拟合(表 8-12)。

表 8-12　微球体外释放曲线的模型拟合[5]

模　型	方　程	R^2
零级模型	$Q = 29.746 + 0.104\ 1t$	0.814 9
一级模型	$\ln(100-Q) = 4.281\ 7 - 0.003\ 2$	0.977 8
Higuchi 模型	$Q = -6.596 + 0.331\ 3t^{1/2}$	0.961 8
Ritger-Peppas 模型	$\ln Q = 0.215\ 6\ln + 3.042\ 5$	0.939 3

由表 8-12 可见,Tet-聚乳酸微球释放模型拟合后的线性相关系数 R^2 依次为一级模型>Higuchi 模型>Ritger-Peppas 模型>零级模型。其中,一级模型和 Higuchi 模型拟合的相关系数均较好,说明微球的释放是混合型,聚乳酸聚合物的降解溶蚀和扩散相结合的作用。

三、Tet-聚乳酸微球在小鼠体内组织分布行为

普通的汉防己甲素注射液通过给药后,其在体内的分布不具有靶向性。其具有广泛的药理作用,难以达到安全有效的用药要求,且副作用大。为了解决上述存在的问题,将汉防己甲素制成微球,利用微球的靶向性和控释性,对特定的病变器官产生靶向治疗作用,本部分主要研究 Tet-聚乳酸微球在小鼠体内组织分布状态,并对其靶向性进行评价。

1. 实验方法

（1）色谱条件、标准溶液配制：采用 HPLC 法测定血样及组织中汉防己甲素的含量,色谱条件、标准溶液配制等具体方法略。

（2）动物体内分布实验方法

1）药物配制方法

A. Tet 水溶液：称取 Tet 原料药 1.5 mg，加入 2 mol/mL 的盐酸溶液少许，超声 5 min 使其溶解，滴加 2 mol/L 的 NaOH 溶液使其 pH 在 5~7，用生理盐水稀释至 10 mL，即得到浓度为 1 mg/mL 的 Tet 水溶液，溶液呈澄清透明状。

B. Tet-聚乳酸微球混悬液：称取 Tet-聚乳酸微球 12.5 mg（按载药率 12.2%，含药量与 Tet 水溶液组相等），加入 2 mol/mL 的盐酸溶液少许，超声 5 min 使其溶解，滴加2 mol/L 的 NaOH 溶液使其 pH 在 5~7，用生理盐水稀释至 10 mL，即得到浓度为 83.3 mg/mL 的 Tet-聚乳酸微球混悬液，溶液呈乳白色状。

2）动物给药方法：取体重 18~22 g 的 ICR 小鼠 110 只，随机分为 22 组，每组 5 只。其中 11 组小鼠尾静脉注射 Tet 水溶液作为对照，另外 11 组注射 Tet-聚乳酸微球混悬液。分别给药 0.1 mL，在给药后 0.083 h、0.25 h、0.5 h、1 h、2 h、5 h、12 h、24 h、48 h、72 h、96 h 时摘眼球取血，制备小鼠血浆，迅速剥离心、肝、脾、肺和肾等器官，称重后置-40℃超低温冰箱中保存。

3）血浆样品处理方法：精密吸取制备好的血浆样品 0.5 mL 于 7 mL 刻度具塞离心管中，精密加入内标液 10 μL，用 NaOH 稀溶液调节 pH 至 10，混合后加入乙腈 0.5 mL，氯仿 5 mL，旋涡混合 3 min，3 000 r/min 离心 5 min，将下层有机相移至 5 mL 离心管中，40℃水浴氮气流下吹干。剩余上层再加氯仿 5 mL，同法萃取并离心，将下层氯仿相再移至氮气流吹干的 5 mL 离心管中，40℃水浴氮气流下吹干，即两次萃取液合并。吹干物用甲醇定容至 250 μL，涡旋 3 min，混匀后 10 000 r/min 离心 10 min，取上清进样 10 μL。

4）组织样品处理方法：取小鼠心、肝、脾、肺、肾各脏器，准确称定，按 1 g：4 mL 的比例加入预冷（4℃）的生理盐水，在冰浴下 1 500 r/min 匀浆 1 min。精密量取匀浆液 0.5 mL，于 7 mL 刻度离心管中，加入内标液（100 μg/mL）20 μL，混匀后，加入乙醚 5 mL，涡旋 3 min 后，3 000 r/min 离心 5 min。将上层有机相小心移至 5 mL 刻度离心管内，40℃水浴氮气流下吹干。剩余水相再加乙醚 5 mL，同法萃取并离心，将上层有机相再移至氮气吹干的 5 mL 离心管中，40℃水浴氮气流下吹干，即两次萃取液合并。吹干物用 20 μL 甲醇复溶，涡旋 3 min，混匀后 10 000 r/min 离心 10 min，取上清进样 10 μL 做色谱分析。

5）方法学建立与考证：研究内容包括以下几点。① 方法专属性；② 线性范围及检测限；③ 回收率实验；④ 精密度实验；⑤ 稳定性实验等。因篇幅关系，此处略。

（3）Tet-聚乳酸微球肺靶向性评价：靶向评价一般通过定量来实现，采用 DAS 2.0 软件，对血药浓度及各组织的药物浓度进行拟合与分析，计算各靶向性评价指标所需的药代动力学参数。

1）相对摄取率 r_e。

$$r_e = (AUC_i)_{MS}/(AUC_i)_S \qquad (式\ 8-5)$$

式中，AUC_i 是由浓度时间曲线算得的第 i 个器官或组织的药时曲线下面积，脚标 MS 和 S 分别表示 Tet-聚乳酸微球（microsphere）及 Tet 水溶液（solution）。r_e 大于 1 表示微球在该器官或组织有靶向性，r_e 越大靶向性越好；等于或小于 1 表示无靶向性。

2）相对靶向系数（t_e）。

$$t_{e} = (AUC)_{靶}/(AUC)_{非靶} \qquad （式8-6）$$

式中，t_e值表示药物制剂或药物溶液对器官的选择性。t_e大于1表示药物制剂对靶器官比某非靶器官有选择性；t_e值越大，选择性越强；微球制剂的t_e值与药物溶液的t_e值相比，其比值大小可以反映微球制剂中药物对靶器官靶向性增加的倍数。因本研究设计的目标是通过药物微球而实现肺靶向，故重点分析肺相对于其他组织的靶向性。

3）总靶向系数（T_e^C）。

$$T_{e}^{C} = AUC_{i}/\sum AUC_{i} \qquad （式8-7）$$

式中，T_e^C表示药物在某一组织的分布占所有组织分布的比例。两种制剂的T_e^C值相比，其比值大小可以反映药物制备成微球制剂后在该组织分布增加的倍数。

4）重量-总靶向系数（T_e^Q）。

$$T_{e}^{Q} = AUQ_{i}/\sum AUQ_{i} \qquad （式8-8）$$

式中，$AUQ_i = AUC_i \times W$，由于各组织的重量相差较大，所以AUC不能提供药物在不同组织分布的确切数据。为充分体现药量因素，引入组织重量的概念，以AUQ代替AUC，计算出的指标T_e^Q称为重量-总靶向系数。

5）峰浓度比（C_e）。

$$C_{e} = (C_{max})_{MS}/(C_{max})_{S} \qquad （式8-9）$$

式中，C_{max}为峰浓度。每个组织或器官中C_e值的大小，表明药物制剂改变药物在该组织器官中的分布效果，C_e值越大，表示制剂改变药物分布的效果越明显。

2. 实验结果

（1）水溶液中及微球混悬液中的Tet在小鼠体内的分布结果：取不同时间点血浆及各组织，依法测定，血浆及各脏器平行操作5份。将Tet峰面积与内标延胡索乙素峰面积比值代入标准曲线方程，计算出血浆及各组织中Tet的浓度，结果见表8-13、表8-14。

表8-13 不同时间点水溶液中Tet在血浆及各组织中的浓度（$n=5$）[5]

（单位：μg/mL）

时间（h）	血浆	心	肝	脾	肺	肾
0.083	0.61	0.245	0.130	0.045	1.353	0.619
0.25	0.55	0.240	0.189	0.084	1.126	0.890
0.5	0.53	0.202	0.273	0.194	0.993	1.165
1	0.43	0.176	0.405	0.288	0.949	1.472
2	0.41	0.156	0.574	0.550	0.933	1.743

续　表

时间(h)	血浆	心	肝	脾	肺	肾
5	0.3	0.095	0.573	0.595	0.744	1.656
12	0.29	0.068	0.374	0.488	0.501	1.527
24	0.1	0.054	0.328	0.311	0.390	1.336
48	0.04	0.034	0.224	0.173	0.312	0.986
72	—	0.021	0.206	0.130	0.289	0.521
96	—	0.020	0.152	0.126	0.261	0.174

注:"—"表示未检测到。

表 8-14　不同时间点微球组中 Tet 在血浆及各组织中的浓度(n=5)[5]

(单位: μg/mL)

时间(h)	血浆	心	肝	脾	肺	肾
0.083	0.04	0.021	0.005	—	0.475	0.122
0.25	0.11	0.026	0.005	—	2.123	0.045
0.5	0.22	0.021	0.014	—	2.934	0.039
1	0.38	0.036	0.016	—	3.079	0.097
2	0.2	0.040	0.033	0.016	6.892	0.102
5	0.09	0.044	0.050	0.008	6.763	0.090
12	0.04	0.037	0.035	0.007	5.831	0.069
24	—	0.031	0.019	0.004	5.155	0.055
48	—	0.029	0.014	0.001	4.261	0.058
72	—	0.027	0.005	—	3.189	0.054
96	—	0.017	0.002	—	0.892	0.054

注:"—"表示未检测到。

分别将两种剂型给药后不同时间点药物在血浆及各器官浓度进行比较,结果见图 8-20、图 8-21。从各直方图中,可直观地看到两种剂型中 Tet 在血浆和各器官中分布的变化。

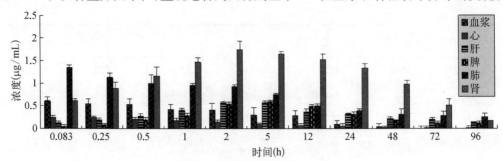

图 8-20　不同时间点水溶液组中 Tet 的浓度(n=5)[5]

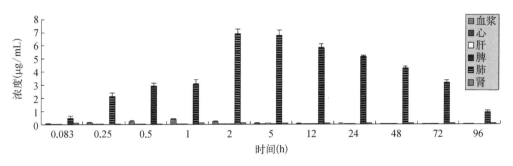

图 8 - 21　不同时间点微球组中 Tet 的浓度($n = 5$)[5]

（2）Tet -聚乳酸微球肺靶向性评价结果：靶向性评价指标结果见表 8 - 15~表 8 - 19。

表 8 - 15　Tet 在微球与水溶液中的 AUC 值与 r_e 值[5]

组织器官	$(AUC_i)_{MS}$ [(mg/L)·h]	$(AUC_i)_S$ [(mg/L)·h]	r_e
血	1.66	10.448	0.158 9
心	13.147	4.907	2.679 2
肝	1.71	38.858	0.044 0
脾	0.331	26.89	0.012 3
肺	657.954	41.349	15.912 2
肾	25.772	96.527	0.267 0

表 8 - 16　Tet 在微球与水溶液中的 t_e 值[5]

组织器官	t_{eMS}	t_{eS}	t_{eMS}/t_{eS}
血	396.357 8	3.957 6	100.151 1
心	50.045 9	8.426 5	5.939 1
肝	384.768 4	1.064 1	361.588 7
脾	1 987.776 4	1.537 7	1 292.686 8
肾	25.529 8	0.428 4	59.597 9

表 8 - 17　Tet 在微球与水溶液中的 T_e^C 值[5]

组织器官	T_{eMS}^C	T_{eS}^C	T_{eMS}^C/T_{eS}^C
血	0.002 4	0.050 1	0.047 3
心	0.018 8	0.023 5	0.797 5

组织器官	T_{eMS}^{C}	T_{eS}^{C}	T_{eMS}^{C}/T_{eS}^{C}
肝	0.002 4	0.186 3	0.013 1
脾	0.000 5	0.128 9	0.003 7
肺	0.939 2	0.198 3	4.736 4
肾	0.036 8	0.462 9	0.079 5

表 8 - 18　Tet 在微球与水溶液中的 T_e^Q 值[5]

组织器官	$(AUQ_i)_{MS}$	T_{eMS}^{Q}	$(AUQ_i)_{S}$	T_{eS}^{Q}
血	0.830 0	0.008 1	5.224 0	0.062 9
心	1.314 7	0.012 8	0.490 7	0.005 9
肝	1.966 5	0.019 1	44.686 7	0.538 3
脾	0.033 1	0.000 3	2.689 0	0.032 4
肺	92.113 6	0.896 9	5.788 9	0.069 7
肾	6.443 0	0.062 7	24.131 8	0.290 7

表 8 - 19　Tet 在微球与水溶液中的 C_{max} 与 C_e 值[5]　　　　（单位：μg/mL）

组织器官	$(C_{max})_{MS}$	$(C_{max})_{S}$	C_e
血	0.38	0.78	0.487 2
心	0.044	0.245	0.179 6
肝	0.05	0.574	0.087 1
脾	0.16	0.595	0.268 9
肺	6.892	1.353	5.093 9
肾	0.122	1.743	0.070 0

3. 讨论　本实验结果表明，Tet 制备成微球制剂后，在肺部的浓度明显高于其他部位，而 Tet 水溶液中血浆及各个组织中分布都比较广泛。制成微球制剂后，Tet 明显改变了在小鼠体内的分布过程。由表 8 - 15 可知，肺组织的 r_e 值最大，且明显高于其他部位，说明 Tet 制成微球后，其在肺脏的分布增大，而在血、肝、脾及肾的分布减少。由表 8 - 16 可知，各组织的 t_e 值均大于 1，说明 Tet 制成微球制剂后，对于肺的选择性较其他各组织均有很大程度增强。由表 8 - 18 中 T_e^Q 值可看出，水溶液中 Tet 在肺分布仅 6.97%，而微球制剂中有 89.69% Tet 可富集于肺，并在肺部缓慢释放，这将有助于肺部肿瘤的治疗，并且减少对其他组织的副作用，有一定的临床应用价值。

参考文献

［ 1 ］ 曾烨婧,王连艳,马光辉,等.快速膜乳化法制备载紫杉醇聚乳酸类微球.过程工程学报,2010,10（ 3 ）：568 － 575.

［ 2 ］ NAKASHIMA T, SHIMIZU M, KUKIZAKI M. Membrane emulsification by microporous glass. Key Engineering Materials, 1992, 61 － 62：513 － 516.

［ 3 ］ 王志,王世昌.乳状液制备新工艺：膜乳化过程实验研究.膜科学与技术,1999,19（2）：49 － 53.

［ 4 ］ CHARCOSSET C. Preparation of emulsions and particles by membrane emulsification for the food processing industry. Journal of Food Engineering, 2009, 92（3）：241 － 249.

［ 5 ］ 殷爱玲.SPG 膜乳化法制备汉防己甲素肺靶向微球.南京：南京中医药大学,2012.

［ 6 ］ LIU R, MA G H, MENG F T, et al. Preparation of uniform-sized PLA microcapsules by combining Shirasu porous glass membrane emulsification technique and multiple emulsion-solvent evaporation method. Journal of Contrnlled Release, 2005, 103（1）：31 － 43.

［ 7 ］ HWANG T, PARK T J, KOH W G, et al. Fabrication of nano-scale liposomes containing doxorubicin using Shirasu porous glass membrane. Colloids and Surfaces A：Physicochemical and Engineering Aspects, 2011, 392（1）：250 － 255.

［ 8 ］ JOSEPH S, BUNJES H. Preparation of nanoemulsions and solid lipid nanoparticles by premix membrane emulsification. Journal of Pharmaceutical Sciences, 2012, 101（7）：2479 － 2489.

［ 9 ］ AKAMATSU K, IKEUCHI Y, NAKAO A, et al. Size-controlled and monodisperse enzyme-encapsulated chitosan microspheres developed by the SPG membrane emulsification technique. Journal of Colloid and Interface Science, 2012, 371（1）：46 － 51.

［10］ CHENG C J, CHU L Y, XIE R, et al. Hydrophobic modification and regeneration of shirasu porous glass membranes on membrane emulsification performance. Chemical Engineering & Technology, 2008, 31（3）：377 － 383.

［11］ ITO F, FUJIMORI H, HONNAMI H, et al. Effect of polyethylene glycol on preparation of rifampicin-loaded PLGA microspheres with membrane emulsification technique. Colloids and Surfaces B, Biointerfaces, 2008, 66（1）：65 － 70.

［12］ GASPARINI G, KOSVINTSEV S R, STILLWELL M T, et al. Preparation and characterization of PLGA particles for subcutaneous controlled drug release by membrane emulsification. Colloids Surf B Biointerfaces, 2008, 61（2）：199 － 207.

［13］ WILLIAMS R A, PENG S J, WHEELER D A, et al. Controlled production of emulsions using a crossflow membrane. Part ii：industrial scale manufacture. Chem Eng Res Des, 1998, 76（ 8 ）：902 － 910.

［14］ 吴俊,景文珩,邢卫红,等.膜法制备乳状液研究进展.现代化工,2004,24（4）：19 － 22.

［15］ OH D H, BALAKRISHNAN P, OH Y K, et al. Effect of process parameters on nanoemulsion droplet size and distribution in SPG membrane emulsification. International Journal of Pharmaceutics, 2011, 404（1/2）：191 － 197.

［16］ WEI Q, WEI W, LAI B, et al. Uniform-sized PLA nanoparticles：preparation by premix membrane emulsification. International Journal of Pharmaceutics, 2008, 359（1/2）：294 － 297.

［17］ WANG L Y, MA G H, SU Z G. Preparation of uniform sized chitosan microspheres by membrane emulsification technique and application as a carrier of protein drug. Journal of Controlled Release, 2005, 106（1/2）：62 － 75.

［18］ 黄珊珊,刘荣,马光辉,等.膜乳化法与复乳法结合制备粒径均一的载溶菌酶微胶囊.过程工程学报,

2006,6(4)：603－607.

[19] 谢锐,褚良银,陈文梅,等.SPG 膜乳化与界面聚合法制备单分散多孔微囊膜.高校化学工程学报,2003,17(4)：400－405.

[20] 穆锐,邓爱民,尾见信三.用 SPG 膜乳化法合成单分散性高分子微粒子.高分子材料科学与工程,2003,19(4)：82－84,88.

[21] KOBAYASHI I, NAKAJIMA M, CHUN K, et al. Silicon array of elongated through-holes for monodisperse emulsion droplets. AIChE Journal, 2002, 48(8)：1639－1644.

[22] YUAN Q C, ARYANTI N, HOU R Z, et al. Performance of slotted pores in particle manufacture using rotating membrane emulsification. Particuology, 2009, 7(2)：114－120.

[23] GIJSBERTSEN-ABRAHAMSE A J, VAN DER PADT A, BOOM R M. Status of cross-flow membrane emulsification and outlook for industrial application. Journal of Membrane Science, 2004, 230(1/2)：149－159.

[24] CHANG H Q, LIU B C, ZHANG Z W, et al. A critical review of membrane wettability in membrane distillation from the perspective of interfacial interactions. Environmental Science & Technology, 2021, 55(3)：1395－1418.

[25] FUCHIGAMI T, TOKI M, NAKANISHI K. Membrane emulsification using Sol-gel derived macroporous silica glass. Journal of Sol-Gel Science and Technology, 2000, 19(1/2/3)：337－341.

[26] 黄发荣,陈涛,沈学宁.高分子材料的循环利用.北京：化学工业出版社,2000.

[27] 钟世云,许乾慰,王公善.聚合物降解与稳定化.北京：化学工业出版社,2002.

[28] COUVREUR P, BLANCO-PRIETO M J, PUISIEUX F, et al. Multiple emulsion technology for the design of microspheres containing peptides and oligopeptides. Advanced Drug Delivery Reviews, 1997, 28(1)：85－96.

[29] 王鑫众,刘建国,唐宇锋,等.PLA/MSM 缓释微球的制备及生物活性.高等学校化学学报,2013,34(4)：984－991.

[30] 李娜,陈登飞.膜乳化过程研究进展.膜科学与技术,2006,26(4)：71－77.

[31] 郑业灿,王忠明,王喆.表面活性剂对膜乳化法制备载药微球的影响.日用化学工业,2011,41(4)：253－255,259.

[32] 陈登飞,李娜,杨建.利用 SPG 膜制备 O/W 型乳液实验研究.膜科学与技术,2007,27(3)：10－14.

[33] 洪波,王保国.膜乳化法制备微小粒径单分散乳液.清华大学学报(自然科学版),2006,46(3)：389－391,395.

[34] 王衍戈.膜乳化法制备单分散载药微粒.厦门：厦门大学,2008.

[35] DAUBECHIES I. Ten Lectures on Wavelets. Philadelphia：SIAM Publications. 1992.

[36] DOROBANTU M, ENGQUIST B. Wavelet-based numerical homogenization. SIAM Journal on Numerical Analysis, 1998, 35(2)：540－559.

[37] KUKIZAKI M, GOTO M. Preparation and evaluation of uniformly sized solid lipid microcapsules using membrane emulsification. Colloids and Surfaces A：Physicochemical and Engineering Aspects, 2007, 293(1/2/3)：87－94.

[38] KOHANE D S. Microparticles and nanoparticles for drug delivery. Biotechnology and Bioengineering, 2007, 96(2)：203－209.

[39] ABRAHAMSE A J, VAN LIEROP R, VAN DER SMAN R G M, et al. Analysis of droplet formation and interactions during cross-flow membrane emulsification. Journal of Membrane Science, 2002, 204(1/2)：125－137.

[40] GIJSBERTSEN-ABRAHAMSE A J, VAN DER PADT A, BOOM R M. Influence of membrane

morphology on pore activation in membrane emulsification. Journal of Membrane Science, 2003, 217(1/2): 141 - 150.

[41] KOBAYASHI I, NAKAJIMA M, MUKATAKA S. Preparation characteristics of oil-in-water emulsions using differently charged surfactants in straight-through microchannel emulsification. Colloids and Surfaces A: Physicochemical and Engineering Aspects, 2003, 229(1/2/3): 33 - 41.

[42] KAWAKATSU T, TRÄGÅRDH G, TRÄGÅRDH C, et al. The effect of the hydrophobicity of microchannels and components in water and oil phases on droplet formation in microchannel water-in-oil emulsification. Colloids and Surfaces A: Physicochemical and Engineering Aspects, 2001, 179(1): 29 - 37.

[43] NISISAKO T, TORII T, HIGUCHI T. Novel microreactors for functional polymer beads. Chemical Engineering Journal, 2004, 101(1/2/3): 23 - 29.

[44] YI G R, THORSEN T, MANOHARAN V N, et al. Generation of uniform colloidal assemblies in soft microfluidic devices. Advanced Materials, 2003, 15(15): 1300 - 1304.

[45] 邵辉,马光辉,苏志国.微孔膜乳化法制备丝裂霉素碘油复乳的研究.中国药学杂志,2004,39(7): 521 - 524.

[46] HIGASHI S, SETOGUCHI T. Hepatic arterial injection chemotherapy for hepatocellular carcinoma with epirubicin aqueous solution as numerous vesicles in iodinated poppy-seed oil microdroplets: clinical application of water-in-oil-in-water emulsion prepared using a membrane emulsification technique. Advanced Drug Delivery Reviews, 2000, 45(1): 57 - 64.

[47] 王超宝,蔡静,郑业灿.膜乳化技术-复乳法制备载药微囊的研究.广州化工,2010,38(3): 82 - 84.

[48] ITO F, MAKINO K. Preparation and properties of monodispersed rifampicin-loaded poly(lactide-co-glycolide) microspheres. Colloids and Surfaces B: Biointerfaces, 2004, 39(1 - 2): 17 - 21.

[49] OLSON F, HUNT C A, SZOKA F C, et al. Preparation of liposomes of defined size distribution by extrusion through polycarbonate membranes. Biochim Biophys Acta, 1979, 557(1): 9 - 23.

[50] CHARCOSSET C, FESSI H. Preparation of nanoparticles with a membrane contactor. Journal of Membrane Science, 2005, 266(1/2): 115 - 120.

[51] CHARCOSSET C, EL-HARATI A, FESSI H. Preparation of solid lipid nanoparticles using a membrane contactor. Journal of Controlled Release, 2005, 108(1): 112 - 120.

[52] D'ORIA C, CHARCOSSET C, BARRESI A A, et al. Preparation of solid lipid particles by membrane emulsification—influence of process parameters. Colloids and Surfaces A: Physicochemical and Engineering Aspects, 2009, 338(1/2/3): 114 - 118.

第九章

中药二元复合微球的制备工艺及其性能评价

第一节　汉防己甲素-丹参酮 II_A – PLGA 微球的 SPG 膜乳化制备工艺及其性能评价 / 229

第二节　经鼻脑靶向黄芩苷-栀子苷二元复合微球的制备工艺及其性能评价 / 240

第九章

中药二元复合微球的制备工艺及其性能评价

本章以汉防己甲素-丹参酮 II_A – PLGA 微球和黄芩苷-栀子苷二元复合微球为例[1]，介绍中药二元复合微球的制备工艺及其性能评价。

第一节　汉防己甲素-丹参酮 II_A – PLGA 微球的 SPG 膜乳化制备工艺及其性能评价

一、SPG 膜乳化技术应用于中药复方领域的创新研究

众所周知，中医复方在抗肿瘤领域具有不可忽视的地位。本研究以汉防己甲素-丹参酮 II_A 复方药物组合为模型药物，采用 SPG 膜乳化技术制备成具有一定肺靶向作用的缓释微球，为中药复方微纳米抗肿瘤靶向制剂研究提供新思路、新方法。

有研究表明，汉防己甲素有降低肺动脉压力、抗肝纤维化、抗炎、抗癌[2,3]等作用，临床上已广泛用于硅肺[4,5]各个阶段的治疗中。同时，丹参酮 II_A 可参与临床辅助治疗肺部疾病，如肺癌、肺损伤、肺心病，可改善细胞凋亡、抑制细胞增殖、抑制炎症介质的释放，具有降血脂、改善血液流变学[6,7]、降低汉防己甲素引起的淤血及肝损伤等作用。

但是汉防己甲素（图 9 – 1A）几乎不溶于水，在水中的 pK_a 仅为 8.80，临床现有口服冲剂、注射剂、气雾剂、软胶囊等制剂，往往因制剂的溶解度不好、生物利用度低而使其难以发挥药效。特别是将其应用于肿瘤患者时，由于用药剂量大且用药周期长，在杀灭肿瘤细胞的同时也杀灭了正常细胞，不良反应大，患者依从性也差。并且具有一定的刺激性，静脉注射可导致局部疼痛或静脉炎。长期使用对肝组织的细胞毒性较大。丹参酮 II_A（图 9 – 1B）为脂水两难溶的化合物，在水中的溶解度为 2.8 ng/mL。丹参酮 II_A 由于水溶性差、半衰期短，临床上用其磺酸化成盐后的注射制剂来治疗心血管系统疾病，尽管可以改善其溶解性问题，但同时也改变了丹参酮 II_A 的结构。现代药理学研究显示，丹参酮 II_A 和丹参酮 II_A 磺酸盐的药理作用仍然存在差异。因此，为了提高药效，降低不良反应，减少每次用药剂量，提高药物的安全性、有效性、可靠性和患者的依从性，选择合适的药物传递系统来提高药效显得极为重要。

作者课题组利用 SPG 膜乳化技术已成功制备出粒径分布均一、高载药量、高包封率且

具有肺部靶向作用的汉防己甲素-聚乳酸(PLA)微球,在此基础上拟在不改变丹参酮ⅡA结构的前提下,将汉防己甲素与丹参酮ⅡA构建于同一载体中,旨在制备出具有缓释作用和肺部靶向趋势的汉防己甲素-丹参酮ⅡA微球,以期两者在发挥协同并降低汉防己甲素的刺激性及毒副作用的同时,实现将方剂从"复杂-简单-复杂"方向的分解与整合。

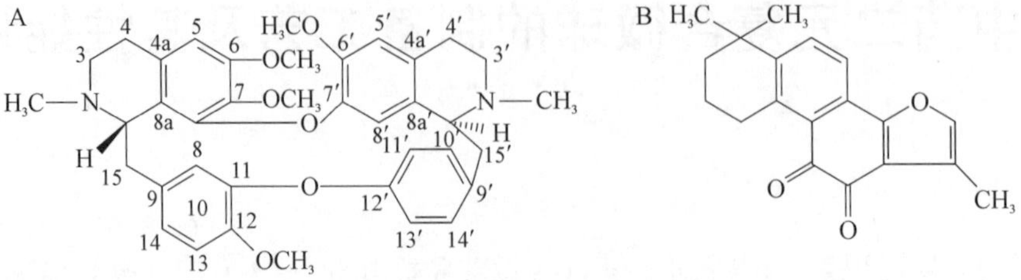

图9-1 汉防己甲素和丹参酮ⅡA分子结构式

A. 汉防己甲素;B. 丹参酮ⅡA

二、丹参酮ⅡA-PLGA微球的SPG膜乳化制备工艺及表征研究

1. SPG膜乳化技术制备丹参酮ⅡA-PLGA微球 SPG膜乳化装置见图8-5(实验室自制);SPG膜的膜管长度12.5 cm,膜孔径1.0 μm。精密称取适量丹参酮ⅡA原料药及PLGA,将其溶解在一定体积的二氯甲烷中(分散相),连续相为溶解了适量的PEG 4000(乳化剂)和PVA(稳定剂)的水溶液,开启蠕动泵,以便连续相在SPG膜管(1.0 μm)内壁循环一段时间,连接一定的压力将分散相挤压通过膜孔,进入连续相中形成单分散性良好的O/W型乳液,达到规定的分散相/连续相比例时停止过膜,立即将该乳液放置在磁力搅拌器上,室温低速搅拌过夜,随着二氯甲烷的不断挥发,PLGA逐渐析出固化成微球后,静置分层,用蒸馏水反复离心水洗3次,经冷冻干燥后即得相应的粉末状丹参酮ⅡA-PLGA微球。

2. 微球的表面形貌和粒径分布的测定 在最优工艺(PLGA浓度为44.29 mg/mL,连续相流速为825.68 r/min,PVA浓度为2.5 mg/mL,油水相体积比为1:7.86)条件下重复操作3次,表征参数结果见表9-1,制备出的丹参酮ⅡA-PLGA微球表面光滑圆整无粘连(图9-2),粒径均一,平均粒径的平均值为2.338 μm,*PDI*值为0.328(图9-3),载药量为1.197%,包封率为89.57%。

表9-1 最优条件下制备的丹参酮ⅡA-PLGA微球的表征参数

批　号	载药量(%)	包封率(%)	平均粒径(μm)	PDI值	Y(%)
1	1.201	89.82	2.391	0.318	36.34
2	1.193	89.30	2.306	0.328	36.13
3	1.197	89.60	2.318	0.338	36.25
平均值	1.197	89.57	2.338	0.328	36.24

注:*Y*,综合评分。

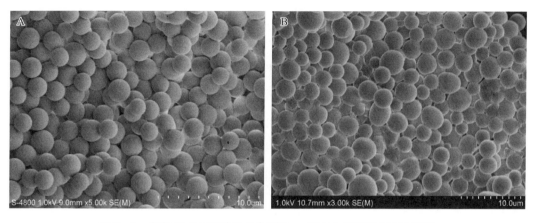

图 9 - 2　空白 PLGA 微球和丹参酮 II_A - PLGA 微球的扫描电镜图

A. 空白 PLGA 微球；B. 丹参酮 II_A - PLGA 微球

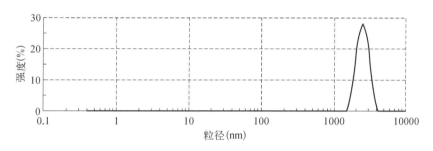

图 9 - 3　丹参酮 II_A - PLGA 微球根据强度计算的粒径分布图

3. 载药量与包封率的测定　精密称取适量的 SPG 膜乳化技术制备的丹参酮 II_A - PLGA 微球，加入定量的乙腈超声 30 min 后放至室温过夜降解，8 000 r/min 离心 5 min，取上层液体作为样品，用二阶导数紫外分光光度计在 270 nm 处测定其吸收度，代入相关的标准曲线方程求出微球中丹参酮 II_A 的含量，根据(式 9 - 1)、(式 9 - 2)计算均质乳化法制备微球的载药量、包封率，结果表明：均质乳化法制备的微球，其综合载药量为 4.74%（其中汉防己甲素的载药量为 4.23%，丹参酮 II_A 的载药量为 0.51%），综合包封率为 41.48%（其中汉防己甲素的包封率为 46.29%，丹参酮 II_A 的包封率为 22.27%）。

$$载药量 = 微球中药物质量 / 微球质量 \times 100\% \qquad (式 9 - 1)$$

$$包封率 = 微球中药物质量 / 投入的总药量 \times 100\% \qquad (式 9 - 2)$$

4. 讨论　国内外文献报道[8,9]，采用乳化-溶剂挥发法制备的丹参酮 II_A - PLGA 微球的载药量基本在 1.6% 左右，本研究前期实验以 SPG 膜乳化技术制备丹参酮 II_A - PLGA 微球，虽然载药量约为 1.2%，但包封率高达 90% 左右，综合考虑可明显减少药物的损失，提高产率。因此 SPG 膜乳化法在制备单分散的可控粒径大小的高包封率微球方面，具有一定的优势。

研究过程中发现，提高丹参酮 II_A 的加入量会将造成微球中混存过载的丹参酮 II_A 橙红色结晶,这是目前无论采用何种方法均难以提高丹参酮 II_A-PLGA 微球载药量的症结。其原因可能是,由于丹参酮 II_A 与 PLGA 化学结构上存在差异,两者在固化过程中随着二氯甲烷的挥发而析出的速率不同,导致在某种程度上 PLGA 在固化时未能完全包裹析出的丹参酮 II_A,具体原因还有待进一步的研究。

三、汉防己甲素-丹参酮 II_A - PLGA 微球的 SPG 膜乳化制备工艺及表征研究

在上述工作基础上,以 SPG 膜乳化技术制备汉防己甲素-丹参酮 II_A - PLGA 微球。

1. 均质乳化法制备汉防己甲素-丹参酮 II_A - PLGA 微球　精密称取适量丹参酮 II_A 原料药、汉防己甲素原料药及 PLGA,将其溶解在一定体积的二氯甲烷中(分散相溶液),连续相溶液为溶解了适量的 PEG 4000(乳化剂)和 PVA(稳定剂)的水溶液,在均质乳化机下将分散相溶液缓慢加入连续相中溶液乳化形成 O/W 型乳液后,立即将乳液放置在室温下搅拌过夜,待二氯甲烷挥发后 PLGA 逐渐析出固化成微球,静置分层后,离心水洗 3 次,经冷冻干燥后即得相应的粉末状汉防己甲素-丹参酮 II_A - PLGA 微球 A。

2. SPG 膜乳化技术制备汉防己甲素-丹参酮 II_A - PLGA 微球　精密称取适量丹参酮 II_A 原料药、汉防己甲素原料药及 PLGA,将其溶解在一定体积的二氯甲烷中(分散相),连续相为溶解了适量的 PEG 4000(乳化剂)和 PVA(稳定剂)的水溶液,开启蠕动泵使连续相溶液在 SPG 膜管(1.0 μm)内壁循环一段时间,连接一定的压力将分散相溶液挤压通过膜孔,进入连续相溶液中形成单分散性良好的 O/W 型乳液,至分散相溶液过膜结束后停止,固化方式同均质乳化法,得到粉末状汉防己甲素-丹参酮 II_A - PLGA 微球 B。

3. 微球的表面形貌和粒径分布的测定　SPG 膜乳化技术制备的汉防己甲素-丹参酮 II_A - PLGA 微球表面光滑圆整无粘连(图 9 - 4A),粒径均一,平均粒径的平均值为 2.787 μm,PDI 值为 0.164(表 9 - 2);均质乳化法制备的微球(图 9 - 4B),平均粒径分布在 5 μm 左右,且粒径分布均一性差。SPG 膜乳化技术制备的汉防己甲素-丹参酮 II_A - PLGA 微球粒径分布如图 9 - 5 所示。

4. 载药量与包封率的测定

(1)均质乳化法制备出的汉防己甲素-丹参酮 II_A - PLGA 微球,综合载药量为 4.74%(其中汉防己甲素的载药量为 4.23%,丹参酮 II_A 的载药量为 0.51%);综合包封率为 41.48%(其中汉防己甲素的包封率为 46.29%,丹参酮 II_A 的包封率为 22.27%)。

SPG 膜乳化技术制备的汉防己甲素-丹参酮 II_A - PLGA 微球,综合载药量为 7.85%(其中汉防己甲素的载药量为 7.21%,丹参酮 II_A 的载药量为 0.64%),综合包封率为 82.59%(其中汉防己甲素的包封率为 88.55%,丹参酮 II_A 的包封率为 46.86%)(表 9 - 2)。

表 9 - 2　SPG 膜乳化技术制备的汉防己甲素-丹参酮 II$_A$ - PLGA 微球的表征参数

批　号	综合载药率 （%）	综合包封率 （%）	平均粒径 （μm）	PDI 值	Y（%）
1	7.72	81.23	2.868	0.167	35.54
2	8.01	84.34	2.775	0.129	36.92
3	7.81	82.20	2.718	0.195	35.97
平均值	7.85	82.59	2.787	0.164	36.14

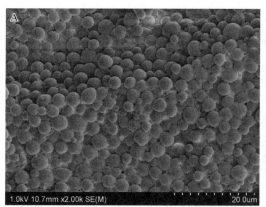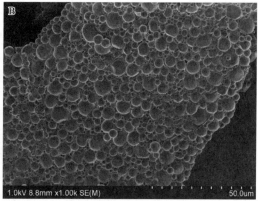

图 9 - 4　防己甲素-丹参酮 II$_A$ - PLGA 微球扫描电镜图

A. SPG 膜乳化技术制得的；B. 均质乳化法制得的

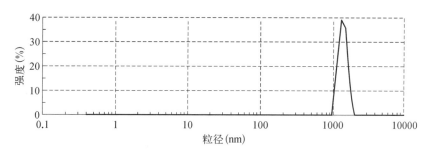

图 9 - 5　SPG 膜乳化技术制备的汉防己甲素-丹参酮 II$_A$ - PLGA 微球
根据强度计算的粒径分布图

5. 讨论　本研究制备的复方微球的粒径较丹参酮 II$_A$ 微球粒径变化不大，但丹参酮 II$_A$ 的载药量从 1.20% 降低到 0.64%，包封率也只有 46.86%，其原因可能是丹参酮 II$_A$ 与汉防己甲素的表面性质不同，与载体 PLGA 的亲和性不同，彼此互相竞争分散在载体中，具体原因有待进一步研究。

本实验结果表明，SPG 膜乳化技术制备的微球无论在粒径大小及分布还是在药物载药量、包封率方面上均优于均质乳化法，这是由于 SPG 膜的膜孔本身分布比较均匀，乳滴是在较低的压力及温和的剪切力的共同作用下形成的，而均值乳化法在乳化过程中只有剪切力且剪切过程中不可避免会产热,体系温度会越来越高,从而会影响分散相及连续相的黏度,如二氯甲烷的沸点在40℃左右,会在乳化过程中挥发一部分,造成溶质的析出。

四、汉防己甲素与丹参酮ⅡA在微球中的分布状态及其体外释放研究

本部分主要采用傅里叶变换红外光谱、差示扫描量热法、X射线衍射分析药物在微球中的分布状态,并研究汉防己甲素-丹参酮ⅡA-PLGA微球的体外释放行为。

1. 汉防己甲素与丹参酮ⅡA在复合微球中的分布状态研究

（1）傅里叶变换红外光谱分析:利用傅里叶红外光谱仪红外分析分别记录空白PLGA微球、丹参酮ⅡA-PLGA微球、汉防己甲素-PLGA微球、汉防己甲素-丹参酮ⅡA-PLGA微球、汉防己甲素原料药、丹参酮ⅡA原料药及物理混合相的红外谱图,波数范围为$400\sim4\,000\,cm^{-1}$。

结果显示,丹参酮ⅡA原料药在$1\,673\,cm^{-1}$处有较强的羰基红外吸收峰,汉防己甲素原料药在$1\,500\,cm^{-1}$处有明显的吸收峰,且与物理混合相在$1\,000\sim1\,200\,cm^{-1}$处有明显的较强吸收峰,同时物理混合相在$1\,673\,cm^{-1}$处也有明显的吸收峰,但峰的强度比较弱,可能是由于处方中丹参酮ⅡA所占的比例较少;各微球组的红外图谱与空白PLGA微球组的红外图谱极为相似,虽然没有处方中两种原料药的特征吸收峰,但是在$1\,600\sim1\,700\,cm^{-1}$处均有较强的吸收峰,不排除该吸收峰掩盖了汉防己甲素或者丹参酮ⅡA的吸收峰,因此需要结合后面两项检测手段进行综合评价。

（2）差示扫描量热法分析:分别对空白PLGA微球、丹参酮ⅡA-PLGA微球、汉防己甲素-PLGA微球、汉防己甲素-丹参酮ⅡA-PLGA微球、汉防己甲素原料药、丹参酮ⅡA原料药及物理混合相进行差示扫描量热法分析,得到相应差示扫描量热法图谱(分析条件:扫描温度范围30~500℃,升温速度10.0℃/min,空白铝坩埚为参比物,气氛为氮气)。

结果显示:丹参酮ⅡA原料药在221.72℃有明显的吸收峰,在235.52℃有明显的放热峰;汉防己甲素原料药在222.26℃有明显的吸收峰,在331.58℃有明显的放热峰;而物理混合相分别在202.93℃及264.68℃均有明显的吸收峰,在323.2℃仅有一个放热峰,但是丹参酮ⅡA-PLGA微球、汉防己甲素-PLGA微球、汉防己甲素-丹参酮ⅡA-PLGA微球及空白PLGA微球分别仅在276.98℃、335.00℃、254.41℃、243.40℃有明显的吸收峰,但位置又不完全一致,可能原料药在PLGA载体内分散的过程中彼此之间发生了相互作用。需要结合进一步表征分析。

（3）X射线衍射分析:分别对空白PLGA微球、丹参酮ⅡA-PLGA微球、汉防己甲素-PLGA微球、汉防己甲素-丹参酮ⅡA-PLGA微球、汉防己甲素原料药、丹参酮ⅡA原料药及物理混合相进行X射线衍射分析,得到相应图谱(测试条件:Cu-Ka靶,其中高压40 kV,管流100 mA,步进扫描0.02°/步;扫描范围5°~50°;扫描速度20°/min;测试条件为室温)。

结果显示,丹参酮II_A原料药在7.18°、9.54°、10.2°、11.96°、17.82°、19.2°、25.82°处有特征结晶衍射峰;汉防己甲素原料药在7.66°、8.6°、11.74°、13.76°、15.62°、17.28°、19.84°、21.22°、23.06°、24.16°处有明显的特征结晶衍射峰;物理混合相在丹参酮II_A原料药和汉防己甲素原料药各自的衍射角位置上也有相应的特征结晶衍射峰,但峰强度明显减弱,说明丹参酮II_A和汉防己甲素是以结晶状态分布在PLGA载体中;而丹参酮II_A-PLGA微球、汉防己甲素-PLGA微球及丹参酮II_A-汉防己甲素微球上述位置的特征结晶衍射峰却消失了,与空白PLGA微球一样没有明显的特征结晶衍射峰,在15°~25°处存在较宽的结晶衍射峰,且峰强度远弱于两种原料药的最强峰强度,说明无论是一元微球还是二元微球,药物在PLGA中均是以非晶形状态存在且高度分散在该载体中。

2. 汉防己甲素与丹参酮II_A在复合微球的体外释放实验

(1) 释放介质的选择:采用动态透析法测定汉防己甲素-丹参酮II_A-PLGA微球中的两者的体外释放行为,结合预实验及国内外文献,尝试摸索的微球的体外释放条件有以下5种:① PBS(pH 7.4)+0.5%吐温80,37℃,1 000 r/min;② PBS(pH 7.4)+0.5% SDS,37℃,1 000 r/min;③ PBS(pH 7.4)+0.5% SDS+1.0%丙二醇+10%乙醇,37℃,1 000 r/min;④ PBS(pH 7.4)+0.5% SDS+10%的1.0 mol/L甲醇,37℃,1 000 r/min;⑤ pH 1.2的盐酸溶液,37℃,1 000 r/min。结果发现,为了让微球中的汉防己甲素及丹参酮II_A均能较好地释放出来,④条件最好,即选择释放介质为PBS(pH 7.4)+0.5% SDS+10.0%的1.0 mol/L甲醇。

(2) 汉防己甲素-丹参酮II_A-PLGA微球的体外释放实验:精密称取240 mg汉防己甲素-丹参酮II_A-PLGA微球,装入处理过的透析袋(透析袋一侧先系紧,尽量保持整个透析袋浸润在50 mL的释放介质中),加入5 mL的释放介质后混匀形成混悬液,将另一端系紧后,使透析袋完全浸没在释放介质中并保持,置于恒温振荡仪中开始进行动态透析,其温度设定为(37±0.5)℃,振荡频率为100 r/min,按规定的时间定时取样,每次取样5 mL,同时补加同体积同等温度的释放介质,测定所取样品的含量,代入相应的标准曲线中计算其累积释放率。

汉防己甲素-丹参酮II_A-PLGA微球在24 h内的总累积释放量仅为6.21%,17天内总累积释放率达到84.10%(其中,汉防己甲素在24 h内的累积释放量仅为6.44%,17天内的累积释放率达到了89.02%,而丹参酮II_A在24 h内的累积释放量为3.60%,17天内的累积释放率仅达到21.24%)。由于PLGA是一种高分子材料,是偏脂溶性的,而丹参酮II_A本身极不溶于水,据文献报道,丹参酮II_A在PBS或蒸馏水中的溶出度也比较低,基本溶出度在20%左右[10,11]。因此,可以总结出本研究制备出的汉防己甲素-丹参酮II_A-PLGA微球可明显降低突释,具有明显的缓释作用,可延长药效作用时间并减少给药次数。

对上述释放曲线进行以下几种模型拟合(表9-3),结果表明该制剂的体外释药过程符合Riger-Peppas模型。

表 9 - 3　汉防己甲素-丹参酮 II$_A$ - PLGA 微球释放曲线模型拟合结果

模　型	汉防己甲素		丹参酮 II$_A$	
	回归方程	R^2	回归方程	R^2
零级模型	$Q = 0.0025t + 0.0337$	0.9653	$Q = 0.0005t + 0.0216$	0.9560
一级模型	$\ln(1-Q) = -0.0062t + 0.0639$	0.9718	$\ln(1-Q) = -0.0062t - 0.0206$	0.9588
Higuch 模型	$Q = 0.0522t^{1/2} - 0.1152$	0.9683	$Q = 0.0114t^{1/2} - 0.0114$	0.9685
Weibull 模型	$\ln(\ln(1/(1-Q)))$	0.9584	$\ln(\ln(1/(1-Q)))$	0.9747
Riger - Peppas 模型	$0.9448\ln t - 5.1072$ $\ln Q = 0.8103\ln t - 9.5469$	0.9725	$0.9448\ln t - 5.1072$ $\ln Q = 0.5161\ln t - 9.3308$	0.9784

3. 讨论与结论　结合傅里叶变换红外光谱、差示扫描量热法及 X 射线衍射分析手段,证明汉防己甲素与丹参酮 II$_A$ 是以非结晶形式分散在高分子载体 PLGA 中。

汉防己甲素-丹参酮 II$_A$ - PLGA 微球的体外释放研究表明:SPG 膜乳化技术制备的汉防己甲素-丹参酮 II$_A$ - PLGA 微球具有一定的缓释作用,可明显降低突释,在 24 h 内的累积释放量仅为 6.21%,17 天内累积释放率达到 84.10%,其体外释药过程符合 Riger - Peppas 模型,可预期达到延长药效时间、减少给药次数的目的。

五、汉防己甲素-丹参酮 II$_A$ - PLGA 微球在大鼠体内的药代动力学及组织分布研究

本部分研究 SPG 膜乳化技术制备的汉防己甲素-丹参酮 II$_A$ - PLGA 微球,在大鼠体内的药代动力学及组织分布,采用 HPLC 测定汉防己甲素、丹参酮 II$_A$ 在大鼠体内的血药浓度。

1. 汉防己甲素-丹参酮 II$_A$ - PLGA 微球在大鼠体内的药代动力学实验　取体重 240~250 g 的雄性 SD 大鼠 12 只,随机分为 2 组,每组 6 只。给药前禁食 12 h,不禁水。第 1 组大鼠尾静脉注射对照药物溶液,第 2 组注射汉防己甲素-丹参酮 II$_A$ - PLGA 微球混悬液,其中汉防己甲素的给药剂量是 22 mg/kg,丹参酮 II$_A$ 的给药剂量是 2 mg/kg,分别于给药后的 0.083 h、0.25 h、0.5 h、0.75 h、1 h、2 h、4 h、8 h、10 h 时自大鼠的眼内眦静脉丛取血 500 μL,置加有肝素钠的离心管中,3500 r/min 离心 10 min,取上层血浆,置于-40℃超低温冰箱中保存,上述大鼠血浆经处理后,进样 20 μL,根据标准曲线计算样品中各自的浓度。绘制平均血药浓度曲线,计算并比较汉防己甲素和丹参酮 II$_A$ 原料药组与微球组在大鼠体内的药代动力学参数(表 9 - 4)。

对统计矩参数进行分析(表 9 - 4),发现两组的药代动力学参数无明显的差异,微球组的汉防己甲素、丹参酮 II$_A$ 的 AUC_{0-t} 值均小于原料药组的 AUC_{0-t} 值,此结论与程国华[12]的文献相似,可能是汉防己甲素及丹参酮 II$_A$ 被制成微球制剂并静脉入血后,药物可迅速

分布到组织中。微球组的汉防己甲素、丹参酮 II_A 在大鼠体内的 C_{max} 值均小于原料药组，提示汉防己甲素-丹参酮 II_A-PLGA 微球中药物的释放过程可能是缓释的，首先是 PLGA 载体表面的药物先释放入血，随后或者同时 PLGA 载体在大鼠体内降解融蚀，随即缓慢释放药物。

表9-4 汉防己甲素与丹参酮 II_A 原料药组和微球组在大鼠体内的药代动力学参数

药代动力学参数（单位）	汉防己甲素		丹参酮 II_A	
	原料药组	微球组	原料药组	微球组
AUC_{0-t} [（mg/L）·h]	14.219±0.288	13.307±0.428	1.792±0.061	1.429±0.120
$AUC_{0-\infty}$ [（mg/L）·h]	19.498±0.538	18.568±1.565	1.85±0.060	1.466±0.124
MRT_{0-t}（h）	1.181±0.022	1.237±0.025	0.323±0.021	0.208±0.032
$t_{1/2z}$（h）	2.834±0.260	2.764±0.491	0.479±0.225	0.259±0.21
V_d（L/kg）	4.609±0.319	4.696±0.457	0.737±0.313	0.511±0.420
C_{max}（mg/L）	36.708±2.577	33.822±2.076	14.102±1.183	11.954±1.105

注：MRT，平均滞留时间（mean residence time，MRT）。

$t_{1/2z}$，体内非房室模型终末段半衰期。

2. 汉防己甲素-丹参酮 II_A-PLGA 微球在大鼠体内的组织分布研究 本部分研究 SPG 膜乳化技术制备出的汉防己甲素-丹参酮 II_A-PLGA 微球，在大鼠体内的组织分布，采用 HPLC 测定汉防己甲素、丹参酮 II_A 在大鼠体内的组织分布浓度。

取体重 240~250 g 的雄性 SD 大鼠 72 只，随机分为 12 组，每组 6 只。给药前禁食 12 h，不禁水。前 6 组大鼠尾静脉注射对照药物溶液，后 6 组注射汉防己甲素-丹参酮 II_A-PLGA 微球混悬液，其中汉防己甲素的给药剂量是 22 mg/kg，丹参酮 II_A 的给药剂量是 2 mg/kg，在给药后的 0.25 h、1 h、2 h、8 h、24 h、48 h 时，处死大鼠，迅速剥离其心、肝、脾、肺、肾等组织，置于 -40℃超低温冰箱中保存，上述大鼠组织经处理后，进样 20 μL。数据处理结果见表9-5~表9-10。

表9-5 微球中汉防己甲素在各组织中的主要药代动力学参数（$\bar{x}\pm s$，$n=6$）

参数（单位）	心	肾	脾
AUC_{0-t} [（mg/L）·h]	435.954±36.338	1 042.653±106.679	1 828.723±129.188
$AUC_{0-\infty}$ [（mg/L）·h]	574.288±825.835	1 982.347±651.772	1 935.000±187.894
MRT_{0-t}（h）	21.637±0.974	17.523±0.733	16.696±0.457
$t_{1/2z}$（h）	42.423±25.365	55.294±29.295	28.831±21.179
V_d（L/kg）	1.535±0.407	0.836±0.214	0.325±0.152
C_{max}（mg/L）	105.912±32.579	111.759±17.814	244.066±21.992

表 9 - 6　汉防己甲素原料药在各组织中的主要药代动力学参数($\bar{x} \pm s$, $n=6$)

参数(单位)	心	肾	脾
$AUC_{0-t}[(mg/L) \cdot h]$	627.723±136.913	552.298±65.496	807.709±126.765
$AUC_{0-\infty}[(mg/L) \cdot h]$	948.072±217.667	912.253±326.062	901.010±216.78
$MRT_{0-t}(h)$	6.298±0.670	9.881±0.819	8.134±0.675
$t_{1/2z}(h)$	20.279±30.545	17.140±8.055	5.729±3.910
$V_d(L/kg)$	0.696±0.116	0.581±0.117	0.192±0.109
$C_{max}(mg/L)$	17.262±0.917	58.722±42.066	155.904±28.439

表 9 - 7　两组制剂中汉防己甲素在肺和肝中的主要药代动力学参数($\bar{x} \pm s$, $n=6$)

参数(单位)	微球中的汉防己甲素		汉防己甲素原料药	
	肺	肝	肺	肝
$AUC_{0-t}[(mg/L) \cdot h]$	20 337.968±1 712.854	1 028.226±34.531	4 512.230±395.198	838.420±43.684
$AUC_{0-\infty}[(mg/L) \cdot h]$	20 876.194±1 692.109	1 506.497±340.559	4 545.599±428.815	976.660±34.267
$MRT_{0-t}(h)$	11.172±0.330	17.475±1.741	3.677±0.256	6.556±39.520
$t_{1/2z}(h)$	9.014±0.905	26.789±18.459	2.227±1.031	6.856±0.604
$V_d(L/kg)$	0.014 5+0.003	0.527+0.233	0.015+0.006	0.102+0.009
$C_{max}(mg/L)$	1 965.611±1 987.679	85.315±29.299	1 821.312±165.04	264.106±27.043

表 9 - 8　微球中丹参酮 II_A 在各组织主要药代动力学参数($\bar{x} \pm s$, $n=6$)

参数(单位)	心	肾	脾
$AUC_{0-t}[(mg/L) \cdot h]$	4.605±1.325	4.945±0.413	25.576±3.999
$AUC_{0-\infty}[(mg/L) \cdot h]$	4.605±1.325	4.945±0.413	25.576±3.999
$MRT_{0-t}(h)$	10.237±0.346	0.280±0.005	0.249±0.023
$t_{1/2z}(h)$	—	—	—
$V_d(L/kg)$	—	—	—
$C_{max}(mg/L)$	1.034±0.564	8.791±0.744	9.174±1.535

表 9-9　丹参酮 II_A 原料药在各组织主要药代动力学参数（$\bar{x}\pm s$，$n=6$）

参数（单位）	心	肾	脾
$AUC_{0-t}[(mg/L)\cdot h]$	2.805±1.145	2.712±0.813	14.779±1.868
$AUC_{0-\infty}[(mg/L)\cdot h]$	2.805±1.145	2.712±0.813	14.779±1.868
$MRT_{0-t}(h)$	21.637±0.974	0.640±0.153	1.086±0.094
$t_{1/2z}(h)$	—	—	—
$V_d(L/kg)$	—	—	—
$C_{max}(mg/L)$	0.717±0.277	1.234±0.245	8.922±1.100

表 9-10　两组制剂中丹参酮 II_A 在肺脏及肝脏中的主要药代动力学参数（$\bar{x}\pm s$，$n=6$）

参数（单位）	微球中的丹参酮 II_A		丹参酮 II_A 原料药	
	肺	肝	肺	肝
$AUC_{0-t}[(mg/L)\cdot h]$	486.87±34.188	47.200±9.035	137.702±15.102	28.787±8.321
$AUC_{0-\infty}[(mg/L)\cdot h]$	615.913±41.35	47.202±9.033	151.554±8.47	28.787±8.321
$MRT_{0-t}(h)$	7.609±0.237	1.964±0.012	4.717±0.452	6.556±39.520
$t_{1/2z}(h)$	11.077±0.893	1.391±0.872	7.297±5.114	—
$V_d(L/kg)$	0.052±0.005	0.095±0.075	0.140±0.098	—
$C_{max}(mg/L)$	75.430±6.395	13.112±2.623	63.777±11.891	22.625±9.440

因丹参酮II_A的给药剂量小（2 mg/kg），随着时间的推移，其在除了肺的其他组织中分布较少，甚至检测不到，因此未附上微球组与原料药组中的丹参酮II_A在大鼠各组织中的分布情况。

结合两组中汉防己甲素、丹参酮II_A在大鼠体内各组织、不同时间的浓度变化的大量数据（本书略）及上述表格中的药代动力学参数，可以发现，微球组中的汉防己甲素及丹参酮II_A在肺中浓度降低的速度比原料药组中的慢，在相同的给药剂量下，微球组在大鼠肺部的汉防己甲素浓度比原料药组的浓度高，且有明显的缓释作用，在 0.25 h、1 h、2 h、8 h、24 h 时微球组的浓度分别是原料药组的 0.12 倍、1.56 倍、4.76 倍、8.48 倍、9.07 倍，且原料药组 24 h 后就已经检测不到汉防己甲素，而微球组 48 h 后仍能检测到汉防己甲素。同样，微球组大鼠肺部的丹参酮II_A浓度也比原料药组的浓度高，且有明显的缓释作用；在 0.25 h、1 h、2 h、8 h、24 h 时微球组的浓度分别是原料药组的 0.20 倍、3.16 倍、4.53 倍、6.08 倍、5.96 倍。此结果与程国华等[12-14]早期的文献报道相似。

因此，本研究制备的汉防己甲素-丹参酮II_A-PLGA 微球经尾静脉注射到大鼠体内后，与原料药组相比，具有明显的缓释作用，同时微球组能明显提高汉防己甲素及丹参酮II_A在大鼠肺部的浓度，表现出潜在的肺靶向作用。

第二节　经鼻脑靶向黄芩苷-栀子苷二元复合微球的 制备工艺及其性能评价

本节以黄芩苷-栀子苷中药药效组分组合为例,基于作者课题组开展的《黄芩苷、栀子苷二元复合微球的制备、表征及药物动力学研究》[15]资料,对采用溶剂挥发-喷雾干燥技术,开展经鼻脑靶向黄芩苷-栀子苷二元复合微球的制备工艺及其性能进行评价。

中国传统医学在治疗与脑相关的疾病上具有很明显的优势,但血脑屏障作为阻隔外源性物质入脑的最后一道防御系统,严重影响了药物疗效的发挥。本节内容参照、引用作者课题组的有关研究文献[15],针对中药经鼻脑靶向生物药剂学基本问题:多元药物分子、给药载体的微结构、理化性质及其经鼻腔给药后脑靶向转运通路,以黄连解毒汤中两个主要成分黄芩苷、栀子苷为模型药物,探讨二元复合微球的制备、表征、体内药代动力学及脑靶向行为,并推测其可能的入脑通路。

一、黄芩苷-栀子苷药物组合研究现状及脑靶向性研究

黄芩、栀子是传统中药经典复方中用于治疗脑部疾病的常用药物,如黄连解毒汤、安宫牛黄丸、清开灵注射液、醒脑静注射液等。黄芩和栀子均为清热药中的代表药,黄芩具有清热燥湿、泻火解毒等功效,主要成分为黄芩苷;栀子具有泻火除烦、清热利湿、凉血解毒等功效,其主要成分为栀子苷。现代药理学研究证实,黄芩苷和栀子苷均能对缺血性脑损伤具有一定的保护作用,而且两者合用的疗效比单独使用更好。黄芩苷和栀子苷的脑靶向制剂均有一定的研究,但是剂型单一,而且均只是单独研究了黄芩苷或是栀子苷,未见有人将两者复合制成脑靶向制剂。

1. 黄芩苷药理作用及脑靶向性研究进展　有文献报道,在基因组水平上黄芩苷可能通过多基因、多途径调节大鼠脑缺血基因表达谱而发挥药理作用[16],通过下调 Bax/Bcl - 2 的值,可能对脑缺血-再灌注损伤具有抗神经元凋亡保护的作用[17,18],通过抑制缺血性脑损伤大鼠脑组织 TNF - α 和 AQP - 4 的表达,减轻炎症反应和修复损伤的血脑屏障,对大鼠缺血性脑损伤有保护作用;研究还证实,黄芩苷具有多巴胺神经元保护作用,其中关键性蛋白 GFAP、GAPDH 和 Stipl 及 MAPK/ERK 信号通路起到重要的调节作用[19]。

目前有关黄芩苷的鼻腔给药脑靶向研究主要集中在黄芩苷磷脂复合物的制备及由磷脂复合物进一步制备成的鼻用原位凝胶和亚微乳,以上几种剂型经验证都具有一定的脑靶向性[20-23]。但至今仍未见黄芩苷更新型的脑靶向递药系统的出现。

2. 栀子苷药理作用及脑靶向制剂研究进展　研究表明,栀子苷对局灶性脑缺血大鼠脑组织基因表达具有调控作用[24],通过抑制缺氧诱导因子- 1α(hypoxia-inducible factor - 1α、HIF - 1α)和 HIF - 1 依赖性凋亡相关基因 RTP801 mRNA 的表达[25]、抑制神经细胞的 Bax 蛋白表达、增强 Bcl - 2 蛋白的表达[26],从而减少神经元凋亡;通过抑制脑内基质金属蛋白

酶-9的蛋白表达,降低血脑屏障通透性,减轻和改善脑缺血再灌注损伤后脑水肿[27];通过阻抑致炎因子 TNF-α 和 IL-1β 及血浆血管性血友病因子的表达,减轻血管内皮细胞损伤,阻抑脑缺血损伤级联反应[28]。

有关栀子苷鼻腔给药脑靶向的研究表明,冰片可提高栀子苷大鼠血脑屏障通透性[29];壳聚糖可作为栀子苷鼻腔给药吸收促进剂[30];有必要改变栀子苷脑靶向性剂型[31]。

3. 黄芩苷与栀子苷相互作用　有文献报道,黄芩苷、栀子苷配伍具有确切的脑缺血保护作用,其作用机制可能是通过降低脑缺血时炎症因子含量[32],同时黄芩苷、栀子苷对脑缺血损伤神经元也具有保护作用,推测原因可能是其能促进星形胶质细胞等产生碱性成纤维细胞生长因子(basic fibroblast growth factor, bFGF)[33],从而产生对神经元的保护作用。黄芩苷和栀子苷还具有保护线粒体活性的作用,这可能是黄芩苷和栀子苷抗神经细胞缺血再灌注损伤的最根本的内在原因[34]。有研究证明,黄芩苷与栀子苷配伍具有脑神经保护作用,其功效优于单一组分治疗组和阳性治疗组,并且对脑海马组织 Akt/PKB、CREB、P-CREB蛋白表达有影响,表明其脑保护的药效加和作用与 PI$_3$K-Akt-PKB-BAD-CREB-PCREB 信号道路有关[35]。黄芩苷和栀子苷共同作用能促进脑海马细胞存活信号通路中 KT/PKB、PCREB 的表达,一方面促进 BAD 磷酸化,另一方面也使 CREB 磷酸化增加,这些蛋白的表达增加将促进细胞的存活。

虽然药理研究已明确证实黄芩苷和栀子苷联合使用无论是在神经元保护上,还是在线粒体保护上都较单个成分更有效,但是目前有关黄芩苷和栀子苷脑靶向制剂的研究仍较多集中于其单个成分的考察、制备和使用上,这也暗示有关制备黄芩苷和栀子苷二元成分经鼻脑靶向制剂将是一个新的研究热点。近年来,经鼻给药系统及经鼻脑靶向制剂取得重要进展,有关详细内容将在本书第十一章论述。

中医药治疗脑源性疾病具有独特优势,其中黄连解毒汤及其提取物治疗脑源性疾病一直是国内外研究的热点。有研究表明,黄连解毒汤中主要指标性成分黄芩苷、栀子苷以灌胃、静脉注射等途径给药时在脑脊液或脑组织中都有不同程度的吸收,但含量较低;而其鼻腔给药时,各指标性成分的吸收情况有明显改善,其中又以复方给药优于各成分单独给药。故本研究选择黄芩苷、栀子苷为模型药物,制备二元复合微球,经鼻腔给药,以期能达到脑靶向的目的。

二、基于药物经鼻黏膜吸收特征的二元复合微球制备工艺设计

药物经鼻黏膜吸收时,因鼻黏膜表面覆盖着众多纤毛,其清除功能使得药物在鼻腔内的滞留时间仅为 15~30 min,使药物吸收不完全。因此,如何延长微球鼻腔滞留时间及提高释药速度是药物经鼻吸收的前提保证。而疏水性乙基纤维素可延长药物鼻腔滞留时间,并推测其原因是乙基纤维素结合了细胞内 Ca^{2+},减弱了纤毛摆动。黄芩苷具有清除自由基及抗氧化等作用,可用于缺血性脑血管疾病的治疗。目前有关黄芩苷经鼻脑靶向的研究多集中于制备磷脂复合物及原位凝胶[36-39],本研究以乙基纤维素为骨架材料,制备黄芩苷乙基纤维素微球。

溶剂挥发法是用于制备微球、微囊、纳米等新型制剂的常用方法,因其操作简单,易于控制,被广泛接受和采用。溶剂挥发法根据所使用的连续相和分散相的不同,可形成W/O型乳剂和O/W型乳剂,与此相对应的即油中干燥法和水中干燥法,其根本原理相同,都是使囊材溶于可挥发的溶剂中,药物溶解或分散于囊材溶液中,在不断搅拌下,通过逐渐升高温度,使溶解囊材的溶剂逐渐挥发,囊材逐渐析出硬化,将药物包裹于其中,形成微囊、微球或纳米粒。

再采用喷雾干燥法制备黄芩苷-栀子苷二元复合微球,其母粒子为黄芩苷乙基纤维素微球,外层包裹栀子苷,羧化壳聚糖。在以得粉率、栀子苷载药量、黄芩苷载药量3个指标的综合评价下,比较二流体法、三流体内外道流量比1∶1、三流体内外道流量比1∶3 3种工艺条件下的不同结果,结果显示,在此评价体系下,三流体内外道流量比1∶3的工艺条件优于其他两种方法。

本研究内容及技术路线如图9-6所示[15]。

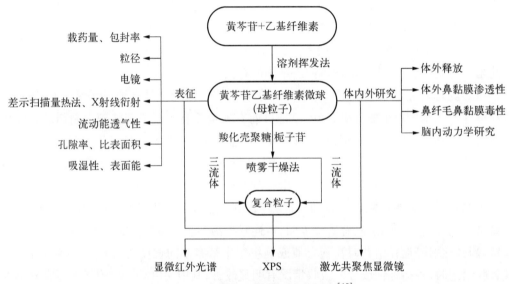

图9-6 本研究内容及技术路线图[15]

三、水中干燥法制备黄芩苷乙基纤维素微球

本研究分别使用了油中干燥法和水中干燥法制备黄芩苷乙基纤维素微球,并通过单因素考察,正交试验设计优化微球制备过程中的关键操作因素,各自优选出最佳的微球制备工艺,并利用最佳工艺连续制备3批微球样品,通过建立黄芩苷含量测定方法,利用HPLC测定各批次微球的载药量及包封率,利用冷场发射扫描电镜观察微球的微观粒子形貌及其表面构造。

所得微球按(式9-1)、(式9-2)计算载药量及包封率。

因为黄芩苷溶解度低、水溶性和脂溶性均较差,无论是油中干燥法中所采用的丙酮分散相,还是水中干燥法中所采用的二氯甲烷分散相,均未能将黄芩苷很好地溶解,故在制备过程中黄芩苷以混悬状态分散于囊材溶液。在油中干燥法制备黄芩苷乙基纤维素微球过程中,由于液体石蜡具有一定的黏度,在搅拌挥发溶剂过程中极易出现囊材呈片状析出,这直接影响到最终微球的圆整度、成球性及表面形貌。

因油中干燥法所制备的微球样品的载药量及包封率与水中干燥法所制备的微球样品无明显的差别,不具有显著性,且其微球样品成球性差,粒径不够均一,以及表面形貌呈片层状堆叠,圆整度不及水中干燥法,故最终综合各方面因素,选择采用水中干燥法制备黄芩苷乙基纤维素微球,为下一步二元复合微球奠定基础。

将分散相连续相体积比、囊材含量、芯材比、PVA 含量、搅拌速度 5 个因素作为影响因素进行考察,且每个因素平行设置 4 个水平,选用 $L_{16}(4^5)$ 正交试验表进行正交试验,对正交试验结果进行综合评分,评分 s = 载药量×0.6+包封率×0.4。确认黄芩苷乙基纤维素微球的最佳优化条件为分散相连续相体积比 1 : 5,囊材含量 4%,芯材比 1 : 1,PVA 含量 0.5%,搅拌速度 750 r/min。

其操作过程如下:精密称取一定量黄芩苷分散于一定体积的 CH_2Cl_2 中,功率为 650 W 细胞粉碎仪粉碎 1.5 min,另精密称取一定量乙基纤维素溶于等体积的 CH_2Cl_2 中,将黄芩苷 CH_2Cl_2 混悬液加入乙基纤维素 CH_2Cl_2 溶液中,搅拌混合均匀,作分散相。精密称取一定量的 PVA 1788 溶于一定体积的蒸馏水中,作连续相。在一定转速搅拌下将分散相逐滴加入连续相,形成初乳。初乳用高速分散机高速剪切乳化 15 s 后在室温下搅拌 3 h,挥发溶剂 CH_2Cl_2,30℃继续搅拌 1 h 确保挥尽溶剂 CH_2Cl_2。将所得混悬液置离心管中 2 000 r/min 离心 10 min 倾去上清液,沉淀用 pH 6.86 的 PBS 30 mL 洗涤 1 次后,同样 2 000 r/min 离心 10 min,收集上清液,蒸馏水继续重复洗涤 2 次,2 000 r/min 离心 10 min 后将所得沉淀用少量蒸馏水混悬,冻干,过 200 目分样筛即得最终微球。

四、黄芩苷乙基纤维素微球的表征

在上述工作的基础上,对由水中干燥法制备的黄芩苷乙基纤维素微球进行了电镜扫描、粒径分布测定、X 射线衍射分析、差示扫描量热分析等的微观表征,以及微球粉体流动能和透气性等的宏观表征,并对其在体外的释放性能和体外透鼻黏膜性能进行了考察,以期更全面地掌握黄芩苷乙基纤维素微球的特性,为后续的二元复合微球的制备提供依据。

1. 微球粒径分布测定　取最佳优化工艺条件下获得的黄芩苷乙基纤维素微球冻干粉,经 LS13320 激光衍射粒度分析仪测得粒径 d_{50} = 37.08 μm, d_{10} = 14.49 μm, d_{90} = 73.37 μm,粒径分布见图 9-7,由图可知该制备条件下获得的微球较好地满

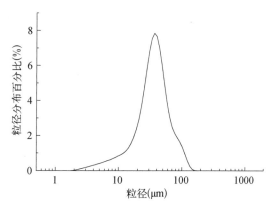

图 9-7　水中干燥法制备的黄芩苷乙基纤维素微球粒径分布[15]

足了鼻腔给药微球的粒径要求。

2. 球表面形貌的观察 将由水中干燥法制备的黄芩苷乙基纤维素微球铺在导电胶布上,在真空条件下喷金后用扫描电镜观察,具体见图 9－8。由电镜图可知,微球粒径较均一,表面因有黄芩苷晶体析出,故具有一定的粗糙度,而且溶剂挥发后留下的微孔清晰可见,此类微孔的存在,在一定程度上可以促进微球内药物的释放,易造成突释。

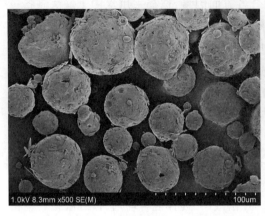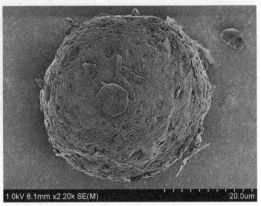

图 9－8 水中干燥法制备的微球扫描电镜图[15]

3. 微球 X 射线衍射测试 取适量黄芩苷乙基纤维素微球、黄芩苷原料药、乙基纤维素、黄芩苷原料药和乙基纤维素的物理混合物,利用 ARL X－TRA 型 X 射线衍射仪,在 Cu－κβ 射线、衍射角度(2θ)5°~80°、管压 40 kV、管流 100 mA 条件下对黄芩苷不同状态下晶体形态进行分析,具体结果见图 9－9。由图可知,因衍射曲线无明显锐利尖峰,故乙基纤维素为无定型物质;黄芩苷原料药衍射曲线有明显锐利的尖峰,故其为晶型物质;黄芩苷乙基纤维素微球较黄芩苷原料药和乙基纤维素的物理混合物结晶度降低,两者在黄芩苷原料药特征峰处均有出峰,但峰强度较黄芩苷原料药明显减弱,黄芩苷乙基纤维素微球的减弱更为明显,推测该现象可能是在制备过程中细胞粉碎使黄芩苷形成了较小粒度的微晶所致。

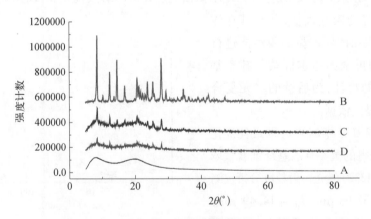

图 9－9 X 射线衍射图[15]

A. 乙基纤维素;B. 黄芩苷原料药;C. 黄芩苷原料药和乙基纤维素的物理混合物;D. 黄芩苷乙基纤维素微球

4. 微球差示扫描量热分析测试 取适量黄芩苷乙基纤维素微球、黄芩苷原料药、乙基纤维素、黄芩苷原料药和乙基纤维素的物理混合物,利用 NETZSCH STA 449F3 型热分析仪,在以氮气作为保护气、气流速度 60 mL/min、温度范围 30 ~ 600℃、升温速度 10℃/min 条件下进行差示扫描量热分析,具体结果见图 9-10。由差示扫描量热分析法分析结果可知,乙基纤维素有两个较宽的吸热峰;而黄芩苷原料药在 211.8℃ 处有一个非常明显的吸热峰,因 211.8℃ 为其熔点,溶解吸热;黄芩苷原料药和乙基纤维素的物理

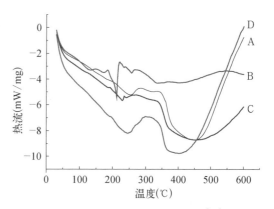

图 9-10 差示扫描量热分析图[15]

A. 乙基纤维素;B. 黄芩苷原料药;C. 黄芩苷原料药和乙基纤维素的物理混合物;D. 黄芩苷乙基纤维素微球

混合物同时保留了乙基纤维素和黄芩苷的吸热峰,而黄芩苷乙基纤维素微球的图谱显示,黄芩苷的熔点吸热峰和乙基纤维素前端吸热峰共同形成了一个较宽的吸热峰,表明黄芩苷是被包裹在乙基纤维素中,而不同于简单的物理混合物。

5. 微球流动能及透气性的测定 取适量黄芩苷乙基纤维素微球、黄芩苷原料药、乙基纤维素、黄芩苷原料药和乙基纤维素的物理混合物,利用 FT4 多功能粉末流动性测试仪,在逆时针下行模式下测定各样品的流动能;在对各样品施加 0 ~ 15 kPa 的正应力,并保持空气以 2 mm/s 的速度通过粉末时测定气压降值以表征各样品的透气性。特别流动能可以描述粉末在松散堆积状态下的流动性质,其数值的高低表明了粉末在低应力下的颗粒之间的摩擦和机械咬合,特别流动能值>5 时,表明粉末是极难流动的。乙基纤维素、黄芩苷原料药、黄芩苷原料药和乙基纤维素的物理混合物、黄芩苷乙基纤维素微球的特别流动能值分别为 4.75 mJ/g、6.82 mJ/g、5.38 mJ/g、3.57 mJ/g。特别流动能测定结果显示,黄芩苷原料药具有较高的特别流动能,推测因黄芩苷原料药的微观状态是片层状结晶体(图 9-11),微粒间的机械咬合较大导致特别流动能的升高,而黄芩苷被包合于乙基纤维素微球中后由于微球圆整度较高、流动性较好,故特别流动能值较低。

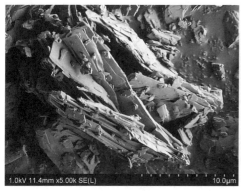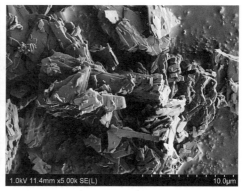

图 9-11 黄芩苷原料药的扫描电镜图[15]

透气性可用于表征粉末颗粒间的致密程度及孔隙尺度大小。对一般粉末加工而言,如压片、制粒等操作均需要粉末具有较好的透气性,以免在加工过程中产生粉尘,但在干粉吸入给药系统中,较差的透气性反而更有利于药物粉末的分散,易使患者产生集中爆发式吸入,从而提高干粉吸入剂的疗效。各样品在不同正应力下的气压降值见表9-11、图9-12。

表9-11　各样品在不同正应力下的气压降值[15]　　　　　　　（单位: mbar）

样　品	正应力（kPa）							
	1	2	4	6	8	10	12	15
乙基纤维素	0.077	0.082	0.088	0.092	0.094	0.092	0.098	0.10
黄芩苷原料药	0.55	0.74	1.1	1.4	1.6	1.7	1.9	2.1
黄芩苷原料药和乙基纤维素的物理混合物	0.29	0.40	0.54	0.63	0.71	0.77	0.82	0.88
黄芩苷乙基纤维素微球	0.16	0.17	0.19	0.19	0.20	0.21	0.22	0.22

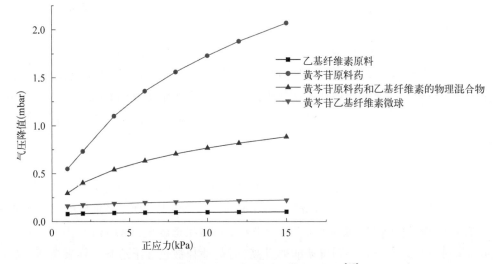

图9-12　各样品在不同正应力下的气压降值[15]

　　由图9-12可知,乙基纤维素的透气性最好,可能因为其颗粒较大,颗粒间的孔隙尺度较黄芩苷原料药大。通过测定各样品的特别流动能和透气性可知,将黄芩苷和乙基纤维素制备成微球既能降低黄芩苷原料药粉末间的机械咬合使其具有一定的流动性,又能降低乙基纤维素的透气性,使由其制备的黄芩苷乙基纤维素微球具有发展成为干粉吸入剂的潜力。

　　6. 微球体外释放性能研究　精密称取20 mg黄芩苷原料药、61 mg黄芩苷乙基纤维素微球（含黄芩苷约20 mg）,以5 mL人工鼻电解质溶液超声混悬后加入已经过处理的透析袋内,将透析袋两端夹紧,置于95 mL人工鼻电解质溶液中,于34℃、100 r/min振荡24 h,并于0 h、0.25 h、0.5 h、0.75 h、1 h、1.5 h、2 h、2.5 h、3 h、4 h、5 h、6 h、7 h、8.5 h、10 h、11.5 h、13 h、15 h、17 h、19 h、21 h、24 h时分别取样1 mL,同时补加1 mL新鲜的释放介质,将取得

的样品经 12 000 r/min 高速离心后,采用
HPLC 进行含量测定,计算累积释放量(Q),
并进行释放动力学模型拟合。微球体外释
放曲线见图 9‑13,微球释放动力学模型拟
合结果见表 9‑12。在人工鼻电解质溶液
中黄芩苷原料药 7 h 即释放接近 90%,而黄
芩苷乙基纤维素微球释放只达 75%,表明
微球具有一定的缓释作用。对释放曲线前
7 h 即上升段进行释放动力学模型拟合得
知,黄芩苷原料药释放符合一级模型($R^2 =$
0.990 4),黄芩苷乙基纤维素微球释放则符
合 Riger‑Peppas 模型($R^2 = 0.961 2$)。

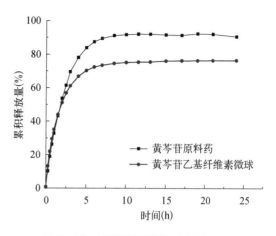

图 9‑13　黄芩苷原料药、黄芩苷乙基纤维素微球体外释放曲线[15]

表 9‑12　前 7 h 释放曲线模型拟合结果[15]

拟合模型	黄芩苷原料药	黄芩苷乙基纤维素微球
零级模型	$Q = 12.56t + 18.04$ $R^2 = 0.880 3$	$Q = 9.44t + 21.51$ $R^2 = 0.809 3$
一级模型	$\ln(100 - Q) = -0.33t + 4.53$ $R^2 = 0.990 4$	$\ln(100 - Q) = -0.189t + 4.39$ $R^2 = 0.917 1$
Higuchi 模型	$Q = 38.17t^{1/2} - 3.48$ $R^2 = 0.976 6$	$Q = 29.68t^{1/2} + 3.94$ $R^2 = 0.960 6$
Riger‑Peppas 模型	$\ln Q = 0.65\ln t + 3.42$ $R^2 = 0.973 8$	$\ln Q = 0.51\ln t + 3.47$ $R^2 = 0.961 2$

7. 微球离体透鼻黏膜渗透研究　采用 TP‑6 智能透皮扩散仪,扩散池有效扩散面积
0.785 cm²,接收池容积 7.5 mL。于接收池内加入磁力搅拌子和 7.5 mL 人工鼻电解质溶液。
将新鲜分离的兔鼻中隔黏膜固定在接收池和供给池之间,使黏膜面朝向供给池,在 34℃、
100 r/min 磁力搅拌下平衡 20 min 后,精密称取 1.6 mg 黄芩苷原料药和 5 mg 黄芩苷乙基纤维
素微球(含黄芩约 1.6 mg)分别用 1 mL 人工鼻电解质溶液超声混悬后加入供给池鼻黏膜
上。于加入后 0 min、15 min、30 min、45 min、60 min、90 min、120 min、150 min、180 min、240 min、
300 min、360 min、420 min、720 min 时各取样 100 μL,并补加等量新鲜同温的接受液到接收池。
将取得的样品经 12 000 r/min 高速离心后,进行 HPLC 含量测定,并按(式 9‑3)、(式 9‑4)、
(式 9‑5)计算单位面积累计渗透量(Q_n)、稳态流量(J_{ss})和药物表观渗透系数(P_{app})。

$$Q_n = \left(C_n V + V_0 \sum_{i=1}^{n-1} C_i \right) / A \qquad (式 9‑3)$$

$$J_{ss} = \frac{dQ}{dt} \cdot \frac{1}{A} \qquad (式 9‑4)$$

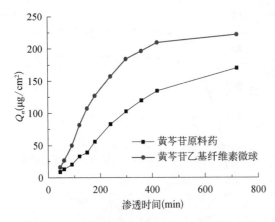

$Q_n(\mu g/cm^2)$
渗透时间(min)

—■— 黄芩苷原料药
—●— 黄芩苷乙基纤维素微球

图 9-14 黄芩苷原料药、黄芩苷乙基纤维素微球的鼻黏膜渗透曲线图[15]

$$P_{app} = J_{ss}/C_0 \qquad (式9-5)$$

式中,V 和 A 代表接收池容积、扩散池有效扩散面积,Q_n 代表渗透量,C 代表药液浓度,t 代表渗透时间。

以 Q_n 为纵坐标,以渗透时间(t)为横坐标作黄芩苷原料药和黄芩苷乙基纤维素微球的鼻黏膜渗透曲线图,具体见图 9-14。

离体兔鼻黏膜渗透实验中,黄芩苷原料药的 $J_{ss} = 0.335 \ \mu g/(cm^2 \cdot min)$,$P_{app} = 0.209 \times 10^{-3} \ cm/min$,在 7 h 时单位面积累积渗透量为 134.41 $\mu g/cm^2$,黄芩苷乙基纤维素微球的 $J_{ss} = 0.417 \ \mu g/(cm^2 \cdot min)$,$P_{app} = 0.294 \times 10^{-3} \ cm/min$,在 7 h 时单位面积累积渗透量为 209.52 $\mu g/cm^2$,约为黄芩苷原料药的 1.56 倍。

分析上述各实验结果:① X 射线衍射分析证实,黄芩苷是以结晶的状态包合于乙基纤维素囊材中的,表明制备过程未完全破坏黄芩苷的晶体结构;包合后的黄芩苷晶体特征峰强度明显降低,表明黄芩苷的结晶度较原料药减小,其原因可能是在使用细胞粉碎仪混匀囊材溶液和黄芩苷溶液时,部分黄芩苷被粉碎成纳米晶体而溶解。② 差示扫描量热法分析结果显示,黄芩苷乙基纤维素微球并非简单地将两种物质物理混合物,因只有药物充分地包合于囊材中时,才会出现药物和囊材的吸热峰产生合并融合的现象。而在物理混合物中,囊材和药物各自以独立的成分相互混合均匀,故可保留囊材和药物的相关特征吸热峰。③ 透气性和流动能测试结果显示,将黄芩苷制备成乙基纤维素微球后,其流动能比黄芩苷原料药低,即具有更好的流动性;同时,微球的透气性比乙基纤维素差,表明黄芩苷乙基纤维素微球具有一定的流动性,较易于填装和分装,同时透气性较差,具有制备成干粉吸入剂的潜力。④ 体外释放实验表明,微球显示出一定缓释作用,在释放前 2 h 微球的累积释放率与原料药基本一致,推测原因可能是微球表层的药物快速释放,以及溶剂挥发造成的微孔促使药物释放加快的结果。⑤ 体外鼻黏膜渗透性实验,以离体家兔鼻中隔黏膜为膜层,以鼻电解质溶液为释放介质,结果显示,黄芩苷原料药和微球均有一定的滞后时间,最终微球的单位面积累积渗透量是黄芩苷原料药的 1.56 倍,表明微球的透鼻黏膜能力较原料药强。

本节各项实验结果表明水中干燥法制备的黄芩苷乙基纤维素微球满足鼻腔给药的要求,可进一步用于二元复合微球的制备。

五、黄芩苷-栀子苷二元复合微球的制备

在前期工作的基础上,以黄芩苷乙基纤维素微球作为母粒子,使用喷雾干燥法制备黄芩苷-栀子苷的二元复合微球,并比较喷雾干燥工艺中二流体喷雾干燥法(图 9-15A)和

三流体喷雾干燥法(图9-15B)(采用 Buchi B-290 小型喷雾干燥仪,配有 46555 三流体喷嘴)对最终二元复合微球的影响。二流体喷雾干燥法为常用的喷雾干燥法,三流体喷雾干燥法是制备微球的新方法,指通过不同的进料口使囊材溶液要、芯材溶液分别进入喷雾干燥机,在喷嘴口处实现囊材对芯材的包合。

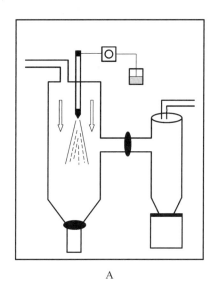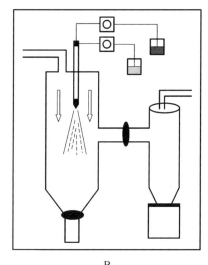

A   B

图9-15　喷雾干燥法中二流体喷雾干燥法(A)和三流体喷雾干燥法(B)[15]

A. 浅灰色方框表示二流体喷雾的物料溶液(即溶有羧化壳聚糖、栀子苷和黄芩苷乙基纤维
素微球的溶液);B. 深灰色方框表示羧化壳聚糖溶液,即外道溶液;浅灰色方框表示混合了栀
子苷和黄芩苷乙基纤维素微球的溶液,即内道溶液。箭头表示物料喷雾方向

通过三流体喷雾干燥法将一定量的栀子苷溶液混悬黄芩苷乙基纤维素微球母粒子,从三流体内道进入喷雾干燥过程,以鼻黏膜吸收促进剂羧化壳聚糖为囊材,从三流体外道进入喷雾干燥过程,两者在喷雾干燥喷嘴处进行复合,羧化壳聚糖包裹于乙基纤维素微球的外层。

在以得粉率、栀子苷载药量、黄芩苷载药量 3 个指标的综合评价下,二流体喷雾干燥法、三流体喷雾干燥法内外道流量比为 1∶1 时、三流体喷雾干燥法内外道流量比为 1∶3 时,3 种工艺条件下的不同结果如下。

1. 二流体喷雾干燥法制备二元复合微球

(1)料液的配制:精密称取 0.5 g 羧化壳聚糖并将其超声溶解于 50 mL 的水中后,再精密称取 0.13 g 的栀子苷溶于该溶液中,继续称取黄芩苷乙基纤维素微球 0.54 g 搅拌混悬于该溶液中待喷干。

(2)二流体喷雾干燥法实验设计及其结果:综合考虑喷雾干燥过程中的关键操作因素,选择雾化压力、进口温度、进料速度 3 个因素进行均匀设计,以得粉率、黄芩苷载药量、栀子苷载药量为指标综合对各次实验结果进行评分,评分 s = 栀子苷载药量×0.4+黄芩苷载药量×0.4+得粉率×0.2,各次实验综合评分结果表明,雾化压力 0.75 bar、进口温度 150℃、进料速度 10% 为最佳因素。

2. 三流体喷雾干燥法制备二元复合微球　为了使羧化壳聚糖能更好地包裹于母粒子的外层,在参照二流体工艺考察所得最佳操作因素基础上,从进料流速方面重点考察了三流体内外通道流量比为1∶1、1∶3两种情况对所得二元复合微球的影响。

（1）内外通道流量比为1∶1时

1）料液的配制:① 内道溶液,精密称取栀子苷原料药0.13 g溶于25 mL水中,精密称取黄芩苷乙基纤维素微球0.54 g搅拌混悬于该溶液中作为内道溶液;② 外道溶液,精密称取羧化壳聚糖0.5 g溶于25 mL水中作为外道溶液。

2）喷雾干燥操作条件:内道流量2 mL/min,外道流量2 mL/min,雾化压力0.75 bar,进口温度150℃。

（2）内外通道流量比为1∶3时

1）料液的配制:① 内道溶液,精密称取栀子苷原料药0.13 g溶于12.5 mL水中,精密称取黄芩苷乙基纤维素微球0.54 g搅拌混悬于该溶液中作为内道溶液;② 外道溶液,精密称取羧化壳聚糖0.5 g溶于37.5 mL水中作为外道溶液。

2）喷雾干燥操作条件:内道流量1 mL/min,外道流量3 mL/min,雾化压力0.75 bar,进口温度150℃。

（3）三流体喷雾干燥法实验结果:参照二流体喷雾干燥法所采用的评分方法,各次实验综合评分结果表明,由三流体内外道流量比为1∶3制备的黄芩苷-栀子苷二元复合微球从得粉率、栀子苷载药量、黄芩苷载药量等方面评价时优于其他两种工艺,但有待于更多的微观表征去进一步验证。

六、黄芩苷-栀子苷二元复合微球的表征及安全性评价

本部分将对黄芩苷-栀子苷二元复合微球采用扫描电镜观察微球形貌,激光共聚焦显微镜验证复合效果,测定粒径分布,并进行流动能和透气性的测定;同时将考察二元复合微球的体外释放,离体透鼻黏膜的能力;并在大鼠连续鼻腔给药一周后评价二元复合微球对大鼠鼻纤毛及鼻黏膜的毒性。

（一）二元复合微球的微观表征

1. 二元复合微球表面形貌的观察　将3种工艺制备出的二元复合微球铺在导电胶布上,使其均匀摊开,喷金后用冷场发射扫描电镜观察。经扫描电镜观察,具体见图9-16~图9-19。由图可知,3种工艺制备的微球与母粒子扫描电镜图比较,表面均不同程度地变光滑,表明羧化壳聚糖不同程度地包裹在了母粒子微球的表面,同时经过喷雾干燥制备后出现较多小粒径微球,推测可能是由未能成功包裹在母粒子上的囊材羧化壳聚糖所形成。

2. 激光共聚焦显微镜　因母粒子自显绿色荧光,再以荧光素罗丹明B标记羧化壳聚糖溶液,于激光共聚焦显微镜下观察,验证三流体内外道流量比为1∶3条件下羧化壳聚糖是否成功包裹于母粒子表面,结果见图9-20,由图可知,羧化壳聚糖成功包裹于母粒子周围,从而解释了母粒子经喷干复合后表面变得光滑的现象。

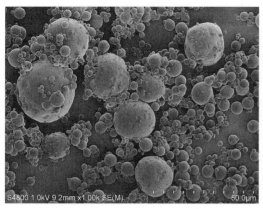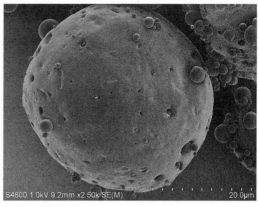

图 9‑16　二流体喷雾干燥法制备的二元复合微球扫描电镜图[15]

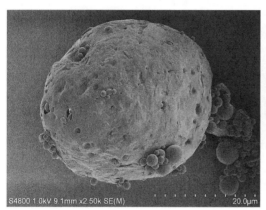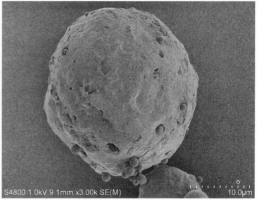

图 9‑17　三流体喷雾干燥内外道流量比为 1∶1 时制备的二元复合微球扫描电镜图[15]

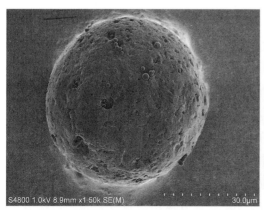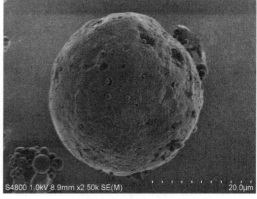

图 9‑18　三流体喷雾干燥内外道流量比为 1∶3 时制备的二元复合微球扫描电镜图[15]

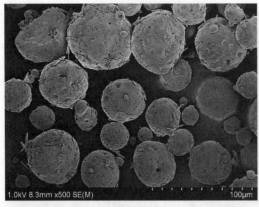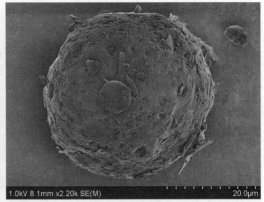

图 9 - 19　黄芩苷乙基纤维素微球扫描电镜图[15]

图 9 - 20
彩图

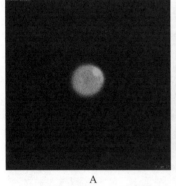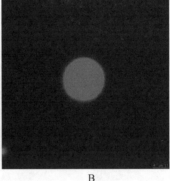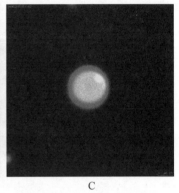

| A | B | C |

图 9 - 20　激光共聚焦显微镜图[15]

A. 母粒子；B. 红色荧光激发波长下二元复合微球；C. 红、绿双色荧光激发波长下二元复合微球

3. 二元复合微球粒径分布的测定　取适量二元复合微球,利用 LS13320 激光衍射粒度分析仪 Tornado Dry Powder System 测定微球干法粒径。微球经 LS13320 激光衍射粒度分析仪干法测得粒径,具体粒径分布,见图 9 - 21~图 9 - 23。二流体喷雾干燥法制备的二元复合微球 d_{50} = 20.35 μm, d_{10} = 2.553 μm, d_{90} = 51.88 μm;三流体喷雾干燥法内外道流量比为 1：1 时制备的二元复合微球 d_{50} = 11.39 μm, d_{10} = 1.997 μm, d_{90} = 51.34 μm;三流体喷雾干燥法内外道流量比为 1：3 时制备的二元复合微球 d_{50} = 17.03 μm, d_{10} = 2.189 μm, d_{90} = 56.38 μm;由粒径分布图可知,与黄芩苷乙基纤维素微球母粒子比较,3 种工艺制备的二元复合微球均在小粒径处有一个粒径分布峰值,这一现象与扫描电镜观察到的喷雾干燥制备后出现较多小粒径微球一致。小粒径微球的出现,导致整体粒径分布均值偏小,但是从后一个大粒径分布值可知,其粒径与母粒子粒径分布无明显差别。因三流体喷雾干燥法内外道流量比为 1：1 时制备的二元复合微球均值粒径较其他两种方法制备的微球差别稍大,故后续的三流体表征中优先以三流体喷雾干燥法内外道流量比为 1：3 时制备的二元复合微球为主。

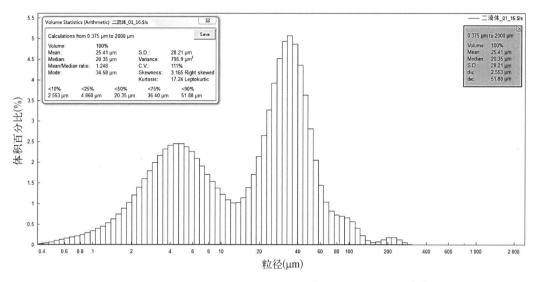

图9‑21 二流体喷雾干燥法制备的二元复合微球粒径分布[15]

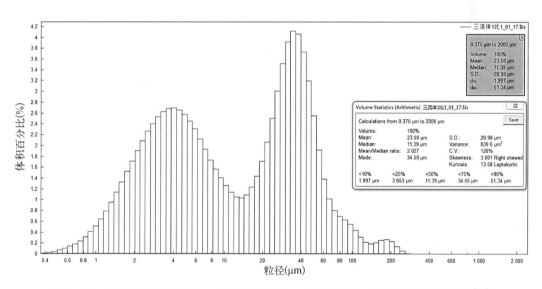

图9‑22 三流体喷雾干燥法内外道流量比为1∶1时制备的二元复合微球粒径分布[15]

黄芩苷乙基纤维素微球母粒子经喷雾干燥进行二元复合后平均粒径减小,推测原因可能为喷雾干燥过程中形成了较多小粒径微球,从而使样品的整体粒径降低,另一个原因可能为在喷干过程中大粒径的黄芩苷乙基纤维素微球母粒子由于自身重力较大未能到达样品收集瓶而沉降在喷雾干燥筒的底端,针对小粒径的微球的去除有待进一步使用更精密的筛分仪器。

(二)微球的宏观表征——微球流动能及透气性的测定

取适量二流体喷雾干燥法制的二元复合微球和三流体喷雾干燥法内外道流量比为1∶3时制备的二元复合微球,利用FT4多功能粉末流动性测试仪,测定各样品的流动能和

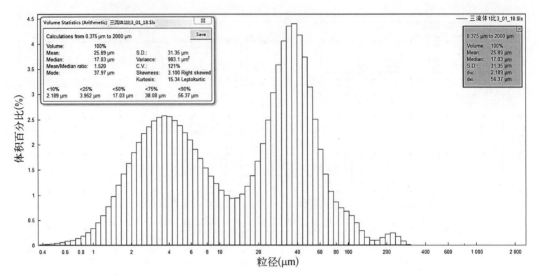

图 9-23　三流体喷雾干燥法内外道流量比为 1∶3 时制备的二元复合微球粒径分布[15]

各样品的透气性。经测定,二流体喷雾干燥法和三流体喷雾干燥法制备的微球的特别流动能分别为 5.13 mJ/g、5.93 mJ/g。两个样品在不同正应力下的气压降值见表 9-13、图 9-24,由表和图可知,三流体喷雾干燥法制备的二元复合微球的气压降值明显大于二流体喷雾干燥法的样品,由前文的分析可知三流体喷雾干燥法制备的样品更具制备干粉吸入剂的潜力,故后续的表征将优先以三流体喷雾干燥法内外道流量比为 1∶3 时制备的二元复合微球进行。

表 9-13　两个样品在不同正应力下的气压降值[15]　（单位: mbar）

组　别	正应力(kPa)							
	1	2	4	6	8	10	12	15
二流体喷雾干燥法制备的二元复合微球	1.23	4.98	12.4	17.5	21.3	24.3	26.5	29.4
三流体喷雾干燥法制备的二元复合微球	2.84	5.44	16.1	25.3	33.2	39.3	44.1	51.1

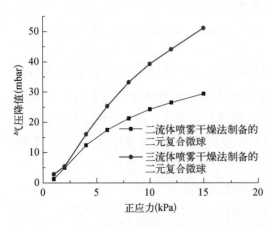

图 9-24　两个样品在不同正应力下的气压降值[15]

（三）微球的体外释放及透鼻黏膜研究

1. 体外释放　精密称取 20 mg 黄芩苷原料药,16 mg 栀子苷原料药,155 mg 黄芩苷-栀子苷二元复合微球(含黄芩苷约 20 mg,栀子苷约 16 mg),后续步骤同本节"四、黄芩苷乙基纤维素微球的表征"中"6. 微球体外释放性能研究"项下操作,将取得的样品经 12 000 r/min 高速离心后,采用 HPLC 进行含量测定,分别计算黄芩苷和栀子苷的累积释放量(Q),并进行释放动力学模型拟合。由图 9-25 可知,在人工鼻电解质溶液中黄芩苷、栀子苷原料药 6 h 即释放 85% 以上,表明透析袋对药物无明显阻滞效应;二元复合微球中栀子苷释放较快,与原料药相近,而黄芩苷释放较慢,6 h 释放只达 75%,与黄芩苷乙基纤维素母粒释放速度相近。对释放曲线前 6 h 即上升段进行模型拟合,黄芩苷原料药和栀子苷原料药释放均符合一级模型,相关系数 R^2 分别为 0.982 9 和 0.959 0;二元复合微球中黄芩苷和栀子苷释放同样均符合一级模型,相关系数 R^2 分别为 0.996 2 和 0.993 5,模型拟合结果见表 9 - 14、表 9 - 15。

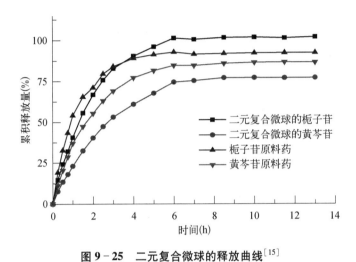

图 9 - 25　二元复合微球的释放曲线[15]

表 9 - 14　黄芩苷、栀子苷原料药释放动力学模型拟合结果[15]

模　型	黄芩苷原料药	栀子苷原料药
零级模型	$Q = 13.65t + 17.87$ $R^2 = 0.871\ 8$	$Q = 13.66t + 30.12$ $R^2 = 0.759\ 0$
一级模型	$\ln(100 - Q) = -0.32t + 4.49$ $R^2 = 0.982\ 9$	$\ln(100 - Q) = -0.45t + 4.35$ $R^2 = 0.959\ 0$
Higuchi 模型	$Q = 38.42t^{1/2} + 2.29$ $R^2 = 0.979\ 1$	$Q = 40.35t^{1/2} + 7.45$ $R^2 = 0.938\ 7$
Riger - Peppas 模型	$\ln Q = 1.26\ln t + 3.49$ $R^2 = 0.968\ 6$	$\ln Q = 0.48\ln t + 3.85$ $R^2 = 0.937\ 3$

表 9 - 15　二元复合微球中黄芩苷、栀子苷释放动力学模型拟合结果[15]

模　型	黄芩苷	栀子苷
零级模型	$Q = 12.25t + 9.53$ $R^2 = 0.944\ 3$	$Q = 19.03t + 17.20$ $R^2 = 0.897\ 8$
一级模型	$\ln(100 - Q) = -0.22t + 4.56$ $R^2 = 0.996\ 2$	$\ln(100 - Q) = -0.62t + 4.68$ $R^2 = 0.993\ 5$

续 表

模 型	黄芩苷	栀子苷
Higuchi 模型	$Q=33.24t^{1/2}+6.94$ $R^2=0.979\,1$	$Q=47.91t^{1/2}-5.10$ $R^2=0.981\,4$
Riger-Peppas 模型	$\ln Q=0.73\ln t+3.12$ $R^2=0.992\,0$	$\ln Q=1.30\ln t+3.66$ $R^2=0.984\,3$

  2. 体外透鼻黏膜研究 分别精密称取 2 mg 黄芩苷原料药、1.6 mg 栀子苷原料药和 15 mg 黄芩苷-栀子苷二元复合微球(含黄芩苷约 2 mg,含栀子苷约 1.6 mg),后续步骤同本节"四、黄芩苷乙基纤维素微球的表征"中"7. 微球离体透鼻黏膜渗透研究"项下操作。将取得的样品经 12 000 r/min 高速离心后,采用 HPLC 进行含量测定,并按前述(式 9-3)、(式 9-4)、(式 9-5)计算单位面积累计渗透量(Q_n)、稳态流量(J_{ss})和药物表观渗透系数(P_{app})。在离体兔鼻黏膜渗透实验中,黄芩苷原料药的 $J_{ss}=0.357\ \mu g/(cm^2\cdot min)$,$P_{app}=1.3\times10^{-3}\,cm/min$,在 7 h 时单位面积累积渗透量为 110.01 $\mu g/cm^2$;栀子苷原料药的 $J_{ss}=0.681\ \mu g/(cm^2\cdot min)$,$P_{app}=2.57\times10^{-3}\,cm/min$,在 7 h 时 Q_n 为 213.39 $\mu g/cm^2$;二元复合微球中黄芩苷的 $J_{ss}=0.769\ \mu g/(cm^2\cdot min)$,$P_{app}=3.17\times10^{-3}\,cm/min$,在 7 h 时 Q_n 为 225.83 $\mu g/cm^2$,是黄芩苷原料药的 2.05 倍,二元复合微球中栀子苷的 $J_{ss}=1.39\ \mu g/(cm^2\cdot min)$,$P_{app}=5.73\times10^{-3}\,cm/min$,在 7 h 时单位面积 Q_n 为 435.70 $\mu g/cm^2$,是栀子苷原料药的 2.04 倍(图 9-26)。

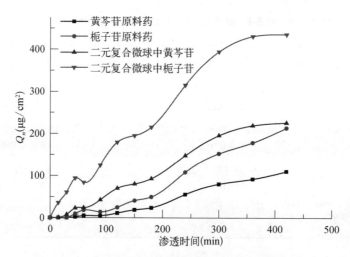

图 9-26 各样品离体兔鼻黏膜单位面积累积渗透量[15]

  (四)微球的安全性评价

  1. 大鼠鼻纤毛毒性研究 健康雄性大鼠 12 只,随机分为 4 组,每组 3 只。分别给予生理盐水、1% 去氧胆酸钠生理盐水溶液、自制黄芩苷-栀子苷鼻电解质溶液(黄芩苷 8.57 mg/mL,栀子苷 7.35 mg/mL)60 μL,左右鼻腔各 30 μL,三流体喷雾干燥法制备的二元复合微球 4 mg,左右鼻腔各 2 mg。每天给药 1 次,连续给药 7 天后处死,快速分离鼻中隔黏膜,用生理盐水冲洗去血块,立即放入 2.5%的冷戊二醛溶液中,固定 24 h 后,用 0.1 mol/L pH 7.2 PBS 洗 3 次,每次 10 min,1%四氧化锇(OsO_4)固定,0.1 mol/L pH 7.2 PBS 洗 3 次,每次 5 min,依次用 30%乙醇、50%乙醇、70%乙醇、90%乙醇、100%乙醇进行脱水,乙酸正戊酯置换,CO_2 临界点干燥仪干燥后溅射喷金 60 s,扫描电镜观察各样品鼻纤毛是否完好。鼻纤毛毒性考察结果显示,1%去氧胆酸钠生理盐水溶液组大鼠鼻纤毛受损严重,纤毛大量脱落,裸露出鼻黏膜基底细胞;生理盐水组大鼠鼻纤毛完整,致密有序,未见损伤;自制黄芩苷-栀子苷鼻电解质溶液组和二元复合微球组可见小部分区域内纤毛空缺,但大部分区域纤毛饱满致密,与生理盐水组无明显差别,故实验结果表明,自制黄芩苷-栀子苷鼻电解质溶液和二元复合微球对鼻纤毛基本上无毒性,可连续使用。

2. 大鼠鼻黏膜病理切片　动物分组及给药方式同上述"1. 大鼠鼻纤毛毒性研究"项,大鼠处死后,快速分离鼻中隔黏膜,用生理盐水冲洗去血块,立即放入 10%的福尔马林溶液中,固定,用梯度浓度乙醇脱水,置于二甲苯透明化,浸蜡包埋,置切片机上切片,切片厚度为 4~5 μm,60℃恒温箱烤片 2 h,二甲苯处理 3 次,时间依次为 6 min、5 min、5 min,无水乙醇置换 2 次,每次 2 min,依次用 95%乙醇、80%乙醇、70%乙醇处理 1 min,自来水冲洗 3 次,将水控净,苏木精染色 3 min,自来水冲洗 3 次,1%盐酸乙醇分化 5 s,自来水冲洗 3 次,0.5%氨水返蓝 30 s,自来水冲洗 3 次,1%伊红染色 2 min,自来水冲洗 3 次,梯度浓度的乙醇脱水,二甲苯置换,中性树胶封片。以血管充血、滑膜肿胀、炎细胞浸润、组织坏死等病理变化为检查指标,观察各样品的黏膜损伤情况并根据病变程度进行评分。结果表明,1%去氧胆酸钠生理盐水溶液组鼻黏膜上皮中度变性坏死(++),黏膜下血管重度充血(+++),并可见少量炎细胞浸润(+),综合评分为 6 分,生理盐水组、自制黄芩苷-栀子苷鼻电解质溶液组、二元复合微球组可见鼻黏膜面被覆假复层柱状纤毛上皮,细胞无变性、坏死,黏膜下层无炎细胞浸润,黏膜下透明软骨清晰可见,各项指标均为正常,综合评分均为 0 分。故鼻黏膜毒性实验结果同样说明自制黄芩苷-栀子苷鼻电解质溶液和二元复合微球不仅对鼻纤毛无毒性,对鼻黏膜也无毒性,可连续给药。

七、黄芩苷-栀子苷二元复合微球大鼠体内药代动力学及脑靶向性行为

1. 生物样品的处理方法　血浆、脑脊液及脑组织样品处理如下。

分别精密吸取 100 μL 血浆及脑脊液样品置干净的离心管中,精确加入 400 μL 乙腈沉淀蛋白,涡旋 2 min,10 000 r/min 离心 5 min 后取上清液,35℃下离心浓缩 150 min 挥干溶剂,继续加入 100 μL 甲醇涡旋 2 min,复溶,10 000 r/min 离心 10 min 后取上清液进样。

将各脑组织精密称重后,按质量体积比 1∶15 精确加入一定量的生理盐水,置组织匀浆机下 10 000 r/min 匀浆 1 min。精确吸取 100 μL 脑组织样品匀浆液置干净的离心管中,后续处理法同上。

2. 生物样品分析方法的构建　色谱条件与质谱条件如下,其他方法学研究内容(略)。

色谱条件:色谱柱为 Purospher RP-18(4.6 mm×250 mm),流动相为乙腈∶0.1%甲酸水(80∶20),流速 1 mL/min,柱温 40℃,进样量 2 μL。

质谱条件：电喷雾电离源，离子喷射电压 4 500 V，气帘气体、雾化气、碰撞气均为氮气，气帘气 14 psi，雾化气 80 psi，辅助加热气 40 psi，源内温度 500℃，入口电压 10 V，碰撞出口电压 10 V，去簇电压 80 V，碰撞能量 22 V。检测方式为正离子检测，扫描方式为选择性多反应监测。用于定量分析的离子对（m/z）：447.0/271.3（黄芩苷），406.1/209.0（栀子苷）。

3. 给药及样品采集 108 只健康雄性大鼠，随机分为 9 组，每组 12 只，给药前均禁食 12 h 以上，可自由饮水。

（1）鼻腔溶液给药：第 1、2、3 组单鼻腔给予黄芩苷-栀子苷鼻电解质溶液（黄芩苷 8.57 mg/mL，栀子苷 7.35 mg/mL）0.15 mL/kg。

（2）尾静脉注射：第 4、5、6 组分别尾静脉给予黄芩苷-栀子苷 PBS（黄芩苷 0.511 mg/mL，栀子苷 0.446 mg/mL）2.5 mL/kg。

（3）鼻腔干粉给药：第 7、8、9 组采用 DP－4 干粉给药器装载 3～5 mg 三流体喷雾干燥法制备的黄芩苷-栀子苷二元复合微球粉末，给药前后计算差重确定给药剂量。给药前，大鼠经乙醚吸入后轻度麻醉状态下，于仰卧位给药，给药器伸入大鼠鼻腔 2 mm 左右深度，给药时快速连续抽打给药器，单鼻腔给予 10 mg/kg 粉末。

各组给药完成后均分别在 5 min、15 min、30 min、45 min、1 h、1.5 h、2 h、3 h、4 h、5 h、6 h、7 h 时腹腔注射 4 mL/kg 的 10%水合氯醛麻醉一只大鼠，于枕骨大孔处抽取 100 μL 脑脊液，并眼眶取血 0.5 mL 后处死，在冰上迅速取出大鼠脑组织，用生理盐水冲洗去血块，滤纸吸干后，立即分离嗅球、梨状叶、皮层、纹状体、海马、丘脑、中脑、小脑、脑桥、延脑 10 个部分分别装入 5 mL 已称重的离心管中，脑脊液及血液均经 5 000 r/min 离心 10 min 后取上清液置干净离心管中，以上样品均-80℃冷冻备用。

4. 药代动力学实验结果

1）不同给药途径血浆中栀子苷和黄芩苷药代动力学结果：不同给药途径血浆中栀子苷和黄芩苷药时曲线结果见图 9－27、图 9－28，药代动力学参数见表 9－16、表 9－17。

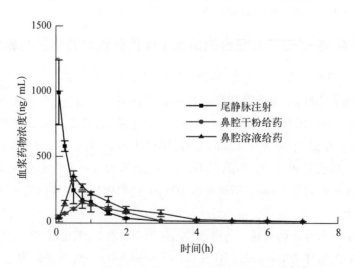

图 9－27 不同给药途径血浆中栀子苷药时曲线[15]

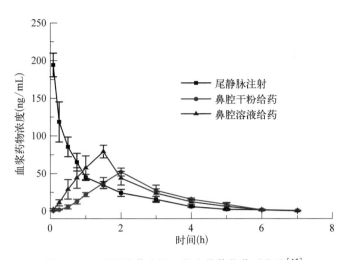

图 9-28　不同给药途径血浆中黄芩苷药时曲线[15]

表 9-16　不同给药途径的血浆中栀子苷药代动力学参数($\bar{x}\pm s$, $n=3$)[15]

参　数	单　位	尾静脉注射	鼻腔干粉给药	鼻腔溶液给药
			1.092 mg/kg	
AUC_{0-t}	（mg/L）·h	538.930±193.14	241.067±19.47	536.634±84.81
MRT_{0-t}	h	0.596±0.01	1.351±0.06	1.593±0.10
$t_{1/2z}$	h	2.968±2.51	1.519±0.34	2.122±0.71
T_{max}	h	0.083±0.00	0.750±0.00	0.500±0.00
C_{max}	μg/mL	1 025.458±340.39	143.473±5.94	337.688±42.86

表 9-17　不同给药途径的血浆中黄芩苷药代动力学参数($\bar{x}\pm s$, $n=3$)[15]

参　数	单　位	尾静脉注射	鼻腔干粉给药	鼻腔溶液给药
			1.284 mg/kg	
AUC_{0-t}	（mg/L）·h	168.451±5.79	121.200±0.23	144.583±43.67
MRT_{0-t}	h	1.229±0.12	2.590±0.12	1.948±0.09
$t_{1/2z}$	h	1.098±0.07	0.641±0.16	0.357±0.15
T_{max}	h	0.083±0.00	2.000±0.00	1.500±0.00
C_{max}	μg/mL	185.243±3.89	49.232±3.77	79.570±11.81

2）栀子苷和黄芩苷在脑脊液及各脑组织药代动力学结果

（1）不同给药途径脑脊液中栀子苷药代动力学结果：脑脊液样品中未检测出黄芩苷

成分,栀子苷在脑脊液中的动力学研究及相关参数(表9-18)。

表9-18 不同给药途径的脑脊液中栀子苷药代动力学参数($\bar{x}\pm s$, $n=3$) [15]

参　　数	单　位	尾静脉注射	鼻腔干粉给药	鼻腔溶液给药
			1.092 mg/kg	
AUC_{0-t}	(mg/L)·h	61.982±1.53	81.723±2.66	40.824±12.61
MRT_{0-t}	h	2.517±0.02	1.832±0.26	2.357±0.54
$t_{1/2z}$	h	1.782±0.33	1.992±1.77	1.495±0.56
T_{max}	h	0.500±0.00	0.750±0.00	0.500±0.00
C_{max}	μg/mL	53.333±10.11	85.388±11.32	19.552±2.39

（2）不同给药途径嗅球中栀子苷和黄芩苷药动力学结果:见表9-19、表9-20。

表9-19 不同给药途径嗅球中栀子苷药代动力学参数($\bar{x}\pm s$, $n=3$) [15]

参　　数	单　位	尾静脉注射	鼻腔干粉给药	鼻腔溶液给药
			1.092 mg/kg	
AUC_{0-t}	(mg/L)·h	1 179.970±69.90	1 528.945±115.62	1 601.220±366.74
MRT_{0-t}	h	3.152±0.01	2.926±0.12	2.971±0.26
$t_{1/2z}$	h	11.196±2.83	135.471±14.90	14.546±14.68
T_{max}	h	0.083±0.00	7.982±5.51	0.083±0.00
C_{max}	μg/mL	312.772±34.59	560.079±227.27	778.353±699.00

表9-20 不同给药途径嗅球中黄芩苷药代动力学参数($\bar{x}\pm s$, $n=3$) [15]

参　　数	单　位	尾静脉注射	鼻腔干粉给药	鼻腔溶液给药
			1.284 mg/kg	
AUC_{0-t}	(mg/L)·h	5 098.908±333.99	7 739.105±1 428.82	9 322.167±1 621.55
MRT_{0-t}	h	3.176±0.08	3.316±0.03	2.843±0.05
$t_{1/2z}$	h	35.755±31.09	6.051±5.67	10.683±6.63
T_{max}	h	0.083±0.00	0.750±0.00	0.083±0.00
C_{max}	μg/mL	53.333±10.11	85.388±11.32	19.552±2.39

（3）不同给药途径梨状叶中栀子苷和黄芩苷药代动力学结果：见表9-21、表9-22。

表9-21 不同给药途径梨状叶中栀子苷药代动力学参数（$\bar{x}\pm s$，$n=3$）[15]

参 数	单 位	尾静脉注射	鼻腔干粉给药	鼻腔溶液给药
			1.092 mg/kg	
AUC_{0-t}	（mg/L）·h	287.443±42.46	229.442±17.58	648.364±275.14
MRT_{0-t}	h	2.099±0.04	2.108±0.07	2.910±0.04
$t_{1/2z}$	h	0.765±0.27	0.956±0.26	1.321±0.65
T_{max}	h	0.25±0.00	0.500±0.00	2.000±0.00
C_{max}	μg/mL	112.173±44.68	138.009±4.07	224.059±84.43

表9-22 不同给药途径的梨状叶中黄芩苷药代动力学参数（$\bar{x}\pm s$，$n=3$）[15]

参 数	单 位	尾静脉注射	鼻腔干粉给药	鼻腔溶液给药
			1.284 mg/kg	
AUC_{0-t}	（mg/L）·h	855.912±131.63	7 865.431±2 326.95	6 879.157±4 319.18
MRT_{0-t}	h	1.507±0.42	3.642±0.02	2.125±0.19
$t_{1/2z}$	h	0.690±0.40	1.054±0.33	3.003±0.60
T_{max}	h	0.250±0.00	4.000±0.00	0.750±0.00
C_{max}	μg/mL	616.651±340.70	2 808.238±1 110.25	3 730.700±898.49

（4）不同给药途径皮层中栀子苷和黄芩苷药代动力学结果：见表9-23、表9-24。

表9-23 不同给药途径皮层中栀子苷药代动力学参数（$\bar{x}\pm s$，$n=3$）[15]

参 数	单 位	尾静脉注射	鼻腔干粉给药	鼻腔溶液给药
			1.092 mg/kg	
AUC_{0-t}	（mg/L）·h	109.105±35.23	151.333±104.79	141.355±43.66
MRT_{0-t}	h	1.839±0.11	2.265±0.03	2.265±0.22
$t_{1/2z}$	h	1.105±0.19	2.079±0.49	1.155±0.01
T_{max}	h	0.250±0.00	1.250±1.06	2.000±0.00
C_{max}	μg/mL	56.579±28.75	63.897±54.26	75.358±24.30

表 9‑24 不同给药途径的皮层中黄芩苷药代动力学参数($\bar{x}\pm s$, $n=3$) [15]

参 数	单 位	尾静脉注射	鼻腔干粉给药	鼻腔溶液给药
			1.284 mg/kg	
AUC_{0-t}	(mg/L)·h	1 652.375±19.35	8 109.722±2 037.97	6 945.845±2 673.58
MRT_{0-t}	h	2.539±0.16	3.146±0.08	2.588±0.09
$t_{1/2z}$	h	8.382±4.76	0.798±0.19	1.342±0.78
T_{max}	h	0.250±0.00	0.750±0.00	2.000±0.00
C_{max}	μg/mL	712.764±52.15	5 007.423±1 709.27	2 414.723±1 013.07

（5）不同给药途径纹状体中栀子苷和黄芩苷药代动力学结果：见表 9‑25、表 9‑26。

表 9‑25 不同给药途径的纹状体中栀子苷药代动力学参数($\bar{x}\pm s$, $n=3$) [15]

参 数	单 位	尾静脉注射	鼻腔干粉给药	鼻腔溶液给药
			1.092 mg/kg	
AUC_{0-t}	(mg/L)·h	744.412±192.92	330.437±45.50	732.515±22.58
MRT_{0-t}	h	3.035±0.03	2.640±0.16	3.176±0.02
$t_{1/2z}$	h	27.880±5.36	1.838±0.27	5.253±1.96
T_{max}	h	0.250±0.00	0.500±0.00	2.000±0.00
C_{max}	μg/mL	172.824±48.76	139.313±11.98	161.759±21.40

表 9‑26 不同给药途径纹状体中黄芩苷药代动力学参数($\bar{x}\pm s$, $n=3$) [15]

参 数	单 位	尾静脉注射	鼻腔干粉给药	鼻腔溶液给药
			1.284 mg/kg	
AUC_{0-t}	(mg/L)·h	2 851.667±46.37	7 191.060±717.74	7 213.409±389.98
MRT_{0-t}	h	2.936±0.03	3.135±0.11	3.172±0.25
$t_{1/2z}$	h	8.033±4.55	0.977±0.29	3.394±0.63
T_{max}	h	0.250±0.00	0.750±0.00	2.000±0.00
C_{max}	μg/mL	750.960±188.60	3 353.505±807.77	1 775.330±841.73

（6）不同给药途径海马中栀子苷和黄芩苷药代动力学结果：见表9-27、表9-28。

表9-27　不同给药途径海马中栀子苷药代动力学参数（$\bar{x}\pm s$，$n=3$）[15]

参　数	单　位	尾静脉注射	鼻腔干粉给药	鼻腔溶液给药
			1.092 mg/kg	
AUC_{0-t}	（mg/L）·h	920.308±104.81	1 397.191±79.42	1 158.687±81.08
MRT_{0-t}	h	3.102±0.19	2.585±0.50	3.078±0.42
$t_{1/2z}$	h	19.903±23.17	10.536±10.05	6.097±5.78
T_{max}	h	0.250±0.00	0.500±0.00	2.000±0.00
C_{max}	μg/mL	191.129±9.05	1 204.677±660.74	293.748±121.72

表9-28　不同给药途径海马中黄芩苷药代动力学参数（$\bar{x}\pm s$，$n=3$）[15]

参　数	单　位	尾静脉注射	鼻腔干粉给药	鼻腔溶液给药
			1.284 mg/kg	
AUC_{0-t}	（mg/L）·h	2 790.094±224.49	7 280.301±956.76	7 842.045±2 923.14
MRT_{0-t}	h	3.093±0.14	3.400±0.14	2.836±0.22
$t_{1/2z}$	h	16.083±7.95	1.525±0.33	1.739±0.55
T_{max}	h	0.250±0.00	0.750±0.00	2.000±0.00
C_{max}	μg/mL	636.022±105.54	3 038.258±349.30	2 141.514±523.61

（7）不同给药途径丘脑中栀子苷和黄芩苷药代动力学结果：见表9-29、表9-30。

表9-29　不同给药途径丘脑中栀子苷药代动力学参数（$\bar{x}\pm s$，$n=3$）[15]

参　数	单　位	尾静脉注射	鼻腔干粉给药	鼻腔溶液给药
			1.092 mg/kg	
AUC_{0-t}	（mg/L）·h	964.598±51.12	814.142±45.74	996.260±199.91
MRT_{0-t}	h	2.979±0.10	3.151±0.15	3.164±0.13
$t_{1/2z}$	h	6.731±3.46	3.331±0.89	17.411±6.82
T_{max}	h	0.250±0.00	0.500±0.00	2.000±0.00
C_{max}	μg/mL	230.899±23.60	185.970±15.69	217.664±83.09

表 9 - 30　不同给药途径的丘脑中黄芩苷药代动力学参数 $(\bar{x}\pm s,\ n=3)$ [15]

参　数	单　位	尾静脉注射	鼻腔干粉给药	鼻腔溶液给药
			1.284 mg/kg	
AUC_{0-t}	(mg/L)·h	3 638.338±434.55	8 311.792±994.95	5 391.161±4 089.49
MRT_{0-t}	h	3.185±0.17	3.157±0.05	2.592±0.13
$t_{1/2z}$	h	10.664±6.34	7.864±7.35	2.734±0.08
T_{max}	h	0.250±0.00	0.750±0.00	2.000±0.00
C_{max}	μg/mL	818.660±268.74	2 834.422±156.67	1 943.368±1 426.26

（8）不同给药途径中脑中栀子苷和黄芩苷药代动力学结果：见表 9 - 31、表 9 - 32。

表 9 - 31　不同给药途径中脑中栀子苷药代动力学参数 $(\bar{x}\pm s,\ n=3)$ [15]

参　数	单　位	尾静脉注射	鼻腔干粉给药	鼻腔溶液给药
			1.092 mg/kg	
AUC_{0-t}	(mg/L)·h	249.413±126.74	428.615±8.19	518.696±28.51
MRT_{0-t}	h	2.024±0.64	2.769±0.09	3.351±0.08
$t_{1/2z}$	h	2.569±1.82	1.135±0.74	3.675±0.08
T_{max}	h	0.250±0.00	0.750±0.00	3.000±0.00
C_{max}	μg/mL	116.129±27.61	125.569±3.84	117.635±12.40

表 9 - 32　不同给药途径中脑中黄芩苷药代动力学参数 $(\bar{x}\pm s,\ n=3)$ [15]

参　数	单　位	尾静脉注射	鼻腔干粉给药	鼻腔溶液给药
			1.284 mg/kg	
AUC_{0-t}	(mg/L)·h	4 498.017±338.02	10 636.028±190.31	8 960.750±4 091.85
MRT_{0-t}	h	2.966±0.22	3.185±0.08	3.202±0.05
$t_{1/2z}$	h	73.255±90.38	0.883±0.07	1.843±0.83
T_{max}	h	0.250±0.00	1.000±0.00	1.625±1.94
C_{max}	μg/mL	1 249.651±492.47	3 727.289±42.07	2 976.862±1 036.11

（9）不同给药途径小脑中栀子苷和黄芩苷药代动力学结果：见表9-33、表9-34。

表9-33　不同给药途径小脑中栀子苷药代动力学参数（$\bar{x}\pm s$，$n=3$）[15]

参　数	单　位	尾静脉注射	鼻腔干粉给药	鼻腔溶液给药
			1.092 mg/kg	
AUC_{0-t}	（mg/L）·h	167.890±41.72	374.569±5.72	238.452±18.86
MRT_{0-t}	h	2.431±0.37	2.912±0.21	2.961±0.13
$t_{1/2z}$	h	4.436±2.43	0.936±0.22	0.886±0.17
T_{max}	h	0.250±0.00	0.750±0.00	3.000±0.00
C_{max}	μg/mL	63.461±23.63	147.029±16.19	70.976±11.32

表9-34　不同给药途径小脑中黄芩苷药代动力学参数（$\bar{x}\pm s$，$n=3$）[15]

参　数	单　位	尾静脉注射	鼻腔干粉给药	鼻腔溶液给药
			1.284 mg/kg	
AUC_{0-t}	（mg/L）·h	1 885.512±80.68	8 905.223±862.45	5 671.427±161.10
MRT_{0-t}	h	3.149±0.05	3.640±0.03	2.929±0.03
$t_{1/2z}$	h	12.974±10.35	1.957±1.87	0.973±0.10
T_{max}	h	0.250±0.00	1.000±0.00	3.000±0.00
C_{max}	μg/mL	392.952±1.14	3 317.321±467.44	1 584.959±58.14

（10）不同给药途径脑桥中栀子苷和黄芩苷药代动力学结果：见表9-35、表9-36。

表9-35　不同给药途径脑桥中栀子苷药代动力学参数（$\bar{x}\pm s$，$n=3$）[15]

参　数	单　位	尾静脉注射	鼻腔干粉给药	鼻腔溶液给药
			1.092 mg/kg	
AUC_{0-t}	（mg/L）·h	837.273±22.17	1 096.018±34.60	948.850±45.01
MRT_{0-t}	h	3.056±0.26	2.556±0.05	3.316±0.01
$t_{1/2z}$	h	7.948±1.58	1.716±0.43	4.170±0.62
T_{max}	h	0.250±0.00	0.750±0.00	3.000±0.00
C_{max}	μg/mL	169.959±15.13	591.473±107.36	206.887±0.57

表9-36 不同给药途径脑桥中黄芩苷药代动力学参数($\bar{x}\pm s$, $n=3$)[15]

参 数	单 位	尾静脉注射	鼻腔干粉给药	鼻腔溶液给药
			1.284 mg/kg	
AUC_{0-t}	(mg/L)·h	4 406.324±2 547.96	9 863.188±213.77	8 381.672±59.41
MRT_{0-t}	h	2.373±0.87	3.504±0.01	3.273±0.03
$t_{1/2z}$	h	5.686±6.66	0.825±0.01	1.451±0.14
T_{max}	h	0.250±0.00	1.000±0.00	3.000±0.00
C_{max}	μg/mL	1 418.633±104.10	3 565.699±70.16	2 131.017±1.36

（11）不同给药途径延脑中栀子苷和黄芩苷药代动力学结果：见表9-37、表9-38。

表9-37 不同给药途径延脑中栀子苷药代动力学参数($\bar{x}\pm s$, $n=3$)[15]

参 数	单 位	尾静脉注射	鼻腔干粉给药	鼻腔溶液给药
			1.092 mg/kg	
AUC_{0-t}	(mg/L)·h	243.775±19.08	429.028±19.50	270.356±34.31
MRT_{0-t}	h	2.540±0.23	2.864±0.05	3.039±0.04
$t_{1/2z}$	h	1.935±1.17	2.203±1.34	2.628±1.70
T_{max}	h	0.250±0.00	0.750±0.00	3.000±0.00
C_{max}	μg/mL	76.275+13.81	205.102±27.97	74.610±1.23

表9-38 不同给药途径延脑中黄芩苷药代动力学参数($\bar{x}\pm s$, $n=3$)[15]

参 数	单 位	尾静脉注射	鼻腔干粉给药	鼻腔溶液给药
			1.284 mg/kg	
AUC_{0-t}	(mg/L)·h	3 757.895±578.12	9 779.810±969.14	10 474.774±4 187.15
MRT_{0-t}	h	2.887±0.29	3.283±0.02	3.141±0.01
$t_{1/2z}$	h	9.246±1.06	0.776±0.01	2.245±1.16
T_{max}	h	0.250±0.00	1.000±0.00	3.000±0.00
C_{max}	μg/mL	1 137.265±498.86	3 917.493±412.21	2 842.830±1 461.10

5. 脑靶向性评价

（1）脑靶向指数：为评价制剂的经鼻脑靶向性，按（式9-6），以脑靶向指数（*BTI*）对其进行衡量。

$$BTI = [脑(鼻)AUC_{0-t}/血浆(鼻)AUC_{0-t}]/[脑(静脉)AUC_{0-t}/血浆(静脉)AUC_{0-t}]$$

（式9-6）

相关给药途径的脑 AUC_{0-t} 和血浆 AUC_{0-t} 的数值见表9-39,表9-40。

表9-39　相关给药途径栀子苷脑 AUC_{0-t}、血浆 AUC_{0-t}和 BTI 数值[15]

给药途径	脑 AUC_{0-t} [（mg/L）·h]	血浆 AUC_{0-t} [（mg/L）·h]	BTI
尾静脉注射	5 692.177	538.93	—
鼻腔干粉给药	6 758.512	241.067	2.65
鼻腔溶液给药	7 177.442	536.634	1.27

表9-40　相关给药途径黄芩苷脑 AUC_{0-t}、血浆 AUC_{0-t}和 BTI 数值[15]

给药途径	脑 AUC_{0-t} [（mg/L）·h]	血浆 AUC_{0-t} [（mg/L）·h]	BTI
尾静脉注射	31 347.717	168.451	—
鼻腔干粉给药	81 113.916	121.2	3.60
鼻腔溶液给药	75 147.02	144.583	2.79

BTI 值大于1,即可说明该制剂具有脑靶向性,值越大,脑靶向性越强。通过计算得知,鼻腔干粉给药组栀子苷和黄芩苷较溶液组均具有更强的脑靶向性。

（2）脑部药物直接转运百分比（DTP）：由（式9-7）、（式9-8）计算。

$$B_{iv.}/P_{iv.} = B_x/P_{in.}$$

（式9-7）

$$DTP\% = (B_{in.} - B_x) \times 100\%/B_{in.}$$

（式9-8）

式中,$B_{iv.}$、$P_{iv.}$ 分别是表示静脉注射给药后脑组织和血浆中药物的 AUC 值;同理,$B_{in.}$、$P_{in.}$ 分别表示鼻腔给药后脑组织和血浆中药物的 AUC 值,B_x 表示鼻腔给药后药物经血液循环到达脑部的 AUC 值。由此,相关给药途径的 DTP 值见表9-41。

表9-41　相关给药途径的 DTP 值[15]

给药途径	栀子苷	黄芩苷
鼻腔干粉给药	62.3%	72.2%
鼻腔溶液给药	21%	64.2%

　　本部分研究内容主要是通过大鼠体内的药代动力学实验来验证前期制备的二元复合微球是否具有脑靶向性。实验结果显示,二元复合微球较静脉注射及鼻腔溶液给药有更好的脑靶向性,栀子苷、黄芩苷的 BTI 分别为 2.65 和 3.60,均高于鼻腔溶液给药;且二元复合微球药物直接转运入脑百分比均大于鼻腔溶液给药,同时均超过 60%,暗示二元复合微球偏向于通过鼻脑通路来实现脑靶向。

　　为了更清晰地阐述二元复合微球的入脑机制,本部分还对大鼠脑部不同部位分区测定药物含量。结果显示,鼻腔给药,无论是溶液还是干粉,脑内各区均显示出双峰的现象,且双峰出现的时间具有组织差异性。脑组织前部和嗅脑部,给药后较快出现第一个峰值,推测该部分入脑药物是通过嗅神经间隙快速入脑,到达嗅球并分布于嗅脑部和脑组织前部。该部分脑组织出现第二个峰的时间约在给药后 2~3 h,推测此部分药物主要是通过嗅神经轴突,到达嗅球,从而耗费了较长时间。脑组织后部区域较前部区域和嗅脑区 T_{max} 推迟,可能原因是药物主要经过嗅神经通路和嗅神经周间隙入脑,故首先集中于嗅球,然后分布于嗅脑部,再次才分布到其他脑组织。但中脑、小脑、脑桥、延脑等部位在给药后 5~6 h 时有一个峰值,推测可能是药物经过三叉神经,较嗅神经耗费更长时间,将药物分布于脑组织末端。

参考文献

[1] 张梦.SPG 膜乳化技术制备汉防己甲素-丹参酮ⅡA - PLGA 微球.南京:南京中医药大学,2014.

[2] 韦熹苑,裴刚,林艺红,等.汉防己甲素抑制肺癌 A549 细胞生长的研究.中国现代药物应用,2010,4(13):105 - 106.

[3] CAI X H, WANG S, CHEN B A. Research advances on the pharmacological effect of tetrandrine. Chin J Nat Med, 2011, 9(6): 473 - 480.

[4] TANG Y, SUN A L, LIU R M, et al. Simultaneous determination of fangchinoline and tetrandrine in Stephania tetrandra S. Moore by using 1-alkyl-3-methylimidazolium-based ionic liquids as the RP-HPLC mobile phase additives. Anal Chim Acta, 2013, 767: 148 - 154.

[5] 张翠娟.汉防己甲素和羟基磷酸哌喹联合用药治疗矽肺 225 例临床疗效评价研究.中国工业医学杂志,1997,10(1):1 - 6.

[6] 王江峰,周卸来,袁红,等.丹参酮ⅡA 对人肺癌细胞株 A549/CDDP 细胞增殖和凋亡的影响.实用肿瘤杂志,2010,25(6):685 - 689.

[7] 黄燕玲,罗光伟,孙洁民.丹参酮ⅡA 磺酸钠注射液对慢性阻塞性肺疾病 D -二聚体的影响.中国中医急症,2012,21(9):1492.

[8] 王炎,冯年平,南忆蕾,等.丹参酮ⅡA 聚乳酸载药纳米粒体内药物分布初步研究.中草药,2011,34(9):1392 - 1395.

[9] LEE K H, LIAPA E, BUIJS M, et al. Considerations for implantation site of VX₂ carcinoma into rabbit liver. J Vasc Interv Radiol, 2009, 20(1): 113 - 117.

[10] 刘建平,杜志永,朱丽,等.丹参酮ⅡA 固体脂质纳米粒的体外释药和大鼠肠吸收特性的研究.中国药理学通报,2005,21(2):186 - 190.

[11] 覃斌,刘建平,王红伟,等.丹参酮ⅡA 长循环固体脂质纳米粒的制备及其理化性质研究.中国药科大学学报,2006,37(2):127 - 131.

[12] 程国华,罗佳波.汉防己甲素聚乳酸微球小鼠肺靶向研究.中国药房,2005,16(6):418 - 420.

[13] 李凤前,陆彬,陈文彬,等.汉防己甲素缓释微囊肺靶向给药系统的研究.药学学报,2001,36(3): 220-223.

[14] 朱陵君,李茹恬,禹立霞,等.新型汉防己甲素纳米微球的制备及性质研究.现代肿瘤医学,2009,17 (5):798-792.

[15] 钱余义.黄芩苷、栀子苷二元复合微球的制备、表征及药物动力学研究.南京:南京中医药大学,2015.

[16] 王忠,应康,张占军,等.黄芩苷对局灶性脑缺血大鼠脑组织基因表达谱的影响.中国中药杂志, 2004,29(1):83-86.

[17] 李园园,路钢,曾晓峰,等.黄芩苷对脑缺血-再灌注小鼠纹状体 Bax 和 Bcl-2 蛋白表达影响.昆明医科大学学报,2010,31(1):24-27.

[18] 欧阳龙强,杨少春,邹连生,等.黄芩苷对海人酸致痫小鼠海马神经细胞凋亡的影响.中国神经精神疾病杂志,2014,40(5):269-274.

[19] 王小洪.黄芩苷对多巴胺神经元的保护作用及机制.济南:山东大学,2013.

[20] 许润春.黄芩苷磷脂复合物经鼻给药脑内递药特性的研究.成都:成都中医药大学,2009.

[21] 李楠,叶英杰,杨明,等.黄芩苷磷脂复合物单侧鼻腔给药脑靶向性研究.中国药学杂志,2012,47 (4):283-286.

[22] 吴品江,许润春,苏柘僮,等.黄芩脂质体、β-环糊精包合物及磷脂复合物鼻黏膜渗透性及毒性研究.药学学报,2009,44(4):417-424.

[23] 史亚军.黄芩有效部位鼻用脑靶向制剂研究.成都:成都中医药大学,2012.

[24] 周爽,李慧敏,张行行,等.基于 LTB4/BLTR 通路探讨黄芩苷-栀子苷配伍对局灶性脑缺血大鼠再灌注损伤的影响.中南药学,2022,20(6):1255-1261.

[25] 辛海涛,王卫宁.栀子苷对大鼠局灶性脑缺血模型缺血脑组织 HIF-1α 蛋白和 RTP801 的影响.当代医学,2010,16(36):25-26.

[26] 高龙潭,王智勇,吴俊霞,等.栀子苷对慢性脑缺血大鼠神经元凋亡及 Bcl-2 和 Bax 表达的影响.江西中医学院学报,2013,25(4):74-76.

[27] 杨金艳,彭兰,刘茂娟,等.栀子苷对大鼠脑缺血再灌注损伤后脑水肿的作用.中药药理与临床, 2014,30(3):30-32.

[28] 朱晓磊,张娜,李澎涛,等.栀子苷阻抑脑缺血损伤级联反应的作用环节探讨.中国中药杂志,2004, 29(11):1065-1068.

[29] 喻斌,阮鸣,董小平,等.不同间隔时间冰片处理对大鼠栀子苷脑靶效应的影响.中国药理学通报, 2012,28(6):862-866.

[30] 张海燕,陈晓燕,万娜,等.壳聚糖修饰栀子苷聚乳酸-羟基乙酸纳米粒的制备及经鼻入脑的靶向性.中国新药与临床杂志,2010,29(6):448-453.

[31] 温然,陈晓兰,李慧云,等.小鼠经鼻腔给药醒脑静微乳和 mPEG2000-PLA 修饰醒脑静微乳后体内栀子苷的动力学比较研究.中国中药杂志,2014,39(6):1111-1114.

[32] 李敏,王斌,唐志书,等.黄芩苷、栀子苷对大鼠脑缺血保护作用的机制.中药药理与临床,2012,28 (3):34-36.

[33] 郑加嘉,周泉漫,曾繁涛.黄芩苷、栀子苷对缺血脑组织神经营养因子含量的影响.广东药学院学报, 2006,22(3):320-322.

[34] 李伟华,朱陵群,王硕仁,等.黄芩苷,栀子苷对神经细胞缺氧缺糖/再灌注损伤的保护作用.中国药学杂志,2004,39(5):344-346.

[35] 张占军,汪丽娅,王忠,等.黄芩苷、栀子苷及其配伍治疗局灶脑缺血大鼠药效评价及作用机制研究.中国中药杂志,2006,31(11):907-910.

［36］李楠,叶英杰,杨明,等.鼻用黄芩苷磷脂复合物原位凝胶脑靶向性研究.中国药学杂志,2011,46
　　　（16）：1254－1258.

［37］李楠,叶英杰,杨明,等.鼻用黄芩苷磷脂复合物原位凝胶对鼻黏膜的毒性研究.华西药学杂志,
　　　2011,26(5)：469－470.

［38］叶英杰,李楠,陈祝君,等.黄芩苷、黄芩苷磷脂复合物及黄芩苷磷脂复合物鼻用温敏型原位凝胶的
　　　鼻黏膜渗透性研究.中国药房,2011,22(27)：2503.

［39］刘玉玲,曲敬来,温纯青,等.黄芩天然活性成分的磷脂复合物及其制备方法和制剂：CN102988484A.
　　　2013－03－27.

吸入给药中药复合粒子的优化设计及其肺部给药吸收、分布特性

第一节　复合粒子设计与肺部给药的相关性 / 273

第二节　肺部吸入给药中药复合粒子质量评价体系的建立 / 278

第三节　两种不同喷雾干燥法制备肺部吸入给药中药复合
粒子的可行性研究 / 280

第四节　吸入给药中药复合粒子的制备工艺优化设计 / 289

第五节　三七总皂苷-丹参酮 II_A 复合粒子大鼠肺部给药吸收、
分布特性 / 300

第十章

吸入给药中药复合粒子的优化设计及其肺部给药吸收、分布特性

第一节 复合粒子设计与肺部给药的相关性

一、复合粒子概述

1. 复合粒子的基本特征及其医药用途 所谓复合粒子是指两种或两种以上的成分经表面包覆或复合处理后形成的微米/纳米粒,粒径一般小于 10 μm[1]。复合粒子除具有单一粒子所具有的各种效应外,还具有复合协同多种功能,改变了单一粒子表面性质,增大了两种或多种组分的接触面积。可防止粒子结块和团聚,进而提高了粒子的分散性、流散性、催化效果、电学、磁学和光学性能。同时,它可解决纳米材料在使用过程中遇到的一些难题,降低成本,提高使用效果。超细复合粒子可分为多种,按粒子的化学组成可分为有机-有机、无机-有机、无机-无机 3 种,按粒径可分为微米-亚微米、亚微米-纳米、纳米-纳米等。

复合粒子内的多种成分不是简单无序混合,而是根据具体的应用目的,对多种成分进行有序结合。复合粒子可分为核壳式(包覆式)和均一式(混合式),因为包覆式复合技术不但可以制备多功能复合粒子,而且还可用于改变粒子的表面性质,所以包覆式粒子在复合粒子研究领域中占有重要地位。

包覆式复合粒子由中心粒子(母粒)和包覆层组成,按包覆层的形态不同可分为层包覆和粒子包覆,粒子包覆又可分为沉积型和嵌入型两种(图 10-1)。

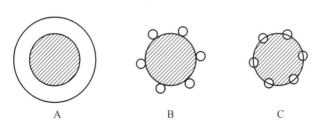

图 10-1 包覆式复合粒子形态[1]

A. 层包覆型;B. 包覆沉积型;C. 包覆嵌入型

复合粒子的制备方法有机械法、异相凝聚法、微乳液法、沉积法，还有相转移法、离子束法等较新型的方法[1]。但无论何种方法，其本质均为界面行为，因而待复合材料（以下简称物料）的热力学、动力学与电化学等物理化学性质，尤其是表面能与结合能等参数特征成为影响复合过程与复合效果的主要因素。

粒子复合后不但可制备多功能的复合粒子，而且还广泛用于粒子表面改性。因此，复合粒子广泛用于陶瓷、化妆品、药物、保健品及军事领域。

鉴于复合粒子具有单种物质粒子所不具有的特异光电、化学、力学等性质，已吸引了科学界广泛的兴趣。国内外已出现纳米复合粒子用于肺部给药的报道[2,3]。但中药复合粒子及其在干粉吸入剂领域的应用研究鲜见报道。本书所指的复合粒子指不使用其他载体辅料，主要依靠中药组分的材料学性能（如表面结合能、荷电性等）而使两种或两种以上的中药组分结合为微米/纳米级的粒子（包括微球等剂型），除了可用于吸入制剂外，还可根据临床治疗需要，设计为可在人体其他某特定部位（如消化道不同部位）吸收的制剂。

2. 国内外有关复合粒子设计、制备研究概况　系统文献检索表明，国内外有关复合粒子设计与制备研究的基本策略是在掌握物料体系物理化学特征的基础上，研究、寻找不同物料粒子复合过程所需要的能量（熵、焓）等热力学影响因素，通过模拟实验，采用多学科高技术手段深入开展分子机制水平的研究，建立数学模型。再有的放矢地选择相宜物理或者化学手段加以干预，通过改变待复合物料体系之间的界面作用机制，实现有效控制工艺过程与目标产物性能。例如，Alonso 等提出的包覆式复合粒子母粒与子粒的大小及配比模拟估算设计方法；建立母粒与子粒之间的作用物理模型，计算粒子间存在的库仑力和范德瓦耳斯力，进而推导出结合能的复合粒子设计方法；通过获取母粒和子粒的物理特性参数，计算复合粒子比率、包覆效率、包覆比率，以调节、确认包覆操作时间等[2]。对于复相非均质材料，则需要在研究相分布的基础上建立（寻找）微结构和物性的关联。而对"无规"结构，则应借助分形几何学寻找其自相似性（可能是统计性质的，而不是严格的），从而建立表征"多元聚集体"物质结构的有效方法[4]。

二、肺部吸入给药中药复合粒子技术的提出

攻克吸入给药与中药干粉吸入剂的技术瓶颈是作者课题组研发中药复合粒子技术的初衷。吸入给药系统指通过特定的装置将药物以雾状形式传输至呼吸道和（或）肺部以发挥局部或全身作用的制剂[5]，一般分为气雾剂、喷雾剂和粉雾剂。与普通口服制剂相比，吸入制剂的药物可直接到达吸收或作用部位，吸收或作用快，可避免肝脏首过效应、减少用药剂量；而与注射制剂相比，吸入制剂可提高患者依从性，同时可减轻或避免部分药物不良反应，是极具前景的药物研发领域。

中药吸入给药历史悠久，由此承传而来的现代中药吸入制剂，如复方丹参气雾剂、双黄连气雾剂等多能达到"速效、定位"的目的，分别对心绞痛、呼吸道感染等疾病作用显著。尤其后者，其生物药剂学指标 T_{max}、C_{max}、AUC 等都与双黄连注射剂接近或一致，在临床可以取代双黄连注射剂。鉴于目前许多中药注射剂存在安全性差、不稳定等诸多问题，

吸入制剂如能替代相应的注射剂,意义重大。但中药气雾剂由于本身的不足,如需要吸入的液体量大、单次吸药时间长、随身携带不便、抛射剂有刺激性,以及氟利昂类抛射剂对环境有影响即将被禁用等原因,进一步发展存在许多困难,因此急切盼望新剂型的出现。

干粉吸入剂即为新型吸入给药剂型之一。该剂型是将微粉化的药物装入特定容器内,使用时凭患者吸气气流将药物以粉状物吸入呼吸道和肺部,发挥局部和全身作用的一种剂型。我国干粉吸入剂起步较晚,但进展迅速,如蛋白质多肽类药物干粉吸入剂的研究、治疗哮喘药物干粉吸入剂的研究、喘平粉雾剂、三七总皂苷脂质体肺部给药等,均已取得一定成果。

但中药干粉吸入剂的研究却遭遇了一个技术瓶颈。与上述由单一成分主药组成的干粉吸入剂不同,中药药效物质具多元性与整体性,主要由水溶性与脂溶性两类成分组成。而因为肺部给药途径的解剖学结构特点[6],这两类成分在吸入过程可停留在呼吸道不同的位置而造成"相分离"现象,主要是水溶性成分不能同步到达肺泡。即实现药物多组分的同步吸入,是目前中药复方干粉吸入剂迫切希望解决的共性关键问题。以临床常用方复方丹参方为例,该方有多种剂型,在心绞痛、冠心病等疾病的治疗中发挥着重要的作用。三七总皂苷和丹参酮II_A是其中的两类主要有效成分,随着对其研究的不断深入,发现三七总皂苷还可通过逆转肿瘤多药耐药、刺激和增强机体免疫功能等多种方式发挥抗肿瘤作用,而丹参酮II_A不仅能逆转肿瘤多耐药性,同时对肺癌细胞具有杀伤作用。然而三七总皂苷为亲水性的皂苷类成分,口服生物利用度低,丹参酮II_A为高脂溶性成分,在水中溶解度小,临床上含丹参酮II_A的普通制剂生物利用度均不高,直接影响临床疗效。肺部给药是提高药物生物利用度的较好途径,同时也可实现某些药物的肺部靶向性分布。

就理化性质而言,丹参酮II_A为橘红色结晶性药物,结构见图9-1B,分子量小、疏水性强。三七总皂苷为淡黄色无定型药物,其中主要的3个有效成分:人参皂苷Rb_1、人参皂苷Rg_1、三七皂苷R_1。其分子结构见图10-2,分子量均比丹参酮II_A大,由于这些成分都含有比较多的羟基,亲水性较强、吸湿性大,且具有一定的表面活性作用。本研究以该方中主要有效成分三七总皂苷-丹参酮II_A组合物为模型药物,来探索一种能够使中药复方中多元组分同步到达吸收部位的干粉粒子制备方法。

A

$C_{54}H_{92}O_{23}$ (分子量1109.29 Da)

B

C

C$_{47}$H$_{80}$O$_{18}$(分子量933.131 Da)　　　　C$_{42}$H$_{72}$O$_{14}$(分子量801.01 Da)

图 10 - 2　化合物分子结构图

A. 人参皂苷 Rb$_1$;B. 人参皂苷 Rg$_1$;C. 三七皂苷 R$_1$

令人高兴的是,基于现代材料学与粉体工程学的复合粒子技术为解决这一难题提供了有力的手段。

三、喷雾干燥法在肺部吸入给药中药复合粒子制备中的应用

1. 喷雾干燥过程中粒子形成的基本原理　喷雾干燥过程是将一混合液体喷入热的干燥空气中。只有在最终产物为非黏稠的固体时才能实现。混合物可以是溶液、乳浊液、悬浊液或悬浮液。混合物被喷雾成成千上万个小颗粒。这个过程增加了物质的表面积,溶剂被快速蒸发,产物被干燥成粉末、粒子或团状物。喷雾干燥基本原理简图如图 10 - 3所示。

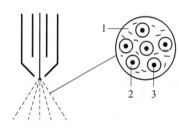

粉末,颗粒

图 10 - 3　喷雾干燥基本原理简图[7]

1. 热风干燥;2. 蒸汽;3. 固体

由于喷雾干燥过程条件及物料性质的不同,粒子在干燥的过程中会发生形态的变化,Vehring 等[7]提出了影响粒子形成过程的两个无量纲参数:一个为佩克莱数(Peclet number, P_e),描述粒子表面溶质的积累情况,此参数与溶质的扩散运动及溶剂的蒸发速率相关,其相关性如(式 10 - 1)所示;另一个为溶质的饱和度。

$$P_e = \frac{r^2}{\tau_d D} \qquad (式 10 - 1)$$

式中,τ_d 是液滴干燥所需时间,r 为液滴半径,D 为溶质的扩散系数,r^2/D 是液滴内部的溶质自液滴边缘扩散到中心所需要的时间。喷雾干燥粒子的最终形态与液滴内部溶质的运动行为有密切关系。当 $P_e < 1$ 时,液滴内溶质干燥速度较慢,因而有足够的时间使溶质自液滴边缘向中心扩散,在液滴内部重新分布,最终溶质不易在粒子表面富集。反之,当

$P_e>1$ 时,溶质在液滴表面干燥析出的速度远大于溶质由边界扩散至中心的速度,易滞留在液滴的边界形成外壳;随着液滴内部溶剂的进一步挥发,壳层变厚,实现自外向内的干燥。如果形成的外壳能够承载足够的机械应力,那么最终将形成空心的固体球形粒子;若形成的外壳不足以承载足够的机械应力,那么随着干燥的进行,将形成皱缩或有裂口的粒子。喷雾干燥法制备粉体粒子的形态变化见图 10-4。

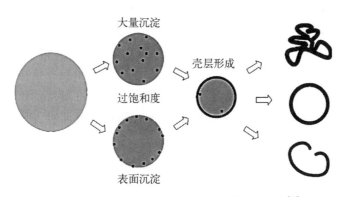

图 10-4　喷雾干燥法制备粉体粒子的形态变化[7]

2. 喷雾干燥法在肺部可吸入粒子制备中的分类和应用　喷雾干燥法制备可吸入粒子主要分为以下几类:① 直接将药物或药物与辅料混合物微粉化;② 制备成低密度多孔性颗粒;③ 制备成微球;④ 制备成纳米粒聚集体。

(1) 直接将药物或药物与辅料混合物微粉化:通过调节喷雾干燥的相关参数可以制得具有优良粉体学性能的粒子,或通过将药物与辅料共同喷雾干燥来克服药物本身的不良性质。目前上市的品种多通过此种方法制得。

1) 直接将药物微粉化:如柚皮苷是一种淡黄色结晶性粉末,在热水、乙醇等溶剂中具有较好的溶解性。通过调节喷雾干燥过程中溶剂的含醇量及药物浓度,成功制备未添加任何辅料的柚皮苷干粉吸入剂,具有较好的排空率和细粉分布比例[8]。

2) 药物与辅料混合物共微粉化:为了克服一些粒子表面积大易吸湿及黏着性大、分散性能及雾化性能差等问题,通常也需要加一些附加剂。干粉吸入剂的附加剂主要包括表面活性剂、分散剂、润滑剂和抗静电剂等。常见的有泊洛沙姆、氨基酸、磷脂、硬脂酸镁、甘露醇等。其中,L-亮氨酸和甘露醇的应用较为广泛。L-亮氨酸为白色结晶或结晶粉末,是一种非极性氨基酸,溶于水,20℃、25℃时溶解度分别为 23.7 g/L 和 24.26 g/L,微溶于醇(0.72 g/L),在溶液中加入 L-亮氨酸共喷雾干燥时,其易迁移到粒子的表面形成外壳,有利于中空低密度粒子的形成。

将肝素与 L-亮氨酸共喷雾干燥后与单独喷雾干燥肝素相比[9],所得粒子的黏附性降低,雾化性能提高。柚皮苷与亮氨酸共喷雾干燥可提高其肺部雾化沉积性能[10]。将甘露醇与盐酸环丙沙星共喷雾干燥制成干粉吸入剂后,发现在添加 50% 甘露醇时所得粒子间黏附性降低、稳定性增加[11]。

（2）制成低密度多孔性粒子：密度小于 0.4 g/cm³、几何粒径大于 5 μm 的大多孔粒子有较好的雾化性能，能沉积在肺泡吸收部位，并避免肺部巨噬细胞的吞噬，具有缓释潜力。低密度多孔性粒子的制备可通过制成乳剂后喷雾干燥，油相作为喷雾干燥过程中的吹泡剂，可减缓液滴的收缩速度并在粒子表面产生空隙，导致多孔结构及中空粒子内核的形成；也可通过在喷雾干燥溶液中加入一些致孔剂，利用其分解挥发而形成多孔结构。例如，通过在布地奈德溶液中加入碳酸铵共同喷雾干燥，得到的多孔性粒子与非多孔性粒子相比，体外沉积性能得到了很大提高[12]。

（3）制备成微球：生物可降解微球作为肺部吸入给药载体受到广泛的关注。以胸腺五肽作为模型药物[13]，利用喷雾干燥法将载药固体脂质纳米粒胶体溶液制备成肺部吸入微球，微球表面具有多孔结构，密度小，大大提高了药物在肺部的沉积率。将药物布地奈德与壳聚糖以 1∶2 混合[14]，采用喷雾干燥法制备供肺部吸入用的壳聚糖多孔微球颗粒。

（4）制备成纳米粒聚集体：将纳米混悬液通过喷雾干燥制成中空或多孔结构的微米级粒子，即多孔纳米粒的聚集物[15]。纳米粒能有效地积聚在肿瘤组织内，是很有前景的癌症药物载体。

第二节　肺部吸入给药中药复合粒子质量评价体系的建立[16]

本章第二节至第五节以三七总皂苷-丹参酮 II_A 中药药效组合组分为模型药物体系[17]，对中药复合粒子的优化设计及其肺部给药吸收、分布特性进行研究并展开论述。

肺部干粉吸入剂的评价指标通常包括堆密度、休止角、排空率、雾化特性、粒径分布及有效沉积量等[17]。就本部分主要的研究对象复合粒子而言，为了表明三七总皂苷-丹参酮 II_A 复合粒子的成功制备，在这些传统的表征手段基础上，运用了一些先进的理念与设备对粒子性能进行评价，以探讨与粒子雾化性能相关的因素。

一、肺部吸入给药中药复合粒子指标成分含量测定

本部分建立了复合粒子的高效液相含量测定方法，三七总皂苷中有 3 种代表性皂苷，分别是人参皂苷 Rb_1、人参皂苷 Rg_1、三七皂苷 R_1。在预实验过程中我们发现三者的含量比值比较稳定且体外雾化沉积性能基本一致，因此本研究最终只选取人参皂苷 Rb_1 作为三七总皂苷的代表性检测成分。同时本部分内容确定了复合粒子的主要表征手段及介绍了各种表征手段测试复合粒子样品时的具体方法。

色谱条件：色谱柱 Hedra ODS-2（250 mm×4.6 mm，5 μm）；流动相为水溶液（A）-乙腈（B）；梯度洗脱：0～10 min，10%乙腈；10～15 min，10%～20%乙腈；15～25 min，20%～25%乙腈；25～35 min，25%～35%乙腈；35～45 min，35%～50%乙腈；45～55 min，50%～80%乙腈；55～65 min，80%乙腈；65～70 min，80%～10%乙腈。检测波长 203 nm；柱温 30℃；进

样量 10 μL。

专属性、线性关系、精密度、稳定性、重复性、回收率等含量测定的方法学考察符合有关技术要求。

二、肺部吸入给药中药复合粒子微观表征方法

肺部吸入给药中药复合粒子(后文简称复合粒子)的微观表征指标多而复杂,传统的通过测定卡尔指数、休止角、干燥器中不同的饱和溶液粒子吸湿性等来预测粉末的性能,其明显存在缺陷,数据的重复性及可靠性较差。并且,对于干粉吸入剂来讲,药物经过给药器到达肺部涉及很多过程,与粒子的多种性质相关。药物粉末由固液气三相组成,微观表征以颗粒为对象,宏观表征将粉末与环境相结合。本研究从下述微观表征手段入手,结合宏观表征技术,深入探讨影响粒子雾化性能的相关因素。

1. 形貌的观察　取不同条件下制备的复合粒子样品粉末少许,固定于电镜样品台导电胶上喷金,然后在真空条件下进行成像观察。

2. 内部结构的观察　在三七总皂苷、丹参酮 II_A 混合溶液中加入少量异硫氰酸荧光素,制备复合粒子,采用 Leica,TCS-SP5 激光共聚焦显微镜观察复合粒子的内部结构,激发波长 488 nm,发射波长 500~525 nm,激光强度 10%。

3. 粒径分布的测定　采用 Helos/Rodos 干法激光粒度仪,进行粒径测试,条件为分散压力 4.00 bar*,分散真空度 112.00 mbar,进样速率 50.00%,漏斗高度 2.00 mm,粒径跨度定义为 $(d_{90}-d_{10})/d_{50}$。

4. X 射线衍射测试　利用 ARL X-TRA 型 X 射线衍射仪测试,条件为 Cu-Kα 射线,衍射角度(2θ)扫描范围 5°~40°,扫描速度 6°/min,管压 40 kV,管流 40 mA。

5. 紫外可见漫反射测试　利用 Lambda 950 紫外可见漫反射吸收光谱仪,以 $BaSO_4$ 作为标准参比样品,在 200~800 nm 波长范围内,对复合粒子进行漫反射测试。

6. 红外图谱分析　利用傅里叶红外光谱仪,采用溴化钾压片,在 4 000~400 cm⁻¹ 波数范围内对复合粒子以及三七总皂苷-丹参酮 II_A 机械混合物进行红外图谱测定。

7. 粒子间黏附力的测定　利用显微操作平台将单个典型药物微粒黏附于胶体探针上,制备药物胶体探针;在接触模式下,利用原子力显微镜采集药物微粒的力曲线。

8. 比表面积及表面能的测定　将约 70 mg 复合粒子分别装在反相气相色谱法(IGC)硅烷化玻璃柱中,使用一系列烷烃和极性探针分子来测定色散表面能和吸附自由能。以 10 L/min 氦气为载气,在 30℃,0%(相对湿度)条件下预处理样品柱 1 h,利用甲烷来进行死体积的校正;在样品测定前首先由辛烷的吸附等温线计算出各样品的比表面积。

三、肺部吸入给药中药复合粒子宏观表征方法

1. 吸湿性的测定　利用 DVS Intrinsic 动态水蒸气吸附仪,对复合粒子及三七总皂苷、

---

* 1 bar=10⁵ Pa。

丹参酮ⅡA单独喷雾干燥微粒进行吸湿性测定,所有测试均在 25℃、氮气保护条件下进行,湿度变化范围为 0~95%。

2. 透气性的测试　利用 FT‐4 多功能粉末流动性测试仪对药物粉末进行透气性研究,测量当保持空气以恒定流速 2 mm/s 时通过不同固结应力条件下的复合粒子所需要的空气压力。

3. 复合粒子排空率及体外沉积性能评价　粒子的雾化沉积性能是评价该制剂的重要指标,本研究在微观表征对粒子的形貌与该制剂的体外沉积性能、稳定性的相关性进行研究的同时,采用具有 7 个层级和 1 个微孔收集器的新一代雾滴分布仪 NGI 对复合粒子的肺部沉积效果进行考察。将药物细粉装入 3 号植物胶囊内。设定真空泵的流量为 60 L/min,每粒胶囊抽吸 4 s。测定前,在各级收集杯内表面涂一层 1%甘油乙醇溶液(V/V),每级中收集到的样品用无水乙醇超声溶解,并定溶至 25 mL 容量瓶中,采用 HPLC 测定药物的含量,检测方法同上文"一、肺部吸入给药中药复合粒子指标成分含量测定"。

第三节　两种不同喷雾干燥法制备肺部吸入给药中药复合粒子的可行性研究

中药肺部吸入给药在临床上早有应用,但多以溶液形式雾化给药,中药复方中的某些成分在溶液状态下常常不稳定,因此,药物以干粉形式吸入给药得到了越来越多的关注。目前,中药单一成分干粉吸入剂已有研究,但中药药效物质具有多元性与整体性,往往包括亲水性与亲脂性两大类成分,所以实现这两类成分同步到达作用部位是目前中药复方干粉吸入剂需要解决的共性关键问题[18]。本部分内容在不添加辅料及载体的情况下,探索利用混悬液喷雾干燥和共喷雾干燥两种不同的方法来制备三七总皂苷‐丹参酮ⅡA复合粒子,并通过一系列体外表征手段对两种方法的可行性进行评价。

一、混悬液喷雾干燥法制备肺部吸入给药中药复合粒子

将 0.5 g 三七总皂苷母核分散在 50 mL 浓度为 0.002 mg/mL 的丹参酮ⅡA丙酮溶液中,于进口温度 100℃、进样速度 3 mL/min、氮气流量 670 L/h,抽气速度 90%条件下喷雾干燥,从复合粒子扫描电镜图及粒径分布考察三七总皂苷母核粒子形态、丹参酮ⅡA包覆溶液浓度、母核粒子在包覆溶液中分散方式对包覆效果的影响。

1. 三七总皂苷母核粒子形态的考察　称取一定量的三七总皂苷,分别溶解于水溶液、体积比为 1∶1 的乙醇‐水溶液、体积比为 4∶1 的乙醇‐水溶液 3 种溶剂系统中,配成浓度为 0.01 mg/mL 的三七总皂苷溶液,固定其他喷雾干燥参数,各自于 130℃、140℃、150℃三个温度条件下制备母核粒子,并于扫描电镜下观察其形貌(表 10‐1)。

表 10 - 1　不同制备条件下三七总皂苷母核粒子的形貌[16]

编号	溶剂系统	温度(℃)	粒 子 形 貌
1	A	130	粒子表面有较深且规则的凹陷,较多碎片
2	A	140	粒子表面有较深且规则的凹陷,有碎片
3	A	150	粒子表面有较深且规则的凹陷,粒子相对均一
4	B	130	粒子表面部分凹陷,部分圆滑
5	B	140	球形粒子较多,且粒径大于表面皱缩形粒子
6	B	150	凹陷粒子居多,球形粒子较少
7	C	130	粒子皱缩程度减小,球形粒子较少,粒子相对均匀
8	C	140	粒子皱缩程度减小,球形粒子较少,粒子相对均匀
9	C	150	粒子皱缩程度减小,球形粒子较少,粒子均匀

注:A 为水溶液系统;B 为体积比为 1∶1 的乙醇-水溶液;C 为体积比为 4∶1 的乙醇-水溶液。

　　从单因素考察结果可看出,有机溶剂的存在对粒子的形貌有较大的影响。在以水溶液为溶剂体系时,得到的粒子表面有较深且规则的凹陷,粒子粒径分布较为均匀;当溶剂体系中乙醇与水溶液体积比为 1∶1 时,所得球形粒子的数量增多,其中部分粒子表面皱缩,部分表面光滑,且表面光滑粒子的粒径普遍大于皱缩形粒子,当溶剂体系中乙醇与水溶液体积比为 4∶1 时,得到的主要为表面皱缩的类球形粒子,粒径分布较为均匀。然而,温度对不同溶剂系统所制备粒子形态的影响并不一致,可能与不同溶剂系统的沸点以及出口温度有关。本研究在固定丹参酮 II$_A$ 包覆溶液浓度 0.01 g/mL、母核在包覆溶液中超声分散 20 min 的条件下,选择了 3 号、5 号、9 号 3 种不同形态的母核粒子,具体形貌见图 10 - 5~图 10 - 7。考察其对包覆效果的影响,各自所得复合粒子的形貌见图 10 - 5B、图 10 - 6B、图 10 - 7C。

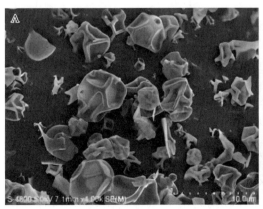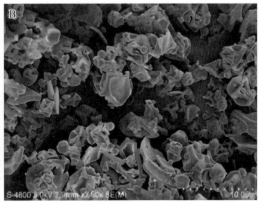

图 10 - 5　3 号母核粒子形貌(A)及所得复合粒子形貌(B)[16]

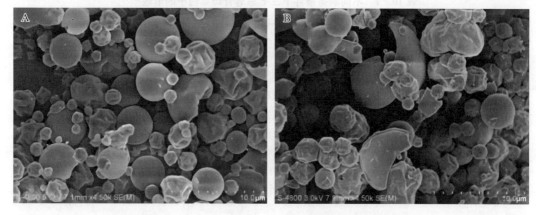

图 10-6　5号母核粒子形貌(A)及所得复合粒子形貌(B)[16]

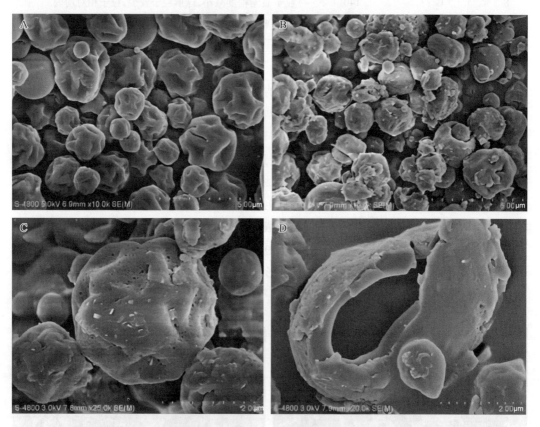

图 10-7　9号母核粒子形貌(A)及所得复合粒子形貌(B~D)[16]

从以上扫描电镜图片可以看出,母核粒子的形貌对包覆效果有很大的影响,类球形及表面具有适当褶皱的粒子,包覆效果较好。也有相关报道称,树枝形的母核具有较大的表面积,可以提高包覆量[19]。因制备粒径均匀的异型母核比较困难,且考虑到供吸入的粒子对气动粒径有较高的要求,因此,本课题将重点选择了类球形表面略褶皱,粒径均匀的母核进行研究。图 10-7B 与图 10-7A 相比,粒子外表面非常粗糙且有很多结晶吸附,所制备的粒子表面还有很多孔隙,推测是由低沸点丙酮挥发所致。图 10-7D 为实验所得的包覆式复合粒子剖面图,由该图可见,粒子具有中空结构,且内层光滑。丹参酮 II$_A$ 以亚微米甚至纳米的形式析出在微米级的三七总皂苷母核粒子上。

2. 丹参酮 II$_A$ 包覆溶液浓度的考察　包覆溶液浓度对包覆效果也有重要的影响,以 9 号三七总皂苷粒子为母核、在超声分散 20 min 及丹参酮 II$_A$ 固含量相同的条件下,考察了 3 种包覆浓度(0.02 g/mL、0.01 g/mL、0.005 g/mL)制成包覆 1、2、3 三种复合粒子。母核及复合粒子粒径分布见表 10-2;粒子形貌见图 10-8~图 10-10。

表 10-2　复合粒子及母核粒径分布(n=3)[16]

复合粒子类型	粒 径 分 布				
	$d_{10}(\mu m)$	$d_{50}(\mu m)$	$d_{90}(\mu m)$	SPAN 值	平均粒径(μm)
包覆 1	0.95±0.00	2.31±0.00	4.01±0.02	1.32±0.01	2.42±0.01
包覆 2	0.93±0.01	1.99±0.01	3.51±0.03	1.30±0.01	2.13±0.01
包覆 3	0.96±0.00	2.09±0.00	3.74±0.01	1.33±0.00	2.27±0.00
母核粒子	1.02±0.00	2.14±0.01	3.96±0.04	1.37±0.02	2.37±0.00

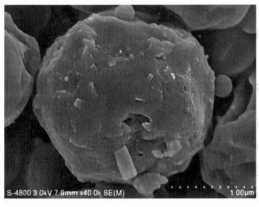

图 10-8　包覆 1 复合粒子形貌[16]

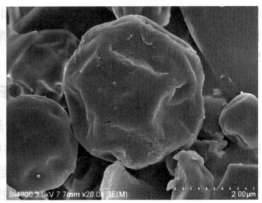

图 10-9　包覆 3 复合粒子形貌[16]

从粒径分布结果可看出,包覆 2 粒径分布最窄,包覆 1 的平均粒径大于三七总皂苷母核,且中位粒径较包覆 2、包覆 3 要大。

3. 母核粒子在包覆溶液中分散方式的考察　母核粒子能否在包覆溶液中均匀分散,对包覆效果有较大影响,因此在以 9 号三七总皂苷粒子为母核、丹参酮 II$_A$ 包覆溶液浓度 0.01 g/mL 的条件下,比较了超声分散与磁力搅拌分散对包覆效果的影响,所得复合粒子形貌结果见图 10-10、图 10-11。

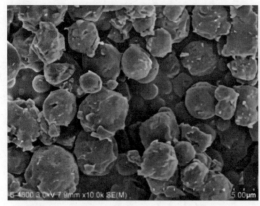
图 10-10　超声分散所得复合粒子形貌[12]

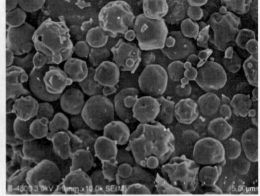
图 10-11　磁力搅拌分散所得复合粒子形貌[16]

从这两张图可看出两点：首先，超声分散后的复合粒子粒径比磁力搅拌下所得到的均匀一些；其次，经超声分散后的复合粒子更粗糙，表面有更多的丹参酮ⅡA微晶颗粒析出，而磁力搅拌分散的有很多很小的球形粒子，这部分很可能是丹参酮ⅡA单独干燥形成的，虽然这些小复合粒子在静止状态下能暂时吸附在母核上，但在吸入的过程中很容易与母核发生分离，不能到达相同部位。所以相比而言，超声分散更适合。推测是由于在超声状态下，丹参酮ⅡA丙酮溶液分子更容易向母核扩散，在母核周围形成液膜，经干燥过程后即在母核外析出，且这部分析出的微晶颗粒不易与母核发生分离。

综上，初步判断以 9 号三七总皂苷粒子为母核，丹参酮ⅡA包覆溶液浓度 0.01 g/mL、超声分散 20 min 条件下所得复合粒子较好，如图 10-10 所示。此处将其称为包覆式复合粒子。在此条件下将母核丙酮混悬液及丹参酮ⅡA丙酮溶液按上述方法喷雾干燥后按照 5∶1 配比混合，得机械混合物。

二、共喷雾干燥法制备肺部吸入给药中药复合粒子

1. 复合粒子的制备　取三七总皂苷 1 g、丹参酮ⅡA 0.2 g 共同溶解于 100 mL 无水乙醇中，所得溶液喷雾干燥，在预实验基础上将喷雾干燥各参数设为进口温度 120℃，喷雾速度 1.8 mL/min，氮气流量 670 L/h，抽气速度 90%。称此处所得的复合粒子为混合式复合粒子。扫描电镜形貌见图 10-12；样品粉末见图 10-13；复合粒子内部结构见图 10-14；复合粒子粒径分布见图 10-15；不同粉末粒子 X 射线衍射图谱见图 10-16。

2. 机械混合物的制备　分别将一定量浓度为 0.01 g/mL 三七总皂苷、0.005 g/mL 丹参酮ⅡA的无水乙醇溶液按照上述喷雾干燥条件喷干，得三七总皂苷干粉粒子（不同粒子的扫描电镜形貌见图 10-12A；X 射线衍射图谱见图 10-16C）和丹参酮ⅡA干粉粒子（形貌见图 10-12D；X 射线衍射图谱见图 10-16D），将两者按照 5∶1 的比例混合均匀，得机械混合物（X 射线衍射图谱见图 10-16B）。

从图 10-12 可看出，在以无水乙醇为溶剂系统的条件下，丹参酮ⅡA单独喷雾干燥所得粒子具有非常好的球形度，但同时也存在较多片状晶体；三七总皂苷单独喷雾干燥所得

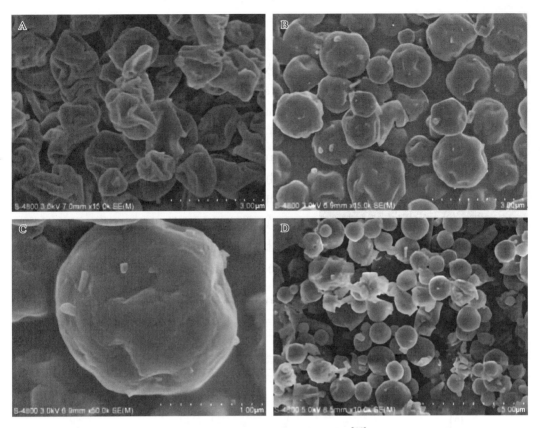

图 10 - 12　不同粒子的扫描电镜图[16]

A. 三七总皂苷喷雾粒子;B、C. 三七总皂苷-丹参酮Ⅱ_A复合粒子;D. 丹参酮Ⅱ_A喷雾粒子

粒子皱缩非常严重,当加入丹参酮Ⅱ$_A$共同喷雾干燥后,粒子的球形度大大增加,分散性变好;在球形粒子的外表面分布有一些丹参酮Ⅱ$_A$微晶颗粒,推测在喷雾干燥的过程中,首先由于丹参酮Ⅱ$_A$分子量比较小,相对于三七总皂苷更容易向外迁移;其次丹参酮Ⅱ$_A$在乙醇中的溶解性小于三七总皂苷,因此更容易在雾化液滴的外表面饱和,从而干燥析出。

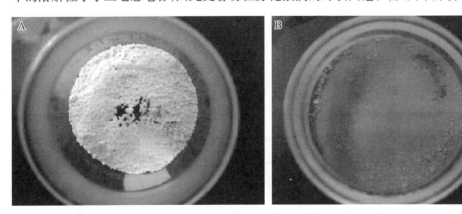

图 10 - 13
彩图

图 10 - 13　三七总皂苷单独喷雾干燥粉末和复合粒子样品粉末图[16]

A. 三七总皂苷单独喷雾干燥所得粉末样品,呈白色,易团聚;B. 复合粒子粉末样品呈现橘红色,团聚现象较轻

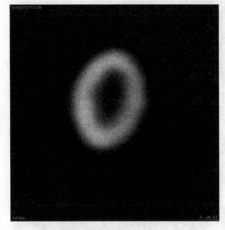

图 10-14
彩图

由图 10-14 可见,共喷雾干燥所得复合粒子也具有中空结构,这将利于雾化吸入过程。

从图 10-15 可看出喷雾干燥制备的复合粒子粒径呈正态分布,且分布范围窄,平均粒径为 1.4 μm。有 10% 的粒子粒径小于 0.68 μm,有 50% 的粒子粒径小于 1.4 μm,有 90% 的粒子粒径小于 2.58 μm。粒径跨度为 1.34。

由图 10-16 可看出,丹参酮 II_A 晶型结构特征非常明显,其中最强衍射峰的 2θ 值为 7.250°。由于三七总皂苷为无定型物,因此并未出现明显的衍射峰;机械混合物中,在与丹参酮 II_A 特征衍射峰对应的地方出现了强度较弱的衍射峰,说明经过喷雾干

图 10-14 复合粒子内部结构图[16]

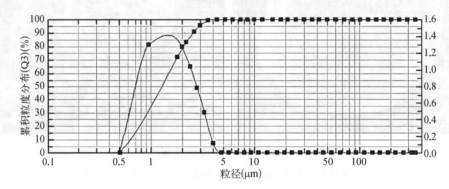

图 10-15 复合粒子粒径分布图[16]

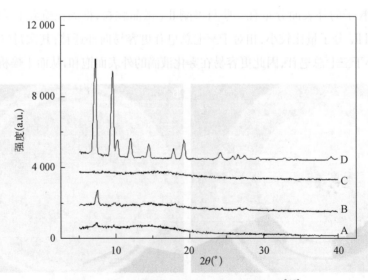

图 10-16 不同粉末粒子 X 射线衍射图谱[16]
A. 复合粒子;B. 机械混合物;C. 三七总皂苷;D. 丹参酮 II_A

燥微粉化后,丹参酮Ⅱ$_A$的结晶度大大减弱;由复合粒子衍射图谱可以看出,特征衍射峰强度进一步减弱,说明在共同喷雾干燥的过程中,三七总皂苷抑制了丹参酮Ⅱ$_A$结晶,在复合粒子中更多以无定型或微晶形式存在。

三、两种复合粒子及各自机械混合物红外图谱比较

通过红外图谱判断两种复合粒子及各自机械混合物分子结构信息,结果见图10-17。

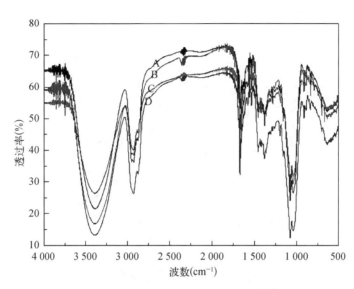

图10-17　各粉末样品红外光谱图[16]

A. 包覆式复合粒子;B. 与 A 对应的机械混合物;C. 混合式复合粒子;D. 与 C 对应的机械混合物

从图10-17可看出,各粉末样品具有相似的红外吸收特性,表明样品主要结构并未在制备工艺过程中发生明显变化。

四、两种复合粒子及其母核紫外可见漫反射图谱比较

漫反射光是指从光源发出的光进入样品内部,经过多次反射、折射、散射及吸收后返回样品表面的光。漫反射光是分析与样品内部分子发生作用以后的光,携有丰富的样品结构和组织信息。紫外区特定波长处的吸光度可以反映样品中主要成分的含量;可见光区吸光度差异可以反映粉末样品粒子表面的颜色差异。丹参酮Ⅱ$_A$为橘红色粉末;三七总皂苷为淡黄色粉末;复合粒子颜色的深浅一定程度上可以反映丹参酮Ⅱ$_A$在粒子外侧分布的多少。结果见图10-18。

三七总皂苷类物质的吸收波长主要在203 nm处,由图10-18可见,在203 nm处4种粒子都有吸收;丹参酮Ⅱ$_A$的主要吸收波长在270 nm处,图10-18A和10-18B都有较强的吸收,其中图10-18B吸收峰更强,表明采用混悬液喷雾干燥的方法制备复合粒子可能导致丹参酮Ⅱ$_A$在制备过程中有所损失。图10-18C和图10-18D在203 nm处吸光度基本一致,表明经丙酮溶液喷干后,三七总皂苷并未发生结构及含量的明显变化。从可见光

图 10 - 18
彩图

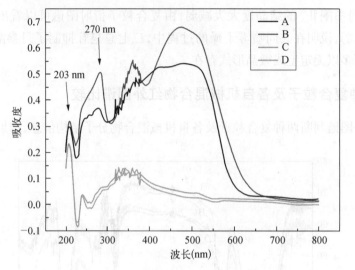

图 10 - 18　粉末样品紫外可见漫反射图谱[16]

A. 混合式复合粒子；B. 包覆式复合粒子；C. 三七总皂苷母核粒子；D. 三七总皂苷母核分散于丙酮中后的喷雾干燥物

区可以看出，三七总皂苷为淡黄色粉末，基本没有吸收；而混合式复合粒子的吸收曲线与包覆式复合粒子相比发生了较大的红移，说明混合型粒子的颜色更深即外测分布有更多丹参酮 II_A；另外也说明，包覆式复合粒子包裹丹参酮 II_A 的量比较有限。

五、两种复合粒子指标成分含量均匀度比较

采用新一代雾滴分布仪 NGI，对两种复合粒子的雾化沉积性能进行比较，分别以人参皂苷 Rb_1 及丹参酮 II_A 为指标计算雾滴分布仪 2~8 级细粉分布比例。结果表明：

（1）包覆式复合粒子药物细粉集中分布在 2、3、4 级，且分别以人参皂苷 Rb_1 和丹参酮 II_A 计算得到的各级 FPF 值不一致，第 2、3 级人参皂苷 Rb_1 的分布多于丹参酮 II_A，第 4~8 级丹参酮 II_A 的分布多于人参皂苷 Rb_1，由此推测，混悬液喷雾干燥法难以避免小部分丹参酮 II_A 单独喷雾干燥析出，导致小粒径丹参酮 II_A 增多。如果需要两种药物共同达到肺深部区域，此种方法存在不足。

（2）混合式复合粒子药物细粉主要集中分布在 3、4、5 级，且分别以人参皂苷 Rb_1 和丹参酮 II_A 计算得到的各级 FPF 值十分一致，说明药物在各个粒子中能够均匀分布。

本部分探索了两种利用喷雾干燥的方法，这两种方法将理化性质差异较大的两类中药组分结合在同一个微米级粒子中。各项表征结果表明，通过共喷雾干燥法所制得的复合粒子具有良好的球形度、分散性能及较窄的粒径分布范围。粒子平均粒径为 1.4 μm，这将更有利于粒子在肺深部区域的分布。而混悬液喷雾干燥所得复合粒子，在本研究技术条件前提下，母粒的包裹量有限，但此种方法在其他方面还是具有较大的应用前景。

由于粒子中存在两类组分，为了更准确地证明药物在粒子中分布的均匀程度，本实验采用具有 7 个层级和 1 个微孔收集器的新一代 NGI 雾滴分布仪对复合粒子进行体外肺部沉积性能考察。

　　复合粒子中两类成分能够均匀分布且同时到达肺部,这是与机械混合物相比最大的优势,既克服了机械混合时存在的混合不均匀现象,又避免了两类成分因雾化性能不同而不能同时到达肺部的不足。

　　目前为了提高药物肺部沉积率,多是通过加一些无药理活性的载体或氨基酸、糖等来改善干粉的性质。本文充分利用中药复方中不同组分的互补性质,在未添加任何辅料的情况下制得了符合肺部吸入给药要求的药物复合粒子。一定程度上解决了中药组分多、给药剂量大的问题。以上实验结果证明了共喷雾干燥法制备复合粒子的可行性,在下面的研究中将进一步优化制备工艺,提高有效细粉分布比例。

第四节　吸入给药中药复合粒子的制备工艺优化设计

　　本节以三七总皂苷-丹参酮ⅡA 中药组合组分为模型药物,讨论复合粒子的制备工艺优化设计问题。

一、优化吸入给药中药复合粒子制备工艺的技术方案

　　根据上述第三节研究结果,最终选择共喷雾干燥的方法制备三七总皂苷-丹参酮ⅡA复合粒子。为了进一步优化粒子制备工艺,本部分内容在对喷雾干燥过程中粒子形成基本原理认识的基础上,结合模型药物的理化特性,尝试通过改变喷雾干燥过程条件来改变丹参酮ⅡA 在复合粒子中的分布及存在形式,研究不同复合粒子肺部可吸入性,并探讨影响复合粒子肺部可吸入性的因素。

　　结合预实验结果,本研究在本章第三节混合式复合粒子制备工艺基础上,着重考察了无水乙醇-丙酮体积比 9 ∶ 1、无水乙醇-丙酮体积比 4 ∶ 1 两个混合溶剂系统,并选择了 3个进口温度(110℃、120℃、130℃)来进行研究。

　　将三七总皂苷、丹参酮ⅡA 按照 5 ∶ 1 的配比分别共同溶解于无水乙醇及无水乙醇-丙酮的混合溶剂中,采用 Buchi B-290 小型喷雾干燥仪,在 1.8 mL/min 喷雾速度及 90%抽气速度条件下,采用不同的进口温度进行喷雾干燥,所得粉末样品低温避光条件下保存于干燥器中。具体实验安排见表 10-3。

　　分别将一定量浓度为 0.01 g/mL 三七总皂苷、0.005 g/mL 丹参酮ⅡA 的无水乙醇溶液按照上述喷雾干燥条件喷干,得三七总皂苷干粉粒子和丹参酮ⅡA 干粉粒子,将两者按照5 ∶ 1 的比例混合均匀,得机械混合物。

　　Li 等[20]研究表明,得率高、不易黏壁的粒子具有更好的体外沉积性能。在样品的制备过程中发现:在 130℃条件下,干燥玻璃桶及旋风分离器壁上均吸附了一层药物粒子,导致部分药物微粒无法回收,而在 110℃条件下喷雾干燥时,干燥玻璃桶及旋风分离器上黏附的粉末较少。由表 10-3 可见,以乙醇-丙酮体积比 9 ∶ 1 为溶剂系统时,随着进口温度由 110℃升为 130℃,复合粒子样品得率由 54.4%±2.4%下降到了 46.4%±0.8%;以乙醇-丙酮体积比 4 ∶ 1 为溶剂系统时,随着进口温度由 110℃升为 130℃,复合粒子样品得

率由 53.8%±1.3%下降到了 44.8%±0.9%。

由含量测定结果可见,各样品微粒中人参皂苷 Rb_1 和丹参酮 II_A 的含量比较一致,进口温度并未对成分含量产生显著性的影响。1 号样品所含丹参酮 II_A 在 7 个样品中最少,可能是在以纯乙醇为溶剂系统时,随着喷雾干燥的进行,最后会有少许丹参酮 II_A 因过饱和而沉淀析出,导致所得粒子中丹参酮 II_A 含量稍偏低,但与其他几个样品相比并不存在显著性差异。

表 10 - 3　不同样品喷雾干燥过程条件、复合粒子样品得率及有效成分含量($n=3$)[16]

样品	溶剂系统 乙醇/丙酮 (V/V)	进口温度 (℃)	雾化压力 (L/h)	复合粒子样品 得率(%)	有效成分含量(%)	
					人参皂苷 Rb_1	丹参酮 II_A
1 号	10:0	120	670	43.6±1.8	27.40±0.83	15.76±1.50
2 号	9:1	110	670	54.4±2.4	26.12±1.35	16.11±0.93
3 号	9:1	120	670	50.8±1.7	27.10±1.93	16.15±1.30
4 号	9:1	130	670	46.4±0.8	26.53±1.87	16.24±1.05
5 号	4:1	110	670	53.8±1.3	26.80±1.21	15.96±0.38
6 号	4:1	120	670	48.5±0.9	26.68±1.41	16.07±0.57
7 号	4:1	130	670	44.8±0.9	26.25±0.92	15.95±0.48

二、样品的微观与宏观表征

(一) 样品的微观表征测定

1. 样品粒径分布的测定　采用干法激光粒度分析仪对复合粒子样品的粒径分布进行测定,各样品粒径分布结果见表 10 - 4。

表 10 - 4　各复合粒子样品粒径分布($n=3$)[16]

样品	d_{10}(μm)	d_{50}(μm)	d_{90}(μm)	SPAN 值
1 号	0.68±0.02	1.40±0.01	2.58±0.03	1.34±0.02
2 号	0.84±0.01	1.54±0.01	2.56±0.03	1.12±0.02
3 号	0.76±0.00	1.40±0.00	2.34±0.01	1.13±0.01
4 号	0.91±0.00	1.62±0.00	2.57±0.00	1.02±0.00
5 号	0.78±0.00	1.46±0.00	2.52±0.03	1.19±0.00
6 号	0.78±0.02	1.43±0.01	2.40±0.03	1.13±0.02
7 号	0.77±0.00	1.41±0.00	2.35±0.00	1.12±0.00

由粒径分布结果可看出,所制得的复合粒子具有相似的粒径分布范围,d_{50}为1.40~1.62 μm,粒径跨度小。当溶剂系统中加入少量丙酮后,粒子分布更加均匀,2~7号样的粒径跨度为1.02~1.19,且所测得结果的重复性好。

2. 微粒的X射线衍射分析　三七总皂苷和丹参酮ⅡA晶型不同是本研究区分粒子中两类成分的重要依据。为了了解微粒中丹参酮ⅡA的结晶度情况,本研究利用X射线衍射对复合粒子、机械混合物、原料药进行了比较,图10-19为各粉末样品的X射线衍射图。图10-19A显示丹参酮ⅡA晶型结构特征非常明显,其中最强衍射峰的2θ值为7.250°。

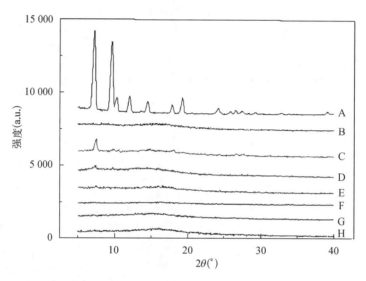

图10-19　各粉末样品的X射线衍射图[16]

A. 丹参酮ⅡA原料药;B. 三七总皂苷原料药;C. 三七总皂苷、丹参酮ⅡA单独喷雾干燥物的机械混合物;D~H. 1、2、5、6、7号复合粒子样品

三七总皂苷为无定型物,因此并未出现明显的衍射峰;三七总皂苷、丹参酮ⅡA单独喷雾干燥物的机械混合物中,在与丹参酮ⅡA特征衍射峰对应的地方出现了强度较弱的衍射峰,说明经过喷雾干燥微粉化后,丹参酮ⅡA的结晶度大大减弱;由复合粒子X射线衍射图谱可以看出,特征衍射峰强度再次减弱,说明在共喷雾干燥过程中,三七总皂苷在一定程度上抑制了丹参酮ⅡA结晶,在复合粒子中更多的以无定型或微晶形式存在,且随着溶剂系统中丙酮含量的增加,丹参酮ⅡA的衍射峰基本消失,说明丹参酮ⅡA在溶剂系统中的溶解度越好,越易以无定型形式在复合微粒中存在。

3. 微粒的扫描电镜观察　首先,本研究在固定溶剂系统的情况下,选择了3个进口温度(110℃、120℃、130℃)制备药物复合粒子,发现在各溶剂系统条件下,随着进口温度升高,粒子的皱褶性减弱、球形度均逐渐增加,图10-20B、图10-20C、图10-20D所显示的是以无水乙醇-丙酮体积比4∶1作为溶剂系统,分别在110℃、120℃、130℃进口温度下制得的5、6、7号样品的形貌。其次,本研究在相同进口温度下,选择了3种不同溶剂系统:无水乙醇、无水乙醇-丙酮体积比9∶1和4∶1制备药物复合粒子,由扫描电镜图可见,少

微纳米中药制剂研究与应用

量丙酮的添加对粒子的形貌有较大影响,在以含 20%丙酮为溶剂系统的条件下,复合粒子表面出现了层、片状物质,如图 10‑20F 所示,而在含 10%丙酮的条件下,复合粒子表面出现了较多微晶颗粒,结合 X 射线衍射结果,认为此微晶颗粒为丹参酮 II_A。在进口温度和溶剂的共同影响下得到了如图 10‑20A 所示、表面粗糙富集丹参酮 II_A 微晶颗粒且粒子上存在一些小孔隙的药物复合粒子。

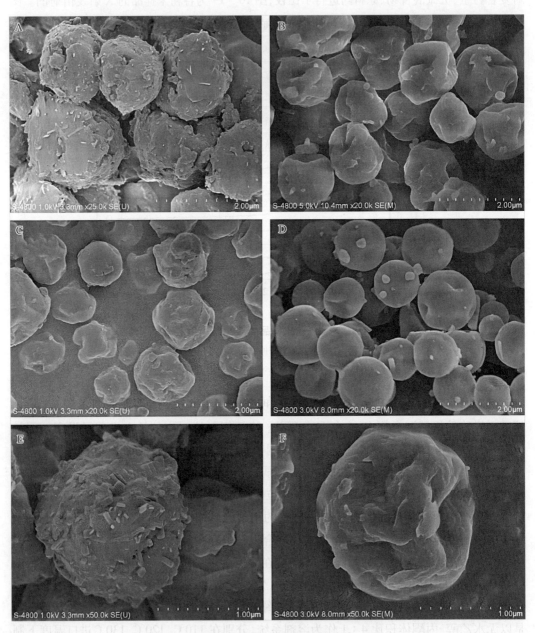

图 10‑20　各样品扫描电镜图[16]

A. 2 号样品；B. 5 号样品；C. 6 号样品；D. 7 号样品；E. 2 号单个粒子样品；F. 5 号单个粒子样品

292

4. 粒子内部结构的观察　一般认为,中空结构更有利于粒子的雾化。在前期共喷雾干燥法制备三七总皂苷-丹参酮Ⅱ$_A$复合粒子的可行性研究中,已利用激光共聚焦显微镜,证明了1号样品具有中空结构。相关文献也曾采用此法来观察颗粒内部结构[21]。本研究用同样方法对其他样品进行了观察,结果表明它们都具有中空结构,包括对于扫描电镜形貌与其他样品差别较大的2号、5号样品也不例外(图10-21)。

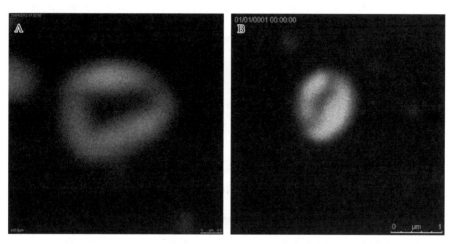

图 10-21　彩图

图 10-21　2 号、5 号激光共聚焦显微镜图[16]

A. 2 号样品；B. 5 号样品

5. 微粒间黏附力测定　Adi 等[22]认为,利用原子力显微镜测量微粒间的黏附力也可以预测粉末的沉积性能,通常粒子间黏附力小的样品具有更好的肺沉积性能。本研究选择了4种粒子形貌差异较大的复合粒子进行黏附力分析,结果见表10-5、图10-22,黏附力大小顺序为2号<5号<6号<7号,2号样品由于其粗糙的表面,黏附力显著小于其他3个样品,5号、6号、7号样品的黏附力大小与其皱缩程度相关,但并没有特别显著的差异。

表 10-5　复合粒子间黏附力($n=3$)[16]

样　品	黏附力(nN)	样　品	黏附力(nN)
2 号	5.98±1.2	6 号	27.25±1.8
5 号	22.40±3.6	7 号	28.40±0.7

6. 样品的比表面积及表面能量分布的测定　粒子表面能量由两部分组成,包括极性分量和色散分量,多数粒子具有表面能量的多相性即在粒子不同区域能量的高低不同。本研究利用SEA表面分析仪,不仅可以测定粒子的比表面积、表面能量分布,还可以通过极性分量与色散分量的比值来预测粒子的吸湿性特点。各样品由辛烷值吸附等温线确定的比表面积见表10-6,复合粒子样品的能分布情况见表10-7,图10-23~图10-25。

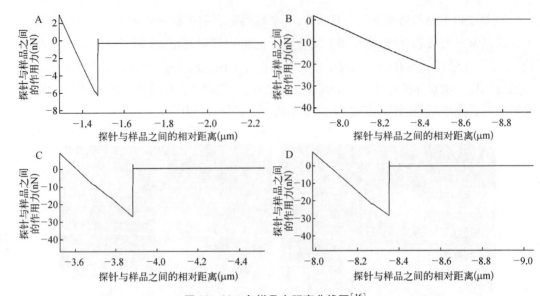

图 10-22 各样品力距离曲线图[16]

A. 2 号样品；B. 5 号样品；C. 6 号样品；D. 7 号样品

表 10-6 由辛烷值吸附等温线确定的比表面积[16]

样 品	吸附量（mg/g）	单位容量（mmol/g）	比表面积（m²/g）	R^2
2 号	2.884 2	0.012 2	4.642 6	0.999 5
5 号	3.225 3	0.010 6	4.017 0	0.999 3
6 号	3.280 7	0.010 1	3.843 8	0.998 2
7 号	3.150 6	0.009 5	3.587 2	0.999 5

表 10-7 复合粒子样品的表面能分布[16]

样品	表面能（单位）	最小值	最大值	γ_{10}	γ_{50}	γ_{90}
2 号	γ^d（mJ/m²）	37.85	44.26	37.98	39.05	41.62
	γ^{sp}（mJ/m²）	3.90	6.32	3.95	4.35	5.32
	γ^t（mJ/m²）	41.75	50.58	41.93	43.40	46.94
	γ^{sp}/γ^t	0.093 3	0.124 9	0.094 1	0.100 2	0.113 3
5 号	γ^d（mJ/m²）	38.53	46.44	38.69	40.01	43.18
	γ^{sp}（mJ/m²）	4.12	7.29	4.19	4.71	5.98
	γ^t（mJ/m²）	42.68	53.73	42.91	44.75	49.19
	γ^{sp}/γ^t	0.096 6	0.135 7	0.097 6	0.105 3	0.121 7
6 号	γ^d（mJ/m²）	38.61	46.19	38.76	40.02	43.07
	γ^{sp}（mJ/m²）	4.18	6.86	4.23	4.68	5.75
	γ^t（mJ/m²）	42.85	53.02	43.05	44.75	48.84
	γ^{sp}/γ^t	0.097 5	0.129 3	0.098 3	0.104 5	0.117 8

续 表

样品	表面能（单位）	最小值	最大值	γ_{10}	γ_{50}	γ_{90}
7 号	γ^{d}（mJ/m^2）	37.49	45.87	37.66	39.05	42.42
	γ^{sp}（mJ/m^2）	3.96	6.25	4.01	4.39	5.31
	γ^{t}（mJ/m^2）	41.45	52.13	41.67	43.45	47.73
	γ^{sp}/γ^{t}	0.095 5	0.119 9	0.096 1	0.101 0	0.111 2

注：γ^{d} 代表色散表面能；γ^{sp} 代表极性表面能；γ^{t} 代表总表面能；γ_{10}、γ_{50}、γ_{90} 分别代表表面能量分布频率为 10%、50%、90% 时对应的表面能值。

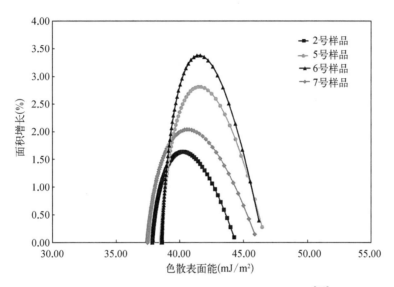

图 10－23 各复合粒子样品表面色散分量分布图[16]

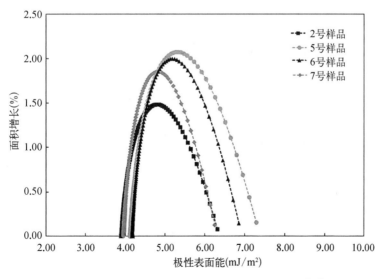

图 10－24 各复合粒子样品表面极性分量分布图[16]

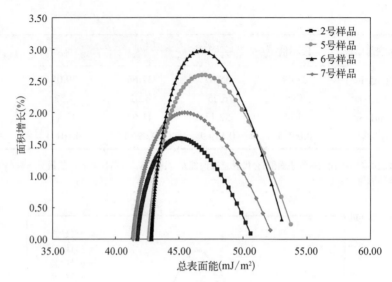

图 10 - 25　各复合粒子样品总表面能量分布图[16]

从以上图表可知,4 个样品的比表面积大小为 2 号>5 号>6 号>7 号;在粒子大小类似的情况下,皱缩粗糙的粒子具有相对大的比表面积,从表面能量来看,4 个样品表面能量均呈现出异质性,能量变化为 8 ~ 10 mJ/m²,其中 2 号样品能量分布较其他几个样品更均匀;一般认为,色散分量大表明粒子表面具有更多的非极性官能团,极性分量大表明粒子表面具有更多的极性官能团,总表面能量为两者的加和。5 号、6 号样品的色散分量及极性分量均要略大于 2 号、7 号样品,此结果也可说明 5 号、6 号样品相对易吸湿。总之,由图 10 - 25 可见,表面富集丹参酮 II_A 微晶颗粒的 2 号样品具有最小的表面能。此结果与微粒间黏附性结果基本一致。

(二) 样品的宏观表征测定

1. 样品吸湿性测定　为了进一步研究三七总皂苷、丹参酮 II_A 单独喷雾干燥粉末与所得复合粒子粉末的稳定性及不同制备工艺条件下制得的各复合粒子样品表面微观差异,本研究采用重量法水蒸气吸附仪对复合粒子样品及三七总皂苷、丹参酮 II_A 各自单独喷雾干燥粉末样品进行了吸湿性研究,结果发现下述现象。

(1) 在 25℃ 条件下,当湿度由 0 增加至 40% 时,无定型的微粉化三七总皂苷吸收了 5.8%(w/w)的水分,而微粉化后的丹参酮 II_A 仅吸收了 0.108 5% 水分,1 号、3 号和 6 号样品分别吸收了 4.03%、2.07% 和 3.36% 的水分。随着湿度的进一步增加,疏水性的丹参酮 II_A 吸湿变化不大,而三七总皂苷及其单独喷雾干燥制备的样品的吸湿速率加快,当湿度达到 80% 时,无定型的微粉化三七总皂苷吸收了 14.09% 水分,微粉化后的丹参酮 II_A 吸收了 0.268 6% 水分,1 号、3 号和 6 号样品分别吸收了 11.35%、9.87% 和 10.77% 的水分。结果表明,无定型的微粉化三七总皂苷具有很强的吸湿性,而微粉化后的丹参酮 II_A 基本不吸湿,由于复合粒子中结晶性药物丹参酮 II_A 的存在,使 7 种复合粒子样品的吸湿性与三七总皂苷相比大大下降,稳定性得到了很大提高,且发现溶剂系统对样品的吸湿性影响较大。

（2）在进口温度120℃条件下,以含10%丙酮为溶剂系统时所得复合粒子样品吸湿性最小,无水乙醇为溶剂系统时所得样品吸湿性最大。此现象表明,以10%丙酮为溶剂系统时所得粒子表面分布了更多的疏水性基团。

2. 样品透气性测定　目前的干粉吸入剂主要靠患者的吸气气流将药物吸入肺中,因此药物的气流顺应性是评价干粉吸入剂性能的一个重要指标,大多数研究多侧重于从粉体的微观方面,本研究结合干粉吸入剂的应用环境,通过利用FT4多功能粉末流动性测试仪,从宏观方面研究气体与粉末的交互作用。随着施加的正应力升高,颗粒排列越来越致密,进而透气性越来越低,气压降低值越来越高。由表10-8可见,在施加的正应力为0~12 kPa时,除6号样品以外的3种粉末的透气性顺序呈现下述趋势:7号>5号≈2号,当正应力大于12 kPa时2号样品呈现出最差的透气性,即气体比较难穿透粉末。对于干粉吸入剂而言,透气性差,使得吸入剂两端存在高的压力差,易实现药物粉末集中爆发式的吸入,对患者有利,透气性太好粉末易分散到各处从而使有效细粉量降低。

表 10-8　保持空气以 2 mm/s 速度通过粉末时各样品在不同正应力下的气压降值[16]

正应力(kPa)	气压降值(mbar)			
	2 号样品	5 号样品	6 号样品	7 号样品
1.00	0.41	0.39	0.52	0.48
1.98	0.74	0.76	1.07	0.93
3.96	2.07	2.16	2.81	2.21
5.94	4.33	4.37	5.38	4.10
7.92	7.54	7.52	8.58	6.67
9.93	11.08	10.74	11.66	9.57
11.88	14.14	13.21	13.98	11.92
14.85	18.66	17.85	18.30	16.08

3. 排空率及体外雾化沉积性能测定　NGI雾滴分布仪主体部分1~7级代表了不同的气动粒径分布范围。在60L/min的流速下,各级中值气动粒径分别为第1级8.06 μm、第2级4.46 μm、第3级2.82 μm、第4级1.66 μm、第5级0.94 μm、第6级0.55 μm、第7级0.34 μm。代表着气管、主支气管、细支气管、终末细支气管、呼吸细支气管、肺泡区、肺泡囊等不同部位。通常将气动粒径小于5 μm的微粒在胶囊所载药物中占的比例,称为细颗粒分数(fine particle fraction,FPF)。本研究以FPF值来评价各样品的体外雾化沉积性能,以代表性有效成分人参皂苷 Rb_1 和丹参酮 II_A 在各级收集器内含量的一致性来评价两类成分在各微米级粒子中分布的均匀程度。由表10-9可看出,各样品中分别以两类代表性有效成分人参皂苷 Rb_1 和丹参酮 II_A 计算所得的FPF十分接近,说明这两类成分能够在粒子中均匀分布。排空率结果显示,5号样品从植物胶囊中排出的量最多,这一结

果与其皱缩的粒子特性密切相关,2 号样品也具有较好的排空性能,排空率结果能体现粒子的部分特性,但由于吸入过程的复杂性,其与最终的有效细粉分布量之间并不存在线性关系。

在相同进口温度条件下,随着溶剂系统中少量丙酮的添加,粒子 FPF 值得到了提高,以无水乙醇为溶剂系统所得 1 号样品的 FPF 值(以人参皂苷 Rb$_1$ 计)仅为 46.83%,而以乙醇-丙酮(体积比 9∶1)为溶剂系统所得 2 号样品的 FPF 值(以人参皂苷 Rb$_1$ 计)为 60.20%。在溶剂系统相同的条件下,随着进口温度升高,FPF 值均呈下降趋势,在以乙醇-丙酮(体积比 9∶1)为溶剂系统时,FPF 值由 60.20% 下降为 50.18%;在以乙醇-丙酮(体积比 4∶1)为溶剂系统所得 5 号样品的 FPF 值由 57.39% 下降为 48.69%。相关分析表明,各样品较集中地分布在雾滴分布仪的 3 级、4 级和 5 级,对应的截止粒径分别为 2.82 μm、1.66 μm 和 0.94 μm,一般认为此部分粒子特别是第 4 级后的更容易达到肺泡,2 号、3 号、5 号和 6 号样品在雾滴分布仪各级的分布较 4 号、7 号更集中,推测 2 号、5 号样品由于粒子粗糙或皱缩而具有较好的气流顺应性,能较集中地吸入肺深部区域,同时由于 2 号样品具有较低的粒子间黏附力及中空的粒子结构又很容易雾化分散从而将药物弥漫到肺部,易实现爆发式吸入。而对 5 号、6 号和 7 号样品,在黏附力无显著差异的情况下,皱缩的粒子具有更好的气流顺应性,因此容易较集中地分布到肺深部区域,而球形度好的 7 号样品粒子透气性好,气流顺应性相对差,易分散到各个部位,因此 FPF 值变小。

表 10-9　各样品的排空率及细颗粒分数(n=3)[16]

编　号	排空率	细颗粒分数(%)	
		人参皂苷 Rb$_1$	丹参酮 Ⅱ$_A$
1 号	88.2±1.01	46.83±1.86	46.84±1.81
2 号	94.3±0.93	60.20±0.68	59.76±0.85
3 号	90.5±0.53	56.70±0.65	56.68±0.99
4 号	91.8±0.85	50.18±0.23	50.22±0.41
5 号	96.7±0.53	57.39±0.76	57.29±0.94
6 号	92.2±0.74	54.75±0.78	54.55±0.90
7 号	93.5±0.51	48.69±1.39	48.21±1.54

三、吸入给药中药复合粒子的形成机制探讨

从微粒的扫描电镜图及所得微粒的颜色来看,在喷雾干燥过程中丹参酮 Ⅱ$_A$ 在粒子的外表面以无定型或微晶形式存在,且在不同喷雾干燥过程条件下存在的形式及量不同,此现象与喷雾干燥过程中粒子形成机制密切相关。影响粒子形成过程的两个无量纲参数中[3]:一个为佩克莱数,描述粒子表面溶质的积累情况,此参数与溶质的扩散运动及溶剂

的蒸发速率相关;另一个为溶质的饱和度。具体到本研究中复合颗粒的形成(图 10-26),其原因主要归于两方面,首先是两类物料的理化性质,其次是喷雾干燥过程条件(主要为进口温度和溶剂系统)。

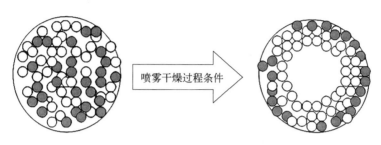

喷雾干燥过程条件

图 10-26 复合粒子的形成过程示意图

1. 两类物质理化性质的影响 丹参酮 II_A 原料药为橘红色针状结晶,分子量为 294.33,结构决定性质,其三维结构导致其具有疏水性强、亲脂性高的特点,分子小使其在干燥过程中更容易随溶剂往外扩散。在多种喷雾干燥过程条件下,丹参酮 II_A 单独喷雾干燥所得粉末粒子均有好的球形度,但同时也会伴有一些片状晶体的存在。

三七总皂苷为淡黄色无定型粉末,其中主要的 3 个有效成分人参皂苷 Rb_1、人参皂苷 Rg_1、三七皂苷 R_1 都含有比较多的羟基,亲水性较强,具有一定的表面活性,主要组分分子量均比丹参酮 II_A 大,且三七总皂苷在不同喷雾干燥过程条件下所得粒子,形貌差异比较大。在含水溶剂系统中三七总皂苷较易形成球形粒子,而在非水溶剂系统中单独喷雾干燥却易得到严重皱缩的粒子。当与疏水性的丹参酮 II_A 在非水溶剂系统中共喷雾干燥时,又易形成类球形的粒子。

2. 喷雾干燥过程条件的影响 由两类成分的性质可以推测,在干燥过程中雾化液滴中两类成分存在一定的表面竞争作用,为了减少粒子的吸湿性及增加粒子表面的粗糙度,我们希望丹参酮 II_A 能够较多地分布在粒子外层。当然,丹参酮 II_A 不可能完全包裹在外层,外层中少量具有表面活性的三七总皂苷类成分的存在将更有利于粒子的分散。

根据成分性质及喷雾干燥粒子形成的基本原理,我们通过改变进口温度及溶剂系统,尝试对溶质分子在微粒中的排布进行干预。在以无水乙醇为溶剂系统的条件下,丹参酮 II_A 已饱和,虽然经过超声溶解能到较澄清的溶液,但在喷雾干燥过程中,随着溶剂量的减少、温度的下降,小部分丹参酮 II_A 直接析出,从扫描电镜图可看出,此种条件下得到的微粒表面略粗糙且也有微晶颗粒存在。

当用 10% 的丙酮取代相同量的乙醇后,丹参酮 II_A 的溶解度得到提高,接近饱和但未饱和,在干燥结束后基本没有沉淀析出,在 110℃ 的条件下得到粉末粒子。粒子的外层有较多微晶颗粒存在。对于此现象我们认为:首先,少量低沸点丙酮的加入使得丹参酮 II_A 溶质分子更易向外扩散;其次,在此种溶剂系统中小部分以胶体形式存在的丹参酮 II_A 并未在喷雾干燥过程中沉淀析出,而是随着溶液一起干燥。在相对不高的 110℃ 干燥温度下,液滴内部的溶质分子干燥相对较慢,导致外层以胶体形式存在的丹参酮 II_A 易成长为微晶颗粒。进口温度升高后,整体干燥速率加快,在乙醇中溶解较好的三七总皂苷类成分也可能更容易向粒子表面迁移,同时颗粒内部溶液的干燥加快使得颗粒不易发生凹陷,球形度变好。

当用20%的丙酮取代相同量的乙醇后,丹参酮II$_A$的溶解度得到进一步提高,在干燥结束后完全没有沉淀析出,从扫面电镜图中可见,粒子外层有层片状物质存在,推测是丹参酮II$_A$以无定型形式存在。粒子的外表面很少有微晶颗粒,相反有一些粒径很小的球形粒子吸附在颗粒外层,可能是很小部分溶解在丙酮中的丹参酮II$_A$单独析出所形成的。丙酮含量的改变使丹参酮II$_A$在粒子外层的存在形式发生了改变,此现象主要归因于丹参酮II$_A$的溶解度、饱和度。

综上所述,根据成分的理化性质,有目的地改变喷雾干燥过程条件,可以实现不同组分在粒子中相对有序的排列。皱缩、表面粗糙的粒子通常具有较好的沉积性能,且由于粒子外层疏水性药物的存在,药物复合粒子的稳定性增加。本研究中在以乙醇-丙酮9∶1为溶剂系统,进口温度为110℃的条件下,所制得的粗糙粒子具有低的黏附力、较好的雾化沉积性能。

第五节　三七总皂苷-丹参酮II$_A$复合粒子大鼠肺部给药吸收、分布特性

为进一步研究三七总皂苷-丹参酮II$_A$复合粒子大鼠肺部给药后体内吸收特性,评价肺部给药作为非注射给药途径传递口服吸收差的水溶性人参皂苷Rg$_1$、人参皂苷Rb$_1$到达全身循环及实现脂溶性丹参酮II$_A$肺靶向性分布的可行性。本节内容采用气管干粉吹入法实现复合粒子大鼠肺部给药,采用UPLC-MS/MS方法测定大鼠给药后各时间点血药浓度,通过DAS 2.0软件进行药代动力学数据统计分析。

一、实验设计与样品采集

1. 药物的制备　用于喷雾给药及口服给药的复合粒子为本章第四节所述的2号样品。复合粒子中丹参酮II$_A$的含量为16.11%,人参皂苷Rg$_1$的含量为28.43%,人参皂苷Rb$_1$的含量为26.12%。

2. 给药与样品采集　健康雄性SD大鼠,随机分10组,第1、9组每组至少6只,第2~8组每组至少5只,第10组为空白组;实验前12 h禁食不禁水(取血时间间隔超过12 h的,中间给大鼠喂食),实验期间自由饮水。第1~8组,气管喷雾给药复合粒子(图10-27),大鼠气管喷雾给药前

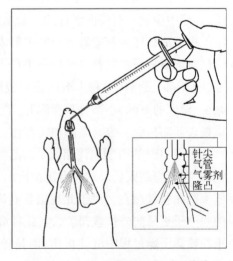

图10-27　大鼠肺部给药示意图[16]

用乙醚麻醉,给药剂量设为 10 mg/kg。第 9 组为灌胃组,将药物复合粒子超声充分分散于去离子水中,灌胃剂量为 800 mg/kg。

第 1、9 组大鼠分别在给药后的 2 min、5 min、15 min、30 min、45 min、1 h、1.5 h、2 h、4 h、6 h、10 h、24 h、48 h、72 h 时及 15 min、30 min、45 min、1 h、2 h、4 h、6 h、8 h、10 h、12 h、24 h、48 h、72 h,眼眶取血于肝素化试管中,5 000 r/min 离心 5 min,取上清液,于-70℃条件下保存,备用。第 2~8 组分别在给药后的 30 min、1 h、2 h、6 h、24 h、48 h、72 h 取肺,肺组织用生理盐水冲净表面血液及内容物后和血浆于-70℃保存至分析测定。

3. 生物样品的处理　采用仪器:API 4 000$^+$型三重四极杆串联质谱仪,配有离子喷雾离子源以及 Analysit 1.6.1 数据处理系统;Agilent 1290 高效液相色谱输液泵,自动进样器;色谱柱为 Agilent UPLC XDB－C18 柱(2.1 mm×50 mm,1.8 μm);Waters 2695。

(1) 血浆样品的处理:精密量取血浆 100 μL 置于 1.5 mL 空白离心管中,加入内标溶液亥茅酚苷 10 μL,涡旋混匀 30s,加入乙腈 300 μL,涡旋 2 min,4℃冰箱放置半小时后 15 000 r/min 离心 3 min,提取上清液,氮气流下吹干后加无水乙醇 200 μL 复溶,涡旋 1 min,15 000 r/min 离心 10 min,取上清液 2 μL 进样分析。

色谱条件:色谱柱为 Agilent UPLC XDB－C18 柱(2.1 mm×50 mm,1.8 μm),流动相为甲醇-0.1%的甲酸溶液,梯度洗脱[水:乙腈(体积比)0~5 min,70:30~10:90;5~7 min,10:90~90:10;7~8 min:90:10~70:30];流速为 0.3 mL/min,柱温为 25℃,进样量为 2 μL。

质谱条件:离子喷射电压 5 500 V,源内气体 1 为 55 L/min,源内气体 2 为 65 L/min,气帘气体 35 L/min,碰撞气 12 L/min,源内温度 600℃,碰撞能量 28 eV。检测方式为正离子检测,扫描方式为选择性多反应监测。用于定量分析的离子对(m/z):824/643(人参皂苷 Rg$_1$),1 132/365(人参皂苷 Rb$_1$),295/277(丹参酮Ⅱ$_A$),461/281(亥茅酚苷)。

(2) 组织样品的处理:将肺组织称重,剪碎后按照 1:4 的质量浓度比例用乙醇匀浆,离心后移取上清液至塑料试管中。精密量取组织匀浆液 200 μL 置于 1.5 mL 空白离心管中,加入内标溶液亥茅酚苷 20 μL,涡旋混匀 30s,加入乙腈 600 μL,涡旋 2 min,4℃冰箱放置半小时后 15 000 r/min 离心 3 min,提取上清液,氮气流下吹,吹干后加无水乙醇 100 μL 复溶,涡旋 1 min,15 000 r/min 离心 10 min,取上清液 20 μL 进样分析。

色谱条件:色谱柱为 Hedra ODS－2(250 mm×4.6 mm,5 μm);流动相为水溶液(A)-乙腈(B);梯度洗脱:0~5 min,20%~25%乙腈;5~15 min,25%~35%乙腈;15~20 min,35%~55%乙腈;20~30 min,35%~50%乙腈;30~35 min,80%~25%乙腈。检测波长为 203 nm,270 nm;柱温 30℃;进样量 20 μL。

4. 数据处理　采用 DAS2.0 药代动力学软件处理数据,统计矩方法计算大鼠给药后药代动力学参数。

二、三七总皂苷-丹参酮Ⅱ$_A$复合粒子的药代动力学特征:复方多组分性质互补、同步起效

三七总皂苷-丹参酮Ⅱ$_A$复合粒子雾化给药后各成分的血药浓度-时间数据、药代动

力学参数及其药时曲线分别见表 10‑10~表 10‑13、图 10‑28~图 10‑30。复合粒子口服给药后各成分的血药浓度‑时间数据、药动参数及其药时曲线分别见表 10‑14 至表 10‑17,图 10‑31 至图 10‑33。

表 10‑10　肺部给药后丹参酮 II$_A$ 的血药浓度‑时间数据(10 μg/mL)[16]

给药时间 (h)	No 1	No 2	No 3	No 4	No 5	No 6	平均值	标准差
0.033	0.212	0.404	0.199	0.452	0.208	0.232	0.280	0.110
0.083	0.312	0.472	0.354	0.565	0.339	0.353	0.400	0.100
0.25	0.580	0.802	0.597	0.861	0.627	0.345	0.640	0.180
0.5	0.459	0.637	0.321	0.786	0.555	0.277	0.510	0.190
0.75	0.337	0.442	0.323	0.575	0.501	0.265	0.410	0.120
1	0.283	0.288	0.310	0.379	0.366	0.185	0.300	0.070
1.5	0.148	0.185	0.176	0.236	0.214	0.165	0.190	0.030
2	0.110	0.116	0.090	0.189	0.104	0.128	0.120	0.030
4	0.079	0.080	0.064	0.068	0.087	0.085	0.080	0.010
6	0.053	0.067	0.056	0.051	0.061	0.066	0.060	0.010
10	0.049	0.042	0.043	0.043	0.048	0.046	0.050	0.000
24	0.023	0.023	0.038	0.026	0.034	0.039	0.030	0.010
48	0.020	0.019	0.023	0.019	0.020	0.020	0.020	0.000
72	0.016	0.019	0.019	0.017	0.016	0.016	0.020	0.000

注:此表为文献引用,未做改动。

表 10‑11　肺部给药后人参皂苷 Rg$_1$ 的血药浓度‑时间数据(μg/mL)[16]

给药时间 (h)	No 1	No 2	No 3	No 4	No 5	No 6	平均值	标准差
0.033	1.209	1.160	1.243	1.497	1.368	1.716	1.365	0.211
0.083	3.620	2.928	3.265	2.785	3.115	2.651	3.061	0.352
0.25	3.418	2.106	2.780	2.392	2.605	2.464	2.627	0.448
0.5	1.870	1.041	1.322	1.291	1.369	1.161	1.343	0.285
0.75	1.365	1.078	0.956	0.770	0.944	0.861	0.996	0.208
1	1.094	0.539	0.424	0.386	0.539	0.487	0.578	0.260
1.5	0.684	0.238	0.129	0.198	0.336	0.311	0.316	0.195
2	0.404	0.097	0.077	0.091	0.247	0.177	0.182	0.127
4	0.100	0.048	0.036	0.037	0.069	0.055	0.057	0.024

注:此表为文献引用,未做改动。

表 10－12　肺部给药后人参皂苷 Rb₁ 的血药浓度-时间数据(μg/mL)[16]

给药时间 (h)	No 1	No 2	No 3	No 4	No 5	No 6	平均值	标准差
0.033	1.121	0.787	0.702	0.560	0.468	0.928	0.761	0.240
0.083	3.617	2.552	1.786	1.623	1.279	0.913	1.962	0.980
0.25	9.283	9.171	7.878	8.730	5.457	2.918	7.239	2.545
0.5	11.208	9.226	6.997	9.049	5.436	8.347	8.377	1.987
0.75	10.394	8.697	9.152	6.174	6.701	5.703	7.803	1.877
1	7.704	9.247	9.818	8.946	3.949	6.396	7.677	2.200
1.5	10.106	9.577	7.367	5.325	2.928	3.183	6.414	3.109
2	7.232	5.767	3.530	2.138	3.654	3.477	4.300	1.850
4	4.510	4.860	3.659	3.049	2.514	3.112	3.618	0.910
6	4.383	4.601	3.466	4.394	2.066	3.156	3.678	0.977
10	4.538	4.378	4.328	3.280	3.351	2.623	3.750	0.775
24	5.560	3.049	1.845	1.542	2.283	2.473	2.792	1.452
48	1.171	0.968	0.896	0.932	0.599	3.105	1.279	0.914
72	1.196	1.382	0.299	0.241	0.299	1.069	0.748	0.523

注：此表为文献引用，未做改动。

表 10－13　肺部给药丹参酮Ⅱ_A、人参皂苷 Rg₁、人参皂苷 Rb₁ 的药代动力学参数($n=6$)[16]

参　数	单　位	丹参酮Ⅱ_A	人参皂苷 Rg₁	人参皂苷 Rb₁
AUC_{0-t}	(mg/L)·h	0.279±0.015	2.181±0.585	161.978±47.811
$AUC_{0-\infty}$	(mg/L)·h	0.327±0.019	2.233±0.632	199.057±77.102
MRT_{0-t}	h	21.028±1.542	0.738±0.123	23.166±4.592
$MRT_{0-\infty}$	h	34.727±3.414	0.830±0.213	38.197±15.204
$t_{1/2z}$	h	30.723±1.821	0.681±0.329	28.581±10.613
T_{max}	h	0.222±0.068	0.083	0.792±0.401
C_{max}	mg/L	0.064±0.019	3.061±0.352	9.117±1.517

注：$AUC_{(0-t)}$，药-时曲线下面积(0 到 t 时)；$AUC_{(0-\infty)}$，药-时曲线下面积(0 到无穷大时)；$MRT_{(0-t)}$，统计矩(0 到 t 时)；$MRT_{(0-\infty)}$，统计矩(0 到无穷大时)；$t_{1/2z}$，非房室模型终末段半衰期；T_{max} 达峰时间；C_{max} 达峰浓度。

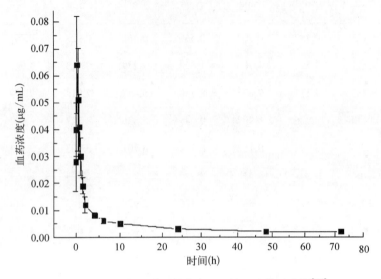

图 10-28　肺部给药后丹参酮 II_A 的平均药时曲线[16]

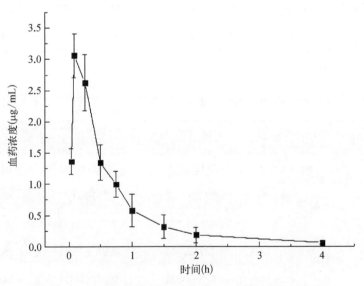

图 10-29　肺部给药后人参皂苷 Rg_1 的平均药时曲线[16]

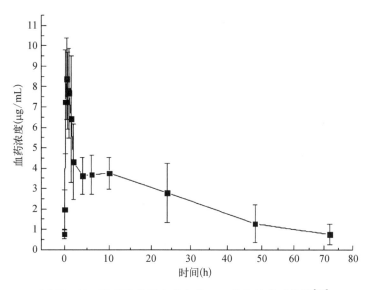

图 10−30 肺部给药后人参皂苷 **Rb₁** 的平均药时曲线[16]

表 10−14 口服给药后丹参酮 Ⅱ **A** 的血药浓度−时间数据(μg/mL)[16]

给药时间 (h)	No 1	No 2	No 3	No 4	No 5	No 6	平均值	标准差
0.25	0.054	0.107	0.068	0.067	0.042	0.071	0.068	0.022
0.5	0.079	0.105	0.081	0.090	0.108	0.065	0.088	0.016
0.75	0.065	0.189	0.169	0.082	0.062	0.079	0.108	0.056
1	0.040	0.142	0.104	0.041	0.040	0.014	0.063	0.049
2	0.034	0.100	0.054	0.021	0.034	0.010	0.042	0.032
4	0.058	0.138	0.074	0.019	0.030	0.009	0.055	0.047
6	0.068	0.174	0.085	0.029	0.080	0.058	0.082	0.049
8	0.056	0.187	0.124	0.068	0.073	0.040	0.091	0.055
10	0.026	0.077	0.064	0.038	0.062	0.038	0.051	0.020
12	0.026	0.047	0.032	0.019	0.018	0.023	0.027	0.011
24	0.010	0.018	0.015	0.013	0.042	0.004	0.017	0.013
48	0.009	0.013	0.009	0.009	0.005	0.004	0.008	0.003
72	0.006	0.006	0.005	0.004	0.008	0.003	0.005	0.002

注:此表为文献引用,未做改动。

表 10−15 口服给药后人参皂苷 **Rg₁** 的血药浓度−时间数据(μg/mL)[16]

给药时间 (h)	No 1	No 2	No 3	No 4	No 5	No 6	平均值	标准差
0.25	0.323	0.310	0.232	0.137	0.200	0.136	0.223	0.074
0.5	0.503	0.447	0.213	0.180	0.140	0.177	0.282	0.138

给药时间 （h）	No 1	No 2	No 3	No 4	No 5	No 6	平均值	标准差
0.75	0.119	0.156	0.116	0.160	0.099	0.166	0.136	0.026
1	0.078	0.089	0.085	0.112	0.087	0.116	0.095	0.014
2	0.032	0.034	0.116	0.031	0.095	0.037	0.058	0.034
4	0.061	0.037	0.125	0.058	0.116	0.065	0.077	0.032
6	0.320	0.126	0.058	0.076	0.092	0.073	0.124	0.090
8	0.186	0.346	0.321	0.096	0.346	0.110	0.234	0.108
10	0.154	0.195	0.073	0.106	0.075	0.062	0.111	0.049
12	0.043	0.027	0.070	0.069	0.022	0.064	0.049	0.020

注：此表为文献引用，未做改动。

表 10-16　口服给药后人参皂苷 Rb_1 的血药浓度-时间数据（μg/mL）[16]

给药时间 （h）	No 1	No 2	No 3	No 4	No 5	No 6	平均值	标准差
0.25	0.245	0.217	0.273	0.311	0.259	0.581	0.314	0.134
0.5	0.260	0.686	0.286	0.287	0.297	0.444	0.377	0.165
0.75	0.821	0.777	0.396	0.255	0.490	0.664	0.567	0.224
1	0.959	0.609	0.855	0.777	0.503	0.749	0.742	0.165
2	1.387	0.635	0.597	0.456	1.192	0.823	0.849	0.366
4	1.359	1.190	0.979	0.327	1.096	1.659	1.102	0.447
6	1.488	1.004	1.009	1.287	1.096	1.776	1.277	0.307
8	2.413	2.053	1.384	1.120	1.520	1.555	1.674	0.473
10	2.653	2.641	2.228	1.447	1.197	1.089	1.876	0.718
12	2.543	1.482	1.638	0.912	0.973	1.876	1.571	0.607
24	1.394	0.828	1.637	1.028	0.937	0.751	1.096	0.347
48	0.868	0.614	0.650	0.675	0.698	0.607	0.685	0.096
72	0.416	0.260	0.436	0.300	0.281	0.291	0.331	0.075

注：此表为文献引用，未做改动。

表 10-17　口服给药丹参酮 II_A、人参皂苷 Rg_1、人参皂苷 Rb_1 的药代动力学参数（$n=6$）[16]

参　数	单位	丹参酮 II_A	人参皂苷 Rg_1	人参皂苷 Rb_1
AUC_{0-t}	（mg/L）·h	1.483±0.640	1.544±0.449	65.045±13.197
$AUC_{0-\infty}$	（mg/L）·h	1.659±0.684	1.937±0.428	76.758±15.503
MRT_{0-t}	h	18.983±2.456	6.217±0.292	27.353±1.665

参　　数	单位	丹参酮ⅡA	人参皂苷 Rg1	人参皂苷 Rb1
$MRT_{0-\infty}$	h	28.399±5.340	9.881±3.763	39.593±4.500
$t_{1/2z}$	h	22.791±5.879	4.250±3.325	24.355±3.861
T_{max}	h	0.625±0.137	3.000±3.873	10.000±1.265
C_{max}	mg/L	0.119±0.048	0.328±0.124	2.061±0.533

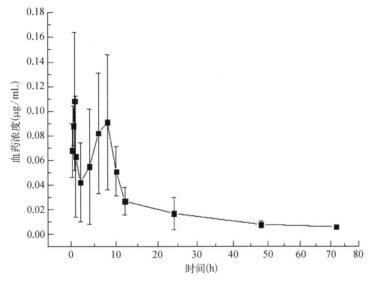

图 10 - 31　口服给药后丹参酮ⅡA 的平均药时曲线[16]

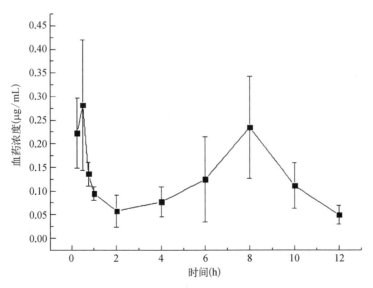

图 10 - 32　口服给药后人参皂苷 Rg1 的平均药时曲线[16]

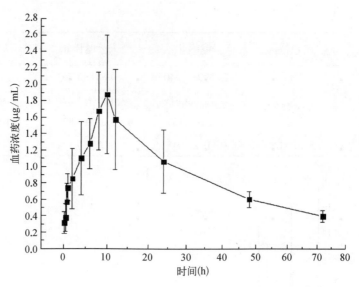

图 10-33　口服给药后人参皂苷 Rb_1 的平均药时曲线[16]

上述结果显示,丹参酮 II_A 入血的量较少,在给药剂量为 10 mg/kg(折算到丹参酮 II_A 为 1.611 mg/kg)时,平均 C_{max} 仅为 0.092 μg/mL,但与口服给药 600 mg/kg 复合粒子时平均 C_{max} 0.135 μg/mL 相比,其生物利用度还是得到了一定提高;丹参酮 II_A 雾化给药后易蓄积于肺部,并随时间的推迟在肺脏代谢消除。人参皂苷 Rg_1 经肺部给药后能够快速入血,5 min 内已经达峰,平均 C_{max} 为 1.031 μg/mL, AUC_{0-2h} 为(0.610±0.148)(μg/mL)·h,随后快速消除,平均 $t_{1/2}$ 为 0.757 h;人参皂苷 Rb_1 经肺部给药后在 1 h 左右达峰,平均 C_{max} 为 6.74 μg/mL, AUC_{0-24h} 为(131.68±16.9)(μg/mL)·h,平均 $t_{1/2}$ 为 27.164 h, MRT_{0-24h} 为 23.499 h。

综上所述,三七总皂苷-丹参酮 II_A 复合粒子充分体现了复方多组分性质互补的特点,既有能迅速达峰的组分,又有缓慢达峰但能在血液中维持较长时间的组分,同时还有能靶向分布于肺组织的成分,充分体现了中药复方多靶点同步起效的特点。

三、影响三七总皂苷-丹参酮 II_A 复合粒子肺部吸收的主要因素:药物成分的物理化学特征

在肺部给药后 0.5 h、1 h、2 h、6 h、24 h、48 h、72 h 后,大鼠肺组织中主要有效成分的浓度见表 10-18 和图 10-34、图 10-35。由于人参皂苷 Rg_1 的检测限较高,仅在部分时间点检测到了人参皂苷 Rg_1,因此本研究中重点考察了丹参酮 II_A、人参皂苷 Rb_1 在大鼠肺组织中的浓度。

表 10-18　各给药时间点大鼠肺组织中丹参酮 II_A、人参皂苷 Rb_1 的浓度($n=5$)[16]

给药时间	肺组织中丹参酮 II_A 浓度(μg/g)	肺组织中人参皂苷 Rb_1 浓度(μg/g)
0.5 h	198.03±26.59	158.15±15.58
1 h	148.80±12.46	134.78±26.00

给药时间	肺组织中丹参酮 II_A 浓度（μg/g）	肺组织中人参皂苷 Rb_1 浓度（μg/g）
2 h	78.87±8.02	96.06±26.50
6 h	30.06±5.72	41.58±6.86
24 h	4.08±0.86	24.66±5.20
48 h	0.52±0.12	19.87±2.29
72 h	0.42±0.10	13.11±1.45

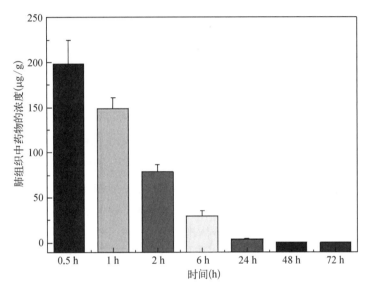

图 10-34　各给药时间点大鼠肺组织中丹参酮 II_A 的浓度[16]

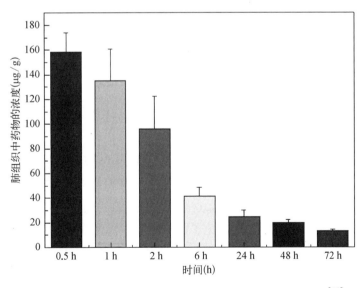

图 10-35　各给药时间点大鼠肺组织中人参皂苷 Rb_1 的浓度[16]

一般认为,药物从肺部吸收属于被动扩散过程,吸收速度与分子量和脂溶性有关。三七总皂苷-丹参酮 II_A 复合粒子中 3 种主要有效成分丹参酮 II_A、人参皂苷 Rg_1、人参皂苷 Rb_1 因结构不同、性质不同,在肺部的吸收特性不一样。

丹参酮 II_A 属于亲脂性较强的小分子药物,在药物复合粒子中以微晶颗粒或无定型形式存在,小部分在肺液中溶解的药物能够较快地吸收入血。而由于肺部的高度亲脂性,以固态粉末形式存在的脂溶性丹参酮 II_A 很容易沉积在肺部。较多的研究表明,无论口服还是静脉给药,丹参酮 II_A 均易快速、广泛地分布到各组织,其中以肺部浓度较高,而血液中药物浓度长时间保持低水平。但通过肺部给药,丹参酮 II_A 能更集中地分布于肺部,但并非一直蓄积于肺部,而是随时间的推移不断代谢消除,因此并不会因为药物长期无法代谢而对肺部造成损伤。

人参皂苷 Rg_1 在水中的溶解性好,分子量适宜,通过肺部给药后能很快入血,但消除太快,2 h 以后血药浓度急速下降。单独肺部给药人参皂苷 Rg_1 药物粉末亦是如此,推测人参皂苷 Rg_1 可能并非全部以原型形式存在。

人参皂苷 Rb_1 具有适宜的油水分配系数,以粉末形式肺部给药后在 1 h 左右达峰,给药剂量为 10 mg/kg(折算到人参皂苷 Rb_1 为 2.6 mg/kg)时,AUC_{0-24h} 为(131.68±16.9)(μg/mL)·h,MRT_{0-24h} 为 23.499 h,人参皂苷 Rb_1 在血液中能维持较长一段时间内。

总而言之,药物成分的物理化学特征是影响复合粒子肺部吸收的主要因素。为此可根据具体应用目的将药物制成合适的剂型,从而提高药物生物利用度。本研究中所制备的三七总皂苷-丹参酮 II_A 复合粒子充分体现了复方多组分性质互补的特点,既有能迅速达峰的组分,又有缓慢达峰但能在血液中维持较长时间的组分,同时还有能靶向分布于肺组织的成分,充分体现了中药复方多靶点同时起效的特点。

本章以复方丹参方中主要有效组分三七总皂苷-丹参酮 II_A 中药药效组合组分为模型药物,在不添加辅料及载体的情况下,利用混悬液喷雾干燥和共喷雾干燥两种不同的方法来制备三七总皂苷-丹参酮 II_A 复合粒子,并通过一系列体外表征手段对两种方法的可行性进行评价,在此结果基础上,最终选择共喷雾干燥的方法对复合粒子进行了优化设计。

药物"结构"是决定药物"性能"的重要因素,不同性质的药物在肺部的吸收特性不一样,而根据具体应用目的将药物制成合适的剂型,可有效提高药物的生物利用度。本部分实验结果提示:

(1)共喷雾干燥的方法可将理化性质差异较大的两类中药组分结合在同一个微米级粒子中,所得复合粒子具有良好的球形度、分散性能及较窄的粒径分布范围。复合粒子中两类成分能够均匀分布且同时到达肺部,这是与机械混合物相比最大的优势,既克服了机械混合时存在的混合不均匀现象,又避免了两类成分因雾化性能不同而不能同时到达肺部的不足。

(2)在共喷雾干燥过程中,丹参酮 II_A 在粒子中的存在形式由微晶颗粒向无定型转变,而三七总皂苷在一定程度上抑制了丹参酮 II_A 结晶,使其在复合粒子中更多地以无定型或微晶形式存在。由于无定型的微粉化三七总皂苷具有很强的吸湿性,而微粉化后的丹参酮 II_A 基本不吸湿,复合粒子中结晶性药物丹参酮 II_A 的存在,使复合粒子样品的吸湿性与三七总皂苷相比大大下降,稳定性得到了很大提高。

(3) 根据成分的不同理化性质,有目的地改变喷雾干燥过程条件,可实现不同性质组分,喷雾干燥液滴中溶质的无序分布状态干燥成为两类溶质相对有序排列的药物复合粒子。本研究在以乙醇-丙酮(体积比 9∶1)为溶剂系统,110℃的进口温度条件下,所制得的粗糙粒子具有低的黏附力、中空的结构及较好的雾化沉积性能。

(4) 通过肺部给药后,皂苷类成分生物利用度得到了较大的提高,同时有利于丹参酮 II_A 靶向分布于肺部。

与已见文献报道的类似研究比较,本研究在实验设计思路和方法方面提出如下创新点。

(1) 耦合中药学与材料学的基本理论与方法,创新性地提出主要依靠不同中药组分互补的理化性质,使两种或两种以上的中药组分有序结合为具有某种独特性能的微米颗粒;建立"粒子间黏附力""粉体透气性"等中药微颗粒表征新方法。由于粒子中存在两类组分,为了更准确地证明药物在粒子中分布的均匀程度,本实验采用具有 7 个层级和 1 个微孔收集器的新一代 NGI 雾滴分布仪对复合粒子进行体外肺部沉积考察。

(2) 目前为了提高药物肺部沉积率,多通过加一些无药理活性的高分子载体或氨基酸、糖等来改善干粉的性质。本研究基于中药复方组分多元化的特点,利用中药复方中不同组分的材料学性质,提出混悬液喷雾干燥法制备包覆式和共喷雾干燥法制备混合式复合粒子的工艺技术,在未添加任何辅料的情况下制得符合肺部吸入给药要求的药物复合粒子,为解决新型给药系统普遍存在的药物与辅料相容性问题提供新思路,并提出解决中药组分多、给药剂量大问题的新方法。

(3) 基于中药药效物质具有整体性,主要由水溶性与脂溶性两类成分组成,以及因肺部给药途径的解剖学结构特点,在中药复方干粉吸入剂的创制中,首次提出并实现采用粒子复合手段实现中药复方多元组分的完整吸入,有效攻克水溶性、脂溶性成分不能同步到达肺泡,而滞留在呼吸道不同位置所造成的"相分离"瓶颈。

(4) 采用 DP‐4 雾化给药器对大鼠进行无创伤肺部给药,研究不同结构的有效组分在肺部的吸收、分布特性。

以上工作可为研发具有中医药特色的微纳米尺度吸入制剂提供有益的借鉴和依据。

参考文献

[1] 付廷明,李凤生.包覆式超细复合粒子的制备.火炸药学报,2002(1): 33‐35.

[2] ALONSO M, SATOH M, MIYANAMI K. The effect of random positioning on the packing of particles adhering to the surface of a central particle. Powder Technology, 1990, 62(1): 35‐40.

[3] 柯扬船.聚合物-无机纳米复合材料.北京: 化学工业出版社,2003.

[4] MAYTAL B B, STEFAN R, HANS E J, et al. PLGA-PEI nanoparticles for gene delivery to pulmonary epithelium. European Journal of Pharmaceutics and Biopharmaceutics, 2004, 58(1): 1‐6.

［ 5 ］ 方亮.药剂学.8 版.北京：人民卫生出版社,2016.

［ 6 ］ 梁文权.生物药剂学与药物动力学.3 版.北京：人民卫生出版社,2007.

［ 7 ］ VEHRING R. Pharmaceutical particle engineering via spray drying. Pharm Res, 2008, 25 (5)：999 – 1022.

［ 8 ］ SANSONE F, AQUINO R P, GAUDIO P D, et al. Physical characteristics and aerosol performance of naringin dry powders for pulmonary delivery prepared by spray-drying.Eur J Pharm Biopharm, 2009, 72 (1)：206 – 213.

［ 9 ］ SHUR J, NEVELL T G, EWEN R J, et al. Cospray-dried unfractionated heparin with *L*-Leucine as a dry powder inhaler mucolytic for cystic fibrosis therapy.J Phram Sci, 2008, 97(11)：4857 – 4868.

［10］ PROFA L, SANTORO A, BIFULCO M, et al. Leucine enhances aerosol performance of Naringin dry powder and its activity on cystic fibrosis airway epithelial cells. Int J Pharm, 2011, 412 (1 – 2)：8 – 19.

［11］ ADI H, YOUNGA P M, CHAN H K, et al. Co-spray-dried mannitol-ciprofloxacin dry powder inhaler formulation for cystic fibrosis and chronic obstructive pulmonary disease. Eur J Pharm Sci, 2010, 40 (3)：239 – 247.

［12］ NOLAN L M, TAJBER L, MCDONALD B F, et al. Excipient-free nanoporous microparticles of budesonide for pulmonary delivery. Eur J Pharm Sci, 2009, 37(5)：593 – 602.

［13］ 李艳贞,刘洁,孙逊,等.新型肺部吸入微球的制备及性质的研究. 华西药学杂志, 2009, 24(6)：573 – 575.

［14］ NAIKWADE S R, BAJAJ A N, GURAV P, et al. Development of budesonide microparticles using spray-drying technology for pulmonary administration：design, characterization, *in vitro* evaluation, and *in vivo* efficacy study. AAPS Pharm Sci Tech, 2009, 10(3)：993 – 1010.

［15］ SUNG J C, PULLIAM B L, EDWARDS D A. Nanoparticles for drug delivery to the lungs. Trends Biotechnol, 2007, 25(12)：563 – 570.

［16］ 王华美.“三七总皂苷–丹参酮 II$_A$ ”复合粒子的优化设计及其肺部给药吸收、分布特性研究.南京：南京中医药大学,2013.

［17］ 魏农农.吸入粉雾剂的处方研究和制备工艺.中国新药杂志,2008,17(22)：1986 – 1989.

［18］ 郭立玮,付廷明,李玲娟.面向中药复杂体系的吸入给药复合粒子优化设计原理与方法.中草药,2011,42(11)：2165 – 2172.

［19］ 李凤生,杨毅,罗付生.纳米/微米粒子复合技术在火炸药中的应用(I).火炸药学报,2002(4)：56.

［20］ LI H Y, SEVILLE P C, WILLIAMSON I J, et al. The use of amino acids to enhance the aerosolisation of spray-dried powders for pulmonary gene therapy. J Gene Med, 2005, 7(3)：343 – 353.

［21］ LI Y Z, SUN X, GONG T, et al. Inhalable microparticles as carriers for pulmonary delivery of thymopentin-Loaded solid lipid nanoparticles. Pharm Res, 2010, 27(9)：1977 – 1986.

［22］ ADI S, ADI H, TANG P, et al. Micro-particle corrugation, adhesion and inhalation aerosol efficiency. Eur J Pharm Sci, 2008, 35(1 – 2)：12 – 18.

第十一章

不同工艺经鼻脑靶向中药微纳米制剂的制备、表征与药代动力学比较

第一节　国内外经鼻脑靶向给药系统研究进展 / 315

第二节　微米级 α-细辛脑粉末鼻腔给药可行性研究 / 321

第三节　载体包裹、结构修饰 α-细辛脑纳米粒的制备 / 331

第四节　α-细辛脑纳米粒表征研究 / 336

第五节　α-细辛脑纳米粒在大鼠血浆及脑组织中的分布行为 / 344

第十一章

不同工艺经鼻脑靶向中药微纳米制剂的制备、表征与药代动力学比较

本章以 α-细辛脑为模型药物,对气流粉碎与乳化溶剂挥发法不同工艺制备的微纳米中药制剂开展表征及经鼻脑靶向药代动力学比较研究。主要报道作者课题组开展"α-细辛脑经鼻脑靶向给药系统制备、表征及其药物动力学研究"的有关内容[1]。

第一节　国内外经鼻脑靶向给药系统研究进展

近年来,经鼻给药系统取得了重要的研究进展,其原因主要在于:一是经鼻给药吸收快,起效迅速。一方面,鼻黏膜内含有丰富的血管,有利于药物的吸收;另一方面,鼻黏膜的高度渗透性也促进了药物的吸收。鼻腔给药后,药物从鼻黏膜迅速进入全身血液循环而直接发挥治疗作用。有些药物经鼻腔给药后的吸收速度和程度甚至可以与注射给药相当。因此,经鼻给药系统被认为是可以取代注射给药的有效途径之一,临床上较适用于急重症患者的疾病治疗。二是药物经鼻腔给药后可以直接入脑。据文献报道,血脑屏障的存在,导致95%以上的药物因无法透过血脑屏障而达不到治疗脑部疾病的目的。而由于鼻黏膜在生理解剖上与脑部存在着特殊的联系,有些药物经鼻给药后可避开血脑屏障而直接进入脑组织,经鼻给药方式是一种无损伤地将药物导入脑组织或脑脊液的方法,在避免肝脏首过效应和胃肠道降解的同时,可实现药物给药途径上的脑靶向[2,3]。经鼻脑靶向的给药途径与脑部及鼻腔的生理结构密切相关。

一、脑屏障与鼻腔生理结构[4,5]

1. 脑屏障的生理结构　生理学上,血脑屏障、血-脑脊液屏障及脑脊液-脑屏障构成了脑屏障。毛细血管内皮细胞、基膜及星形胶质细胞构成的血脑屏障所起的屏障作用最强,使95%以上疗效显著的药物因无法透过血脑屏障而对脑部疾病如脑肿瘤、癫痫、痴呆、帕金森病、颅内感染、头痛、脑卒中等无效。而脑脊液-脑屏障在3种屏障中结构最不完整,无解剖学障碍,仅为血脑屏障作用的五千分之一。

现代医学研究发现,部分药物经鼻给药后,可避开血脑屏障而直接进入脑组织,从而有效治疗脑源性疾病。经鼻给药是一种非侵害性脑靶向给药,与其他给药途径相比,

其具有药物吸收迅速、给药后起效时间短、生物利用度高、无肝脏首过效应等优点。此外,因为鼻腔内酶的代谢作用远远小于胃肠道,所以,给药剂量也大大减小。一般情况下,经鼻给药的剂量仅为口服剂量的 1/15~1/10,因而经鼻给药后,药物的毒副作用也大大下降。

2. 鼻腔的生理结构 生理结构上,鼻腔被鼻中隔分成左右两个腔室,长 12~15 cm,容积约为 15 mL。功能上鼻腔既是呼吸器官又是嗅觉器官。鼻腔壁上覆盖有鼻黏膜,厚度为 2~5 mm,鼻黏膜表面上皮细胞又遍布纤毛,起清除异物的作用,鼻腔黏膜的表面积非常大,其中,人体鼻黏膜面积约为 150 cm²,有效的表面积可以增加药物吸收的能力。

根据功能及组织结构的不同,鼻腔被分为鼻前庭、嗅部和呼吸区 3 个部分。图 11-1 为人鼻腔宏观分布及嗅部解剖结构。由图 11-1 可看到,鼻前庭位于鼻腔的最前端,主要起过滤空气的作用。药物经鼻腔吸入后,若在呼吸区吸收则进入血液循环,若在嗅部吸收则直接进入脑组织。鼻黏膜上附着纤毛和微绒毛,嗅细胞中枢突形成嗅神经纤维,嗅神经纤维形成神经束后形成嗅丝,嗅丝一方面穿过筛骨筛板的筛孔,入颅前窝,穿硬脑膜、蛛网膜和软脑膜,终止于嗅球;另一方面向下延续于鼻腔,硬脑膜延续至鼻腔的骨膜,蛛网膜和软脑膜移行为神经膜。蛛网膜下腔与鼻腔黏膜的组织间隙相通。

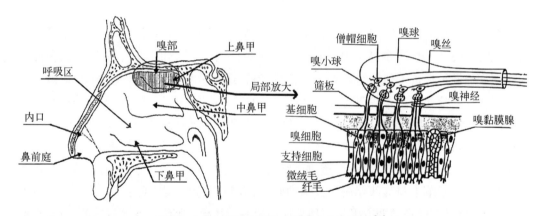

图 11-1 人鼻腔宏观分布及嗅部解剖结构[1]

二、药物经鼻给药的吸收途径

药物经鼻给药吸收进入脑组织主要有 3 条通路,又可分为间接通路和直接通路。

其中,间接通路主要指血液循环通路,药物经毛细血管或血流丰富的呼吸部黏膜吸收,或通过嗅部的固有层进入血液循环,然后通过血脑屏障进入脑脊液或脑组织的过程。该通路药物进入脑组织与否,最终还是取决于药物是否能够通过血脑屏障。

嗅神经通路及嗅黏膜上皮通路组成直接通路。据文献报道,多数病毒通过嗅神经通路入脑,小分子药物主要是通过嗅黏膜上皮通路吸收入脑。嗅黏膜上皮通路吸收迅速,主要包括细胞转运通路及细胞旁通路。此外,还有淋巴系统、三叉神经、视神经等途径。图 11-2 为经鼻给药后,药物在体内转运的主要途径。

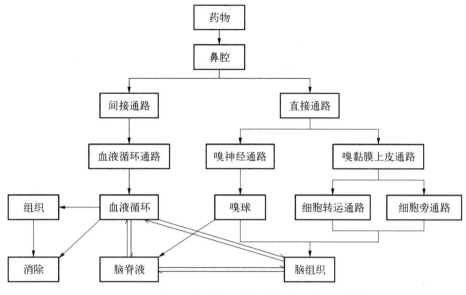

图 11-2　药物经鼻给药后在体内的主要转运途径[1]

三、影响药物经鼻吸收的主要因素

影响药物经鼻吸收的因素很多,其中,最主要的因素包括药物的理化性质、药物的剂型因素、促进药物鼻黏膜吸收的辅料,以及患者的生理因素及年龄等。

1. 药物的理化性质　包括药物的分子量、脂溶性、解离度、颗粒大小等。

(1) 分子量:鼻黏膜对药物的吸收程度与药物分子量的大小有着密切的关系,通常情况下,药物的分子量越大,鼻黏膜对其越难吸收。一般认为,分子量小于 600 Da 的药物经鼻吸收迅速,脑靶向性或生物利用度较高;而分子量为 6 000 Da 以上的药物,在一般情况下较难吸收,但在吸收促进剂的作用下,部分分子量在 6 000 Da 以上的药物也可被较好吸收。

(2) 脂溶性:油水分配系数是药物的重要理化性质之一,鼻黏膜也属于生物膜的一种,具有"脂质筛"特性。有研究表明,鼻黏膜更倾向吸收脂溶性大的药物。史亚军[6]采用磷脂复合技术对黄芩有效部位进行了改性处理,显著改善了黄芩有效部位的油水分配系数,从而提高了黄芩提取物经鼻给药的生物利用度。

(3) 解离度:受两方面的影响,即药物的 pK_a 值和环境的 pH。药物在鼻黏膜内的扩散受药物解离度的影响较大。未解离的药物吸收较好,在脑组织或脑脊液中的浓度较高;而解离的药物吸收较差,在脑组织或脑脊液中的浓度也较低。因为鼻黏液的 pH 偏酸性,为 5.15~6.15,所以,经鼻给药时,酸性药物比碱性药物相对更容易透过鼻黏膜。但是,也有文献报道 pH 并不是影响药物吸收的重要因素。

(4) 颗粒大小:当药物以粉末状态经鼻给药时,药物颗粒(粒径)大小是影响药物在鼻腔沉积的重要因素之一[7]。颗粒的大小是否合适直接影响药物的生物利用度,据报道,

20~60 μm 的粒径更适合经鼻给药,由于其在鼻腔的滞留时间比液体制剂更长,则其生物利用度和液体相比也更高[8]。

2. 药物的剂型因素　目前,将治疗药物向中枢转运治疗脑部疾病的主要办法有 3 种:① 鞘内注射给药和脑室注射给药等,该方法虽然有效,但安全性差,为侵入性给药法,易造成脑部感染和外科损伤;② 将药物制成脂溶性前体药物以及载体介导、吸附介导等转运系统,通过注射给药,使药物透过血脑屏障,但长期注射给药,患者的依从性较差,且患者较难自主给药;③ 将药物制成合适的剂型,采用鼻腔给药,该方法可以使部分药物避开血脑屏障直接入脑,且与侵入性给药及注射给药相比,其损伤性低、患者的依从性高。

经鼻给药的剂型有很多种,传统剂型主要有滴鼻剂、喷雾剂、粉末制剂、原位凝胶等。新剂型主要有脂质体、微球[9]、纳米粒、微乳等[10]。目前,国外已开发出一种定量式鼻气雾剂,该给药方式给药精确,可避免滴鼻剂超量使用的危险[7]。不同剂型经鼻给药的优缺点见表 11-1。

表 11-1　不同剂型经鼻给药的优缺点[1]

剂 型	药 物	优 点	缺 点
滴鼻剂	鼻敏滴鼻剂 鼻泰滴鼻剂	制备简便,目前最常用的传统剂型	药液在鼻腔的滞留时间短,影响药物的吸收
喷雾剂	鼻塞通喷雾剂 脑醒喷鼻剂	不含抛射剂,局部刺激小,吸收快,生物利用度高	随着压缩气体的减少,喷射雾滴大小及喷射量难以维持恒定
粉末制剂	胰岛素粉末制剂	与液体制剂相比,在鼻腔内的滞留时间长,促进药物的吸收	受药物颗粒大小的影响较大
原位凝胶	温敏型氢溴酸右美沙芬鼻用原位凝胶 石杉碱甲原位凝胶	生物利用度高,给药剂量准确,使用方便	药物存在突释的问题,部分高分子材料不具有生物可降解性,易对机体产生生理毒性
脂质体	尼莫地平冻干脂质体 硝苯地平脂质体	可延长药物在鼻腔内的滞留时间,防止药物被鼻黏膜降解,加速药物通过鼻黏膜吸收,减少对鼻黏膜的刺激和毒性	包封率低,包封较大分子时较困难
微球	氟尿嘧啶壳聚糖微球 万古霉素长效壳聚糖类衍生物微球	黏附性强,能延长药物与鼻黏膜的接触时间,药物释放具有缓释性,生物利用度高	可供选择的高分子材料较少,且有的具有纤毛毒性
纳米粒	神经毒素 PLGA 纳米粒	易穿过黏膜细胞,使达到靶部位	可致细胞毒性,损伤鼻黏膜
乳剂、微乳	白芷乳剂	液滴分散度小,药物吸收快,可起到缓释、控释药物的作用	有时会由于各相比例改变而使微乳被破坏

3. 促进药物鼻黏膜吸收的辅料 因为鼻黏膜对药物的吸收量有限,同时鼻纤毛又会对异物(药物)进行快速清除,所以,凡是可以促进药物在鼻黏膜吸收或降低药物被鼻纤毛清除的辅料,都有可能提高药物的生物利用度。目前,促进药物在鼻黏膜吸收的辅料主要包括吸收促进剂、生物黏附剂、酶抑制剂等。

(1) 吸收促进剂:促进药物在鼻黏膜吸收的主要原因可能是其提高了细胞膜的通透性与流动性,使上皮细胞间紧密连接的间隙增宽,进而提高了跨细胞转运。目前,较常用的吸收促进剂有环糊精、烷基糖苷类、胆盐、脂类及高分子聚合物等。一般认为,多种吸收促进剂联合应用比单独应用的效果好。但是,有些吸收促进剂对鼻黏膜有一定的毒性,可能造成鼻纤毛脱落或上皮细胞损伤。药物制剂使用的前提是安全。因此,在制剂研究中,应选用对鼻纤毛无毒性或毒性较小的辅料,考察该吸收促进剂对鼻黏膜上皮生理细胞结构及鼻纤毛的影响,不能只把重点放在提高生物利用度层面。

(2) 生物黏附剂:一般情况下,在鼻纤毛的清除作用下,液体制剂在鼻腔的滞留时间仅为 15~30 min,粉末和颗粒的时间相对较长,也仅为 20~30 min。药物与鼻腔接触时间的长短在一定程度上影响了药物的吸收和疗效。生物黏附剂是一种吸水膨胀或在表面润湿作用下可与鼻黏膜紧密接触的辅料,其通过产生黏附作用而延长药物在鼻黏膜表面的滞留时间。

(3) 酶抑制剂:经鼻给药虽然可以避免药物在胃肠道水解及肝脏的首过效应,但在鼻腔分泌物中仍有许多种类的酶存在。因此,酶抑制剂的加入主要是抑制药物的降解,这对于原型药物的鼻腔吸收具有一定的意义。鼻黏膜中与药物降解相关的酶有氨基肽酶、羟基酯酶、醛脱氢酶、蛋白酶、环氧水解酶及细胞色素 P450 等。其中作用最强的是氨基肽酶,该酶是胰岛素、降钙素等吸收入脑的主要障碍。此外,中药挥发油[11]的使用也会影响药物经鼻给药的吸收过程。

四、经鼻给药后药物脑内检测方法

1. 小脑延髓池穿刺术 是一种将针头刺入小脑延髓池,抽取脑脊液的技术。操作过程中,为了维持呼吸及防止给药后药物从鼻腔流失,必须进行鼻腔隔离术。大鼠脑脊液仅有 100~150 μL,抽出后无法补充,因此该方法只能得到某一时间点的脑脊液浓度。

2. 脑组织匀浆法 经鼻给药后按实验设定的时间将动物麻醉,断头,开颅,冰浴上取全脑,分离所需脑组织,如大脑、嗅球、小脑等,称重,匀浆,样品经预处理后测定药物含量。该方法适用于给药后不同时间点药物在不同脑组织中的分布研究,但耗费动物量较大,同时动物之间的个体差异也较大。

3. 微透析技术 是一种在体或离体的化学采样技术,以透析原理作为基础,适合大、小分子活性物质的分析,也适合麻醉或清醒动物的使用。该方法取样量较少,对体内平衡基本无影响,不会改变脑脊液总量,可以连续多次、多部位、多组分同时取样,且取出液中不含有大分子杂质,可直接进行药物分析。该技术具有活体、实时、在线、高效等特点。但是,该技术对操作人员的技术要求较高,且设备费用相对于别的方法也较昂贵[12]。

4. 同位素标记法　灵敏度高,操作简便,能够活体考察经鼻给药后药物在体内不同组织中的动态分布过程。常用的同位素有³H、¹⁴C 和¹²⁵I,但是该方法并非适合每种药物,且前期药物的标记需要花大量的时间,实验的费用也较昂贵[13]。

此外,还有药理效应法、荧光标记抗体法、电子显微技术及免疫化学等技术用来研究药物在脑内的情况。

五、国内外经鼻脑靶向研究热点

目前,国内外经鼻脑靶向的研究报道较多,主要集中在 3 类物质: 极性小分子物质、肽类及蛋白质。表 11 - 2 为近年经鼻脑靶向研究的热点药物。

表 11 - 2　近年经鼻脑靶向研究的热点药物[1]

药　物	分子量	药　理　作　用
胰岛素	5.8 kDa	降低认知功能,提高生存率,降低 Ⅰ 型糖尿病模型的神经病理性疼痛,提高记忆等
胰岛素样生长因子 Ⅰ	7.65 kDa	减小脑梗死体积及减轻脑水肿,提高卒中模型的神经功能,抑制细胞凋亡
瘦素	16 kDa	抑制食欲,降低体重
活性依赖的神经保护肽抗体	825 Da	减少氧化应激,提高记忆力,降低阿尔茨海默病的病理状态
食欲素 A	3.6 kDa	在睡眠质量降低的情况下提高工作效率
降钙素基因相关肽	3.8 kDa	减少血管痉挛,改善脑血流,降低细胞死亡率,并刺激血管生成
垂体腺苷酸环化酶激活肽	4.5 kDa	提高阿尔茨海默病模型的认知功能
重组人碱性纤维细胞生长因子	17.2 kDa	改善神经功能,减小梗死体积
干扰素 β - 1b	18.5 kDa	使干扰素受体磷酸化
睫状神经营养因子	22.7 kDa	激活枕部皮层的 pAkt
脑源性神经营养因子	27 kDa	激活额叶皮层的 pAkt
转化生长因子- β₁	25 kDa	减小梗死体积,促进功能的恢复,增加卒中模型的神经再生
单链抗体片段	26.3 kDa	降低阿尔茨海默病病理模型脑淀粉样病理和淀粉样蛋白斑
神经生长因子	26.5 kDa	减少阿尔茨海默病模型中 Aβ 的积累及改善记忆力,卒中模型中起抗抑郁样作用/增强神经再生及功能恢复改进
促红细胞生成素	30~40 kDa	减少卒中模型中的梗死体积及改善神经功能
血管内皮生长因子	38.2 kDa	减少卒中模型的梗死体积,改善行为恢复,增强神经再生

续　表

药　　物	分子量	药　理　作　用
全长抗体	150 kDa	提高阿尔茨海默病模型的记忆力
催产素	5.8 kDa	降低皮质醇,改善抗焦虑能力
利巴韦林	244 Da	病毒性疾病的防治
睾酮	288 Da	增强嗅觉、运动能力
川芎嗪[14]	136 Da	改善微循环和脑功能
α-细辛脑[15]	208 Da	抗癫痫等

注:上表中各药物的参考文献出处,除川芎嗪、α-细辛脑外,均见文献[1]。

六、中药经鼻给药研究概况

中药经鼻给药历史悠久,常用的方法可分为滴鼻法、塞鼻法、吹鼻法、嗅鼻法、涂鼻法、熏鼻法、灌鼻法、探鼻法等。经鼻给药治疗全身性疾病是在《黄帝内经·灵枢·杂病第二十六》中首次提出。张仲景在《金匮要略》中记载了"以薤捣汁灌鼻中"及"吹皂荚末鼻中"以抢救猝死者。明代李时珍在《本草纲目》中也有:"头风疼痛……先涂姜汁在鼻,立愈"。《中国药典》(2020年版)(一部)中收载经鼻给药制剂通关散用于治疗中风、昏厥[16]。此外,中医认为脑主七窍,鼻为七窍之一,督脉和足太阳膀胱经将鼻窍与脑直接相通。

根据中医学内病外治理论,在外用制剂中常用药味辛香、气味浓烈的芳香药起由外达内、去除病痛的功效。其中,芳香药中大部分属于开窍药物,其主要成分为脂溶性强、分子量的小物质。根据药性理论,将药物分为冰片、牛黄等的寒性药物以及麝香、石菖蒲、苏合香等热性药物。根据化学成分分类,开窍药化学成分大多为萜类及其含氧化合物,含挥发油类成分。由于该类成分脂溶性强、分子量小,除了自身极易透过血脑屏障,还可促进其他一些药物通过血脑屏障而发挥药效。《本草经疏》称冰片"性善走窜开窍,无往不达"。此外,还有研究发现,冰片对人鼻黏膜纤毛传输系统功能有抑制作用[17],提示若经鼻给药结合冰片喷鼻可减缓鼻黏膜纤毛传输系统对药物的清除,从而延长药物在鼻黏膜的滞留时间,进一步增加药物的吸收。

目前已有文献报道通过制剂学手段,将黄芩苷、安宫牛黄丸等中药活性成分或复方制备成符合经鼻给药的剂型,大大提高了药物的脑靶向。

第二节　微米级α-细辛脑粉末鼻腔给药可行性研究

目前,国内上市的细辛脑制剂主要有片剂、胶囊剂和注射剂。片剂及胶囊剂口服给药后,其绝对生物利用度均小于10%。由于α-细辛脑水溶性极差,市售的注射液均添加了吐温 80 及丙二醇,吐温 80 及丙二醇是导致 α-细辛脑注射液引起过敏性反应及过敏性休克的最直接的原因。本节以 α-细辛脑为模型药物,探讨将中药药效成分制备成微米级干粉用于鼻腔给药的可行性[1],期望其能提高药物在脑组织中的浓度,主要用于治疗脑部疾病。

一、α-细辛脑鼻腔给药治疗脑部疾病的研究依据及技术路线

1. α-细辛脑鼻腔给药治疗脑部疾病的研究依据　α-细辛脑是天南星科植物石菖蒲(*Acorus tatarinowii* Schott)的主要活性成分之一,结构式如图 11-3 所示,为开窍药的典型

代表,其自身可以透过血脑屏障。有研究表明,其具有多种药理活性,包括神经保护、抗氧化、抗癫痫、解痉等。其中,治疗脑部疾病的药理研究报道越来越多。例如,通过作用于 NO 水平治疗阿尔茨海默病[18];通过抗氧化和抗炎[19]、抑制海马神经元的活性及 GABA 受体的表达[20]等治疗癫痫等。

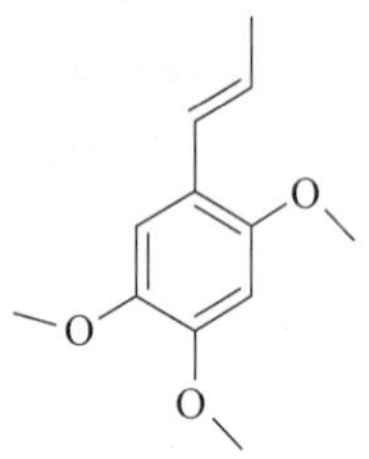

目前,α-细辛脑主要通过口服给药及静脉注射来治疗疾病。由于 α-细辛脑较强的疏水性,临床使用的 α-细辛脑胶囊剂或片剂绝对生物利用度较低,严重影响其疗效的发挥。而注射剂制备时加入

图 11-3
α-细辛脑结构式[1]

的吐温 80、丙二醇等助溶剂则是导致过敏性休克等严重不良反应的重要原因之一。为了解决上述问题,经皮给药制剂,脂质体、前脂质体、脂质乳等新型给药系统研究颇多。以上方式虽有所成效,但这些方法由于制备工艺复杂而不利于产业化。

另外,根据文献报道: 剂量在 1 000 μg/皿时,α-细辛脑对鼠伤寒沙门菌 TA$_{98}$ 有致突变作用;剂量为 185.2 mg/kg 时,大鼠骨髓染色体畸变率为 3.8%,对大鼠染色体有断裂效应;剂量达到 182.5 mg/kg 时,对孕鼠有一定的毒性和胚胎毒的效应[21]。此外,还有文献报道,α-细辛脑有致癌作用,石菖蒲的挥发油可能存在潜在的致死毒性[22]。

因此,如何在增加药物脑靶向性治疗脑部疾病的同时,降低其因大剂量或辅料而引起的致畸、致突变、致癌、致过敏等毒副作用是该类药物的关键问题。

本研究通过将 α-细辛脑制备成合适的剂型(固体或液体),采用鼻腔给药的方式,以期其达到经鼻脑靶向的目的,增加药物在脑组织中的同时,减少药物在其他组织器官或外周血液的最高浓度,以期降低其他组织器官如肝或外周的毒副作用。

2. 本研究的主要技术路线　图 11-4 为本研究主要技术路线图。

二、微米级 α-细辛脑粉末的制备及表征

本研究采用气流粉碎法制备微米级 α-细辛脑粉末,操作简单易控,可制备粒径较大、符合鼻腔给药的颗粒。

1. 试药制备　取适量 α-细辛脑原料药,采用扁平式气流粉碎机(GQF-1 型)经气流粉碎,气流压力设为 0.8 MPa,收集粉碎后的粉末备用。

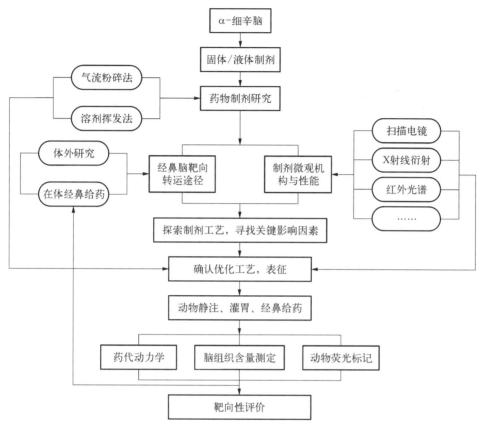

图 11 - 4　本研究主要技术路线图[1]

2. 样品表征

（1）扫描电镜：取适量气流粉碎所得 α -细辛脑粉末于 Hitachi S - 4800 冷场发射扫描电镜在不同放大倍数下观察，记录图谱。图 11 - 5 为气流粉碎后 α -细辛脑粉末的扫描

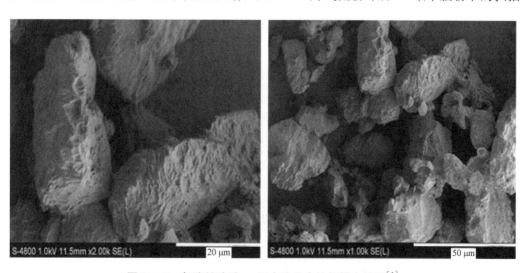

图 11 - 5　气流粉碎后 α -细辛脑粉末的扫描电镜图[1]

电镜图,由该图可看到,大部分的粉末呈不规则的长条状,长度大于 20 μm 而小于 50 μm。

（2）粒径分布：取适量气流粉碎所得 α-细辛脑粉末于 Mastersizer 2000 激光粒度仪内,测定粉末粒度分布,记录图谱。

图 11-6 为气流粉碎后的 α-细辛脑粉末粒径分布图,由该图可以看到,平均粒径（d_{50}）为 29.58 μm,大部分的粒径分布在 10~100 μm,只有小部分粒径小于 10 μm 或大于 100 μm。有文献报道[23],该粒径范围经过鼻腔给药后,有利于粒子在鼻腔的沉积,适合药物的鼻腔给药。

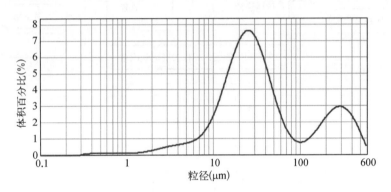

图 11-6　气流粉碎后 α-细辛脑的粒径分布[1]

（3）流动能及透气性：取适量气流粉碎所得 α-细辛脑粉末及 α-细辛脑原料药,利用 FT4 多功能粉末流动性测试仪,在逆时针下行模式下测定各样品的流动能;对各样品施加 0~15 kPa 的正应力,并保持空气以 2 mm/s 的速度通过粉末时测定气压降值以表征样品的透气性。特别流动能可以描述粉末在松散堆积状态下的流动性质,其数值的高低表明了粉末在低应力下的颗粒之间的摩擦和机械咬合。透气性用于表征粉末颗粒间的致密程度及孔隙尺度大小。

气流粉碎所得 α-细辛脑粉末及 α-细辛脑原料药的特别流动能值分别为 5.91 mJ/g 和 4.79 mJ/g。特别流动能测定结果显示,α-细辛脑原料药具有较高的特别流动能,推测是因为 α-细辛脑原料药的粒径比气流粉碎所得 α-细辛脑粉末大。图 11-7 为 α-细辛脑粉末与 α-细辛脑原料药在不同正应力下的气压降值图。对一般粉末加工而言,如压片、制粒等操作均需要粉末具有较好的透气性,以免在加工过程中产生粉尘。但在干粉吸入给药系统中,较差的透气性反而更有利于药物粉末的分散,易使患者产生集中爆发式吸入,从而提高干粉吸入剂的疗效。由图 11-7 可以看到,气流粉碎所得 α-细辛脑粉末的透气性大于 α-细辛脑原料药。

三、微米级 α-细辛脑粉末鼻腔给药大鼠体内药代动力学行为

本部分以 α-细辛脑粉末鼻腔给药与静脉注射及灌胃给药途径为对照,从药代动力学角度研究 α-细辛脑粉末经鼻腔给药的生物利用度,探讨 α-细辛脑经鼻给药治疗脑部疾

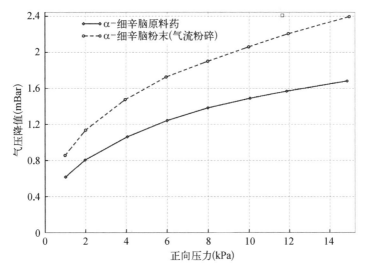

图 11－7 α-细辛脑粉末与 α-细辛脑原料药在不同正应力下的气压降值图[1]

病的可行性。

α-细辛脑混悬液的制备：将适量 α-细辛脑粉末混悬于 0.5%CMC-Na 的溶液中,配制成 0.5 mg/mL、1 mg/mL、2 mg/mL 三种浓度的 α-细辛脑混悬液,用于灌胃给药;市售 α-细辛脑静脉注射液用于静脉注射给药;经 0.8 MPa 气流粉碎的 α-细辛脑粉末用于鼻腔给药。18 只 SD 大鼠平均分成 3 组,每组 6 只。所有动物均在乙醚吸入麻醉状态下给药,图 11－8 为 α-细辛脑 3 种不同给药方式示意图。

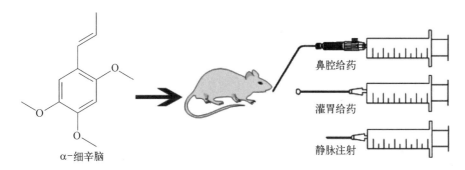

图 11－8 α-细辛脑 3 种不同给药方式示意图[1]

鼻腔给药和静脉注射给药后分别于给药后 1 min、3 min、5 min、10 min、15 min、30 min、45 min、60 min、90 min、120 min 及 180 min 眼眶后静脉丛取血;灌胃给药后于 5 min、10 min、15 min、30 min、45 min、60 min、90 min、120 min 及 180 min 眼眶后静脉丛取血。各血浆样品经相关程序处理后,进行 HPLC 检测。色谱条件:色谱柱为反相十八烷基硅烷键合硅胶柱(4.6 mm×250 mm,5 μm);流动相为甲醇：水 = 7：3(V/V);流速 1.0 mL/min;柱温 35℃;检测波长 258 nm;进样量 20 μL。

采用药代动力学计算程序 DAS 2.2.1 计算 α-细辛脑的药代动力学参数。灌胃及鼻腔给药的绝对生物利用度(F%)通过(式 11－1)计算:

$$F\% = \frac{AUC_{鼻腔给药(灌胃给药)}}{AUC_{静脉注射}} \times \frac{Dose_{静脉注射}}{Dose_{鼻腔给药(灌胃给药)}} \times 100 \qquad (式\ 11-1)$$

实验数据以均数±标准差（$\bar{x} \pm SD$）表示。

图 11-9 为 α-细辛脑经鼻腔给药、静脉注射给药及灌胃给药后在大鼠体内的药时曲线图。由图可知，α-细辛脑混悬液灌胃给药后，在 15 min 时达到最大血药浓度（1.56±0.47）μg/mL。在预实验中，对大鼠灌胃给药剂量进行了摸索，结果发现，给药剂量在 10 mg/kg 及 20 mg/kg 时，在该液相检测条件下只能检测到部分点的血药浓度，所以最后选择 α-细辛脑混悬液灌胃剂量为 40 mg/kg。可以推测，α-细辛脑混悬液经灌胃后在体循环的吸收较慢且不完全。α-细辛脑经静脉注射及鼻腔给药后即刻达到了最大血药浓度，最大血药浓度分别为（5.55±0.72）μg/mL 及（1.69±0.49）μg/mL，而灌胃给药后的最大血药浓度为（1.56±0.47）μg/mL。经统计分析，灌胃给药及鼻腔给药后血浆中 α-细辛脑浓度并无显著性差别，但灌胃给药的剂量是鼻腔给药剂量的 4 倍。此外，鼻腔给药及灌胃给药的 MRT 分别为（55.53±3.64）min 及（53.28±10.07）min，均大于静脉注射给药的（34.17±6.85）min。

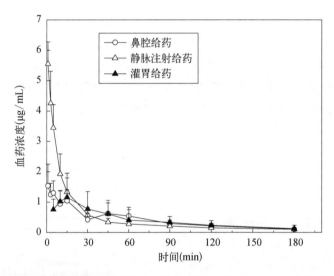

图 11-9 α-细辛脑经鼻腔给药（10 mg/kg）、静脉注射给药（10 mg/kg）及灌胃给药（40 mg/kg）后在大鼠体内的药时曲线图[1]

表 11-3 为 α-细辛脑经鼻腔给药、静脉注射给药及灌胃给药后在大鼠体内的药代动力学参数。静脉注射及灌胃给药后 $AUC_{0-180\,min}$ 分别为（91.07±27.06）（μg/mL）·min 和（68.81±7.53）（μg/mL）·min。由（式 11-1）计算，灌胃给药的绝对生物利用度为 18.89%，高于文献报道的 2%~5%[24]，两者的差异可能归结于：与市售的 α-细辛脑片剂和胶囊剂相比，本实验中添加的 CMC-Na 增加了 α-细辛脑粉末在混悬液中的分散性。鼻腔给药后 $AUC_{0-180\,min}$ 为（74.10±8.48）（μg/mL）·min，其绝对生物利用度为 81.37%。由于 α-细辛脑较高的脂溶性及较低的分子量，使其鼻腔给药后的 $AUC_{血浆}$ 值与静脉注射给药相当。表明与口服给药相比，α-细辛脑鼻腔给药可以提高其生物利用度。

表 11 - 3　α-细辛脑经鼻腔给药、静脉注射给药及灌胃给药后在大鼠体内的药代动力学参数[1]

给药途径	剂量 (mg/kg)	$AUC_{0-180\ min}$ [(μg/mL)·min]	$MRT_{0-180\ min}$ (min)	C_{max} (μg/mL)	$F\%$
静脉注射给药	10	91.07±27.06	34.17±6.85	5.55±0.72	—
灌胃给药	40	68.81±7.53	53.28±10.07	1.56±0.47	18.89%
鼻腔给药	10	74.10±8.48	55.53±3.64	1.69±0.49	81.37%

根据软件 DAS 2.2.1 可以得到,α-细辛脑注射液静脉注射给药后符合静脉注射给药的二室模型,α-细辛脑干粉鼻腔给药及 α-细辛脑灌胃给药后符合血管外给药的二室模型,根据二室模型静脉注射 $C-t$ 关系式 $C = A \times e^{-\alpha t} + B \times e^{-\beta t}$ 及二室模型血管外给药 $C-t$ 关系式[25] $C = A \times e^{-\alpha(t-tlag)} + B \times e^{-\beta(t-tlag)} - (A+B)e^{-ka(t-tlag)}$,得到相应的药代动力学方程(表 11 - 4)。

表 11 - 4　α-细辛脑经鼻腔给药、静脉注射给药及灌胃给药后在大鼠体内的药代动力学方程[1]

给药途径	药代动力学方程
静脉注射给药	$C = 60.0 \times e^{-1.122t} + 1.097 \times e^{-0.02t}$
灌胃给药	$C = 10.6 \times e^{-0.073t} - 11.1e^{-0.098t} + 0.489$
鼻腔给药	$C = 4.4 \times e^{-0.155t} - 7.2e^{-0.459t} + 2.8$

实验过程中为了便于给药,采用了短效麻醉药乙醚麻醉大鼠,它们在麻醉后 5 min 左右恢复意识,其药代动力学参数应该更接近于清醒动物。

四、微米级 α-细辛脑粉末鼻腔给药大鼠脑组织及其他组织分布特征

本实验以微米级 α-细辛脑粉末鼻腔给药与静脉注射给药及灌胃给药途径为对照,从脑、肝、肺 3 种组织研究微米级 α-细辛脑粉末经鼻腔给药的脑靶向性,探讨微米级 α-细辛脑经鼻给药治疗脑部疾病的可能性。

药物制备同上述"二、微米级 α-细辛脑粉末的制备及表征"。72 只 SD 大鼠平均分成 3 组,每组 24 只。给药后每组分别于 5 min、15 min、30 min、60 min、90 min 及 180 min 时处死 4 只大鼠,每只大鼠采用脑池穿刺技术取出 100 μL 脑脊液后,从头盖骨下取出全脑组织后,再取出肝与肺。脑组织室温解冻后,按图 11 - 10 切成 7 个部分,分别为嗅球、前质、纹状体、海马、下丘脑、髓质、小脑。精密称取 100 mg 不同部位脑组织样品于离心管中,加入 200 μL 的生理盐水及 800 μL 的乙醇,匀浆机充分匀浆后,10 000 r/min 离心 10 min,取上清液至另一干净的离心管中,在 40℃ 的水浴中用氮气浓缩仪吹干,残渣加入 100 μL

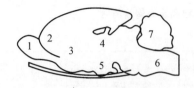

图 11 - 10　脑组织不同部位示意图[1]

1. 嗅球;2. 前质;3. 纹状体;4. 海马;
5. 下丘脑;6. 髓质;7. 小脑

甲醇复溶,微型混合器涡旋 2 min 后,10 000 r/min 离心 10 min,取上清液进样。上述脑组织样品与脑脊液、肝、肺组织样品经相关程序处理后,进行 HPLC 检测。色谱条件:色谱柱为反相十八烷基硅烷键合硅胶柱(4.6 mm×250 mm, 5 μm);流动相为甲醇:水 = 7:3 (V/V);流速 1.0 mL/min;柱温 35℃;检测波长258 nm;进样量 20 μL。

采用药代动力学计算程序 DAS 2.2.1 计算 α-细辛脑的脑组织(嗅球)药代动力学参数,实验数据以均数±标准差($\bar{x} \pm SD$)表示。使用 SPSS 19.0 软件对数据进行单因素方差分析及 t 检验,$P<0.05$ 被认为具有统计学差异。

大鼠经鼻腔给药、灌胃给药及静脉注射给药后 α-细辛脑在 5 min、15 min、30 min、60 min、90 min 及 180 min 脑组织不同部位的浓度检测结果表明:鼻腔给药后嗅球部位的药物浓度均高于静脉注射给药及灌胃给药,并且在任何时间点,嗅球部位的药物浓度在脑组织 7 个部位中浓度是最高的。此外,鼻腔给药后其他 6 个部位的药物浓度几乎均高于静脉注射给药及灌胃给药的药物浓度,其中在 30 min 时,与静脉注射给药及灌胃给药方式相比,均具有显著性差异。

表 11-5 为大鼠经鼻腔给药、静脉注射给药及灌胃给药后 α-细辛脑在嗅球部位的药代动力学参数。灌胃给药、静脉注射给药及鼻腔给药的 $AUC_{0-180\,min}$ 分别为(278.20±62.67)(μg/g)·min、(135.40±9.00)(μg/g)·min 及(95.24±12.86)(μg/g)·min。嗅球位于大脑的最前端,是中枢神经系统唯一直接与外部环境接触的脑组织部分。与静脉注射给药 α-细辛脑后 $AUC_{嗅球}/AUC_{血浆}$ 的比值相比,鼻腔给药后 α-细辛脑 $AUC_{嗅球}/AUC_{血浆}$ 值可以用来说明 α-细辛脑通过鼻脑通路传递进入脑组织的潜能。静脉注射给药和灌胃给药后,α-细辛脑的 $AUC_{嗅球}/AUC_{血浆}$ 值基本等同,分别为 1.47 和 1.38,而鼻腔给药后 α-细辛脑的 $AUC_{嗅球}/AUC_{血浆}$ 为 3.75,显著高于灌胃给药及静脉注射给药。由于 $AUC_{嗅球}/AUC_{血浆}$ 值可以说明 α-细辛脑通过鼻脑通路传递进入脑组织的潜能,鼻腔给药后,α-细辛脑 $AUC_{嗅球}/AUC_{血浆}$ 的值表明经鼻腔给药后药物进入脑组织有两个途径:一种途径为循环系统,α-细辛脑鼻腔给药后经鼻黏膜吸收进入血液循环,然后经过血脑屏障进入脑组织;另一种途径为嗅球途径,α-细辛脑鼻腔给药后通过鼻腔中嗅黏膜的吸收,由嗅球部位直接进入脑组织,避开了血脑屏障。

表 11 - 5　大鼠经鼻腔给药、静脉注射给药及灌胃给药后 α-细辛脑在嗅球部位的药代动力学参数[1]

给药途径	$AUC_{0-180\,min}$ [(μg/g)·min]	$MRT_{0-180\,min}$ (min)	C_{max} (μg/g)	$AUC_{嗅球}/AUC_{血浆}$
静脉注射给药	135.40±9.00	45.29±2.01	4.76±1.27	1.47
灌胃给药	95.24±12.86	35.85±2.39	1.86±1.03	1.38
鼻腔给药	278.20±62.67	53.27±4.90	5.37±1.79	3.75

　　药物直接从鼻腔传递入脑的机制主要包括细胞内传递和细胞外传递。细胞内传递主要依赖于嗅神经的轴突转运，往往需要几个小时药物才能到达嗅球部位[26]。细胞外转运依靠鼻黏膜下层和蛛网膜下腔之间解剖学上的连接或嗅神经周围的神经周围间隙，该传递速度被证实是较快到达脑组织的途径，往往在 1 h 之内。由此可推测鼻腔给药后部分α-细辛脑通过细胞外传递机制进入脑组织，而大部分的药物主要通过循环系统透过血脑屏障传递至脑组织。

　　本实验对α-细辛脑在脑脊液中含量的测定结果发现，不管给药途径是静脉注射给药、鼻腔给药还是灌胃给药，在检测限为 0.012 μg/mL 的液相条件下，脑脊液中没能检测到α-细辛脑。这表明，α-细辛脑均没有由血入脑脊液或经鼻入脑脊液，或鼻腔给药后α-细辛脑经鼻入脑脊液的量并没有显著增加。文献报道，鼻腔给药后药物进入脑脊液的能力与药物的分子量相关，脑脊液中可检测到分子量高达 20 kDa 的药物，但不能检测到分子量为 40 kDa 的药物，可见分子量大小并不是影响鼻腔给药后药物进入脑脊液的唯一因素[27]。而α-细辛脑的分子量仅为 208 Da，目前却未见文献报道脑脊液中可检测到α-细辛脑，其原因需要开展更多的实验加以解释。

　　α-细辛脑在肝组织中的含量，某种程度上可反映药物的肝毒性，所以对降低药物在肝组织中积累的量具有较大的意义。图 11-11 所示的实验结果表明，静脉给药后 5 min，α-细辛脑在肝组织中的药物浓度超过了 4.5 μg/g，而鼻腔给药后该时间点，α-细辛脑在肝组织中的药物浓度仅为其十分之一，约为 0.48 μg/g，即静脉注射给药与鼻腔给药后 5 min，α-细辛脑在肝组织中的药物浓度具有显著性差异。此外，鉴于药物首过代谢的作用，灌胃给药后在 90 min 内 α-细辛脑在肝组织中的药物浓度均高于静脉注射给药及鼻腔给药。α-细辛脑在肝组织中广泛分布是导致α-细辛脑口服给药后较低生物利用度的最主要的原因[28]。由于鼻黏膜环境中存在细胞色素 P450 酶等其他的代谢酶，药物不可

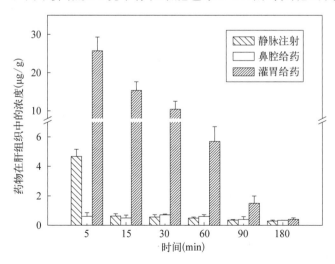

图 11-11　大鼠经鼻腔给药（10 mg/kg）、静脉注射给药（10 mg/kg）及灌胃给药（40 mg/kg）后 α-细辛脑在 5 min、15 min、30 min、60 min、90 min、180 min 于肝组织中的分布统计图[1]

能完全避开代谢作用,但鼻腔给药可以避免由首过代谢引起的副作用。

众所周知,粒径范围为 2~5 μm 的粒子容易沉积在肺部,如上述图 11-6 所示,经气流粉碎,约有 2% 的 α-细辛脑粉末粒径处于 2~5 μm,即本实验中 α-细辛脑粉末的粒径范围较宽,既有一些较大的粒子又有一些较小的粒子,那么它们对鼻腔给药和静脉注射给药后药物在肺组织中的含量有何影响呢?

图 11-12 为 α-细辛脑经鼻腔给药及静脉注射给药后 5 min、15 min、30 min、60 min、90 min 及 180 min,药物在肺组织中的浓度,由该图可见,鼻腔给药后 5 min,α-细辛脑在肺组织中的药物浓度显著低于静脉注射,但鼻腔给药后 15 min,α-细辛脑在肺组织中的药物浓度略高于静脉注射,随着时间的推移,鼻腔给药与静脉注射给药 α-细辛脑在肺组织中的药物浓度相差并不明显。但是,仍可以认为,α-细辛脑粉末粒径的不均一性可导致肺组织中 α-细辛脑含量的增加。

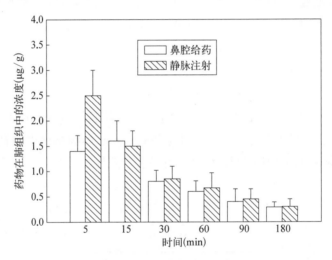

图 11-12 大鼠经鼻腔给药、静脉注射给药后 α-细辛脑在 5 min、15 min、30 min、60 min、90 min、180 min 于肺组织中的分布统计图[1]

综上所述,经气流粉碎的 α-细辛脑干粉经鼻腔给药具有显著的鼻脑通路,尤其在嗅球部位,与其他给药途径相比,其药物浓度在整个脑组织中达到最大。α-细辛脑干粉经鼻腔给药后存在两个主要的优势:① 部分 α-细辛脑经鼻腔给药后经过鼻腔的嗅上皮细胞,通过嗅球直接进入脑组织,在不影响药物在脑部的浓度的同时,可避免在血液及肝组织中较高的药物浓度;② 经气流粉碎的符合鼻腔给药的 α-细辛脑干粉制剂无须辅料,其处方形式最简单。目前,鼻用处方包括滴鼻剂、喷鼻剂、鼻用干粉、鼻用凝胶等,由于鼻腔体积较小,其给药剂量受到了严格限制。与滴鼻剂、喷鼻剂、鼻用凝胶等鼻腔制剂相比,鼻用干粉可以最简单的处方(可加入较少辅料或不加入)保证其有效的给药剂量。此外,微米粒子由于其具有较好的流动性、较低的表面能及可控的粒径,在鼻腔给药中具有独特的优势。同时,由 α-细辛脑干粉经鼻腔给药后其绝对生物利用度能达到 80%,可推测,如能设计、选择一种脑靶向性更强的剂型或载体,将可进一步降低其外周副作用,也更有利于提高药物的经鼻脑靶向性。

第三节　载体包裹、结构修饰α-细辛脑纳米粒的制备

纳米粒具有小粒子特征,可穿过生物膜屏障,特别是载药纳米粒经修饰后,可避免网状内皮系统吞噬,提高药物的脑内浓度,近年将纳米粒应用到脑靶向中的研究越来越多,其重要研究方向之一是将药物包载于纳米粒中提高其稳定性,再通过经鼻给药来提高其脑靶向。例如,将重组水蛭素-2制成纳米粒后[29],利用鼻与脑之间的生理联系可绕开血脑屏障,避免首过效应,将药物递送到脑部。本研究期望通过将α-细辛脑制备成纳米粒,然后经过鼻腔给药,在弥补干粉给药中存在的缺点的同时,进一步提高其脑靶向。

一、α-细辛脑纳米粒制备方法的优选

根据制备方法原理的不同,纳米粒的制备方法一般可分为离子交联法、膜乳化法、溶剂沉淀法、超声振荡法、乳化溶剂挥发法、相分离法、盐析法等。其中,乳化溶剂挥发法是将溶有药物的有机相与水相混合超声后挥发去除有机溶剂而制得纳米粒的常用方法。其由于操作简单、制得的粒径均匀可控等优点而被广泛应用。乳化溶剂挥发法一般可采用细胞破碎仪或匀质机来制备乳剂。

1. α-细辛脑纳米粒的两种制备方法

(1) 匀质机制备纳米粒:精密称取一定量α-细辛脑原料药和PLA并将其溶于一定体积的有机溶剂(二氯甲烷:丙酮=9:1)中作为有机相(内相),适量PVA溶于水作为水相(外相),将有机相缓缓注入不断搅拌的水相中,滴毕,继续搅拌2 min后在匀质机作用下分别以低强度和高强度来搅拌破碎乳液,乳液在磁力搅拌器上搅拌6 h以上以挥发去除有机溶剂,所得液体再以21 000 r/min离心45 min得沉淀,该沉淀用重蒸水洗涤2次以除去PVA,用适量水使沉淀分散,冷冻干燥48 h得粉末状样品。

(2) 细胞破碎仪制备纳米粒:精密称取一定量α-细辛脑原料药和PLA并将其溶于一定体积的有机溶剂(二氯甲烷:丙酮=9:1)中作为有机相(内相),适量PVA溶于水作为水相(外相),将有机相缓缓注入不断搅拌的水相中,滴毕,继续搅拌2 min后于细胞破碎仪在不同功率下超声一定时间,磁力搅拌器搅拌6 h以上挥发去除有机溶剂后,所得液体再以21 000 r/min离心45 min得沉淀,该沉淀用重蒸水洗涤2次以除去PVA,用适量水使沉淀分散,冷冻干燥48 h得粉末状样品。

2. 纳米粒粒径测定　图11-13为匀质机制备的纳米粒粒径分布图,图11-14为细胞破碎仪制备的纳米粒粒径分布图。由图11-13可看到粒子粒径较大,粒径较不均一,大粒子能达到4~5 μm,小粒子仅大于200 nm。由图11-14中可看到,粒子的粒径相对较均一,且均小于1 μm。

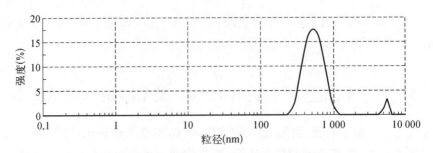

图 11-13　匀质机制备的纳米粒粒径分布图[1]

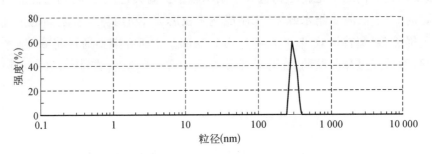

图 11-14　细胞破碎仪制备的纳米粒粒径分布图[1]

3. 粒子的表面形貌　图 11-15 为匀质机制备的纳米粒扫描电镜图,图 11-16 为细胞破碎仪制备的纳米粒扫描电镜图。由这两幅图可以看到,匀质机制备的粒子粒径较大,大小不均一,而细胞破碎仪制备的粒子粒径能达到纳米级别,大小相对均一,扫描电镜图显示的结果与粒径分布图相一致。

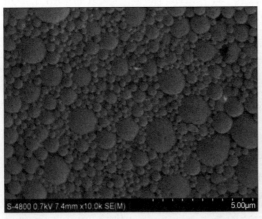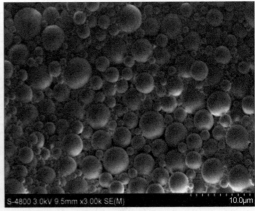

图 11-15　匀质机制备的纳米粒扫描电镜图[1]

由粒径分布图和扫描电镜图可以发现,采用细胞破碎仪可以较好地制备 α-细辛脑纳米粒,粒子较小,粒径均一,基本能符合纳米粒的要求,而匀质机制备的纳米粒并不理想,粒子达到微米级别,且粒径大小相差较大,这应该是与仪器对乳剂的破碎强度有较大的关系。所以,本研究在后面的实验中,均采用细胞破碎仪来制备纳米粒,通过工艺优化以达到理想的粒子。

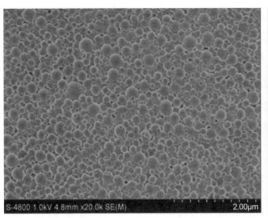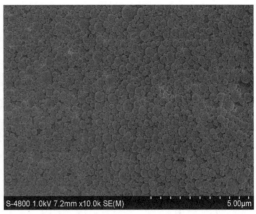

图 11 - 16　细胞破碎仪制备的纳米粒扫描电镜图[1]

二、PLA - α - 细辛脑纳米粒的制备

目前,常用制备纳米粒的包裹载体材料主要有壳聚糖、PLA 和 PLGA 及胶原等。其中,PLA 与 PLGA 是最常用的制备纳米粒的载体,PLGA 是由 PLA 与羟基乙酸合成,其亲水性强于 PLA。在水的作用下,两者最终代谢成二氧化碳和水,具有生物可降解性和良好的安全性。20 世纪 70 年代,PLA 与 PLGA 就已被用于制备纳米粒,此外,由于其具有低免疫性和较好的机械强度,同时被美国 FDA 批准广泛用于临床使用的医用缝合材料和注射用微囊、微球、埋植剂等。

使用乳化溶剂挥发法制备 O/W 纳米粒主要步骤为,将一定量的载体和药物溶于有机溶剂中形成内相,将内相注入含有乳化剂的水溶液(外相)中,在一定的功率和时间下超声乳化形成纳米乳,搅拌挥发去除有机溶剂形成纳米粒。所以,制备过程中的许多因素,如载体、药物、乳化剂浓度、超声时间和功率,以及油水相体积比,均需要进行优选才能获得理想的载药纳米粒。因此,有必要对这些制备因素及其相互作用进行考察。

本实验在利用 Plackett-Burman 筛选试验的基础上使用中心复合实验设计法(central composite design,CCD)优化自变量,以 PDI、粒径、载药量、包封率为因变量,通过考察 PLA、药物浓度、油水相体积比、PVA 浓度等自变量对处方工艺的影响,旨在得到具有理想 PDI、粒径、载药量及包封率的 α - 细辛脑纳米粒,以期改善药物的生物利用度,延长药效,减少给药剂量,降低药物毒性。

通过对 PLGA 及 PLA 对 α - 细辛脑包载的预实验,发现 PLA 对 α - 细辛脑的载药量及包封率更高,这可能归结于 α - 细辛脑的高脂溶性。因此,选择 PLA 为 α - 细辛脑的载体材料。

1. 纳米粒的制备　PLA - α - 细辛脑纳米粒由乳化溶剂挥发法制得:精密称取一定量 α - 细辛脑原料药(空白纳米粒不加药)和 PLA 并将其溶于一定体积的有机溶剂(二氯甲烷:丙酮=9:1)中作为有机相(内相),适量 PVA 溶于水作为水相(外相),将有机相用注射器缓缓注入不断搅拌的水相中,滴毕,继续搅拌 2 min 后于细胞破碎仪在一定功率下超声一定时间,磁力搅拌器搅拌 6 h 以上挥发去除有机溶剂后,5 000 r/min 预离心 5 min

除去沉淀,离心液再以 21 000 r/min 离心 45 min 得纳米粒沉淀,该沉淀用重蒸水洗涤 2 次以除去 PVA,用适量水使沉淀分散,冷冻干燥 48 h 得粉末状样品。

2. 工艺优化实验设计　　通过响应面法(效应面法,Box-Behnken 法)优化了 PLA－α－细辛脑纳米粒及 PEG－PLA－α－细辛脑纳米粒的工艺,该工艺简单方便,所制备的粒径均一可控。其中,PLA－α－细辛脑纳米粒的最佳工艺条件为 PLA 浓度 14.76 mg/mL,α－细辛脑浓度 4.89 mg/mL,PVA 浓度 1%,油水相体积比为 1∶2,超声功率为 600 W,超声时间为 4 min。制备所得 PLA－α－细辛脑纳米粒平均粒径为 265.4 nm,PDI 值为 0.038,载药量为 12.40%,包封率为 55.86%。

制备所得 PLA－α－细辛脑纳米粒外观圆整,粒径均一,图 11－17 为 PLA－α－细辛脑纳米粒透射电镜图,图 11－18 为 PLA－α－细辛脑纳米粒粒径分布图,其平均粒径为 265.4 nm,PDI 值为 0.038。最佳工艺实测载药量 12.40%,包封率 55.86%。

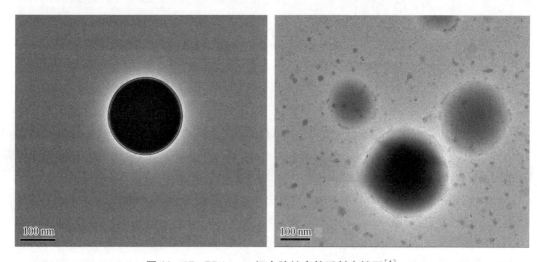

图 11－17　PLA－α－细辛脑纳米粒透射电镜图[1]

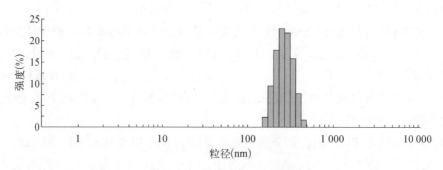

图 11－18　PLA－α－细辛脑纳米粒粒径分布图[1]

根据强度计算的粒径分布

三、PEG－PLA－α－细辛脑纳米粒的制备

PLA 纳米粒表面疏水,入血后易与血浆蛋白等成分结合,体内消除迅速,从而可降低

其疗效。因而有必要对 PLA 进行结构修饰以提高其亲水性,改善对负荷基因的包封、释放,以及体内外稳定性等的调控。PEG 是最常用亲水性修饰分子,已被美国 FDA 批准用于人体。PEG 具有亲水性、柔性、抗凝血性、抗巨噬细胞吞噬性以及可抵抗免疫识别、不与蛋白质结合、良好的生物相容性等优点。此外,PEG 由于具有良好的亲水性和生物相容性,可有效改善纳米系统的亲水性和降解性,延长载体系统在体内的循环时间。PEG-PLA 共聚物可延长药物在体内的滞留时间,避免被巨噬细胞吞噬。

本部分通过 Box-Behnken 法优化 PEG-PLA-α-细辛脑纳米粒的工艺,以期 PEG-PLA-α-细辛脑纳米粒经鼻腔给药后能够更好地提高其脑靶向。

1. PEG-PLA-α-细辛脑纳米粒的制备　PEG-PLA-α-细辛脑纳米粒制备方法如下:精密称取一定量 α-细辛脑原料药(空白纳米粒不加药)和 PEG-PLA 并将其溶于一定体积的有机溶剂(二氯甲烷∶丙酮=9∶1)中作为有机相(内相),适量 PVA 溶于水作为水相(外相),将有机相用注射器缓缓注入不断搅拌的水相中,滴毕,继续搅拌 2 min 后于细胞破碎仪在一定功率下超声一定时间,磁力搅拌器搅拌 6 h 以上挥发去除有机溶剂后,5 000 r/min 预离心 5 min 除去沉淀,离心液再以 21 000 r/min 离心 45 min 得纳米粒沉淀,该沉淀用重蒸水洗涤两次以除去 PVA,用适量水使沉淀分散,冷冻干燥 48 h 得粉末状样品。

2. 工艺优化实验设计　PEG-PLA-α-细辛脑纳米粒工艺优化仍采用如下的步骤:首先通过预实验确定影响 PEG-PLA-α-细辛脑纳米粒形成的各自变量高低限度。通过 Plackett-Burman 筛选试验初步确定多个自变量中主要因素,然后利用 CCD 设计实验,预测最佳制备工艺,得到理想的响应值(包括 PDI、粒径、载药量和包封率)。

最终得到的最佳工艺条件为,PEG-PLA 浓度为 18.38 mg/mL,药物浓度为 4.27 mg/mL,PVA 浓度为 1%,油水相体积比为 1∶2,超声功率为 600 W,超声时间为 4 min。这种条件下制备所得的 PEG-PLA-α-细辛脑纳米粒外观圆整,粒径均一,图 11-19 为 PEG-

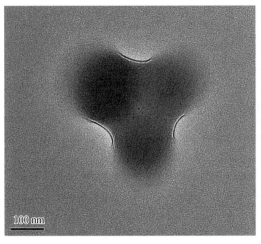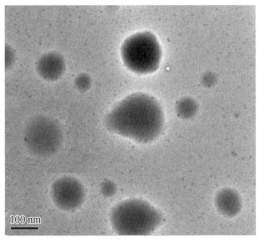

图 11-19　PEG-PLA-α-细辛脑纳米粒透射电镜图[1]

PLA－α－细辛脑纳米粒透射电镜图,图 11－20 为根据强度计算的 PEG－PLA－α－细辛脑纳米粒粒径分布图,其平均粒径为 172.3 nm,PDI 值为 0.256,载药量为 10.70%,包封率为59.36%。

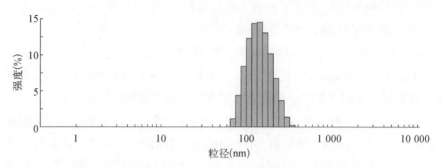

图 11－20　PEG－PLA－α－细辛脑纳米粒粒径分布图[1]

第四节　α－细辛脑纳米粒表征研究

本节对纳米粒的表征主要为,纳米粒分布状态、体外释放行为及有机溶剂残留等内容。上述纳米粒工艺优化中对其载药量、包封率及粒径大小已进行了详细介绍,本节不再重复。

一、α－细辛脑在纳米粒中的分布状态及体外释放行为

本节通过表征技术红外光谱、差示扫描量热分析、X 射线衍射法及 Zeta 电位等分析了药物在纳米粒中的分布状态及纳米粒的稳定性,同时还研究了 α－细辛脑在两种纳米粒中的体外释放行为。

1. 样品制备　根据上述工艺优化结果,制备 PLA－α－细辛脑纳米粒及 PEG－PLA－α－细辛脑纳米粒。

空白纳米粒的制备方法除有机溶剂中不加入 α－细辛脑原料药外,其他步骤同上。物理混合物的制备:α－细辛脑原料药与空白纳米粒以 1∶4 的比例,使用等量递增法的原则,分别制得 PLA－α－细辛脑纳米粒及 PEG－PLA－α－细辛脑纳米粒。

2. 药物在纳米粒中的分布状态

(1) 傅里叶红外光谱分析:由傅里叶红外光谱图可见,α－细辛脑的主要吸收峰为 1 450~1 600 cm⁻¹ 的苯环骨架振动吸收峰及 1 200 cm⁻¹ 左右的醚键伸缩振动吸收峰。PLA 空白纳米粒在 1 750 cm⁻¹ 处有明显的羰基吸收峰。在上述两种物理混合物(PLA 纳米粒与 α－细辛脑物理混合物及 PEG－PLA 纳米粒与 α－细辛脑物理混合物)图谱中,不仅可观察到 α－细辛脑的特征吸收峰,在 1 750 cm⁻¹ 处还可观察到强度较空白纳米粒有所减弱的羰基吸收峰。PLA－α－细辛脑纳米粒的红外图谱与空白纳米粒较为相似,因空白 PLA 纳米粒在 1 200 cm⁻¹ 左右也有较强吸收,对 α－细辛脑原料药的特征吸收峰有所干扰,故

无法判定 PLA－α－细辛脑纳米粒的红外图谱中是否存在 α－细辛脑原料药的特征吸收峰。空白 PEG－PLA 纳米粒与空白 PLA 纳米粒从红外光谱图上看并无明显差别,分析与 PLA 纳米粒相似。

(2)差示扫描量热分析:差示扫描量热是用于判定物质某些物理特征(如晶型、非晶型)的热分析方法,可通过检测流向或来自样品的热量而提供有关物质物理化学变化定性、定量的信息。

由差示扫描量热谱图分析(图略):α－细辛脑原料药的差示扫描量热曲线在 66.68℃ 处有一尖锐的吸热峰,而其 TG 曲线无明显变化,说明 α－细辛脑在此温度下融化,证明了 α－细辛脑原料药常温下以晶型状态存在。并且,其在 205.75℃ 处吸热分解。空白纳米粒的差示扫描量热 TG 曲线图显示,其在 50℃ 左右有一吸热峰,为玻璃转化温度,在 300～350℃ 有两个吸热峰。α－细辛脑原料药与 PLA 纳米粒物理混合物的差示扫描量热 TG 曲线中,可看到,由于 α－细辛脑原料药的融化温度和 PLA 的玻璃转化温度较为接近,两者相互重合掩盖,而 α－细辛脑原料药的吸热分解峰(200℃ 左右)及 300～350℃ 时 PLA 载体的两个吸热峰仍可观察到,且峰强均有所减弱。但 PLA－α－细辛脑纳米粒的差示扫描量热 TG 曲线中,只能观察到 PLA 的玻璃转化温度(56.75℃)及其特征的双吸热峰(300～350℃),并没有看到 α－细辛脑原料药的特征吸收峰,可见,α－细辛脑原料药可能是以分子状态分散或非晶型状态存在于 PLA 载体中。

由空白 PEG－PLA 纳米粒的差示扫描量热 TG 曲线图可见,其在 75℃ 左右出现玻璃转化温度的吸热峰,另外,与空白 PLA 纳米粒不同的是,空白 PEG－PLA 纳米粒在 350℃ 附近有一单吸热峰。α－细辛脑原料药与 PEG－PLA 纳米粒物理混合物的差示扫描量热 TG 曲线图显示,70℃ 附近有一吸热峰,可能是 α－细辛脑原料药融化及 PEG－PLA 玻璃转化的重合峰,200℃ 左右有微弱的 α－细辛脑原料药吸热分解峰,330℃ 附近为 PEG－PLA 的特征峰,强度较空白纳米粒有所减弱。PEG－PLA－α－细辛脑纳米粒的差示扫描量热-TG 曲线中,也只能观察到 PEG－PLA 在 300～350℃ 的吸热峰,而没有 α－细辛脑原料药的特征吸收峰,即 α－细辛脑原料药在 PEG－PLA 载体中也是以分子状态分散或非晶型状态存在的。

(3)X 射线衍射分析:图 11－21a 为 α－细辛脑原料药、PLA 纳米粒与 α－细辛脑物理混合物、空白 PLA 纳米粒及 PLA－α－细辛脑纳米粒的 X－射线衍射图谱。如图 11－21 所示,α－细辛脑原料药在 8°～27° 有一系列明显的特征结晶衍射峰,验证了 α－细辛脑原料药的晶型特性。空白 PLA 纳米粒没有特征结晶衍射峰,显示了 PLA 的非晶型特性。PLA 纳米粒与 α－细辛脑物理混合物的衍射曲线中,在 8°～27° 可观察到一系列峰强度有所减弱的结晶衍射峰,而在 PLA－α－细辛脑纳米粒的衍射曲线中仅有一较宽吸收峰,说明 α－细辛脑原料药是以非晶型状态存在于 PLA 载体中的。图 11－21B 为 α－细辛脑原料药、PEG－PLA 纳米粒与 α－细辛脑物理混合物、空白 PEG－PLA 纳米粒及 PEG－PLA－α－细辛脑纳米粒的 X 射线衍射图谱。

α－细辛脑原料药在 8°～27° 有一系列明显的特征结晶衍射峰,表明了其晶型特性。

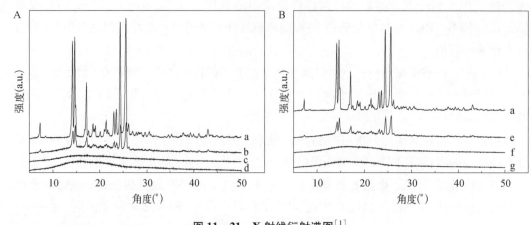

图 11 - 21　X 射线衍射谱图[1]

a. α -细辛脑原料药;b. PLA 纳米粒与 α -细辛脑物理混合物;c. 空白 PLA 纳米粒;d. PLA - α -细辛脑纳米粒;
e. PEG - PLA 纳米粒与 α -细辛脑物理混合物;f. 空白 PEG - PLA 纳米粒;g. PEG - PLA - α -细辛脑纳米粒

空白 PEG - PLA 纳米粒在 10°~25°有一较宽的吸收峰,显示了 PEG - PLA 的非晶型特性。在 PEG - PLA 纳米粒与 α -细辛脑的物理混合物的衍射曲线中,仍可观察到一系列结晶衍射峰,而在 PEG - PLA - α -细辛脑纳米粒的衍射曲线中并没有看到 α -细辛脑原料药的结晶衍射峰,说明 α -细辛脑原料药也是以非晶型状态存在于 PEG - PLA 载体中的。

（4）Zeta 电位测定: 图 11 - 22 为 α -细辛脑纳米粒 Zeta 电位图,其中图 11 - 22A 为 PLA - α -细辛脑纳米粒的 Zeta 电位图,图 11 - 22B 为 PEG - PLA - α -细辛脑纳米粒的 Zeta 电位图。由图 11 - 22A 可以看到 PLA - α -细辛脑纳米粒的 Zeta 电位为−20.4 mV;由图 11 - 22B 可以看到 PEG - PLA - α -细辛脑纳米粒的 Zeta 电位为−13.8 mV,表明 PLA - α -细辛脑纳米粒与 PEG - PLA - α -细辛脑纳米粒均带负电,其中 PLA - α -细辛脑纳米粒 Zeta 电位的绝对值大于 PEG - PLA - α -细辛脑纳米粒 Zeta 电位的绝对值,说明 PLA - α -细辛脑纳米粒比 PEG - PLA - α -细辛脑纳米粒在水溶液中更稳定。推测原因有两种:一为不同载体导致其在溶液中的稳定性不同,二为本研究制备的 PLA - α -细辛脑纳米粒粒径大于 PEG - PLA - α -细辛脑纳米粒粒径,粒子粒径的大小也是粒子在溶液中稳定性不同的重要原因之一。

3. 体外释放行为的研究　α -细辛脑在 35℃时,其在水中的溶解度为 0.15 mg/mL,溶剂不同,其溶解度也不同,其中在无水乙醇中的溶解度较大,35℃时能达到246.89 mg/mL。鼻腔环境的 pH 为 5.15~6.15,而体液的 pH 一般偏碱性。为了符合不同途径给药后药物在体内释放的生理条件,以保证制剂体内外有较好的相关性,本研究选择了含浓度为 0.5% 的表面活性剂吐温 80,pH 为 5.5 和 7.4 的缓冲盐溶液进行体外释放行为研究,分别模拟鼻腔给药和静脉注射给药的体内环境。

（1）纳米粒体外释放实验方法:目前一般采用透析或超速离心、室扩散池法等方法进行纳米粒的体外释放行为研究,超速离心较难反映药物释放的动态过程,而室扩散池法

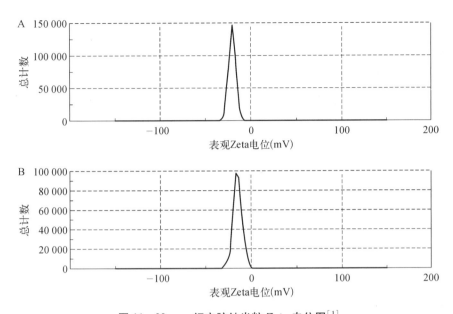

图 11 - 22　α-细辛脑纳米粒 Zeta 电位图[1]

A. PLA - α-细辛脑纳米粒；B. PEG - PLA - α-细辛脑纳米粒

成本较高,所以本研究选择透析法考察纳米粒体外释放行为。

透析袋一侧先系紧,将其浸润在 50 mL 的释放介质中过夜,精密称取 α-细辛脑原料药、PLA - α-细辛脑纳米粒及 PEG - PLA - α-细辛脑纳米粒(以 α-细辛脑计为 5 mg)装入透析袋中,加入 5 mL 的释放介质后将透析袋另一端系紧,将透析袋完全浸没在释放介质中,并置于恒温振荡仪中开始进行动态透析,温度为(37 ± 0.5)℃,振荡频率为 100 r/min,按规定的时间每次取样 100 μL,5 000 r/min 离心 10 min,采用 HPLC 法进行含量测定,并计算其累积释放率。

(2)体外释放实验方法学考察(具体方法略):结果显示,精密度、重复性、回收率、稳定性等实验均符合有关技术要求。

(3)体外释放实验:图 11 - 23 为 α-细辛脑原料药及 PLA - α-细辛脑纳米粒、PEG - PLA - α-细辛脑纳米粒中 α-细辛脑的体外释放曲线,图 11 - 23A 溶出介质的 pH 为 5.5,图 11 - 23B 溶出介质的 pH 为 7.4。可以看到,PLA - α-细辛脑纳米粒与 PEG - PLA - α-细辛脑纳米粒不管是在 pH 为 5.5 还是在 pH 为 7.4 的条件下,其释放均呈双相状态。与 α-细辛脑原料药相比,在前 48 h 内纳米粒的释放速率大于原料药,前 24 h 尤为明显,这主要是纳米粒表层或表面的 α-细辛脑被释放出来,但 48 h 以后,纳米粒的释放速率小于 α-细辛脑原料药,这可能是包裹在纳米粒内部的 α-细辛脑通过纳米材料降解慢慢释放,或通过骨架慢慢扩散而进一步释放出来。从而提示,纳米粒初始阶段的释药遵守溶胀控制机制,而后期则主要遵守扩散控制机制。α-细辛脑原料药中 α-细辛脑的释放前期较缓慢,但在 144 h 左右时已基本释放结束,而纳米粒约需 336 h 才能释放结束,说明纳米粒具有一定的缓释作用。此外,可看到 pH 对 α-细辛脑的释放具有一定影响,α-细辛脑在释放介质 pH 为 5.5 中的释放速率均大于在释放介质 pH 为 7.4 中的释放速率,这与相关文献报道一致[30],缓冲液 pH 不同,其在不同时间里的溶出量也不同,5 h 时,α-细辛脑在 pH 4.5 的缓冲液中溶出量为 80.0 μg/mL,在 pH 6.8 的缓冲液中溶出量为 58.7 μg/mL。此外,还可看到,PEG-PLA-α-细辛脑纳米粒中 α-细辛脑的释放速率略大于 PLA-α-细辛脑纳米粒中 α-细辛脑的释放速率,这应归结于 PEG-PLA 载体比 PLA 载体的亲水性更强,以及 PEG-PLA 纳米粒比 PLA 纳米粒粒径更小。

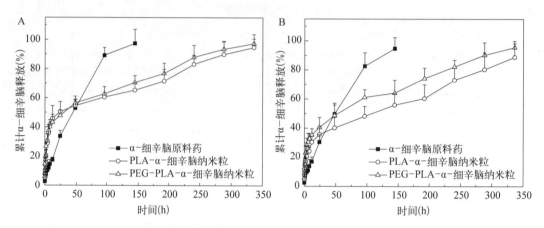

图 11-23 α-细辛脑原料药及 PLA-α-细辛脑纳米粒、PEG-PLA-α-细辛脑纳米粒中
α-细辛脑的体外释放曲线图($n=3$,$\bar{x}\pm s$)[1]

A. 溶出介质的 pH 为 5.5;B. 溶出介质的 pH 为 7.4

表 11-6~表 11-11 为 α-细辛脑原料、PLA-α-细辛脑纳米粒、PEG-PLA-α-细辛脑纳米粒在不同 pH 溶出介质中溶出曲线的拟合方程,图 11-24~图 11-29 为其相对应的最佳拟合方程图。结果表明,α-细辛脑原料药在 pH 5.5 与 pH 7.4 的溶出介质中的体外释放最佳拟合方程为 Hixcon-Crowell 模型,PLA-α-细辛脑纳米粒与 PEG-PLA-α-细辛脑纳米粒在 pH 5.5 与 pH 7.4 的溶出介质中的体外释放最佳拟合方程均为 Ritger-Peppes 模型。

表 11-6 α-细辛脑原料药在 pH 5.5 溶出介质中溶出曲线的拟合结果[1]

模　型	回　归　方　程	r
零级模型	$Q=0.711t+8.234$	0.976 7
一级模型	$\ln(100-Q)=-0.024t+4.633$	0.991 9
Higuchi 模型	$Q=8.577t^{1/2}-4.448$	0.988 4
Weibull 模型	$\ln[1/(1-Q/100)]=0.335\ln t+0.068$	0.709 9
Ritger-Peppas 模型	$\ln Q=0.487\ln t+1.924$	0.977 2
Hixcon-Crowell 模型	$(100-Q)^{1/3}=-0.022t+4.580$	0.997 4

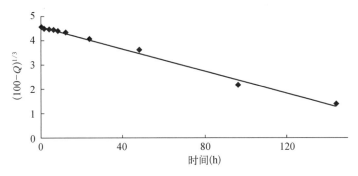

图 11 - 24 α-细辛脑原料药在 pH 5.5 溶出介质中溶出曲线的 Hixcon - Crowell 拟合结果图[1]

表 11 - 7 α-细辛脑原料在 pH 7.4 溶出介质中溶出曲线的拟合结果[1]

模 型	回 归 方 程	r
零级模型	$Q = 0.68t + 7.651$	0.982 3
一级模型	$\ln(100 - Q) = -0.019t + 4.610$	0.993 5
Higuchi 模型	$Q = 8.158t^{1/2} - 4.326$	0.988 9
Weibull 模型	$\ln[1/(1 - Q/100)] = 0.273\ln t + 0.068$	0.718 3
Ritger-Peppas 模型	$\ln Q = 0.487\ln t + 1.873$	0.978 8
Hixcon - Crowell 模型	$(100 - Q)^{1/3} = -0.019t + 4.577$	0.998 9

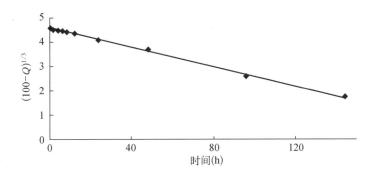

图 11 - 25 α-细辛脑原料在 pH 7.4 溶出介质中溶出曲线的 Hixcon - Crowell 拟合方程图[1]

表 11 - 8 PLA - α-细辛脑纳米粒在 pH 5.5 溶出介质中溶出曲线的拟合结果[1]

模 型	回 归 方 程	r
零级模型	$Q = 0.233t + 25.907$	0.898 4
一级模型	$\ln(100 - Q) = -0.007t + 4.351$	0.969 7
Higuchi 模型	$Q = 4.417t^{1/2} + 16.058$	0.959 8
Weibull 模型	$\ln[1/(1 - Q/100)] = 0.262\ln t + 0.175$	0.842 9
Ritger-Peppas 模型	$\ln Q = 0.331\ln t + 2.698$	0.979 8
Hixcon - Crowell 模型	$(100 - Q)^{1/3} = -0.007t + 4.223$	0.962 2

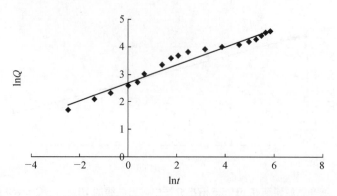

图 11 – 26 PLA – α-细辛脑纳米粒在 pH 5.5 溶出介质中溶出曲线的 Ritger-Peppas 拟合结果图[1]

表 11 – 9 PLA – α-细辛脑纳米粒在 pH 7.4 溶出介质中溶出曲线的拟合结果[1]

模 型	回 归 方 程	r
零级模型	$Q = 0.222t + 18.936$	0.960 6
一级模型	$\ln(100 - Q) = -0.005t + 4.434$	0.979 8
Higuchi 模型	$Q = 4.068t^{1/2} + 10.48$	0.989 8
Weibull 模型	$\ln[1/(1 - Q/100)] = 0.188\ln t + 0.128$	0.822 3
Ritger-Peppas 模型	$\ln Q = 0.315\ln t + 2.554$	0.993 5
Hixcon – Crowell 模型	$(100 - Q)^{1/3} = -0.006t + 4.354$	0.982 9

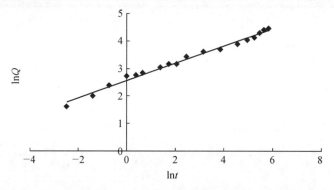

图 11 – 27 PLA – α-细辛脑纳米粒在 pH 7.4 溶出介质中溶出曲线的 Ritger-Peppas 拟合结果图[1]

t 表示时间(h)

表 11 – 10 PEG – PLA – α-细辛脑纳米粒在 pH 5.5 溶出介质中溶出曲线的拟合结果[1]

模 型	回 归 方 程	r
零级模型	$Q = 0.240t + 27.954$	0.913 1
一级模型	$\ln(100 - Q) = -0.009t + 4.353$	0.975 1
Higuchi 模型	$Q = 4.525t^{1/2} + 17.957$	0.970 7
Weibull 模型	$\ln[1/(1 - Q/100)] = 0.308\ln t + 0.185$	0.814 1
Ritger-Peppas 模型	$\ln Q = 0.309\ln t + 2.845$	0.980 4
Hixcon – Crowell 模型	$(100 - Q)^{1/3} = -0.008t + 4.198$	0.976 1

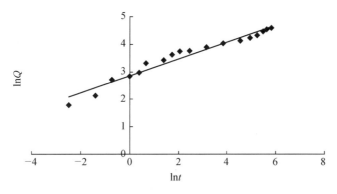

图11‐28　PEG‐PLA‐α‐细辛脑纳米粒在 pH 5.5 溶出介质中溶出曲线的 Ritger-Peppas 拟合结果图[1]

表11‐11　PEG‐PLA‐α‐细辛脑纳米粒在 pH 7.4 溶出介质中溶出曲线的拟合结果[1]

模　　型	回　归　方　程	r
零级模型	$Q=0.242t+23.824$	0.942 2
一级模型	$\ln(100-Q)=-0.007t+4.398$	0.978 9
Higuchi 模型	$Q=4.497t^{1/2}+14.167$	0.986 9
Weibull 模型	$\ln[1/(1-Q/100)]=0.265\ln t+0.153$	0.811 3
Ritger-Peppas 模型	$\ln Q=0.309\ln t+2.748$	0.992 9
Hixcon‐Crowell 模型	$(100-Q)^{1/3}=-0.008t+4.277$	0.983 6

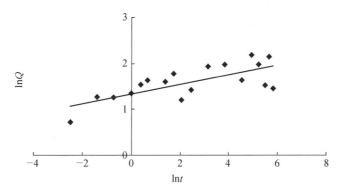

图11‐29　PEG‐PLA‐α‐细辛脑纳米粒在 pH 7.4 溶出介质中溶出曲线的 Ritger-Peppas 拟合结果图[1]

二、α‐细辛脑纳米粒中有机溶剂残留测定

　　α‐细辛脑纳米粒在制备过程中使用了二氯甲烷与丙酮作为油相溶剂,《中国药典》规定二氯甲烷为二类溶剂,所谓二类溶剂即有非遗传毒性致癌,或可能导致其他不可逆毒性,或可能具有其他严重的但可逆毒性的有机溶剂;丙酮属于三类溶剂,即 GMP 或其他质量要求限制使用,对人体和动物低毒的溶剂,对动物或环境的危害较小,残留溶剂的量不高于 0.05% 是可以接受的。检测结果表明,PLA‐α‐细辛脑纳米粒中二氯甲烷残留量为

0.026%，PEG－PLA－α－细辛脑纳米粒中二氯甲烷残留量为0.029%，均小于《中国药典》规定的限度0.06%。PLA－α－细辛脑纳米粒中丙酮残留量为0.035%，PEG－PLA－α－细辛脑纳米粒中丙酮残留量为0.038%，也均小于《中国药典》规定的限度0.05%。结果表明，PLA－α－细辛脑纳米粒与PEG－PLA－α－细辛脑纳米粒中有机溶剂的量可控制在《中国药典》要求的范围内。

第五节　α－细辛脑纳米粒在大鼠血浆及脑组织中的分布行为

纳米粒经鼻腔给药后通过嗅球上皮细胞或三叉神经通路可以直接进入中枢神经系统，但是药物是在鼻腔释放以后进入中枢神经系统还是随着纳米粒传递进入神经系统的途径并不明确。因为纳米粒可以保护被包封的药物生物或化学降解，以及细胞膜上糖蛋白（P－gp）细胞的外排作用，所以纳米粒可以改善药物鼻脑通路的传递。另外，纳米粒载体材料表面修饰以后，也可提高其脑靶向性。有文献报道，由于PEG－PLA纳米粒在体内的循环时间明显高于PLA纳米粒，所以其具有更显著的脑靶向性[31]。本节主要研究PLA－α－细辛脑纳米粒及PEG－PLA－α－细辛脑纳米粒经鼻腔给药后药物进入脑组织或其他部位的情况。

一、α－细辛脑纳米粒在大鼠血浆中的分布行为

本部分实验以PLA－α－细辛脑纳米粒及PEG－PLA－α－细辛脑纳米粒鼻腔给药与静脉注射给药为对照，从药代动力学角度研究PLA－α－细辛脑纳米粒及PEG－PLA－α－细辛脑纳米粒经鼻腔给药的生物利用度。

24只SD大鼠平均分成4组，每组6只，分别进行PLA－α－细辛脑纳米粒及PEG－PLA－α－细辛脑纳米粒的鼻腔给药及静脉注射给药。鼻腔给药和静脉注射给药后分别于1 min、3 min、5 min、10 min、15 min、30 min、45 min、60 min、90 min、120 min、180 min及240 min眼眶后静脉丛取血0.5 mL，经相关程序处理后，以吲哚美辛为内标物，按照下述色谱条件及质谱条件进行检测。

色谱柱：ACQUITY™ UPLC BEH C18柱（2.1 mm×100 mm，1.7 μm），流速0.3 mL/min，柱温35℃，进样量5 μL。质谱条件见表11－12。

表11－12　α－细辛脑与吲哚美辛的质谱条件[1]

化合物	母离子（m/z）	子离子	锥电压（cV）	碰撞能量（eV）	保留时间（min）	离子模式
α－细辛脑	209.0	181.0	34	16	4.0	ES⁺
吲哚美辛	360.0	140.9	48	20	4.6	ES⁺

　　血药浓度数据采用药代动力学计算程序 DAS 2.2.1,计算 α-细辛脑的药代动力学参数。实验数据以均数±标准差 $(\bar{x} \pm SD)$ 表示。

　　图 11-30 为 α-细辛脑纳米粒经鼻腔给药、静脉注射给药后在大鼠体内的药时曲线图。其中,图 11-30A 为 PLA-α-细辛脑纳米粒经鼻腔给药、静脉注射给药后在大鼠体内的药时曲线图,图 11-30B 为 PEG-PLA-α-细辛脑纳米粒经鼻腔给药、静脉注射给药后在大鼠体内的药时曲线图。由图 11-30 可以看到,不管是 PLA-α-细辛脑纳米粒还是 PEG-PLA-α-细辛脑纳米粒,两种给药方式均在第一时间达到了最大血药浓度,且鼻腔给药的血药浓度均小于静脉注射给药。此外,还可以看到,PEG-PLA-α-细辛脑纳米粒鼻腔给药后的最大血药浓度小于 PLA-α-细辛脑纳米粒鼻腔给药后的最大血药浓度。

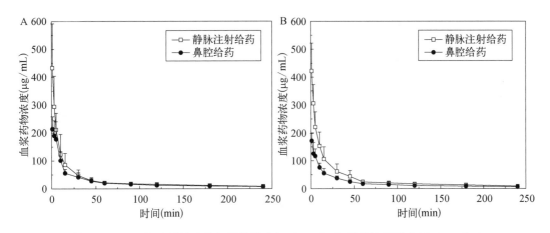

图 11-30　α-细辛脑纳米粒经鼻腔给药(1.6 mg/kg)、静脉注射给药(1.6 mg/kg)后在大鼠体内的药时曲线图[1]

A. PLA-α-细辛脑纳米粒;B. PEG-PLA-α-细辛脑纳米粒

　　表 11-13 为 PLA-α-细辛脑纳米粒及 PEG-PLA-α-细辛脑纳米粒经鼻腔给药、静脉注射给药后在大鼠体内的药代动力学参数。由该表可以看到,不管是 PLA-α-细辛脑纳米粒还是 PEG-PLA-α-细辛脑纳米粒,静脉注射给药的 AUC_{0-t} 与 $AUC_{0-\infty}$ 均大于鼻腔给药,且两者均具有显著性差异,其中,PEG-PLA-α-细辛脑纳米粒静脉注射给药的 $AUC_{0-\infty}$ 略大于 PLA-α-细辛脑纳米粒静脉注射给药的 $AUC_{0-\infty}$,其值分别为(11 032.4±1 827.1)(ng/mL)·min 及(9 929.3±2 954.2)(ng/mL)·min,但两者并无显著性差异;而 PEG-PLA-α-细辛脑纳米粒鼻腔给药的 $AUC_{0-\infty}$ 略小于 PLA-α-细辛脑纳米粒鼻腔给药的 $AUC_{0-\infty}$,其值分别为(5 992.9±717.5)(ng/mL)·min 及(7 372.5±1 055.3)(ng/mL)·min。

　　其中,最大血药浓度的参数数值与图 11-30 相一致,即鼻腔给药的血药浓度均小于静脉注射给药,且具有显著性差异,PLA-α-细辛脑纳米粒鼻腔给药与静脉注射给药的 C_{max} 分别为(216.2±45.2)ng/mL 及(433.2±158.3)ng/mL,PEG-PLA-α-细辛脑纳米粒鼻腔给药与静脉注射给药的 C_{max} 分别为(171.7±26.3)ng/mL 及(421.9±100.2)ng/mL,可以看到,PLA-α-细辛脑纳米粒静脉注射给药后的 C_{max} 与 PEG-PLA-α-细辛脑纳米粒静

脉注射给药后的 C_{max} 基本相同，但 PLA－α－细辛脑纳米粒鼻腔给药后的 C_{max} 与 PEG－PLA－α－细辛脑纳米粒鼻腔给药后的 C_{max} 具有显著性差异。

表 11－13　PLA－α－细辛脑纳米粒及 PEG－PLA－α－细辛脑纳米粒经鼻腔给药（1.6 mg/kg）、
静脉注射给药（1.6 mg/kg）后在大鼠体内的药代动力学参数[1]

不同纳米粒的 不同给药方式	AUC_{0-t} [（ng/mL）·min]	$AUC_{0-\infty}$ [（ng/mL）·min]	MRT_{0-t} （min）	C_{max} （ng/mL）	$F(\%)$
PLA－α－细辛脑纳米粒静脉注射给药	7 588.7±2 039.2	9 929.3±2 954.2	57.2±11.2	433.2±158.3	—
PLA－α－细辛脑纳米粒鼻腔给药	5 757.8±896.5	7 372.5±1 055.3	62.4±4.2	216.2±45.2	74.2
PEG－PLA－α－细辛脑纳米粒静脉注射给药	8 664.4±2 267.4	11 032.4±1 827.1	55.7±6.2	421.9±100.2	—
PEG－PLA－α－细辛脑纳米粒鼻腔给药	4 799.7±858.5	5 992.9±717.5	64.2±3.3	171.7±26.3	54.3

此外，PLA－α－细辛脑纳米粒与 PEG－PLA－α－细辛脑纳米粒静脉注射给药后与鼻腔给药后的 MRT_{0-t} 均无显著性差异，但鼻腔给药后的 MRT_{0-t}[（62.4±4.2）min]均略大于静脉注射 $MRT_{(0-t)}$[（57.2±11.2）min]，这与上述有关结果具有一定的差异，推测原因为 PLA－α－细辛脑纳米粒与 PEG－PLA－α－细辛脑纳米粒静脉注射给药后在大鼠体内具有释放 α－细辛脑的过程，而 α－细辛脑注射液在大鼠体内并无该过程。此外，文献[32]报道，采用 PEG 修饰的 PLGA 纳米粒，能够使 PLGA 纳米粒获得亲水性保护，可以有效避免网状内皮系统的清除，延长循环时间，但在本实验中该结果并不明显，不管是鼻腔给药还是静脉注射给药，给药后 PEG－PLA－α－细辛脑纳米粒与 PLA－α－细辛脑纳米粒的 MRT_{0-t} 基本一致。通过计算，可知 PLA－α－细辛脑纳米粒与 PEG－PLA－α－细辛脑纳米粒鼻腔给药后的绝对生物利用度分别为 74.2% 和 54.3%，均低于 α－细辛脑干粉鼻腔给药的绝对生物利用度。

根据药代动力学计算程序 DAS 2.2.1，得到相应的房室模型参数，具体见表 11－14，根据软件 DAS 2.2.1，可以得到 PLA－α－细辛脑纳米粒及 PEG－PLA－α－细辛脑纳米粒静脉注射给药后符合静脉注射给药的二室模型，PLA－α－细辛脑纳米粒及 PEG－PLA－α－细辛脑纳米粒鼻腔给药后符合血管外给药的二室模型，根据二室模型静注 $C-t$ 关系式 $C = A \times e^{-\alpha t} + B \times e^{-\beta t}$ 及二室模型血管外给药 $C-t$ 关系式[25]：$C = A \times e^{-\alpha(t-t_{lag})} + B \times e^{-\beta(t-t_{lag})} - (A+B)e^{-k_a(t-t_{lag})}$（$A$、$B$、$\alpha$、$\beta$ 均为二室模型静注混杂参数，其中 A 为分布相指数项常数、B 为消除相指数项常数；α 为分布速率常数，β 为消除速率常数），得到相应的动力学方程，具体见表 11－15。

表 11-14 PLA-α-细辛脑纳米粒及 PEG-PLA-α-细辛脑纳米粒经鼻腔给药(1.6 mg/kg)、静脉注射给药(1.6 mg/kg)后的房室模型参数[1]

不同纳米粒的不同给药方式	$t_{1/2(\alpha)}$ (min)	$t_{1/2(\beta)}$ (min)	V_C (L)	CL
PLA-α-细辛脑纳米粒静脉注射给药	2.6±1.7	75.1±8.6	3.3±1.5	0.221±0.056
PLA-α-细辛脑纳米粒鼻腔给药	41.5±16.6	5 894.9±2 539.1	15.3±5.0	6.5±3.4
PEG-PLA-α-细辛脑纳米粒静脉注射给药	3.3±2.1	46.8±29.0	3.3±1.0	0.184±0.039
PEG-PLA-α-细辛脑纳米粒鼻腔给药	48.6±2.6	6 931.5±0	20.7±4.4	9.6±1.6

注：$t_{1/2(\alpha)}$，分布相半衰期；$t_{1/2(\beta)}$，消除相半衰期；CL 为血浆清除率，V_C 为中央室分布容积。

表 11-15 PLA-α-细辛脑纳米粒及 PEG-PLA-α-细辛脑纳米粒经鼻腔给药(1.6 mg/kg)、静脉注射给药(1.6 mg/kg)后的药代动力学方程[1]

不同纳米粒的不同给药方式	药代动力学方程
PLA-α-细辛脑纳米粒静脉注射给药	$C = 422.4 \times e^{-0.358t} + 146.3 \times e^{-0.027t}$
PLA-α-细辛脑纳米粒鼻腔给药	$C = 51.8 \times e^{-0.026t} - 132.2 e^{-0.104t} + 80.4$
PEG-PLA-α-细辛脑纳米粒静脉注射给药	$C = 393.6 \times e^{-0.288t} + 129.9 \times e^{-0.02t}$
PEG-PLA-α-细辛脑纳米粒鼻腔给药	$C = 10.8 \times e^{-0.014t} - 87.8 e^{-0.021t} + 77.0$

二、α-细辛脑纳米粒在大鼠脑组织中的分布行为

本部分实验以 PLA-α-细辛脑纳米粒及 PEG-PLA-α-细辛脑纳米粒鼻腔给药与静脉注射给药为对照，从脑组织中 α-细辛脑的含量来研究 PLA-α-细辛脑纳米粒及 PEG-PLA-α-细辛脑纳米粒经鼻腔给药后在脑组织中的靶向性。96 只 SD 大鼠平均分成 4 组，每组 24 只。给药后每组分别于 5 min、15 min、30 min、45 min、90 min 及 180 min 处死 4 只大鼠，从头盖骨下取出全脑组织，所有样品经相关程序处理后，按照上文血液样品同样色谱条件及质谱条件检测。

脑组织浓度数据采用药代动力学计算程序 DAS 2.2.1，计算 α-细辛脑的药代动力学参数。药物靶向指数(DTI)通过(式 11-2)计算，药物靶向效率($DTE\%$)通过(式 11-3)计算，鼻脑直接传递百分比($DTP\%$)通过(式 11-4)计算：其中，$B_{鼻腔给药}$ 为药物经鼻腔给药后的 $AUC_{脑}$，B_x 为药物经鼻腔给药后通过血液循环透过血脑屏障进入脑部的 $AUC_{脑}$，根据(式 11-5)计算，$B_{静脉注射}$ 为药物静脉注射给药后的 $AUC_{脑}$，$P_{静脉注射}$ 为药物静脉注射给药后的 $AUC_{血浆}$，$P_{鼻腔给药}$ 为药物鼻腔给药后的 $AUC_{血浆}$，实验数据以 $\bar{x} \pm SD$ 表示。

$$DTI = \frac{AUC_{脑}}{AUC_{血浆}} \qquad (式 11-2)$$

$$DTE\% = \frac{(AUC_{脑}/AUC_{血浆})_{鼻腔给药}}{(AUC_{脑}/AUC_{血浆})_{静脉注射给药}} \times 100 \qquad (式11-3)$$

$$DTP\% = \left(\frac{(B_{鼻腔给药} - B_{x})}{B_{鼻腔给药}}\right) \times 100 \qquad (式11-4)$$

$$B_{x} = \left(\frac{B_{静脉注射给药}}{P_{静脉注射给药}}\right) \times P_{鼻腔给药} \qquad (式11-5)$$

图11-31为大鼠经鼻腔给药(1.6 mg/kg)、静脉注射给药(1.6 mg/kg)后α-细辛脑于5 min、15 min、30 min、60 min、90 min及180 min在脑组织中分布统计图,其中,图11-31A为PLA-α-细辛脑纳米粒经鼻腔给药、静脉注射给药后α-细辛脑于5 min、15 min、30 min、60 min、90 min及180 min在脑组织中分布统计图,图11-31B为PEG-PLA-α-细辛脑纳米粒经鼻腔给药、静脉注射给药后α-细辛脑于5 min、15 min、30 min、60 min、90 min及180 min在脑组织中分布统计图。由该图可看到,一方面,不管是PLA-α-细辛脑纳米粒还是PEG-PLA-α-细辛脑纳米粒,鼻腔给药后α-细辛脑在脑组织中的浓度均大于静脉注射给药后α-细辛脑在脑组织中的浓度,这表明α-细辛脑纳米粒鼻腔给药比静脉注射给药更具有脑靶向性,说明不同的给药途径能改变药物的脑靶向性;另一方面,PEG-PLA-α-细辛脑纳米粒静脉注射给药后α-细辛脑在脑组织中的浓度大于PLA-α-细辛脑纳米粒静脉注射给药后α-细辛脑在脑组织中的浓度,PEG-PLA-α-细辛脑纳米粒鼻腔给药后α-细辛脑在脑组织中的浓度大于PLA-α-细辛脑纳米粒鼻腔给药后α-细辛脑在脑组织中的浓度,这表明不管静脉注射给药还是鼻腔给药,PEG-PLA-α-细辛脑纳米粒比PLA-α-细辛脑纳米粒更具有脑靶向性。

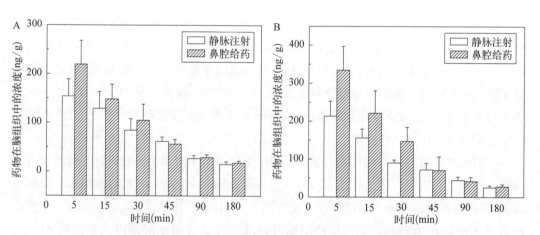

**图11-31 大鼠经鼻腔给药(1.6 mg/kg)、静脉注射给药(1.6 mg/kg)后α-细辛脑于
5 min、15 min、30 min、60 min、90 min及180 min在脑组织中分布统计图**[1]

A. PLA-α-细辛脑纳米粒;B. PEG-PLA-α-细辛脑纳米粒

表11-16为PLA-α-细辛脑纳米粒及PEG-PLA-α-细辛脑纳米粒经鼻腔给药、静脉注射给药后在大鼠脑组织中的药代动力学参数。由该表可以看到,不管是PLA-α-细辛脑纳米粒还是 PEG-PLA-α-细辛脑纳米粒,静脉注射给药后 α-细辛脑在脑组织中的 AUC_{0-t} 与 $AUC_{0-\infty}$ 均小于鼻腔给药,其中,PEG-PLA-α-细辛脑纳米粒静脉注射给药后 α-细辛脑在脑组织中的 $AUC_{0-\infty}$ 又大于 PLA-α-细辛脑纳米粒静脉注射 $AUC_{0-\infty}$,其值分别为(14 103.9±1 463.1)(ng/mL)·min 及(9 598.7±305.8)(ng/mL)·min;而 PEG-PLA-α-细辛脑纳米粒鼻腔给药后 α-细辛脑在脑组织中的 $AUC_{0-\infty}$ 也大于 PLA-α-细辛脑纳米粒鼻腔给药的 $AUC_{0-\infty}$,其值分别为(14 131.3±1 481.7)(ng/mL)·min 及(9 991.2±1 776.2)(ng/mL)·min。

表 11-16　PLA-α-细辛脑纳米粒及 PEG-PLA-α-细辛脑纳米粒经鼻腔给药(1.6 mg/kg)、静脉注射给药(1.6 mg/kg)后在大鼠脑组织中的药代动力学参数[1]

不同纳米粒的不同给药途径	AUC_{0-t} [(ng/mL)·min]	$AUC_{0-\infty}$ [(ng/mL)·min]	MRT_{0-t} (min)	C_{max} (ng/mL)
PLA-α-细辛脑纳米粒静脉注射给药	8 802.2±587.6	9 598.7±305.8	49.5±4.0	166.3±21.2
PLA-α-细辛脑纳米粒鼻腔给药	9 517.6±1 450.7	9 991.2±1 776.2	51.0±4.5	219.3±48.8
PEG-PLA-α-细辛脑纳米粒静脉注射给药	11 846.5±699.6	14 103.9±1 463.1	54.8±4.7	217.9±29.9
PEG-PLA-α-细辛脑纳米粒鼻腔给药	13 673.4±1 333.0	14 131.3±1 481.7	50.7±6.9	334.2±62.7

另外,α-细辛脑在脑组织中 C_{max} 的数值与图 11-31 相一致,即鼻腔给药后 α-细辛脑在脑组织中 C_{max} 均大于静脉注射给药后 α-细辛脑在脑组织中的 C_{max},PLA-α-细辛脑纳米粒鼻腔给药后 α-细辛脑在脑组织中的 C_{max} 与静脉注射给药后的 α-细辛脑在脑组织中的 C_{max} 分别为(219.3±48.8)ng/mL 及(166.3±21.2)ng/mL,PEG-PLA-α-细辛脑纳米粒鼻腔给药后 α-细辛脑在脑组织中的 C_{max} 与静脉注射给药后 α-细辛脑在脑组织中的浓度 C_{max} 分别为(334.2±62.7)ng/mL 及(217.9±29.9)ng/mL。

此外,PLA-α-细辛脑纳米粒与 PEG-PLA-α-细辛脑纳米粒静脉注射给药后与鼻腔给药后 α-细辛脑在脑组织中的 MRT_{0-t} 均无显著性差异,这与上文所述 PLA-α-细辛脑纳米粒与 PEG-PLA-α-细辛脑纳米粒给药后在血浆中的药代动力学参数 $MRT_{0-\infty}$ 相一致。$AUC_{脑}/AUC_{血浆}$ 值表示药物的脑靶向系数,其值越大,脑靶向性越强,经计算,PLA-α-细辛脑纳米粒静脉注射给药与鼻腔给药后的 $AUC_{脑}/AUC_{血浆}$ 值分别为 1.16 和 1.65,PEG-PLA-α-细辛脑纳米粒静脉注射给药与鼻腔给药后的 $AUC_{脑}/AUC_{血浆}$ 值分别为 1.37 和 2.85,这表明 PLA-α-细辛脑纳米粒与 PEG-PLA-α-细辛脑纳米粒鼻腔给药后 α-细辛脑在脑组织中的靶向性强于静脉注射给药;PEG-PLA-α-细辛脑纳米粒静脉注射给药后 α-细辛脑在脑组织中的靶向性强于 PLA-α-细辛脑纳米粒静脉注射给药;PEG-

PLA-α-细辛脑纳米粒鼻腔给药后α-细辛脑在脑组织中的靶向性又强于 PLA-α-细辛脑纳米粒鼻腔给药。其中,PEG-PLA-α-细辛脑纳米粒鼻腔给药后α-细辛脑在脑组织中的靶向性在4组中最强,表明其靶向性既与药物的给药途径相关,又与纳米粒的载体关系密切。另外,也说明了α-细辛脑纳米粒经鼻腔给药后进入脑组织主要存在两种通路,即一部分药物通过呼吸部黏膜吸收进入血液循环后,透过血脑屏障而进入脑组织,另一部分药物通过嗅黏膜或嗅神经通路直接进入脑组织,后者避开了血脑屏障。表11-17为 PLA-α-细辛脑纳米粒与 PEG-PLA-α-细辛脑纳米粒经鼻给药后的 DTI、$DTE\%$ 及 $DTP\%$ 数据。可以看到,PEG-PLA-α-细辛脑纳米粒经鼻腔给药后 DTI、$DTE\%$ 及 $DTP\%$ 均大于 PLA-α-细辛脑纳米粒经鼻腔给药后 DTI、$DTE\%$ 及 $DTP\%$,表明 PEG-PLA-α-细辛脑纳米粒经鼻腔给药后比 PLA-α-细辛脑纳米粒经鼻腔给药后的脑靶向性更强,其中,PEG-PLA-α-细辛脑纳米粒经鼻腔给药后的 $DTP\%$ 在50%以上,表明 PEG-PLA-α-细辛脑纳米粒经鼻腔给药后脑组织中的药物有一半是由鼻腔直接入脑的。

表11-17 PLA-α-细辛脑纳米粒与 PEG-PLA-α-细辛脑纳米粒经
鼻腔给药后的 DTI、$DTE\%$ 及 $DTP\%$[1]

纳米粒种类	DTI	$DTE\%$	$DTP\%$
PLA-α-细辛脑纳米粒	1.65	142.24%	29.83%
PEG-PLA-α-细辛脑纳米粒	2.85	208.03%	52.01%

三、基于荧光标记法的 α-细辛脑纳米粒在大鼠组织中的分布行为分析

对于微粒给药系统体内评价的一个重要内容是研究其组织分布行为,目前常用的方法除测定药物在组织中的浓度以外,还有荧光标记法或放射性同位素标记法。由于荧光标记法无放射性污染,在荧光显微镜或共聚焦显微镜下,可较直观地观察药物在不同组织或同一组织不同部位中标志物浓度的高低,因而得到广泛的应用。本部分采用香豆素-6标记的 α-细辛脑纳米粒研究纳米粒在大鼠各组织(脑、心、肝、脾、肺、肾)的分布行为,观察研究 PLA-α-细辛脑纳米粒及 PEG-PLA-α-细辛脑纳米粒经鼻腔给药后的脑靶向性。

香豆素-6是一种脂溶性荧光染料,其检测灵敏度较高,常用于纳米粒递药系统的体内外示踪和相关机制的研究。香豆素-6作为荧光探针不会影响载体本身的各项特性,可以较好地反映纳米粒的行为,且香豆素-6泄漏程度较低,一般情况下小于5%。

图11-32为 PLA-香豆素-6-纳米粒静脉注射给药后香豆素-6在大鼠体内不同时间点的组织荧光分布图,图11-33为 PLA-香豆素-6-纳米粒鼻腔给药后香豆素-6在大鼠体内不同时间点的组织荧光分布图。由图11-32可看到,PLA-香豆素-6-纳米粒静脉注射给药后5 min时,其在肝中的荧光强度最大,其次为脑,而心、脾、肺、肾几乎无荧光;静脉注射给药30 min时,与5 min相比,肝、脑中的荧光强度减弱,心、脾、肺、肾出现少量

的荧光,但肝中的荧光强度与其他组织相比,仍是最强的;静脉注射给药 90 min 时,心、脾、肺中的荧光面积相对增大,强度仍较弱;静脉注射给药 180 min 时,荧光强度在所有组织中都降低。

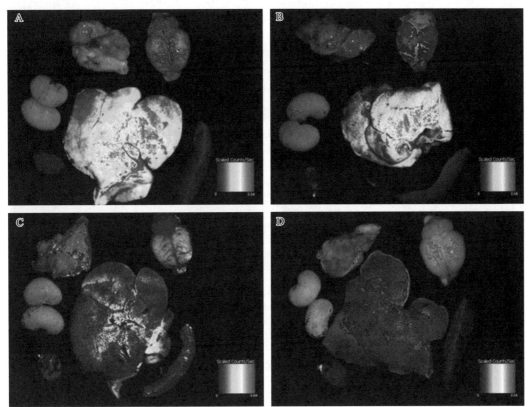

图 11-32
彩图

图 11-32　PLA-香豆素-6-纳米粒静脉注射给药后香豆素-6 在大鼠体内不同时间点的组织荧光分布图[1]

A. 5 min;B. 30 min;C. 90 min;D. 180 min

由图 11-33 可看到,PLA-香豆素-6-纳米粒鼻腔给药后 5 min 时,其在脑中的荧光强度最大,其次为肝;鼻腔给药 30 min 时,与 5 min 相比,脑、肝中的荧光强度减弱,心、肺、肾荧光强度增加,但脾中几乎无荧光;鼻腔给药 90 min 时,脑中的荧光强度与其他组织相比,仍是最强的,与 30 min 时相比,心和肾中的荧光面积相对减小;鼻腔给药 180 min 时,组织中的荧光强度在 4 个时间点中最低。

此外,由图 11-32 与图 11-33 还可看到,在 5 min 和 30 min 时,PLA-香豆素-6-纳米粒静脉注射给药后荧光纳米粒在肝中的荧光强度明显强于 PLA-香豆素-6-纳米粒鼻腔给药后荧光纳米粒在肝中的荧光强度;而 PLA-香豆素-6-纳米粒静脉注射给药后荧光纳米粒在脑中的荧光强度明显弱于 PLA-香豆素-6-纳米粒鼻腔给药后荧光纳米粒在脑中的荧光强度。从某种程度上可以认为,纳米粒静脉注射给药后具有较强的肝靶向性,而鼻腔给药后脑靶向性更强。

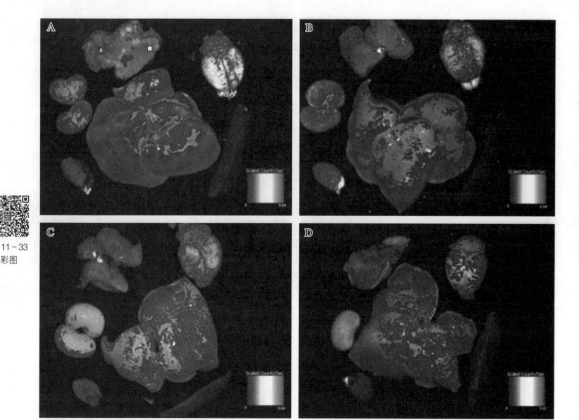

图 11 - 33
彩图

图 11 - 33 PLA -香豆素- 6 -纳米粒鼻腔给药后香豆素- 6 在大鼠体内不同时间点的组织荧光分布图[1]

A. 5 min；B. 30 min；C. 90 min；D. 180 min

　　图 11 - 34 为 PEG - PLA -香豆素- 6 -纳米粒静脉注射给药后香豆素- 6 在大鼠体内不同时间点的组织荧光分布图，图 11 - 35 为 PEG - PLA -香豆素- 6 -纳米粒鼻腔给药后香豆素- 6 在大鼠体内不同时间点的组织荧光分布图。由图 11 - 34 可看到，与 PLA -香豆素- 6 -纳米粒静脉注射给药后荧光强度在肝中一样，PEG - PLA -香豆素- 6 -纳米粒静脉注射给药后 5 min 时，其在肝中的荧光强度最大，其次为脑，而心、脾、肺、肾几乎无荧光；静脉注射给药 30 min 时，与 5 min 相比，肝、脑中的荧光强度略有减弱，但仍是整个组织中最强的；静脉注射给药 90 min 时，心、脾、肺、肾中有少量的荧光，而肝、脑中的荧光强度与之前相比大大降低，但仍大于心、脾、肺中的荧光强度；静脉注射给药 180 min 时，荧光强度在所有组织中都降低，与 PLA -香豆素- 6 -纳米粒静脉注射给药及鼻腔给药后 180 min 荧光强度在各组织中的分布无显著的差异。

　　由图 11 - 35 可到，PEG - PLA -香豆素- 6 -纳米粒鼻腔给药后 5 min 时，其在脑中的荧光强度最大，其次为肝、心、肾和肺；鼻腔给药 30 min 时，与 5 min 相比，脑中的荧光强度减弱、肝中的荧光强度略有增强，但仍弱于脑中的荧光强度；鼻腔给药 90 min 时，脑中的荧光强度与其他组织相比，仍是最强的，但明显低于 30 min 时脑中的荧光强度，此时，肝中的荧光强度与 30 min 时相比，也有所降低；鼻腔给药 180 min 时，与其他 3 组的实验结果一

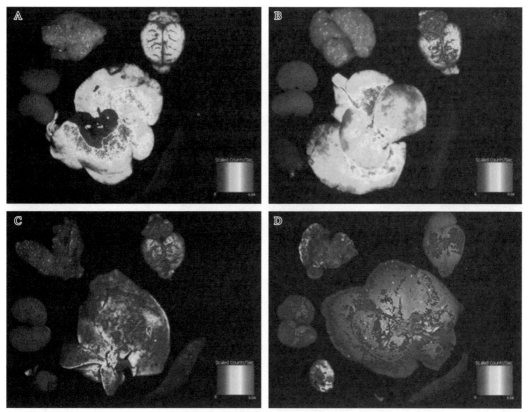

图 11 - 34
彩图

图 11 - 34　PEG - PLA -香豆素- 6 -纳米粒静脉注射给药后香豆素- 6
在大鼠体内不同时间点的组织荧光分布图[1]

A. 5 min；B. 30 min；C. 90 min；D. 180 min

致,整个组织中的荧光强度在 4 个时间点中最低。

　　由图 11 - 34 与图 11 - 35 也可看到与图 11 - 32 与图 11 - 33 相似的现象,在 5 min 和 30 min 时,PEG - PLA -香豆素- 6 -纳米粒静脉注射给药后荧光纳米粒在肝中的荧光强度明显强于 PLA -香豆素- 6 -纳米粒鼻腔给药后荧光纳米粒在肝中的荧光强度;而 PEG - PLA -香豆素- 6 -纳米粒静脉注射给药后荧光纳米粒在脑中的荧光强度明显弱于 PEG - PLA -香豆素- 6 -纳米粒鼻腔给药后荧光纳米粒在脑中的荧光强度。同样可以得出纳米粒静脉注射给药后具有较强的肝靶向性,而鼻腔给药后脑靶向性更强的结论。

　　由图 11 - 32 与 10 - 34 可以看到,PLA -香豆素- 6 -纳米粒与 PEG - PLA -香豆素- 6 -纳米粒静脉注射给药后 5 min、30 min 在肝中均有较强的荧光,但与 PLA -香豆素- 6 -纳米粒静脉注射给药后脑中的荧光强度相比,PEG - PLA -香豆素- 6 -纳米粒静脉注射给药后在脑中的荧光强度更强。同样,由图 11 - 33 与 11 - 35 可以看到,PLA -香豆素- 6 -纳米粒与 PEG - PLA -香豆素- 6 -纳米粒鼻腔给药后 5 min、30 min 肝中荧光强度均弱于脑中的荧光强度,但与 PLA -香豆素- 6 -纳米粒鼻腔给药后脑中的荧光强度相比,PEG - PLA -香豆素- 6 -纳米粒鼻腔给药后在脑中的荧光强度更强。由此可以认为,在相同的给药途径下,PEG-PLA-香豆素-6-纳米粒比 PLA-香豆素-6-纳米粒具有更强的脑靶向性。

图 11-35
彩图

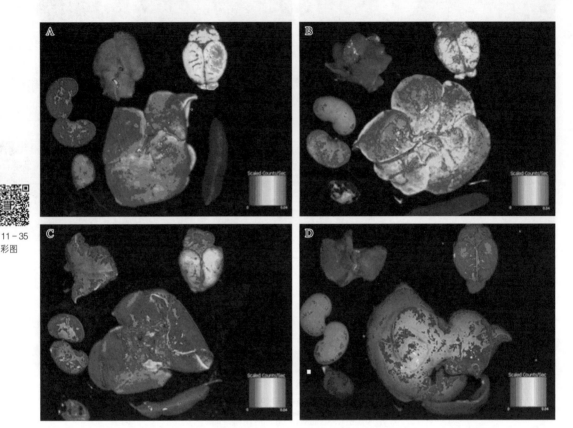

图 11-35 PEG-PLA-香豆素-6-纳米粒鼻腔给药后香豆素-6 在大鼠体内不同时间点的组织荧光分布图[1]

A. 5 min;B. 30 min;C. 90 min;D. 180 min

本研究表明,荧光标记法实验结果与上述 α-细辛脑纳米粒在大鼠脑中的药代动力学结果相一致。PLA 纳米粒在鼻腔酶的作用下不稳定,会发生聚集或结块,这可能是影响其脑靶向性的原因之一。此外,由于载体 PEG-PLA 的亲水性强于载体 PLA,PLA-α-细辛脑纳米粒与 PEG-PLA-α-细辛脑纳米粒经工艺优化后所得的纳米粒粒径有一定的差异,也有可能影响 PLA-α-细辛脑纳米粒的靶向性。

本章将 α-细辛脑通过气流粉碎及有机溶剂挥发法制备成符合鼻腔给药的 α-细辛脑干粉、PLA-α-细辛脑纳米粒及 PEG-PLA-α-细辛脑纳米粒,并对三者的脑靶向性进行了评价。

经鼻腔给药的脑靶向性主要是利用鼻腔与颅腔在解剖生理上的独特联系而实现的,但简单的制剂只能适合小部分的药物,而大部分的药物在经鼻脑靶向上仍存在较大的问题。因为脑毛细管内皮细胞上存在较多的受体,如转铁蛋白受体、乳铁蛋白受体等,所以,在普通载体的基础上根据脑组织的特有物质加以修饰才能更好地达到脑靶向性。例如,壳聚糖修饰[33]、麦胚凝集素修饰[34]、Lection 修饰[35]、噬菌体展示肽修饰[36]、乳铁蛋白[37]、Odorranalectin[38] 及多重修饰[39]等均能更好地使药物达到脑靶向的目的。

干粉经鼻腔给药后在鼻腔的滞留时间比液体制剂更长,能更好地延长药物在鼻腔的吸收,将药物制备成干粉用于鼻腔给药是一有效的途径。但纳米粒较小的粒径,以干粉形式给药并不能达到鼻部有效的吸收部位,为此,可采用纳米粒复合的方式解决。即将纳米粒以适当的方式,如喷干工艺[40]等制备成微米级粒子,则该微米级粒子用于鼻腔给药达到有效吸收部位后,可在鼻部黏液的作用下,释放出纳米粒[41-44]并被鼻吸收,从而一举两得:一是以微米复合粒子延长药物在鼻腔滞留时间;二是以纳米粒实现脑靶向性。

参考文献

[1] 陆瑾.α－细辛脑经鼻脑靶向给药系统制备、表征及其药物动力学研究.南京:南京中医药大学,2015.

[2] DUCHI S, OVADIA H, TOUITOU E. Nasal administration of drugs as a new non-invasive strategy for efficient treatment of multiple sclerosis. Journal of Neuroimmunology, 2013, 258(1－2):32－40.

[3] LOCHHEAD J J, THORNE R G. Intranasal delivery of biologics to the central nervous system. Advanced Drug Delivery Reviews, 2012, 64(7):614－628.

[4] GRUDEN M A, DAVYDOVA T V, NARKEVICH V B, et al. Intranasal administration of alpha-synuclein aggregates:a Parkinson's disease model with behavioral and neurochemical correlates. Behavioural Brain Research, 2014, 263:158－168.

[5] ABDELBARY G A, TADROS M I. Brain targeting of olanzapine via intranasal delivery of core-shell difunctional block copolymer mixed nanomicellar carriers: *in vitro* characterization, *ex vivo* estimation of nasal toxicity and *in vivo* biodistribution studies. International Journal of Pharmaceutics, 2013, 452(1－2):300－310.

[6] 史亚军.黄芩有效部位鼻用脑靶向制剂研究.成都:成都中医药大学,2012.

[7] 杨莉,高颖昌,赵志刚.鼻腔给药的研究进展.中国药学杂志,2006,41(22):1685－1688.

[8] ISHIKAWA F, KATSURA M, TAMAI I, et al. Improved nasal bioavailability of elcatonin by insoluble powder formulation. International Journal of Pharmaceutics, 2001, 224(1－2):105－114.

[9] MAHAJAN H S, TATIYA B V, NERKAR P P. Retracted: ondansetron loaded pectin based microspheres for nasal administration: *in vitro* and *in vivo* studies. Powder Technology, 2012, 221:168－176.

[10] GAO X, WU B, ZHANG Q, et al. Brain delivery of vasoactive intestinal peptide enhanced with the nanoparticles conjugated with wheat germ agglutinin following intranasal administration. Journal of Controlled Release, 2007, 121(3):156－167.

[11] 葛卫红,韩玉环,石森林,等.中药挥发油对水蛭素经鼻给药的影响研究.中国药学杂志,2008,43(1):44－48.

[12] 晏亦林,叶勇,周莉玲.磷酸川芎嗪大鼠鼻腔给药靶向脑部的药动学研究.中药新药与临床药理,2009, 20(6):548－550.

[13] DAHLIN M, BERQMAN U, JANSSON B, et al. Transfer of dopamine in the olfactory pathway following nasal administration in mice. Pharmaceutical Research, 2000, 17(6):737－742.

[14] MEI D, MAO S, SUN W, et al. Effect of chitosan structure properties and molecular weight on the intranasal absorption of tetramethylpyrazine phosphate in rats. European Journal of Pharmaceutics and

Biopharmaceutics, 2008, 70(3): 874 - 881.

[15] LU J, FU T, QIAN Y. Distribution of α-asarone in brain following three different routes of administration in rats. European Journal of Pharmaceutical Science, 2014, 63: 63 - 70.

[16] 国家药典委员会.中华人民共和国药典: 2020 版.一部.北京: 中国医药科技出版社,2020.

[17] 刘煜德,郭珊珊,余玲,等.冰片经鼻给药对鼻黏膜纤毛传输系统功能的影响.四川中医,2010, 28 (7): 39 - 41.

[18] LIMÓN I D, MENDIETA L, DÍAZ A, et al. Neuroprotective effect of alpha-asarone on spatial memory and nitric oxide levels in rats injected with amyloid-β(25 - 35). Neuroscience Letters, 2009, 453(2): 98 - 103.

[19] PAGES N, MAUROIS P, DELPLANQUE B, et al. Activities of α-asarone in various animal seizure models and in biochemical assays might be essentially accounted for by antioxidant properties. Neuroscience Research, 2010, 68(4): 337 - 344.

[20] HUANG C, LI W G, ZHANG X B, et al. α-asarone from Acorus gramineus alleviates epilepsy by modulating a-type GABA receptors. Neuropharmacology, 2013, 65, 1 - 11.

[21] 吴宏斌.石菖蒲对 CNS 的药理作用与毒理研究述略.中医药学刊,2004,22(1): 127 - 128,132.

[22] 林双峰,邹衍衍.石菖蒲不同部位对戊四唑点燃大鼠药效学研究.中国实验方剂学杂志,2010,16 (9): 158 - 161.

[23] COUCKE D, SCHOTSAERT M, LIBERT C, et al. Spray-dried powders of starch and cross linked poly (acrylic acid) as carriers for nasal delivery of inactivated influenza vaccine. Vaccine, 2009, 27(8): 1279 - 1286.

[24] 吴闯.细辛脑片剂的生物利用度.中国医药药学杂志,2003,23(10): 597 - 598.

[25] 苏银法.Excel 规划求解法计算血管外给药的药代动力学参数.中国药物与临床,2005,5(6): 424 - 426.

[26] SI X A, XI J, KIM J, et al. Modeling of release position and ventilation effects on olfactory aerosol drug delivery. Respiratory Physiol & Neurobiology, 2013, 186(1): 22 - 32.

[27] VAN DEN BERG M P, MERKUS P, ROMEIJN S G, et al. Hydroxocobalamin uptake into the cerebrospinal fluid after nasal and intravenous delivery in rats and humans. Journal of Drug Targeting, 2003, 11(6): 325 - 331.

[28] LIU Y T, HAO H P, XIE H G, et al. Extensive intestinal first-pass elimination and predominant hepatic distribution of berberine explain its low plasma levels in rats. Drug Metabolism Disposition, 2010, 38 (10): 1779 - 1784.

[29] 陈明霞,张建宝,于季萍,等.重组水蛭素-2 鼻腔给药纳米粒冻干粉制备工艺及体外渗透特性研究.中药材,2013,36(6): 999 - 1002.

[30] 谢演晖,陈安丽,严小红.细辛脑片溶出度的研究.中药新药与临床药理 2014,25(3): 331 - 333.

[31] VILA A, SÁNCHEZ A, ÉVORA C, et al. PLA-PEG particles as nasal protein carriers: the influence of the particle size. International Journal of Pharmaceutics, 2005, 292(1): 43 - 52.

[32] YANG A, YANG L, LIU W, et al. Tumor necrosis factor alpha blocking peptide loaded PEG - PLGA nanoparticles: preparation and in vivo evaluation. International Journal of Pharmaceutics, 2007, 331 (1): 123 - 132.

[33] 张海燕,陈晓燕,万娜,等.壳聚糖修饰栀子苷聚乳酸-羟基乙酸纳米粒的制备及经鼻入脑的靶向性.中国新药与临床杂志,2010,29(6): 448 - 453.

[34] CHENG S Y, TU Z J, ZHENG S, et al. An efficient SERS platform for the ultrasensitive detection of Staphylococcus aureus and Listeria monocytogenes via wheat germ agglutinin-modified magnetic SERS

substrate and streptavidin/aptamer co-functionalized SERS tags. Analytica Chimica Acta, 2021, 1187: 339155.

[35] GAO X, TAO W, LU W, et al. Lectin-conjugated PEG – PLA nanoparticles: preparation and brain delivery after intranasal administration. Biomaterials, 2006, 27(18): 3482 – 3490.

[36] LI J, FENG L, FAN L, et al. Targeting the brain with PEG – PLGA nanoparticles modified with phage-displayed peptides. Biomaterials, 2011, 32(21): 4943 – 4950.

[37] LIU Z, JIANG M, KANG T, et al. Lactoferrin-modified PEG-co-PCL nanoparticles for enhanced brain delivery of NAP peptide following intranasal administration. Biomaterials, 2013, 34(15): 3870 – 3881.

[38] WEN Z, YAN Z, HU K, et al. Odorranalectin-conjugated nanoparticles: preparation, brain delivery and pharmacodynamic study on Parkinson's disease following intranasal administration. Journal of Controlled Release, 2011, 151(2): 131 – 138.

[39] 边俊杰,徐超群,袁志翔,等.表面修饰的鼻用聚乳酸载药纳米粒的制备及体外性质研.华西药学杂志,2013, 28(2): 114 – 116.

[40] HUH Y, CHO H J, YOON I S, et al. Preparation and evaluation of spray-dried hyaluronic acid microspheres for intranasal delivery of fexofenadine hydrochloride. European Journal of Pharmaceutical Sciences, 2010, 40(1): 9 – 15.

[41] TAKASHIMA Y, SAITO R, NAKAJIMA A, et al. Spray-drying preparation of microparticles containing cationic PLGA nanospheres as gene carriers for avoiding aggregation of nanospheres. International Journal of Pharmaceutics, 2007, 343(1): 262 – 269.

[42] TOMODA K, OHKOSHI T, KAWAI Y, et al. Preparation and properties of inhalable nanocomposite particles: effects of the temperature at a spray-dryer inlet upon the properties of particles. Colloids Surf B Biointerfaces, 2008, 61(2): 138 – 144.

[43] FORMICA M L, REAL D A, PICCHIO M L, et al. On a highway to the brain: a review on nose-to-brain drug delivery using nanoparticles. Applied Materials Today, 2022,29: 101631.

[44] MONTEGIOVE N, CALZONI E, EMILIANI C, et al. Biopolymer nanoparticles for nose-to-brain drug delivery: a new promising approach for the treatment of neurological diseases. Journal of Functional Biomaterials,2022, 13(3): 125.

第十二章

基于先进载体材料和新型给药系统的微纳米中药制剂

第一节　微囊制剂及其在中医药领域的应用 / 361

第二节　药用脂质原辅料及其产业化进展 / 367

第三节　脂质体及其在中医药领域的应用 / 375

第四节　有序介孔材料及其在中医药领域的应用 / 385

第五节　微乳及鸦胆子油乳系列制剂的制备与应用 / 389

第六节　基于微纳米尺寸膜筛分机制的中药挥发油富集制备 / 393

第十二章

基于先进载体材料和新型给药系统的微纳米中药制剂

第一节　微囊制剂及其在中医药领域的应用

一、微囊概述[1]

1. 微囊概念　微囊技术起源于 20 世纪 50 年代,在此后的几十年间得到迅速发展,应用领域遍及医药、生物制品、日用化学品、农药、染料等。微囊是由天然或合成高分子材料制成的微型容器。微囊通常指直径 1~1 000 μm 的颗粒。直径<1 μm 的颗粒称为纳米胶囊,直径>1 000 μm 的颗粒称为微粒或大胶囊。微囊由包裹材料(壳材料)和被包裹材料(芯材料)组成。壳材料可以是有机聚合物、水溶胶、糖、脂肪、金属或无机氧化物。芯材料可以是单一化合物,也可以是混合物;其形态可以是固体,也可以是溶液、乳液或混悬液。

因微囊芯材料各异、制备工艺不同,其形状与结构也多种多样:连续的芯材料被连续的壳材料环绕的称为单核或单芯;芯材料被分成若干部分,嵌在壳材料的连续相中结构的称为多核、多核无定型。连续的芯材料被多层连续壳材料环绕的称为多膜微囊,如双壁微囊;用连续的壳材料包囊多个微囊称为复合微囊。

2. 微囊的物理特征

(1) 粒度分布:微囊的粒度分布范围相当宽泛,其影响因素主要有乳化条件、原料化学结构、聚合反应温度、黏度、表面活性剂种类与浓度等。

(2) 囊膜厚度:通常,胶囊中芯材料的含量为 70%~90%(质量),相应,胶囊的壳厚度为 0.1~200 μm。囊膜厚度与制法有关,一般而言,相分离法的产品壳厚为微米级,界面聚合法的产品壳厚为纳米级,此外还与胶囊粒度、反应物的化学结构等因素有关。

(3) 渗透性能:为防止芯材料流失或外界材料的侵袭,需要较低的渗透性能;为能缓慢、可控地释放芯材料,需要有一定的渗透性能。微囊的渗透性能与囊壳厚度、胶囊直径、囊壳透过性能、芯材料分子量大小等许多因素有关。囊壳渗透性数据原则上可按不可逆热力学为基础推导出的渗透方程计算得到,详见参考文献[1]。

3. 微囊的其他性质　① Zeta 电位,在电场中微囊可因 Zeta 电位的不同而向阳极或阴极迁移;② 离子交换性,形成微囊的聚合物链上若含有在水介质中可电离的官能团,则该微囊即具有离子交换剂的作用;③ 机械性能,如具有一定强度、柔性、刚性、脆性的胶囊壳;④ 流动性等。

二、中药微囊常用制备方法

根据制备工艺,微囊常用制备方法可分为聚合反应法(化学法)、相分离法(物理化学法)和物理机械法。

1. 聚合反应法(化学法) 包括界面聚合法与原位聚合法,均以单体作为原料,以合成高分子材料作为壳材料,皆具有工艺简单、壳材料选择面广、可同时获取具有多种不同性能的壳材料的优点。其中,界面聚合法,微囊外壳是通过油溶性和水溶性两类单体的聚合反应而形成的,两类单体分别位于芯材液滴的内部和外部,并在芯材液滴的表面进行反应,形成聚合物薄膜。原位聚合法则单体成分与催化剂全部位于芯材液滴的内部或外部,在液滴表面上聚合单体产生相对低分子量的预聚体沉积在芯材物质的表面,因交联与聚合的不断进行,最终形成固态的微囊外壳。另外,聚合反应法中还包括悬浮交联法,该法以聚合物为原料,即先将线性聚合物溶解成溶液,然后当线性聚合物进行悬浮交联固化时,聚合物迅速沉淀析出形成微囊壳。

2. 相分离法(物理化学法) 是药物微囊化的主要工艺之一。根据制备介质的不同,可分为水相相分离法和油相相分离法,根据被相分离出来的聚合物的数量,水相相分离法又可分为复凝聚法与单凝聚法。单凝聚法常用的壳材料主要有明胶、乙基纤维素、羧甲基纤维素、海藻酸盐等。单凝聚法工艺系统中,药物由于过分亲水易被水包裹而无法形成微囊。而由于凝聚相中含有大量的水,如果药物过分疏水,则无法混悬于水相,又不能混悬于凝聚相,因此也不能成囊。加入表面活性剂如司盘或吐温,可改变药物的亲水性,对于药物的包囊利害不一,需要具体问题具体分析。

目前相分离法仍存在若干技术问题,如比较常见的微囊粘连、聚集;相似工艺得到的产品在粒度范围及释放性能方面差异较大等。说明工艺过程难以精准控制,工艺条件的微小变动可导致明显的效果差异。

3. 物理机械法 主要有喷雾干燥法、流化床空气悬浮法、溶剂蒸发法及液液萃取法等。其中,喷雾干燥法、流化床空气悬浮法最为常用。喷雾干燥法可用于固态或液态药物的微囊化,粒径范围为 600 μm 以下,如囊芯物为液态,通常其在微囊中的含量不超过 20%。流化床空气悬浮法一般使用易溶于水的囊材(如羟丙基纤维素),近年来,快速崩解膜、肠溶衣、缓释膜等几乎可开展释放的膜,都由其水溶液采用流化床空气悬浮法制备。通常要求芯材料相对密度为 0.8~1.0 g/L,真密度为 1.0~2.0 g/L。

三、微囊中药物释放机制及其在微囊设计中的应用

微囊中药物释放的机制主要有 3 种[1]:① 扩散释放,药物经由聚合物膜扩散,即穿越聚合物结构的孔隙完成;② 壳材料溶解释放;③ 壳材料降解释放。具体就微囊化的目的

而言,药物作为芯材料,其工艺设计的释放机制可有以下几种。

(1)扩散释放:通过控制活性物质扩散到粒子表面的速率来限制释放。活性物质的释放速率取决于微囊壳的厚度、面积及渗透性。

(2)压力活化释放:如无碳复写纸,将油墨材料制成微囊,微囊壳为一层致密而易脆的材料,当用钢笔等书写工具按压时,壳材料破碎,油墨覆盖在纸面,呈现相关颜色。又如,传递香味的"刮膜"产品,无须长时间缓慢释放,采用完全不渗透的壳材料,只在断裂时释放芯材料。

(3)撕裂-蜕皮释放:微囊材料被夹在两层纸或高分子材料之间,材料被撕开的同时,微囊被直接撕开而释放出内容物。

(4)溶剂活化释放:将微囊完全溶解,释放出内容物,或仅使其溶胀从而加快内容物的释放。例如,湿度活化除臭剂(防汗药),由于溶剂(通常是水)可使微囊外壁溶胀,从而引发释放。

(5)pH 敏感释放:微囊系统对交联 pH 变化做出反应,当 pH 发生变化时,微囊破裂释放出芯材料。该机制常用于化妆品领域。

(6)温度敏感释放:利用某些高分子化合物在一定温度下会崩解或膨胀的性能,以及温度可影响高聚物壳的玻璃态、橡胶态转变,降解和溶解性能,借助温度变化对释放进行控制。

(7)熔融活性释放:以改性脂质体及蜡等熔融材料为微囊外壁,借助熔融作用实现芯材料释放。

此外,还有渗透压控制释放、通过生物降解实现释放等机制。

根据上述不同释放机制,可设计、制备适应不同应用背景的药物微囊,如改善物质的物理性质、控制释放、提供稳定性、降低毒副作用、屏蔽不良味道与气味、控制气味释放、用于不相容物质的分离。如此,按照壳材料与芯材料性能的不同,可将微囊按用途主要分成以下几种类型。

(1)缓释型微囊:此类微囊的壳相当于一个半透膜,在一定条件下可允许芯材料物质通过,以延长芯材料物质的作用时间。根据壳材料的来源不同,其可分为天然高分子缓释材料和合成高分子缓释材料两大类。后者则又可按其降解性能的不同,分为生物降解型和非生物降解型。

(2)压敏型微囊:此类微囊包裹了一些待反应的芯材料物质,当作用于微囊的压力超过一定极限后,微囊壳破裂而流出芯材料物质。随芯材料物质的化学反应而显示颜色变化,或引发其他现象。

(3)热敏型微囊:因温度升高使壳材料软化或破裂释放出芯材料物质;亦可是芯材料物质因温度的改变而发生分子重排、几何异构,产生颜色的变化。

(4)光敏型微囊:囊壳破裂后,芯材料中的光敏物质选择性吸收特定波长的光,发生感光或分子能量跃迁而产生相应的变化。

(5)膨胀型微囊:壳材料为热塑性的高气密性物质,而芯材料为易挥发的低沸点溶剂,当温度高于溶剂沸点后,溶剂蒸发而使微囊膨胀,冷却后仍维持膨胀前状态。

四、微囊的制备及其在中医药领域的应用[2-4]

用于医药领域的微囊主要是缓释微囊,将药物(囊心物)与高分子成膜材料(囊材)包嵌成微囊后,药物在体内通过扩散和渗透等形式在设定位置以适当的速率持续释放出来,从而充分发挥药效。目前,已有200多种药物采用了微囊化技术,如抗生素、避孕药、解热镇痛药、抗癌药等,其中不乏中药微囊。

1. 中药缓释微囊 中药缓释微囊释放性能好,血药浓度平稳,作用时间长,可减少给药次数,从而降低药物的毒副作用,适合毒性大、半衰期短、生物利用度低、剂量大、活性强或用于治疗慢性疾病的中药。王锐等研究人员以蛇床子脂溶性成分为主药,采用喷雾器手工滴制法制备壳聚糖-海藻酸钠微囊,通过正交试验优化工艺条件,并对其释药性能进行评价。微囊释放过程符合一级模型,有较好的缓释作用,且包封率较高、制备快速,具有广阔的应用前景。例如,采用微囊制粒机制备青蒿油-壳聚糖缓释微囊,获得一种能提高青蒿油生物利用度的缓释制剂。另外,中药缓释微囊制备工艺操作简便,效率高、产率高,可投入大规模生产。例如,采用凝聚法制备莪术油-壳聚糖缓释微囊,其包封率为85.22%,载药量为44.83%,体外累积释放度达86.45%,且微囊大小均匀、成形度好、制备工艺简单,为进一步开发新型的莪术油缓释口服制剂奠定了基础。又如,以海藻酸钠为囊材,采用滴制法制备丹参酮缓释微囊,微囊包封率为81.5%,且24 h 药物释放量高于90%,具有良好的缓释作用,其制备过程不需要有机溶媒,可利用海藻酸钠与氯化钙形成凝胶的性质,条件温和,对于难溶性、大分子等药物具有较大的优势。

2. 抗肿瘤靶向微囊 中药靶向微囊以微囊作为载体,促使药物选择性地浓集定位于靶部位,从而降低药物的不良反应,提高药效。靶向制剂在治疗癌症方面具有独特的优势,在作用于肿瘤细胞的同时,可减轻化疗和放疗产生的不良反应,被认为是目前搭载抗癌药的最适宜剂型。例如,采用纳米复合材料包载蟾毒灵制备的靶向纳米微囊,具有较好的肿瘤靶向作用。蟾毒灵靶向纳米微囊对裸鼠肠癌肿瘤生长、转移具有明显的抑制作用,且裸鼠生存质量更高;可有效降低蟾毒灵的毒性,提高生物利用度。又如,以盐酸川芎嗪为抗肿瘤模型药,采用离子凝聚法、乳化交联法制备的载药脂质体微囊稳定性高,靶向性较好,药物浓集定位于肺部,可有效提高盐酸川芎嗪的抗肿瘤效果。再如,采用脂膜微囊承载紫杉醇,研究其对大鼠颅内 C6 胶质瘤的靶向治疗作用,发现以微囊作为靶向载体,可将药物浓集定位于颅内胶质瘤区域,有效提高紫杉醇杀伤肿瘤的能力,降低毒副作用,明显延长大鼠的生存期。

3. 植物提取物原花青素作为交联剂的中药微囊[5] 以原花青素-明胶复合物为囊材制备的川芎和香附挥发油微囊,以天然来源的化合物——葡萄籽中提取的原花青素(proanthocyanidin,PC)作为交联剂,可避免甲醛和戊二醛等的潜在毒性。明胶或明胶-聚阴离子(如阿拉伯胶、羟丙甲纤维素酞酸酯等)可通过单凝聚或复凝聚法制备载药微囊。由于凝聚为可逆的物理过程,需要用甲醛或戊二醛等与明胶发生醛胺缩合反应,从而交联固化微囊,但游离的醛或其降解物会引起显著的细胞毒性,极大地限制这种经典的微囊化方法在药物递送中的应用。原花青素是一种自然界广泛存在(如蔬菜、水果、种皮等)的多酚类化合物,其酚羟基可与带有氢键供体的分子通过氢键相互作用形成复合物。

傅里叶变换红外光谱显示原花青素可与明胶形成分子间氢键,差示扫描量热分析显示交联后的明胶热稳定性增强,最优工艺制得的芍附微囊外观圆整,平均粒径为(79.4±5.0)μm,具有明显的缓释作用。芍附微囊的成功制备证明,原花青素可与明胶形成氢键,具有缓释特征。选用原花青素替代甲醛或戊二醛等作为交联剂,具有来源广泛、毒性低、交联效率高等优点,且交联作用迅速。该工艺的机制探索表明,明胶是两性电解质,分子中含有大量—NH$_2$和—COOH,通过调节溶液的pH可使明胶带正电或负电;阿拉伯胶只含有—COOH,在水溶液中始终带负电。当溶液的pH小于明胶等电点时,明胶带正电,分子中的—NH$_2$以—NH$_3^+$的形式存在,可与阿拉伯胶的羧基通过静电引力形成凝聚物。氢键是一种存在于分子内或分子间弱于共价键但强于范德瓦耳斯力的作用力,由极性很强的X—H键上的H与另一个(同个或者不同分子中)键上电负性很强且半径很小的原子(如F、N、O等)的孤对电子相互作用形成。由傅里叶变换红外光谱分析结果可以看出,原花青素的酚羟基可提供H受体,明胶的氨基可提供孤对电子,从而形成氢键。原花青素交联的明胶在222.0℃的吸热峰消失,结合傅里叶变换红外光谱分析结果,原花青素与明胶形成分子间氢键,限制了明胶分子链的移动,使明胶的熔点升高。

4. 喷雾干燥法制备中药微囊[6]　中草药挥发油多以β-环糊精或微囊包裹,但中草药挥发油经β-环糊精包裹后难以干燥,且工序复杂,在工艺条件中需要采用有机溶媒,使最终产品有机溶媒残留。相比较,喷雾干燥法微囊化具有诸多优势:微囊粉末质量好;特别适用于热敏性挥发油;可连续操作,省时、经济、方便;采用水溶剂系统,避免有机溶剂污染;更适用于工业化生产,具有较高的开发价值,是一种较为理想的微囊化方法。

例如,喷雾干燥法制备莪术油微囊的工艺操作过程:以阿拉伯胶、明胶为囊材,同时也将它们作为乳化剂;以PEG 6000为增塑剂和抗黏剂。各材料按配比称取后,在烧杯中加入明胶和蒸馏水,用磁力加热搅拌器(50~60℃)高速搅拌使之溶解,然后加入阿拉伯胶继续搅拌溶解,再加入PEG 6000溶解,继续水浴搅拌15 min,取出稍冷,搅拌下加入定量的芯材料,用高速分散均质机乳化芯材料,得到乳化液,待其稳定后喷雾干燥,即得莪术油微囊。最佳处方为阿拉伯胶-明胶(1.0∶1.0),芯材料-囊材料(0.3∶1.0),附加剂PEG 6000用量占比2%,干物质(在微囊制备过程中除水以外的物质)用量占比20%;最佳工艺为乳化速度10 600 r/min,乳化时间为9 min,进风温度为160℃,进料功率为6%。根据最佳实验条件制得的微囊较圆整,表面致密,粒径分布均匀,多集中在1.0~2.5 μm,且呈较好的正态分布,平均粒径为1.913 μm,包埋率可达75.4%。结论:本实验所采用的方法可增加莪术油的稳定性,掩盖其不良气味,且药物利用率较高,重复性好。

5. 提高中药微囊包封率的工艺措施[7]　以生姜油微囊的制备为例,选择新型乳化剂辛烯基琥珀酸淀粉为囊材,生姜油为囊芯,采用喷雾干燥法制备生姜油微囊。预实验发现,辛烯基琥珀酸淀粉遇水溶胀时形成的胶状体黏稠度较高,将其与生姜油直接混合时,微囊成型难度较大,所制微囊包封率较低。因此,优选工艺将胶状体用高速搅拌机剪切分散后再与生姜油混合,此步骤能有效提高生姜油微囊的包封率。实验还考察了囊材与囊芯的混合温度、囊材与囊芯质量比、搅拌速度等因素对生姜油微囊形成的影响,发现囊材与囊芯的混合温度和搅拌速度对微囊包封率有着显著影响,微囊包封率随混合温度和搅拌速度的增加而增加,但温度过高会致使囊膜强度降低,搅拌速度过快则会产生大量的气泡,均不利于微囊的形成,故选择囊材与囊芯的混合温度为60℃,搅拌速度为12 000 r/min。生姜油微囊质量评价结果表明,按最优工艺制备的生姜油微囊形态圆整光滑,粒径分布均匀,包封率和载药量较高。通过比较生姜油及其微囊的稳定性,发现生姜油经微囊化后,其光、热、湿稳定性均有明显提高。

五、以多成分混合物鸦胆子油为囊芯的中药微囊制备[8]

本部分以鸦胆子油微囊为例,介绍以多成分混合物鸦胆子油为囊芯的中药微囊制备方法。鸦胆子又名老鸦胆、苦参子,为苦木科植物鸦胆子[Brucea javanica (L.) Merr.]的干燥成熟果实,味苦,有毒,主要功效为清热、燥湿、杀虫、解毒、腐蚀赘疣,用于痢疾、疟疾、鸡眼。鸦胆子的化学成分主要包括苦木内酯类、三萜类、生物碱、黄酮类及脂肪酸等,其中苦木内酯类成分为鸦胆子植物的特征性成分,也是其有效成分,经提取获得的脂肪油为鸦胆子油。鸦胆子油具有特殊气味和较强的生理活性,具有抗疟、抗炎和抗肿瘤等功效,临床主要用于慢性胃炎和消化道肿瘤、尖锐湿疣、宫颈癌、肺癌等疾病的治疗。目前,鸦胆子油的剂型主要有注射剂、口服液和软胶囊,但由于鸦胆子油本身易挥发且有腥味,患者使用后会出现恶心、呕吐、厌油腻、厌食等消化道不良反应。采用复凝聚法制备鸦胆子油微囊,为提高鸦胆子油的治疗依从性及药物稳定性提供了有效的途径。鸦胆子油是由三油酸甘油酯、少量游离脂肪酸及少量脂溶性物质组成的混合物。其中,三油酸甘油酯占85%(水解后为油酸),其他15%的成分为饱和及不饱和脂肪酸。其中,油酸和亚油酸被认为是其主要有效成分,故制备的鸦胆子油微囊以油酸和亚油酸作为主要评价指标。该研究以带有相反电荷的明胶与阿拉伯胶为囊材,将鸦胆子油分散在囊材中,通过改变 pH 和温度,使带相反电荷的聚合物由于静电作用而相互吸引,溶解度降低并产生了相分离,凝聚形成微囊。

具体工艺过程如下:取阿拉伯胶溶液 40 mL,置圆底烧瓶中,50℃磁力搅拌均匀,滴加鸦胆子油 5 g 后,加入等体积明胶溶液,继续搅拌混均匀;用5%乙酸溶液调节 pH 至 3~4,继续搅拌 30 min;再加入 200 mL 蒸馏水稀释,搅拌 30 min,冰浴中搅拌冷却至10℃,继续搅拌 30 min;用37%甲醛溶液固化 1 h,搅拌 15 min,滴加 10%氢氧化钠溶液调节 pH 至 8~9,搅拌 1 h,滤过,水洗至无醛味,干燥,得鸦胆子油微囊。此方法操作简单,适合工业化生产。最优处方工艺为囊心:囊材质量为 1:4,囊材质量分数为 1.50%,搅拌速度为 500 r/min。微囊外形圆整,表面光滑,无粘连,粒度均匀。鸦胆子油微囊的粒径分布基本呈正态分布,集中程度较好,70%以上分布在 60~90 μm。鸦胆子油微囊在体外具有较好的释放效果,在人工胃液中 20 min 累计释放鸦胆子油(以油酸含量计算)达92%。

第二节　药用脂质原辅料及其产业化进展

药用脂质原辅料是微粒分散药物制剂的重要组成部分,微粒分散药物制剂的重要分支乳剂(emulsion)家族的成员亚微乳(submicron emulsion)与微乳(microemulsion)的基本组成都是油相、水相、乳化剂等。从物理药剂学的角度看,亚微乳的液滴粒径处于100~1 000 nm,如临床常用的脂肪乳,平均粒径为580~700 nm,属于亚微乳;而微乳的液滴粒径处于0.01~0.1 μm,亚微乳与微乳都属于微纳米制剂范畴[9]。

一、药用脂质原辅料概述

脂质即为油脂(油和脂肪)和类脂(包括磷脂、糖脂和胆固醇及其酯)的统称,是一类低溶于水而高溶于非极性溶剂的生物有机分子。根据其化学组成不同又可分为单纯脂质、复合脂质和衍生脂质。单纯脂质是指由脂肪酸和甘油形成的酯(也称甘油三酯),如大豆油,以及由长链脂肪酸和长链醇或固醇组成的酯,如蜡;复合脂质是指除含脂肪酸和醇外,含有其他非脂分子的成分,如磷脂(非脂成分为磷酸和含氮碱性)及糖脂(非脂成分是糖);衍生脂质则由单纯脂质和复合脂质衍生而来,或与之关系密切,如固醇类(甾类)和萜等。

从动物或植物油料中制取、未经精炼加工的初级油称为毛油。由于加工工艺简单,毛油含杂质较多,易发生氧化变质,不宜长期储存,且可能存在农药、重金属残留及含有害物质等问题。毛油经过碱炼脱酸,脱色,脱胶,脱臭,去除水分、杂质等一系列工艺加工后得可供直接食用的精炼油。碱炼脱酸是整个精炼过程中最关键的阶段,是指用碱中和油中的游离脂肪酸,所生成的皂吸附部分其他杂质,将其从油中沉降或离心分离出来,因此可能是导致中性油损失最高的阶段,也是对精炼成品油质量影响最大的阶段。根据对成品油质量的要求,脱除油脂中的部分色素,以改善油脂色泽,提高油脂质量和稳定性的精炼工序称为脱色。通过脱胶能够除去大部分磷脂及部分类脂、非脂类物质、大部分烃类和部分蛋白质等,以提取有商业价值的卵磷脂,实现物理精炼,防止储藏或运输过程中毛油沉淀,降低油品的乳化,改变成品油质量。水化磷脂和非水化磷脂是胶质的两种主要形式,其中,水化磷脂主要包括磷脂酰胆碱、磷脂酰乙醇胺、磷脂酰肌醇、磷脂酰丝氨酸和磷脂酰甘油等,非水化磷脂主要指磷脂酸、钙镁复盐式磷脂、溶血磷脂及 N-酰基脑磷脂。相比于水化磷脂而言,非水化磷脂较难从油中去除,在水化脱胶工序中,仅有部分非水化磷脂能够和可水化磷脂一起被去除,故需要用酸调节的方法先将非水化磷脂转化为可水化磷脂,然后将其彻底除去。油脂制取、储藏过程中分解的物质,如低分子醛、酮、游离脂肪酸、不饱和碳氢化合物、含硫化合物等,以及在制油和加工过程中产生的工艺性气味,如焦煳味、溶剂味、白土味、氢化异味等是油脂臭味的主要来源,利用油脂内臭味组分与甘油三酯之间挥发度的较大差异,在高温、高真空条件下,借助水蒸气蒸馏脱除油脂中臭味物质的工艺方法称为脱臭。根据精炼程度精炼油分为四级,其中一级精炼油为最高级食用油,四级则为最低级。食用油经过进一步加工提炼即可成为药用级油脂。

然而,脂质相对不稳定,易于分解氧化发生变质,故需要制定相关质量标准,对其质量进行严格控制。脂肪酸是由一条长的烃链和一个末端羧基组成的羧酸,不同脂肪酸之间的主要区别在于烃链的长度(碳原子数目)、双键数目和位置。烃链不含双键的为饱和脂肪酸,含一个或多个双键的为不饱和脂肪酸。其中,只含单个双键的脂肪酸为单不饱和脂肪酸,含两个及以上双键的为多不饱和脂肪酸。不饱和脂肪酸中含一个或多个非共轭的反式双键的称为反式脂肪酸。单不饱和脂肪酸和多不饱和脂肪酸组成的脂肪在室温下呈液态,多为植物油。以饱和脂肪酸为主组成的脂肪在室温下呈固态,多为动物脂肪。但也有例外,如深海鱼油虽是动物脂肪,由于其富含多不饱和脂肪酸,如二十碳五烯酸和二十二碳六烯酸,因而在室温下呈液态。根据碳链长度的不同又可将脂肪酸分为:① 短链脂肪酸,其碳链上的碳原子数小于6,也称作挥发性脂肪酸;② 中链脂肪酸,指碳链上碳原子数为6~12的脂肪酸,主要成分是辛酸(C8)和癸酸(C10);③ 长链脂肪酸,其碳链上碳原子数大于12。脂肪酸是脂质的最主要成分之一,对于脂质的质量控制至关重要。

脂肪与脂肪油的常见质量控制要求和测定法可参照《中国药典》(2020年版)(四部),简述如下。

1. 脂质的物理性质测定

(1)相对密度:指在相同的温度、压力条件下,某物质的密度与水的密度之比。天然油脂的相对密度均小于1,除极少数如肉豆蔻油的相对密度高达0.996外,一般为0.91~0.94。在特定的条件下,纯物质的相对密度为不变的常数。但当物质的纯度不够时其相对密度值则会随着纯度的变化而改变。因此,可通过测定脂质的相对密度来评估其纯杂程度。

(2)折光率:光线自一种透明介质进入另一透明介质时,由于在两种介质中的传播速度不同,使得其在两种介质的平滑界面上发生折射。通常,折光率指光线在空气中进行的速度与在供试品中传播速度的比值。折光率能够被精确而方便地测定出来,作为液体物质纯度的标准,比沸点更为可靠。折光率可用于鉴定未知化合物,也可用于确定液体混合物的组成,是液体脂质最重要的物理常数之一。

(3)熔点:是指在一定压力下,纯物质的固态和液态呈平衡时的温度。物质的熔点并不是固定不变的,压强和物质中的杂质对熔点影响很大。由于天然油脂均为多种甘油三酯的混合物,因此并无明确的熔点,只有一个大概范围。甘油三酯的熔点与其脂肪酸的组成相关,一般随组分中不饱和脂肪酸(双键数目)和低分子量脂肪酸的比例增高而降低。

(4)脂肪酸凝点:把油脂分解产生的脂肪酸从液体逐渐冷却到固体时,会放出一定的结晶热,当液体降温产生的凝固物不再降温,相反却瞬间升温而达到的最高温度为脂肪酸的凝固点。脂肪酸凝固点是鉴别各种油脂的重要常数之一。脂肪酸的凝固点与脂肪酸碳链长短、不饱和度、异构化程度等有关。碳链越长,双键越少,异构化程度越小,则凝固点越高;反之凝固点越低。对同分异构体而言,反式脂肪酸比顺式脂肪酸凝固点高。

2. 脂质的化学测定

（1）酸值(游离脂肪酸)：指中和 1 g 油脂中的游离脂肪酸所需氢氧化钾的毫克数,是衡量油脂质量的重要指标之一,常用于评估油脂缓慢氧化后的酸败程度。通常,酸值大于 6 的油脂不宜使用。

（2）皂化值：甘油三酯在碱溶液中水解,产物之一是脂肪酸的盐(如钠盐、钾盐),俗称皂;油脂的碱水解作用称皂化作用;皂化值系指 1 g 油脂碱水解所消耗的氢氧化钾毫克数,可用于计算油脂的分子量(即脂肪酸碳原子的多少)。皂化值越高,说明脂肪酸分子量越小,亲水性较强,失去油脂的特性;反之皂化值越低,脂肪酸分子量越大或含有较多的不皂化物,油脂接近固体,难以注射和吸收。因此,注射用油需要规定一定的皂化值范围,使油中的脂肪酸处于 C16~C18。

（3）羟值：指与 1 g 样品中的羟基含量等值的氢氧化钾的毫克数,以 mgKOH/g 表示,是对脂肪中羟基数目的定量。

（4）碘值：指 100 g 样品中所能吸收(加成)碘的克数,是表示油脂中不饱和程度的一种指标。不饱和程度越大,碘值越高。

（5）过氧化值：指 1 000 g 供试品中含有的其氧化能力与一定量的氧相当的过氧化物量,以活性氧的毫摩尔数表示,为表示油脂和脂肪酸等被氧化程度的一种指标。油脂中的过氧化物是油脂在储存过程中与空气中氧发生氧化作用的产物,具有高度活性,能够迅速分解为醛、酮类和氧化物等,此外储存过程中光、热、水分、微生物及油脂中杂质的影响会促使油脂酸败变质。通过测定过氧化值衡量油脂酸败的程度,结合其他相关指标的检验,即可评估油脂的品质情况。

（6）不皂化物：指溶解于油脂中的不能与氢氧化钠或氢氧化钾发生皂化反应的物质,用质量百分数表示。这些物质是高级脂肪醇、甾醇和碳氢化合物等,能溶于乙醚等有机溶剂。

（7）甾醇组成：甾醇又称固醇,是类固醇的一种,是一类由 3 个己烷环及 1 个环戊烷稠合而成的环戊烷多氢菲衍生物。甾醇类化合物是广泛存在于生物体内的一种重要的天然活性物质,按其原料来源分为动物性甾醇、植物性甾醇和菌类甾醇等三大类。动物性甾醇以胆固醇为主,胆固醇是高等动物细胞的重要组分,与长链脂肪酸形成的胆固醇酯是血浆脂蛋白及细胞膜的重要组分,植物性甾醇主要为谷甾醇、豆甾醇和菜油甾醇等,而麦角甾醇则属于菌类甾醇。甾醇是油脂中的一类杂质,在不同油脂中的组成和分布亦不相同,因此可用于油脂的鉴别。

（8）脂肪酸组成：大多数天然油脂都是简单甘油三酯和混合甘油三酯的复杂混合物,可通过气相色谱法测定脂肪酸的组成和比例来区分不同的油脂。

（9）甲氧基苯胺值：指在每 100 mL 溶剂和试剂混合液(按《中国药典》规定的方法配制)中溶解的 1 g 样品得到的溶液在 1 cm 的小池中测定吸光度的 100 倍值。甲氧基苯胺值可以反映样品溶液中的醛、酮类物质的情况,是评价油脂中醛、酮类化合物含量的重要指标,其数值越大表示油脂的劣变程度越严重。油脂中不饱和甘油三酯在氧的作用下会产生过氧化物,在适宜的条件下,可进一步分解成醛、酮等物质。在酸催化下(如乙酸),醛和酮类物质可以与甲氧基苯胺发生亲核加成反应形成并不太稳定的中间体(醇胺)结构,随后醇胺发生分子内脱水形成稳定的亚胺。可以通过紫外分光光度法测定亚胺在350 nm 处的紫外吸收,从而评价样品中醛、酮类物质的量,进而间接了解脂质原辅料在生产、储存及制剂过程中的氧化情况,从而确保终产品质量。

(10) 反式脂肪酸:是一大类含有反式双键的脂肪酸的简称,双键上两个碳原子结合的两个氢原子分别在碳链的两侧,其空间构象为线性,与饱和脂肪酸相似。反式脂肪酸是一类对健康不利的不饱和脂肪酸,天然脂肪中有少量存在。许多流行病学调查或者动物实验研究过反式脂肪酸各种可能的危害,其中对心血管健康的影响的证据最强,被广为接受。反式脂肪酸的主要来源除油脂氢化外,油脂在进行精炼脱臭过程中,高温处理会使反式脂肪酸含量增加。可通过气相色谱仪测定供试品中各反式脂肪酸甲酯峰占所有脂肪酸甲酯总峰面积的百分含量。

对于脂肪与脂肪油的其他质量标准控制要点简述如下。

(1) 酯化值:指用于皂化 1 g 物质中的酯所需的氢氧化钾的毫克数,为皂化值和酸值两者之差。

(2) ω - 3 脂肪酸的测定和分类:ω - 3 脂肪酸是一种多不饱和脂肪酸,是机体的必需脂肪酸,但人体自身无法产生,必须从食物中摄取,其中 78% 的 ω - 3 脂肪酸来源于海产品,13%来源于亚麻籽,3%来源于藻类。不饱和是指该脂肪酸分子含有不饱和键,ω - 3 是指第一个不饱和键所在的位置,即从甲基端数起第三个碳原子。二十碳五烯酸和二十二碳六烯酸是最重要的两种 ω - 3 脂肪酸,研究表明:ω - 3 脂肪酸能有效降低甘油三酯的含量,有益心脏健康,并对类风湿关节炎、抑郁等多种疾病有治疗效果,因此油脂特别是鱼油中需要测定 ω - 3 脂肪酸。

(3) 总氧化值:是过氧化值和甲氧基苯胺值的总和,可以很好地反映油脂的氧化情况。总氧化值 $=2PV+AV$,其中 PV 为过氧化值,AV 为甲氧基苯胺值。

(4) 微量金属元素:由于油脂来源于生物体,应特别注意重金属污染的风险,故需要对微量金属元素进行测定。样品经微波消解后用原子吸收分光光度法进行测定,石墨炉原子化器用于测定镉、铜、铁、铅、镍、锌;自动氢化物发生原子化器用于测定砷和汞。

根据相应需求检测溶血磷脂质含量、黄曲霉霉素含量、微生物限度及细菌内毒素、反离子和二价阳离子含量等。

二、药用脂质原辅料产业化进展

现有研究表明,脂质作为药用原辅料已广泛用于医药相关领域,其中药用油脂和药用磷脂是目前脂质类药用高端原辅料开发的两大热点。药用脂质(特别是注射用脂质)是高端制剂如脂肪乳、脂微球、脂质体等的关键原辅料,也是部分高端临床营养特殊医学用途配方食品的重要原料,在临床治疗和营养中具有重要的应用。在药用油脂关键原辅料方面,最早出现以棉籽油为关键原料的脂肪乳,由于棉籽油脂肪乳存在严重的副作用,几年之后便退出市场。1962 年,瑞典科学家阿维德·怀特林德(Arvid Wretlind)成功研制出大豆油脂肪乳(长链脂肪乳),经临床研究确定其安全有效,是世界上第一个安全应用于人体的脂肪乳。在 1962~1982 年长达 20 年间,其为世界上唯一一种脂肪乳,是应用时间最长的脂肪乳,Arvid Wretlind 也被称为"肠外营养之父";大豆油脂肪乳解决了依赖于体内肉毒碱转运,氧化代谢速度慢,长期临床应用可能对机体免疫功能有抑制作用等难题。其后开发出来源于棕榈核仁和椰子油的中链油,以中链油为原料制成的脂肪乳无须依赖肉毒碱即可进入线粒体进行快速氧化,在血液循环中的清除速度比长链脂肪乳快,不易在肝脏中蓄积,这对肉毒碱缺乏的危重患者和新生儿无疑是有利的;但中链脂肪乳不能为机体提供完整的必需脂肪酸,应用纯中链脂肪乳可引起代谢性酸中毒和神经系统副作用,但若将中链脂肪乳和长链脂肪乳按一定比例进行物理混合则在临床应用上可起到互为补充、扬长避短的作用,由此开发出了以中链油和大豆油原料进行物理混合的中/长链脂肪乳注射液。后来,以化学方法将中链脂肪乳和长链脂肪酸引入脂肪酸甘油酯得到结构甘油三酯原料,开发了结构脂肪乳,理论上较之物理混合的中/长链脂肪乳的生物降解效果可能更好;针对健康受试者的研究发现,结构脂肪乳在血浆水解速度和清除率等方面优于长链脂肪乳。

近年来,富含单不饱和脂肪酸的新型药用油脂原料橄榄油被开发出来。橄榄油脂肪乳是由 80%的橄榄油和 20%的大豆油构成,添加大豆油的目的是弥补单纯橄榄油所致的必需脂肪酸不足,与传统的脂肪乳相比,橄榄油脂肪乳的脂肪酸构成接近英国营养基金会的推荐标准;同时,橄榄油脂肪乳所含多不饱和脂肪酸较少,脂质过氧化反应小,且其所含的维生素 E 较多,可进一步减少脂质过氧化。另外,富含 $\omega-3$ 脂肪酸的新型药用油脂原料鱼油也被成功开发,在脂肪乳中添加鱼油,可在保护组织微循环及机体免疫功能的同时,减少炎性反应及血栓形成;基础研究发现,鱼油脂肪乳能促进脂肪代谢,降低炎性反应以及改善组织器官功能,因此,含有鱼油的脂肪乳不仅能改善患者的治疗效果,还能成为肿瘤、创伤后及早期败血症时的附加治疗手段。目前,最新的脂肪乳 SMOF 配方是由大豆油(soybean oil)、中链甘油三酯(medium-chain triglyceride,MCT)、橄榄油(dive oil)、鱼油(fish oil)及维生素 E 物理混合而成,这种新开发的脂肪乳依照国际健康调理协会在 1999年推荐的比例配制,减少了 $\omega-6$ 脂肪酸的含量,增加了 $\omega-3$ 脂肪酸的含量,并提供大量的单不饱和脂肪酸,目前认为这样的配方具有最佳调节机体免疫功能的作用。

药用磷脂主要覆盖天然磷脂、合成磷脂、功能化磷脂等细分领域。在药用磷脂原辅料方面,较早商业化应用的药用磷脂为大豆来源的大豆卵磷脂,大豆卵磷脂既可作为脂肪乳、脂质体制剂的关键辅料,也可作为药品的主药而起治疗作用。由于在静脉注射脂肪乳中大豆卵磷脂的安全性不及蛋黄卵磷脂,目前营养型脂肪乳注射液基本不用大豆卵磷脂,改用蛋黄卵磷脂,现在主要是小剂量的中药类脂肪乳和口服脂肪乳依然在将大豆卵磷脂作为乳化剂,如鸦胆子油注射液、榄香烯注射液、康莱特注射液及鸦胆子油口服乳、榄香烯口服乳等。在脂质体制剂关键磷脂辅料方面,由于大豆卵磷脂易得且成本较低,大豆卵磷脂及其合成磷脂衍生物占大部分,如氢化大豆卵磷脂、各种不同脂肪酸的磷脂酰乙醇胺和磷脂酰胆碱、PEG 衍生化的磷脂等。在药品中作为主药的大豆卵磷脂主要有多烯磷脂酰胆碱,包括多烯磷脂酰胆碱注射液和胶囊,用于治疗各种肝病。

脂肪乳输液产品进入我国始于 1986 年,由费森尤斯卡比华瑞制药有限公司引进的英脱利匹特(interlipid)脂肪乳生产技术。此后国内一些企业纷纷进入该领域,如广州白云山侨光制药有限公司于 20 世纪 90 年代初在国内率先自主研发成功国产大豆油脂肪乳输液,此后又有西安力邦制药有限公司、安徽丰原药业股份有限公司、四川科伦药业股份有限公司等先后加入了生产脂肪乳输液的行列。对比国内外的上市情况不难发现,与国外相比,我国国内在营养型脂肪乳生产领域还存在较大差距。在国外,第 3 代脂肪乳产品已经问世,出现了结构甘油三酯、橄榄油、鱼油脂肪乳等新产品。而国内发展则较为缓慢,本土企业仅能生产有限的品种,主要是长链脂肪乳和中/长链脂肪乳。在载药型脂肪乳领域,从 1995 年第一个被美国 FDA 批准的脂质体制剂 Doxil,目前只有十几种脂质体类药物被批准上市,更多的依然处于不同的临床研究阶段。相比之下,由于缺乏高品质的磷脂辅料,我国仅盐酸多柔比星脂质体注射液等 3 个品种上市。从 2000 年以来,随着进口磷脂的引进,许多制药企业纷纷投入脂质体的研发。目前国内企业为了提高成功率,降低风险,对于脂质体的研发以国外发展为风向标,主要集中在国外已上市和临床取得一定进展的品种。

目前国外已具备全方位的药用脂质产业体系,拥有注射用橄榄油、注射用鱼油、注射用高纯度的磷脂酰胆碱等全类型的、高质量的原辅料产品,由此支撑着国外传统及新型脂肪乳、脂微球、脂质体等药用脂质高端制剂相关行业的蓬勃发展,引领着脂肪乳和脂质体等制剂的发展潮流。近年来,国内脂肪乳及脂质体制剂发展迅速,市场规模不断扩大,但其关键注射用脂质原辅料由于质量要求苛刻、技术难度高、产业化难度大而一直未能国产化,导致长期依赖进口,严重影响了行业创新研发升级及国内产品的市场竞争力,同时受原辅料的制约,基于药用脂质原辅料开发的健康营养产品也备受影响,因此,迫切需要研发具有独立自主知识产权的、能够与国外大品牌抗衡的民族药用脂质原辅料品牌,实施产业化并提升产能,打破长期依赖进口的局面,带动国内脂肪乳及脂质体产业升级。

此外,目前以药用脂质原辅料为原料的肠内营养制剂或特殊医学用途配方食品发展比较迅速,但市场主要被外资企业或合资企业占据,国内企业鉴于进入产业较晚、技术较落后、投资规模较小、没有品牌影响力等综合原因占有的市场份额较少。同时,国产营养产品大部分是仿制品,产品自主知识产权、技术含量少,同时缺乏产品创新。因此,国内企业须充分利用我国传统医学优势,不断寻找新的功能配料,针对不同疾病研制专用的特殊医学用途配方食品。在国外发达国家的全营养素基础理论上,研制一种复合型的特殊医学用途配方食品将会是我国营养产品研发方向。

三、高端制剂药用脂质原辅料开发展望

随着现代医药工业的发展,制药技术取得飞速发展,越来越多的新型高端制剂产品应

用于临床,发挥越来越好的疗效,满足临床患者的治病需求。这些新型高端制剂在人体中发挥疗效时往往具有靶向性、缓释性、低毒性等特点,其中脂肪乳、脂质体等制剂就是高端制剂的典型代表。这类疗效优异的药物制剂不但与其剂型密切相关,而且与构成制剂的原辅料直接相关,"巧妇难为无米之炊",缺乏高质量的原辅料,制剂产品难以成型甚至难以保证临床安全性。

高端脂肪乳及脂质体制剂的关键原辅料主要是各种类型的药用脂质原辅料,具体包括药用油脂和药用磷脂两大类,如供注射用的大豆油、中链油、橄榄油、鱼油等,以及蛋黄卵磷脂、蛋黄磷脂酰胆碱、大豆卵磷脂、各种类型的合成磷脂等。脂肪乳及脂质体制剂的创新发展需要其关键原辅料药用脂质的不断进步,而药用脂质原辅料的发展又推动脂肪乳及脂质体制剂的快速进步。

随着药用脂质终端产品的临床应用越来越广泛,对原辅料质量要求也越来越高,以充分保证临床用药的安全性。现在药用脂质原辅料产品尤其是国外先进水平的脂质产品的质量控制也越来越严格,不仅对常规质量指标控制要求越来越高,同时也增加了脂肪酸比例、反式脂肪酸、甲氧基苯胺值、杂质等控制指标,而且也加强了对药用脂质生产原料源头的监控,以充分保证药用油脂产品的质量,从而保障临床使用患者的用药安全。同时,药用脂质行业技术水平也越来越高,越来越多的新技术被应用到研究开发和生产中,近年来研究比较多的新技术有超临界 CO_2 萃取技术、分子蒸馏技术、膜分离技术、近红外在线检测技术等。

例如,广州白云山汉方现代药业有限公司(以下简称白云山汉方)基于应用多级定向高效吸附-多级过滤为核心的集成技术及脂肪酸富集-吸附层析等集成技术开发注射用油脂-橄榄油和鱼油产品,解决了现有制备技术不能同时得到多不饱和脂肪酸含量高而杂质含量少、氧化指标低的难题。利用"超临界 CO_2 萃取-高效吸附-高效层析分离-冷冻干燥"的集成技术成功开发蛋黄磷脂酰胆碱产品,打破国外垄断,填补国内空白。此外,白云山汉方依托现有蛋黄卵磷脂的"超临界 CO_2 萃取-高效吸附-纳滤浓缩-冷冻干燥"为核心的成套技术,建立符合国际药品生产质量管理规范的蛋黄卵磷脂生产线,根据蛋黄卵磷脂的各国药典标准和产品标准为依据进行质量标准建立和提高,合理采用药用脂质的杂质控制技术、氧化控制技术、过程控制技术、质量监控技术及相应的工业化生产技术等,提升蛋黄卵磷脂质控技术,使产品质量符合不同国家或地区药典要求,完成注射用蛋黄卵磷脂的国际注册。

白云山汉方在高端制剂原辅料开发方面获得的成果详见下述表 12-1~表 12-3。

表 12-1 白云山汉方药用脂质原辅料产品概览

序号	登记号	产品名称	与制剂共同审评审批结果
1	Y20190000635	大豆油(供注射用)	A
2	Y20200001227	中链甘油三酸酯	A

续　表

序号	登记号	产品名称	与制剂共同审评审批结果
3	Y20190000997	精制橄榄油	A
4	F20209990540	大豆油	A
5	F20190001049	精制蛋黄卵磷脂	A
6	F20170000086	蛋黄磷脂酰胆碱	A
7	F20209990573	胆固醇	A
8	F20170000625	胆固醇(供注射用)	A
9	F20209990567	油酸钠	A

表 12-2　白云山汉方主持/参与的部分药用脂质原辅料相关标准

序号	标准名称	标准类型	标准号	批准/公示时间	批准部门	参与情况
1	大豆油	国家药典标准	Fg2022-0025号	2022.01.30	国家药典委员会	参与
2	大豆油(供注射用)	国家药典标准	Fg2021-0466号	2021.12.30	国家药典委员会	参与
3	胆固醇(供注射用)	国家药典标准	Fg2021-0428号	2021.11.26	国家药典委员会	参与
4	蛋黄卵磷脂(供注射用)	国家药典标准	Fg2024-0077号	2024.03.04	国家药典委员会	参与
5	蛋黄卵磷脂	国家药典标准	Fg2024-0076号	2024.03.04	国家药典委员会	参与
6	中链甘油三酸酯	药品标准	YBY61462022	2022.07.26	国家食品药品监督管理局	主持
7	精制橄榄油	药品标准	YBY61222023	2023.03.13	国家食品药品监督管理局	主持

表 12-3　白云山汉方药用脂质原辅料相关部分授权专利

序号	名称	专利号	状态
1	一种从蛋黄油中分离精制胆固醇的制备方法	CN201210579874.8	授权
2	一种精制蛋黄油的制备方法	CN201210580024.X	授权
3	一种蛋黄油中胆固醇的含量测定方法	CN201410033729.9	授权
4	一种注射用蛋黄磷脂酰胆碱的制备方法	CN201410841267.3	授权
5	一种天然溶血磷脂酰胆碱的制备方法	CN201410841268.8	授权
6	一种注射用多烯磷脂酰胆碱的制备方法	CN201410841270.5	授权

续　表

序号	名　　　称	专利号	状态
7	一种高含量磷脂酰乙醇胺的制备方法	CN201410841454.1	授权
8	一种同时检测几种植物油中 α -生育酚和角鲨烯的含量测定方法	CN201410849815.7	授权
9	一种以磷脂酰乙醇胺为主成分的磷脂的制备方法	CN201510395419.6	授权
10	一种中链甘油三酯纳米乳及其制备方法	CN201510984944.1	授权
11	一种采用混合吸附剂纯化橄榄油的方法	CN201511018384.0	授权
12	一种在水中可稳定混悬的蛋黄蛋白质粉产品及其制备方法	CN201610937458.9	授权
13	一种注射用合成油脂金属残留的脱除方法	CN201611125340.2	授权
14	一种从油脂中提取角鲨烯的方法	CN201611125250.3	授权
15	一种混合催化合成中长链结构甘油三酯的方法	CN201711336904.1	授权
16	一种注射用精制鱼油的制备方法	CN201711336867.4	授权
17	一种采用高效液相色谱在线检测鱼油中甘油三酯成分的方法	CN201711464313.2	授权
18	一种供注射用 ω -3-脂肪酸甘油三酯的制备方法	CN201810683142.0	授权
19	一种灵芝孢子油的指纹图谱及其构建方法和应用	CN201811227556.9	授权
20	一种中链甘油三酯中辛酸甘油二酯和癸酸甘油二酯的含量检测方法	CN201811390546.7	授权
21	一种降低橄榄油甲氧基苯胺值的方法	CN201910095411.6	授权
22	一种天然偏甘油酯的分离方法	CN201910694135.5	授权
23	一种灵芝提取物的制备方法	CN201910783117.4	授权
24	一种橄榄油中棕榈酸含量的精准控制方法	CN202010914654	授权
25	一种采用混合填料精准控制大豆油中硬脂酸含量的方法	CN202010914662.5	授权

第三节　脂质体及其在中医药领域的应用

一、脂质体的概述

脂质体(liposomes，LP)是可包封有效成分的中空微型球状载体,直径为 $20 \sim 200~\mu m$ [10,11],通常由一层或多层磷脂双分子膜构成。作为一种先进的药物递送系统,该类制剂通过将药物有效聚集于病变部位,避免药物在循环过程中经代谢失去活性。相比传统药物制剂,脂质体制剂具有高效、低毒和靶向等特点。脂质体拥有优异的生物相容性和代谢属性,并具有靶向性和微环境响应能力,在药物递送、疾病诊断、高端日化及功能食品开发等领域有广泛研究[12-14]。

得益于特殊的中空球形结构、多样化粒径、组成与生物膜类似、可修饰的磷脂双分子层、优异的生物相容性,具靶向性,可提高目标组织的药物浓度,降低对健康组织的毒副作用,以及一系列电学、力学、材料学、表界面学特点,脂质体被作为优秀的递送系统在生物医药领域广泛应用。近年来全球脂质体市场飞速发展,脂质体药物种类和销售额不断增加,迄今有超过 20 种脂质体药物获批上市,全球销售额在 2021 年已超过 30 亿美元,脂质体制剂已成为国内外新型药物制剂的研究热点。

1. 脂质体的分类　按照制剂的配方及作用方式,脂质体可大致分为普通脂质体、环境敏感型脂质体、长循环脂质体、主动靶向脂质体、多功能脂质体等。

(1) 普通脂质体:仅由磷脂和胆固醇组成,进入机体后易被单核-巨噬细胞系统(mononuclear phagocyte system, MPS)吞噬。普通脂质体在体内容易聚集并相互融合,难以保证持续稳定的释放,因此需要对脂质体进行表面修饰,改变其在体内的药代动力学过程。

(2) 环境敏感型脂质体:脂质体进入机体内后,可因动态微环境的变化(如 pH、酶)或通过人工控制靶组织的物理环境(如光敏、温敏、磁响应等)促使其在特定组织中释放药物。例如,一种含博来霉素的 pH 敏感型脂质体[15],系根据肿瘤组织的 pH 通常低于正常人体组织这一特性而设计的。该含二硬脂酰磷脂酰乙醇胺的脂质体可随环境 pH 的降低而释放药物,其药物被肿瘤细胞吸收的速率是不含二硬脂酰磷脂酰乙醇胺脂质体的 2.5 倍。又如,某含 α-生育酚琥珀酸酯的 pH 敏感型多柔比星脂质体[16],可在肿瘤组织的外部基质及内体小泡的酸性环境中主动释放药物。体内试验表明,与游离的多柔比星相比,该 pH 敏感型脂质体能显著缩小肿瘤组织的体积,并可在一定程度上减轻心脏的毒性反应。

(3) 长循环脂质体:可延长脂质体在循环系统中的半衰期[17],其表面覆盖有低聚糖、糖蛋白、多糖及合成聚合物等惰性聚合物分子。PEG 是长循环脂质体最常使用的亲水惰性修饰物,可保护脂质体免受巨噬细胞清除,脂质体用 PEG 修饰表面,可提升其在血液中的循环时间。

例如,PEG 多柔比星脂质体 Doxil® 与游离的多柔比星相比,体内循环时间延长了 3 倍,在肿瘤组织中的药物浓度提高 4~16 倍[18]。但是,PEG 化脂质体在多次注射时会出现加速血液清除(ABC)现象,在体内产生严重毒副作用。因此,采取措施减弱或消除 ABC 现象对长循环脂质体非常重要。

(4) 主动靶向脂质体:以肿瘤组织存在的某些特异性的高表达受体(如叶酸受体、人表皮生长因子受体 2、转铁蛋白受体等)为靶点,所设计的由对应配体修饰的脂质体,即成为靶向肿瘤组织的纳米载体,可通过与选择性的细胞结合或受体介导的内吞过程实现药物在肿瘤细胞聚集[19]。例如,将普通阳离子型脂质体与载脂蛋白 E 偶联[20],得到的具有与肝癌细胞结合特异性的载脂蛋白 E 修饰脂质体。主动靶向脂质体是精准治疗靶向制剂的主要发展方向,近年来已有以表皮生长因子受体、程序性死亡配体-1 等为靶标的长春新碱、紫杉醇、多柔比星等多个制剂进入临床试验阶段。

(5)多功能脂质体:脂质体共载体系通过合理叠加不同的功能,可使脂质体对复杂的体内环境做出更智能的反应。根据组成成分的化学性质差异,药物、基因片段、分子探针及蛋白质可通过混合、吸附或共价连接等方式装载到脂质体的不同部位。这种叠加工艺使脂质体转变为一种具有不同功能的共载体系,从而通过不同药物成分的协同作用达到更好的治疗效果。双载药脂质体已取得了重要的临床进展[21]。例如,阿糖胞苷/柔红霉素双载药脂质体 CPX-351 已于 2017 年在美国获批上市,标志着双载药脂质体已进入临床治疗应用阶段,并为可承载多元成分的中药复方脂质体的研制提供了借鉴;又如,从植物中提取的多酚类化合物姜黄素,具有预防和治疗癌症的功效,紫杉醇是近年国际市场上最热门的抗癌药物,姜黄素能下调核酸因子 NF-κB,并阻遏 Akt 通路,提高紫杉醇的治疗效果。将两者按一定比例组合,混合药剂对癌细胞的毒性明显高于单独药物。共载姜黄素和紫杉醇的 PEG 化脂质体[22],可持续释放两种药物。更重要的是,共载体系在较低剂量下表现出比直接混合药剂更好的细胞毒性,可有效诱导癌细胞凋亡。

二、脂质体的空间结构及物理化学特性

脂质体的结构特性,如粒径分布和空间形态等可以通过动态光散射仪、扫描电镜、冷冻透射电镜、原子力显微镜等仪器进行表征[23]。脂质体表面电学特性可用 Zeta 电位表征,主要检测方法有电泳法、电渗法、流动电位法及超声波法等。

1. 脂质体分子组成　磷脂是制备脂质体最重要的原料,先天具有优异的生物相容性。经典的磷脂分子以甘油作为骨架,通过酯键、醚键及酰胺键连接亲水性头部和疏水性尾部。根据磷脂分子亲水性头部所带电荷不同,可分为阳离子、阴离子和中性头部。其中,阳离子头部最常见。经典磷脂分子一般以单氨基作为头部,而经设计改造的多氨基头部(特别是使用内源性氨基酸)可提高脂质体的生物相容性。磷脂分子的疏水性尾部通常由脂肪烃和胆固醇组成。脂肪烃的单双尾、碳链长度、不饱和度对脂质体性质影响很大。对于大多数以脂肪烃类为尾部的经典脂质分子来说,单尾磷脂比双尾磷脂脂质体毒性更大;脂肪烃碳链越长,脂质体相变温度越高;脂肪烃的不饱和度决定了脂质体是否易被氧化。

采用水解、酰基化、羟基化和磺化反应等技术手段,可对磷脂分子进行不同的化学修饰,实现对脂质体理化性质的调控[24,25]。化学修饰多在脂质体形成后进行,常见的化学修饰物,如 PEG 可延长脂质体在体内的循环时间;甘露糖受体表达于巨噬细胞、肝细胞和淋巴内皮细胞表面,经甘露糖修饰的脂质体广泛应用于免疫治疗和肿瘤造影的研究;而经转铁蛋白、多肽和抗体修饰的脂质体则多用于肿瘤靶向和基因转染及造影方面[26]。

2. 脂质体空间特性　按照粒径大小和质膜层数,脂质体可分为多种类型。单室脂质体:由一层磷脂双分子层包封,具有良好的膜特性,容易制备。其中,小单室脂质体粒径

处于 20~80 nm，一般粒径分布均匀，在血液循环系统保留时间较长，但包封容积小、载药量较低；大单室脂质体粒径处于 100~1 000 nm，通常载药量较高，但膜稳定性较差，容易在体内破裂；巨型单室脂质体的粒径大于 1 000 nm，几乎没有膜张力。

多层脂质体由几层磷脂双分子层包裹，可用于药物递送和化妆品开发。多囊脂质体是在一个大脂质体内包含多个小脂质体，具有包封率高、稳定性好、制备方法简单的优势，可用于纳米反应器组件和药物输送[27,28]。

3. 脂质体表面电学特性　根据表面电学特性不同，脂质体可分为阳离子型、阴离子型和中性型——由磷脂分子的亲水性头部电荷属性决定。表面电学特性对脂质体的稳定性、包封率、抗氧化性、靶向性有重要影响。中性型脂质体结构不稳定，数小时内出现解离。带电脂质体会相互排斥，可防止聚集发生，提高体系稳定性。脂质体的表面电荷与载药离子带电性相反时，药物更容易进入脂质体且不容易发生渗漏，有助于提升药物包封率，降低渗漏率。脂质体表面电荷有抗氧化作用，可使磷脂氧化程度降低 46%~65%[29]。有研究表明，肠道表面黏液层带有负电，可与带正电荷的阳离子型脂质体更好结合，有助于脂质体通过肠道进入人体内[30]。

4. 脂质体表界面力学特性　表界面指多相体系中相与相间的过渡区域，研究重点包括吸附动力学、摩擦力和表界面张力等特性。小单层脂质体在二氧化硅、氧化金和甲基封端硫醇的吸附动力学研究结果显示，不同的表面导致不同的吸附效果[31]。脂质体具有球形中空结构，在压力下表现出优异的弹性，因此脂质体具有润滑作用，利用表面力仪，在纳米尺度上研究吸附在云母表面的大豆卵磷脂脂质体相互作用，实验发现，脂质体在水溶液中摩擦系数低至 $2×10^{-5}$，最大承压 12 MPa，而在盐溶液中摩擦系数为 $6×10^{-4}$，最大承压 6 MPa[32]。

5. 脂质体自组装过程　脂质体由磷脂分子和胆固醇等分子元件通过自组装产生。非共价键作用（包括氢键、静电作用、范德瓦耳斯力、疏水相互作用等）在分子自组装过程中扮演重要作用。通过自组装策略，分子元件可以在溶液中有效构建多种纳米聚集体，如脂质体、纳米片状结构和纳米针状结构。因此，对自组装过程的认知是合理设计脂质体的关键前提。

三、脂质体递送系统功能结构设计[11]

脂质体作为递送系统进行功能化设计时，要重点考虑以下因素：一是载药能力，提升脂质体载药量和包封率；二是靶向能力，提高脂质体在目标部位的富集；三是控制释放，将外源物理刺激诱导与脂质体程序性释药相结合；四是融合介导，增强脂质体穿透生物屏障能力，实现有效入胞。

1. 脂质体载药方式　脂质体可以负载亲水性、疏水性及晶体药物。根据相似相溶原理，亲水性及晶体药物存在于脂膜内部，疏水性药物包封于磷脂双分子层中间。

（1）被动载药方式：适用于几乎所有药物，制备方法包括薄膜分散法、溶剂注入法、反向蒸发法和冻融法等，制备时将亲水性药物溶于水相中，将疏水性药物与脂质共溶于有机相中。被动载药法操作简单,但脂质体载药量和包封率比较低。为有效提高载药量和包封率,可采用乙醇等脂质体膜增透剂,实现药物的被动平衡态载药[33]。

（2）主动载药方式:能够提高可电离亲水性药物的包封率,其原理是建立了跨脂质在 pH、铵离子、乙酸钙等方面的双层梯度。例如,将脂质体用已知 pH 的缓冲液水合,再将脂质体加入溶解有亲水性药物且 pH 不同的缓冲液中,以建立脂质体内外跨膜 pH 梯度,即可利用亲水性药物在不同 pH 缓冲液中溶解度的差异,实现药物的跨膜输送,完成亲水性药物在脂质体内水相的富集。该方式可使药物包封率达 95%以上,载药量达 10%左右[34]。主动载药方式对可电离药物,有助于提高其负载能力,但该方式对于众多疏水不可电离的药物无效。此外,将疏水药物包埋入环糊精空腔内,形成可电离主客体络合物,再通过 pH 梯度法将络合物装载到脂质体内,相较于传统的被动载药方式,其可使包封率提高 20 倍[34]。

2. 脂质体靶向设计　脂质体作为药物递送系统,在靶细胞、靶组织或靶器官富集程度越高,治疗效果越显著,对正常细胞、组织或器官的毒副作用越小。根据原理不同,可分为被动靶向、主动靶向和物理化学靶向。

（1）被动靶向(passive targeting):可以靶向单核巨噬细胞、淋巴组织、肿瘤或炎症部位。脂质体在血液中易被单核巨噬细胞吞噬,实现天然富集。单核巨噬细胞与人体免疫有关,脂质体靶向巨噬细胞可用于肺结核、人类免疫缺陷、癌症等多种疾病的治疗。

（2）主动靶向(active targeting):系利用磷脂的可修饰性,在表面链接特异性适配体,可对特定器官、组织、细胞及亚细胞结构实现主动靶向。常见的靶向适配体包括抗体、寡核苷酸、多糖、生长因子、蛋白、多肽、叶酸等,可直接或通过 PEG 与磷脂双分子层结合[35,36]。

（3）物理化学靶向:是在脂质体设计过程中,加入特殊脂质或磁性材料,使其对外源磁场、温度、超声、光波、pH、酶等刺激产生响应,富集在目标组织并完成药物释放。例如,磁性热敏脂质体(magnetic thermo-sensitive liposome, MTSL)系在热敏脂质体基础上加入磁性纳米颗粒(如 Fe_3O_4 和 Fe_2O_3 纳米粒),MTSL 在外加磁场下,随血液聚集到靶器官。而在交流电磁场下,电磁能转化为热能,质膜渗透性改变,药物快速释放。

3. 脂质体药物控制释放　理想的药物递送系统应在血液循环中保持稳定,而在靶标区域快速释药。由于生理或病理效应,靶标区域的微环境如 pH、酶含量、温度等特征相较于其他组织,有显著变化。此类微环境的显著变化,可被作为脂质体在特定区域释放载药"开关"机制,带来脂质体"触发释放"效应。

（1）基于 pH 变化的敏感型脂质体:人体正常组织的 pH 是 7.4,而肿瘤组织的 pH 显著降低。利用肿瘤微环境酸性的特点,可设计 pH 敏感型脂质体。例如,不饱和脑磷脂二油酰磷脂酰乙醇胺是最常用的 pH 敏感材料,同时,羧基是 pH 敏感基团,含羧基的油酸和胆固醇半琥珀酸酯也是 pH 敏感型脂质体的重要组成成分。肿瘤病灶的酸性环境可使 pH 敏感基团转化为六方晶相的非相层结构,导致双分子膜失去稳定性,触发脂质体释放载药。又如,载三氧化二砷(As_2O_3)pH 敏感型脂质体[37],可有效克服 As_2O_3 脂溶性差及半衰期短的缺点,可实现肿瘤酸性微环境下响应释放靶区响应释药,为 As_2O_3 一类半衰期短且治疗窗口窄的有毒抗肿瘤矿物药的靶区响应释药递送系统设计提供参考。

（2）基于酶含量变化的酶敏感型脂质体：利用癌组织或癌相关病理性炎症具有酶过度表达的特点,对磷脂组分实施特异性水解,破坏脂质体结构稳定性,从而快速释放载药。目前,可作为响应酶有磷脂酶 C、磷脂酶 A_2、碱性磷酸酶和金属蛋白酶等多种酶类。

（3）基于温度变化温度敏感型脂质体：由对温度敏感的磷脂组成。在相变温度以上,磷脂双分子层由胶晶态转变为液晶态,脂酰链紊乱度显著增加,膜通透性显著增强,内部药物加速释放。二棕榈酰磷脂酰胆碱、二棕榈酰神经鞘磷脂和二棕榈酰磷脂酰甘油是最为常用的热敏感型磷脂原料。为避免药物过早释放,脂质体的相变温度应高于 37℃ 的人体正常体温。为避免温度过高对人体健康组织造成损伤,脂质体的相变温度应低于 45℃。

4. 脂质体转运介导　作为载药系统,脂质体进入人体后的整个传递过程对脂质体功能发挥至关重要。通过静脉或肌内注射,脂质体首先进入血液。为避免脂质体在血液中被蛋白覆盖,也避免被吞噬细胞清除,可以对脂质体进行 PEG 表面修饰,也可以对脂质体粒径进行调节[38]。有研究表明,粒径越大越易被摄取,小于 100 nm 可避免被吞噬[39]。到达靶细胞后,脂质体需要穿过细胞膜进入细胞体内。作为纳米颗粒的一种,脂质体进入细胞膜的主要方式有非特异性内吞、凹陷蛋白介导内吞、网格蛋白介导内吞和胞饮。进入细胞之后,脂质体需要尽快实现溶酶体逃逸,从而避免被细胞内的消化酶降解。磷脂组成、尺寸、表面电荷和表面修饰物决定脂质体如何穿过细胞膜及能否逃逸溶酶体。随着磷脂分子脂肪烃碳链长度及不饱和度的增加,脂质体入胞效率也显著增加[40]。

四、中药脂质体常用制备方法

制备脂质体的方法有很多,目前脂质体的制备方法常用下述两大类,选择适宜的方式是关键。脂质体制备方式的选择主要取决于脂质体粒径大小、包封率要求及包封药物是否具有毒性等因素。

1. 传统制备方法　脂质体的传统制备方法包括薄膜分散法、反向蒸发法、溶剂注入法、冻融法、微流控通道法、膜挤压法等。传统制备方法操作简单,但存在包封率低、粒径差异大及有机溶剂残留等缺点。目前主要局限用于性质稳定药物的实验室小规模生产,难以实现工业化生产[41]。下文介绍几种常用的方法[42]。

（1）薄膜分散法：系目前最常用的脂质体制备技术之一。将磷脂、胆固醇等脂质和脂溶性药物溶解在有机溶剂中,通过真空旋转蒸发去除有机溶剂。薄膜分散法可很好地制得能力优越的脂质体来包裹脂溶性物质,其封装能力良好,但所制得的脂质体粒径较大,且质膜内水相容积较小,无法大量包封水溶性药物。

（2）反向蒸发法：又称逆向蒸发法,是指溶解在有机相中的磷脂与带包封的药物的水溶液混合,经过超声、旋蒸等处理稳定的油包水乳液,经过有机相的蒸发最后形成含有脂质体的水混悬液。该方法是脂质体制备技术的一个极大突破,较薄膜分散法来说,反向蒸发法大大地提高了所制脂质体的包封率,但有时在一定条件下,包封率也会随着离子强度的增高而下降。

（3）溶剂注入法：是向培养细胞等注入生理活性物质的一种操作方法。按照所用溶解磷脂的溶剂不同，可将溶剂注入法分为乙醚注入法和乙醇注入法。乙醇注入法条件温和，操作简便，敏感药物成分不易发生改变，不需要采用高压均质和超声等耗能仪器，更适合在实验室内使用。

（4）冻融法：是指反复冷冻与融化时，由于细胞中形成了冰晶使剩余液体中盐浓度增高导致细胞壁与膜组织结构和特性发生改变的一种方法。冻融法操作简单，有助于提高脂质体的稳定性，但不适用于对温度比较敏感的蛋白质。

As_2O_3 可诱导细胞凋亡，但其毒副作用却阻碍其在临床的应用。将脂质体作为 As_2O_3 的药物载体，使药物能充分向靶细胞组织渗透，既可增加局部药物浓度，提高其药理作用的特异性，又可降低毒副作用，延长其在体内的滞留时间。

有文献报道了采用薄膜分散法制备 As_2O_3 脂质体：精密称取各处方量的卵磷脂与胆固醇（总类脂为 100 mg），溶解于 3 mL 含维生素 E 1 mg/mL 的氯仿中，得类脂溶液。再加入处方量的 As_2O_3 溶液（溶剂为 0.1 mol/L 的 NaOH 溶液），转移至 250 mL 的茄形瓶中，置 40℃恒温水浴中，用旋转蒸发仪减压蒸馏除去有机溶剂，在瓶壁上形成均匀类脂薄膜，以水化介质 40℃水化类脂薄膜，形成粗悬液，涡旋，轻轻振摇 2 h，应用冰浴超声，即得稳定的乳白色 As_2O_3 脂质体溶液，获得粒径为 0.25～1 μm 的小单层脂质体，药物的包封率为 $(78.8\pm0.9)\%$[43]。

2. 新型制备方法　为了改善脂质体传统制备方法的上述缺点，经过创新改进，开发出了较为成熟的新型制备方法，包括超临界流体干燥法、冷冻干燥法、双不对称离心法等。其中，超临界流体干燥法系将药物溶解于超临界流体中，通过降低压力使溶液过饱和，药物析出形成均匀微粒的方法[44]。

有关脂质体质量控制标准的研究，请参考本书第七章第三节。

五、柔性脂质体：新型皮肤给药转释系统

柔性脂质体是指在传统型脂质体的双分子层中加入药用高分子材料或表面活性剂等材料（如乙醇、胆酸盐、去氧胆酸盐、吐温类等——被称为膜软化剂），膜软化剂的存在扰乱了脂质体的磷脂双分子层结构，增加了膜的流动性和柔性，形成具有弹性的脂质体，使得柔性脂质体能够在外用后通过挤压变形作用等机制穿过角质层，到达真皮层甚至进入血液循环。柔性脂质体不但拥有传统脂质体低毒性、高生物相容性、优异的缓释作用等特质，而且能在给药后显著提高药物的透皮量和滞留量，是一种较为理想的经皮给药载体[45]。柔性脂质体可被用来包裹一些抗氧化、抗炎、抗肿瘤的药物，使药物进入皮肤发挥功效。

1. EGCG 柔性脂质体的制备及其与 EGCG 脂质体的比较[45]　表没食子儿茶素没食子酸酯（epigallocatechin gallate, EGCG）商品名为绿茶素，是由绿茶叶经提取、层析分离、蒸发浓缩、真空蒸馏、冷却、结晶、干燥等工艺而制成的灰白色至浅粉色粉末；具有抗菌、抗病毒、抗氧化、抗动脉硬化、抗血栓形成、抗血管增生、抗炎及抗肿瘤作用。文献报道，利用

脂质体技术,可以显著提高 EGCG 的稳定性和透皮效果。但是由于脂质体双分子层刚性较强,没有变形能力,其透皮含量有限。而采用乙醇修饰的脂质体包埋 EGCG,可显著提高 EGCG 的透皮量,进而增强对黑素瘤细胞的抑制效果。

鉴于乙醇在化妆品配方中的使用具有一定的局限,陈凤凤等[46]采用非离子表面活性剂——吐温类对脂质体进行修饰,并考察了修饰后的 EGCG 柔性脂质体的透皮特性。采用薄膜-超声法制备 EGCG 柔性脂质体的主要工艺过程:称取 15 mg EGCG 和一定量的表面活性剂(吐温 20、吐温 60、吐温 80、吐温 85)并将其溶解在 20 mL 去离子水中;称取大豆卵磷脂 200 mg、胆固醇 50 mg 并将其溶解在 40 mL 无水乙醇中,超声完全溶解后置于旋转蒸发器上除去乙醇,使之在圆底烧瓶内壁形成一层透明的薄膜,加入配制好的 EGCG 和表面活性剂混合溶液,在旋转蒸发器上水化 1 h(真空度为 0.05 MPa,温度为 50℃),待膜完全脱落,于探头式超声波破碎仪冰浴超声处理 6 min,然后离心 10 min(8 000 r/min,4℃)除去钛粒(超声时探头损耗残留物),最后置于 4℃冰箱中保存。

实验结果表明,吐温 80 添加量为 50%(占卵磷脂质量比)时,粒径、包封率、产率较优,分别为(77.8±1.40)nm、(85.18±1.22)%、(96.77±1.47)%,相较于 EGCG 脂质体,EGCG 柔性脂质体粒径更小,包封率和产率更高。透皮实验表明,EGCG 柔性脂质体能明显提高 EGCG 的透皮含量,荧光素钠柔性脂质体透皮实验可直观看出 EGCG 柔性脂质体的透皮深度更深。储藏稳定性实验结果表明,EGCG 柔性脂质体拥有比 EGCG 脂质体更好的储藏稳定性,60 天保留率达到 88.24%。

2. 药辅合一的草果油纳米柔性脂质体制备[47] 草果为姜科豆蔻属多年生草本植物草果(*Amomum tsaoko* Crevost et Lemarie)的干燥果实,是一种药食同源的植物。现代药理研究表明,草果及其提取物具有抗肿瘤、抗炎、镇痛、抗菌、抗氧化、降脂和降血糖等生物活性。草果油作为草果的主要活性成分,具有药辅合一的作用,但草果油存在稳定性差、生物利用度低等问题,因此充分利用草果油促进药物经皮渗透的优点,将其开发成稳定安全的经皮给药制剂具有较大应用价值。梅佳华等[47]采用水蒸气蒸馏法提取草果油,以薄膜-超声法制备草果油纳米柔性脂质体。主要工艺过程为精密称取处方量大豆卵磷脂和胆固醇溶于三氯甲烷得到 A 溶液,另精密称取处方量胆酸钠溶于甲醇得到 B 溶液,将 A 溶液与 B 溶液混合并转移至圆底烧瓶,于室温下减压蒸发除去有机溶剂,在圆底烧瓶形成类脂薄膜;另将处方量丙二醇和草果油通过超声互溶得到 C 溶液,将处方量胆酸钠溶于水得到 D 溶液,将 C 溶液与 D 溶液超声混合形成草果油混悬液,再将该混悬液转移至制备好薄膜的圆底烧瓶中,于 40℃水浴条件下水化洗膜 0.5~1 h;最后将所得混合液超声处理,0.22 μm 微孔滤膜过滤即得草果油纳米柔性脂质体,冷藏,备用。通过工艺优选制得的草果油纳米柔性脂质体外观为圆形或椭圆形,粒径小且分布均匀。平均粒径为(88.04±0.08)nm(n=3),*PDI* 值为 0.266±0.130(n=3),Zeta 电位(-48.59±0.16)mV(n=3)。Zeta 电位是评价纳米柔性脂质体稳定性的重要指标,通常情况下,电位的绝对值大于 30 mV 时,微粒之间的较大的排斥力有利于微粒的稳定性。体外经皮渗透结果显示,草果油纳米柔性脂质体相比草果油具有更高的累积渗透量。

六、纳米结构脂质体

纳米结构脂质体(nanostructured lipid carriers, NLC)是新一代脂质纳米粒,也称纳米脂质体[48]。纳米结构脂质体由几种熔点不同的固液脂质混合物作为基质,可避免结晶,减少储存过程中药物被排挤出晶格,从而装载更多药物分子,提高包封率和载药量[49]。纳米结构脂质体为平均粒径 10~1 000 nm 的固体胶粒给药体系,适用于脂溶性药物的制备,兼具聚合物纳米粒和 O/W 型脂肪乳的优点,能增加药物的稳定性,避免药物的降解或泄漏,且具有生物降解、缓释、控释作用,毒副作用也较低,能有效提高难溶性药物在体内病灶的靶向性、吸收程度并延长药效作用时间,大幅提高生物利用度。

与纳米结构脂质体相比,固体脂质纳米粒有 3 方面的不足:① 由于药物在固体脂质中溶解度很小,对固体脂质纳米粒的载药量有很大的限制,通常固体脂质纳米粒的载药量仅为 1%~5%;② 固体脂质纳米粒有突释效应;③ 物理稳定性受许多因素的影响,某些体系在储存一段时间后发生粒子长大,粒子聚集,多晶型转化甚至发生凝胶化,最终变成固态凝胶。反之,纳米结构脂质体拥有良好的载药能力,并可限制药物在储存过程中的析出,避免"突释现象",物理稳定性也得到很大的提高,不易发生凝胶化。

有文献报道,微乳超声分散法用于制备芍归散超临界萃取物纳米结构脂质体混悬液(主要含有挥发油等脂溶性成分,适合制成纳米结构脂质体)[50]。最佳处方为大豆卵磷脂:硬脂酸聚氢氧酯 S - 40:脂质体(5:2:1),包封率为 86.8%,所得纳米粒为类球形实体粒子,平均粒径为 92.6 nm,平均 Zeta 电位为−20.68 mV。纳米结构脂质体胶体分散液的稳定性与其电位密切相关,通过测定 Zeta 电位可以预测胶体分散液的物理稳定性。Zeta 电位越高,粒子表面带有的电荷就越多,粒子间的排斥作用就越强,从而阻碍了粒子发生凝聚,增强粒子的稳定性,测得的 Zeta 电位为负值,证实该胶体分散液带有负电荷,稳定性较好。

纳米结构脂质体是近年比较热门的领域,类似的研究不断涌现,如乳化超声法制备根皮素纳米结构脂质体[51]以包封率和粒径作为考察指标,选择脂-药比、固-液脂质比、表面活性剂浓度为主要影响因素,通过二次多元回归模型拟合根皮素纳米结构脂质体的影响因素与响应值之间的关系,绘制模型效应面图,并验证最佳处方。结果最佳处方为脂-药比为 16.4,固-液脂质比为 4.7,表面活性剂浓度为 1.3%。所得 3 批根皮素纳米结构脂质体包封率分别为 85.7%、84.9%和 85.1%;粒径分别为 166.9 nm、168.4 nm 和 170.3 nm。制备的根皮素纳米结构脂质体基本外貌为圆形,无粘连现象。根皮素存在状态由结晶态转变为无定型态。体外释药具有明显的缓释特征,释药过程符合 Weibull 模型。

该研究曾采用高速离心法(14 500 r/min,40 min)分离游离药物和纳米药物,但分离效果不理想,可能是由于纳米结构脂质体中加入了密度较小的液态脂质。而凝胶柱层析法比超滤法操作过程更为烦琐、费时,最终选择超滤法分离游离药物和纳米药物。

根皮素主要是从蔬菜、水果中提取得到的一种黄酮类植物多酚,具有抗菌、抗氧化、抗糖尿病、延缓衰老、美白肌肤等功效。根皮素可通过降低线粒体膜电位、改变细胞内钙离子平衡、影响细胞周期等机制来诱导肝癌等肿瘤细胞凋亡。但根皮素具有一定的毒性,在发挥抗肿瘤药效时难免损伤正常组织器官。根皮素还存在溶解度低、体内稳定性差等缺点,不利于药效的充分发挥,通过纳米结构脂质体新型制剂技术可实现减毒增效的目的。

岩黄连碱(dehydrocavidine, DC)是一种具有药理活性的季铵碱化合物,越来越多的研究表明其具有较好的肝纤维化治疗潜力。但岩黄连碱的水溶性差、半衰期短、生物利用度低等缺点严重限制了其临床应用。

岩黄连碱纳米结构脂质体处方工艺及体外药效评价研究[52]采用溶剂蒸发法制备岩黄连碱纳米结构脂质体(DC-NLC),最佳处方为投药量为 10.0 mg、固−液脂质比为 1∶8、卵磷脂用量为 85.0 mg、表面活性剂为 1%吐温 80。DC-NLC 包封率为(85.29 ± 0.01)%,载药量为(6.27 ± 0)%,电位为(-17.9 ± 1.09)mV,粒径为(188.5 ± 11.77)nm。

肿瘤环境中由于癌细胞的有氧糖酵解增加,导致癌细胞外 pH(6.5~7.2)低于正常组织。如图 12−1 所示,DC-NLC 在 pH 5.0 时释放最快,在 pH 6.8 时释放最慢,表明 DC-NLC 在肿瘤环境中更适合缓慢释放从而达到长效作用。此外亦发现,岩黄连碱原料药在 2 h 内释药较快,累积释放度为 97.52%,基本释放完全。而 DC-NLC 在前 3 h 释放较快,在 4~48 h 则表现出明显的缓释作用。

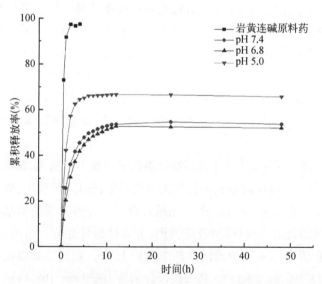

图 12−1　岩黄连碱原料药及 DC-NLC(在不同 pH 溶液中)的累积释放率($\bar{x}\pm s$, $n=3$)[52]

该研究制备的 DC-NLC 粒径为 150~200 nm,适合细胞摄取。体外药效研究发现,DC-NLC 对 LX-2 细胞在 24 h、48 h 都具有明显的抑制作用,且与游离岩黄连碱抑制率的比较具有显著性差异,从而表明 DC-NLC 在肝纤维化疾病治疗中有巨大的应用前景。

第四节　有序介孔材料及其在中医药领域的应用

介孔材料是根据国际纯粹与应用化学联合会(International Union of Pure and Applied Chemistry, IUPAC)的规定,指孔径介于 2~50 nm 的一类多孔材料。介孔材料具有极高的比表面积、规则有序的孔道结构、狭窄的孔径分布、孔径大小连续可调等特点,使得它可在很多分离材料难以完成的大分子的吸附、分离,尤其是催化反应中发挥作用。从诞生之日起,介孔材料就吸引了物理、化学、生物、医药、材料及信息等多学科研究领域的广泛兴趣,已成为国际上跨多学科的热点前沿领域之一。

一、有序介孔材料概述[53,54]

1. 介孔材料及其基本分类概述　含一定数量孔洞的固体为多孔材料,孔洞的边界或表面由支柱或平板构成。按照孔径大小的不同,多孔材料又可以分为微孔(孔径小于 2 nm)材料、介孔(孔径 2~50 nm)材料和大孔(孔径大于 50 nm)材料。

因为药物本身不能形成多孔结构,所以,通过将药物与多孔材料复合是一条实现微米或纳米药物高度分散切实可行的道路。药物通过与多孔材料表面的作用,以纳米级形态被限制在多孔材料的内外表面,避免了相互接触团聚,得以拥有纳米级的粒径和巨大的比表面积,极大程度地提高了难溶性药物的溶出度。按照化学组成分类,介孔材料一般可分为硅系和非硅系两大类。

(1)硅系介孔材料:孔径分布狭窄,孔道结构规则,技术成熟。硅系介孔材料可根据纯硅和掺杂其他元素而分为两类。进而可根据掺杂元素种类及不同的元素个数不同进行细化分类。杂原子的掺杂可以看作是杂原子取代了原来硅原子的位置,不同杂原子的引入会给材料带来很多新的性质,如稳定性的变化、亲疏水性质的变化及催化活性的变化等。

(2)非硅系介孔材料:主要包括过渡金属氧化物、磷酸盐和硫化物等。它们一般存在着可变价态,有可能为介孔材料开辟新的应用领域,展示硅系介孔材料所不能及的应用前景。

介孔材料根据其孔道排列的有序性又可以分为无序介孔材料和有序介孔材料。无序介孔材料,如普通的氧化硅凝胶、微晶玻璃等,它们的孔径较大,但却存在着孔道形状不规则、孔径尺寸分布范围大等缺点。有序介孔材料是材料家族中的新成员,它们在三维结构上高度有序,成千上万个孔径均一的孔有序排列。在众多的多孔材料中,有序介孔材料以其高度有序的孔结构、巨大的比表面积(1 000 m²/g)与孔体积、高生物相容性与可设计性成为微米或纳米药物载体的首选。

有序介孔材料具有其他多孔材料所不具备的结构和性质:① 高度有序的介孔结构,特别是基于微观尺度上的高度孔道有序性;② 孔径单一分布,尺寸可以在很宽的范围内调控;③ 不同的结构、孔壁组成和性质,不同的介孔形状,可控的颗粒和外貌,孔壁组成多样化;④ 高比表面积和孔隙率。

2. 有序介孔材料的合成与表征　1992 年,Mobil 公司[55,56]以季铵盐为模板剂,在水溶液中直接应用硅源物质作用合成了孔径在 2~10 nm 范围内可调变的新型 M41S 系列介孔材料,该方法工艺简单,对原料要求不高,制备的材料结构有序性高、性能稳定。该工作被认为是有序介孔分子筛材料合成的真正开始。M41S 系列介孔材料主要有 3 类成员:六方相的 MCM-41、立方相的 MCM-48 和层状结构的 MCM-50。其中,MCM-41 是 M41S 系列介孔材料中的典型代表,它具有六方有序的孔道结构,孔径尺寸可随合成时加入导向剂及合成条件的不同在 1.5~10 nm 之间变化。MCM-41 孔径均匀,具有较高的比表面积(1 000 m^2/g)和大的吸附容量(0.7 mL/g),有利于有机分子的扩散,是优良的催化剂载体,但硅系介孔材料自身无催化活性中心。

概括讲,介孔材料的合成可简单视为由无机物种在溶剂相中,在表面活性剂的模板作用下通过超分子自组装而形成。通过选用不同的表面活性剂作为结构导向剂,调节合成体系的温度、浓度、酸碱度、添加剂等参数就可以获得具有不同孔结构的介孔系列材料。

模板剂的脱除是有序介孔材料的制备过程非常重要的环节。模板剂的脱除方法大致可分为两类:煅烧法和溶剂萃取法。技术关键是,如何在脱除过程中较好地保持住脱除前的网络结构,以得到有序性较好的介孔材料。煅烧法是在一定温度下(一般在 450~600℃),将有机-无机有序复合结构在空气或其他氧化性气氛中处理一定的时间,使模板剂断链、分解并最终氧化为 CO_2 和 H_2O 等小分子物质而除去。该法可彻底地脱除掉模板剂,但是对网络结构的破坏较大。溶剂萃取法是用合适的溶剂体系浸泡有机-无机复合结构,利用有机模板剂在溶剂中的溶解作用,将模板剂从复合结构中萃取出来,之后干燥除去留下的溶剂,得到有序介孔结构。使用溶剂萃取法脱除模板剂,对复合结构破坏性较小,并且模板剂经过处理后,可重新使用。但该法需要的工艺周期比较长,往往还需要较为复杂的仪器和设备以判断干燥效果。

有序介孔材料的研究离不开结构表征分析,有序介孔材料的结构特性主要为孔径、孔径分布、孔形态及孔道特性等方面。根据检测目的的不同,一般可采用 X 射线小角度衍射法、气体吸附法、电镜观察法、压汞法、气泡法、离心力法、透过法、核磁共振法等。常用的方法为 X 射线小角度衍射法、气体吸附法、电镜观察法等。

3. 介孔材料在生物医药领域的应用　蛋白质、酶、核酸等一般生物大分子,当它们的分子量在 1 万~100 万之间时,尺寸小于 10 nm;分子量在 1 000 万左右的病毒,其尺寸在 30 nm 左右。有序介孔材料的孔径可在 2~50 nm 范围内连续调节且无生理毒性,该特点使其非常适用于酶、蛋白质等的固定和分离。葡萄糖、麦芽糖等合成的有序介孔材料既可成功将酶固化,又可抑制酶的泄漏,且这种酶固定化的方法可很好地保留酶的活性。生物芯片是物理学、微电子学与分子生物学综合交叉形成的高新技术,有序介孔材料的出现使这一技术实现了突破性进展,在不同的有序介孔材料基片上能形成连续的结合牢固的膜材料,这些膜可直接进行细胞/DNA 的分离,以用于构建微芯片实验室。

药物的负载和缓控释是有序介孔材料另一个新的应用领域。由于大部分药物的分子是纳米级的,正好符合介孔材料的孔径,而有序介孔材料具有很大的比表面积和孔体积,可以在材料的孔道里固定负载各种药物,并可对药物起到缓控释作用,提高药效的持久性,还可利用生物导向作用,有效、准确地击中靶细胞和病变部位,充分发挥药物的疗效。因此介孔材料可以应用于药物的吸附和释放。此外,通过有序介孔材料的孔径调节及表面修饰作用,制备出具有不同表面性能和孔径大小的有序介孔材料,就可以对设定的目标药物分子进行选择性地负载,以适应不同药物对载体的要求,使得有序介孔材料似乎成为药物递送领域的理想载体。

提高难溶性药物的生物利用度是药剂学领域迫切需要解决的问题,通常作为药物载体的主要有高分子化合物、脂质体、有机酸、多糖、纤维素、微粉硅胶等,其载药过程一般是加压将药物沉积于载体基质上,这种方法一般难以将药物分子均匀地分布于载体上。

有序介孔材料也可作为速释型药物的载体,用来解决药物的难溶性问题。例如,将降压药甲巯丙脯酸负载于 MCM‑4112、MCM‑4116 和 SBA‑15 三种有序介孔材料中[55,56],结果发现药物的负载量随载体比表面积的增大而增大。负载量和释放速率不仅与孔径有关,而且与载体的形态也有密切的关系,载体的孔径越大、颗粒越小,药物的负载量和释放速率越大。

二、金丝桃苷磷脂复合物及其介孔二氧化硅纳米粒的制备和口服药代动力学研究[57]

金丝桃苷(hyperoside,Hyp)属于黄酮醇苷类化合物,具有保护肾脏、保护肝脏、保护心脑血管、降血糖、抗炎等作用,对卵巢癌、宫颈癌等妇科肿瘤也有较强治疗活性。同时,金丝桃苷安全性好,具有一定的开发价值。但金丝桃苷在37℃下水中的平衡溶解度仅为(224.97±1.60)mg/L(这会影响其溶出速率及溶出度)、油水分配系数较低(lg P = −0.04)、胃肠道吸收较差、口服吸收生物利用度为10%左右,这些缺陷限制了该成分临床应用。而且,金丝桃苷的固体分散体存在易吸潮、稳定性差等问题;金丝桃苷脂质体工艺复杂,普通脂质体在体内易被破坏;金丝桃苷纳米混悬剂粒径接近400 nm,难以大幅度改善其生物利用度[58-64]。

磷脂复合物(phospholipid complex,PC)是磷脂与晶型药物在一定条件下通过氢键等作用力结合在一起,从而使药物以无定型状态存在的物质,具有调节油水分配系数、促进药物口服吸收并提高药效等作用。金丝桃苷磷脂复合物(hyperoside phospholipid complex,Hyp-PC)存在黏性较大、溶出度低等缺陷,制备成片剂、胶囊剂等口服制剂时非常困难。

介孔二氧化硅纳米粒(mesoporous silica nanoparticles,MSN)作为药物载体,具有制备工艺简便、重复性好等优势,且药物通常以无定型或分子状态存在于介孔孔道内(孔径在2~50 nm),可极大促进药物溶出,提高生物利用度。为改善 Hyp‑PC 自身存在的缺陷,有研究将磷脂复合物与介孔二氧化硅纳米粒联合,制备出金丝桃苷磷脂复合物介孔二氧化硅纳米粒(hyperoside phospholipid complex mesoporous silica nanoparticles,Hyp-PC-MSN),并对 Hyp‑PC‑MSN 体外性质及体内药代动力学等进行研究,期望为金丝桃苷纳米制剂及其他难溶性中药活性成分的研究提供新策略。有关实验结果如下[57]。

1. Hyp－PC 制备工艺　取 40 mg 金丝桃苷（经 45℃真空干燥 12 h）和处方量磷脂复合物置于圆底烧瓶,加入 50 mL 四氢呋喃（色谱级）,密封后置于一定温度水浴中,磁力搅拌一定时间（速度为 800 r/min）,得澄清溶液。于 50℃水浴中真空旋蒸除去有机溶剂,即得 Hyp－PC,密封保存。

2. Hyp－PC－MSN 制备工艺　取 0.1 g 的 Hyp－PC 置于 20 mL 无水乙醇中,室温下磁力搅拌溶解（速度为 800 r/min）,按照 Hyp－PC 与介孔二氧化硅纳米粒质量比 1∶4 加入介孔二氧化硅纳米粒,继续磁力搅拌 1 天得 Hyp－PC－MSN 混悬液。45℃下减压旋转蒸发除去无水乙醇,收集粉末,置于 45℃真空干燥箱中干燥 1 天即得 Hyp－PC－MSN 样品。

3. Hyp－PC－MSN 表征　有关表征结果为：① 3 批 Hyp－PC－MSN 平均包封率为（93.17±0.85）%,平均载药量为（7.54±0.33）%。② 3 批 Hyp－PC－MSN 样品平均粒径为（163.87±6.15）nm,PDI 值为 0.080±0.09,Zeta 电位为（-0.018±0.05）mV。③ 金丝桃苷原料药、Hyp－PC 和 Hyp－PC－MSN 纳米粒溶解度分别为（224.97±1.60）mg/L、（384.73±1.15）mg/L 和（1 196±10.28）mg/L。可见 Hyp－PC 和 Hyp－PC－MSN 均可增加金丝桃苷溶解度,但 Hyp－PC－MSN 优势更大。④ 扫描电镜下,Hyp－PC－MSN 微观外貌（放大倍数为 14 000）,呈球形或椭圆形,外观圆整。⑤ X 射线衍射分析,金丝桃苷原料药在 7.3°、8.6°、11.3°、19.5°、20.2°、25.5°等处出现特征晶型峰,物理混合物中仍可见原料药特征晶型峰,但在 Hyp－PC－MSN 的 X 射线衍射图谱中金丝桃苷特征晶型峰均完全消失,证明将 Hyp－PC 制备成 Hyp－PC－MSN 后金丝桃苷仍以无定型状态存在。

4. 稳定性考察　结果表明,Hyp－PC－MSN 样品在 90 天内稳定性良好。

5. 药代动力学研究　采用 DAS2.0 软件包拟合金丝桃苷原料药、Hyp－PC 和 Hyp－PC－MSN 组的血药浓度数据,结果表明,Hyp－PC 的 t_{max} 与金丝桃苷原料药相比无统计学意义（$P>0.05$）,$t_{1/2}$ 有所延长（$P>0.05$）,C_{max} 显著性提高至 1.68 倍,说明 Hyp－PC 在一定程度上可促进金丝桃苷的口服吸收,Hyp－PC 口服吸收生物利用度提高至 2.08 倍。将 Hyp－PC 制备成 Hyp－PC－MSN 后 t_{max}、$t_{1/2}$、C_{max}、AUC_{0-t} 和 $AUC_{0-\infty}$ 均有极显著提高（$P<0.05$ 或 $P<0.01$）；与金丝桃苷原料药相比,Hyp－PC－MSN 相对口服生物利用度提高至 3.47 倍。与 Hyp－PC 相比,Hyp－PC－MSN 的 t_{max}、$t_{1/2}$、C_{max}、AUC_{0-t} 和 $AUC_{0-\infty}$ 均有极显著改变（$P<0.05$ 或 $P<0.01$）,可见将 Hyp－PC 制备成 Hyp－PC－MSN 后更进一步促进了金丝桃苷的口服吸收。

三、有序介孔材料提高难溶性药物水飞蓟宾生物利用度的研究

有文献报道[65,66],为解决难溶性药物生物利用度低的问题,以介孔材料 SBA－15 及其原粉为载体,水飞蓟宾为模型药物,将水飞蓟宾负载于介孔材料中形成多孔结构,以提高难溶性药物的生物利用度。

SBA－15 是以三嵌段共聚物聚环氧乙烷-聚环氧丙烷-聚环氧乙烷为模板制备出来的一种具有有序六方孔结构的介孔氧化硅材料,孔径可以连续调节为 5～30 nm；与 MCM－41

相比,SBA-15 具有更大的孔径,并且含有大量与介孔相连的微孔或超微孔,其中部分孔使得介孔与介孔之间相互连接,这使得 SBA-15 具有巨大的比表面积,可以作为载体负载多种有机物和无机物,所以介孔材料 SBA-15 成为近年来的研究热点之一。该研究以介孔材料 SBA-15 为载体,将难溶性药物水飞蓟宾通过组装与自组装的方式负载在 SBA-15 上,对所有样品进行表征及体外溶出度实验。主要研究结果及特点如下。

1. 介孔材料 SBA-15 可有效提高水飞蓟宾生物利用度　以介孔材料 SBA-15 为载体,通过组装与自组装的方式,将难溶性药物水飞蓟宾负载到介孔材料 SBA-15 中。通过表征技术 X 射线衍射、差示扫描量热法、氮气吸附-脱附曲线及透射电镜研究发现,水飞蓟宾以非晶体的形式负载于介孔材料 SBA-15 中,且当负载量高达 30% 时,介孔材料 SBA-15 中的微孔已达饱和状态,部分水飞蓟宾失去了纳米粒的作用。溶出度实验表明,负载后的药物在同一时间相同条件下的溶出度都比原型药物水飞蓟宾高,且负载量越降低,溶出度增大越显著,其中溶出度最高可提高 30 倍,并且样品一接触溶出介质便迅速从孔道内表面释放出来,在 5 min 内即可达到最高溶出度。雄性 SD 大鼠体内生物利用度实验也表明,将水飞蓟宾负载于介孔材料 SBA-15 中可以较好地提高其生物利用度,载药量为 10% 的介孔材料 SBA-15 与水飞蓟宾的复合物灌胃后,在大鼠体内的平均 C_{max} 为 $(5.63\pm1.42)\,mg/L$, t_{max} 为 0.17 h;而以原型药物水飞蓟宾灌胃于大鼠后,在同样的液相条件下未能在血浆中检测出水飞蓟宾。

2. 以介孔材料原粉为载体的节能、环保与低碳技术方案　介孔材料 SBA-15 在材料成型后常需要用溶剂抽提或加热焙烧的方法除去其制备过程中使用的模板剂,而模板剂通常是表面活性剂,药剂学上也常用它来解决难溶性药物生物利用度低的问题,如制成固体分散体等,且研究发现模板剂并没有占据整个孔道,介孔材料原粉仍表现出具有一定的比表面积和孔体积。以介孔材料 SBA-15 原粉为载体,通过组装与自组装的方式,将难溶性药物水飞蓟宾负载到介孔材料 SBA-15 的原粉中。表征技术与溶出度实验表明其负载效果与介孔材料 SBA-15 类似。载药量为 10% 的介孔材料 SBA-15 原粉与水飞蓟宾的复合物灌胃后,在大鼠体内的平均 C_{max} 为 $(6.10\pm1.28)\,mg/L$, t_{max} 为 0.33 h。

该研究的重要创新点在于提出使用介孔材料原粉作为载体,因无须使用模板剂,在简化合成步骤的同时,还可节省去除模板剂所需的能源,减少污染,体现了科学、环保与低碳的理念。研究结果表明,介孔材料 SBA-15 与介孔材料 SBA-15 原粉均能较好地提高难溶性药物水飞蓟宾的生物利用度,且差异无统计学意义,这为提高难溶性药物的生物利用度提供了一条新途径。

第五节　微乳及鸦胆子油乳系列制剂的制备与应用

一、微乳的概念

微乳是由水相、油相、表面活性剂与助表面活性剂在适当比例下混合,自发形成的一种透明或半透明、低黏度的油水混合系统,属于热力学稳定体系。微乳粒径一般为 10～100 nm,属胶体分散体系,是一种膨胀了的胶团系统,也是一种靶向给药的新剂型。微乳的乳滴呈球状,大小均匀,外观透明,加热或离心不能使微乳分层。微乳除具有乳液的一般特性外,还具有粒径小、界面张力低、增溶能力强等显著优点,在生物、食品、医药等各领域中展现出巨大的应用潜力。

微乳作为新型注射给药系统具有下述优点:① 热力学稳定,可过滤灭菌,易于制备和保存;② 缓释,可延长药物作用时间;③ 低黏度,可减轻注射疼痛;④ W/O 型微乳可提高易水解药物的稳定性;⑤ 靶向,具有淋巴导向性,可降低药物毒性。将食用油在乳化剂的作用下均匀分散于水相而组成的 O/W 型多相体系称为脂肪乳。脂肪乳作为靶向疗法的载体具有以下特点:① 作为油相的大豆油及作为乳化剂的卵磷脂,对机体安全;② 0.1～0.7 μm 的粒径可以自由控制;③ 粒子表面的电性可以自由控制;④ 扩散过程可控,可实现药物缓释;⑤ 提高药物靶向性;⑥ 静脉注射给药后不产生超过人体标准的渗透压。脂肪乳的靶向性与胶体粒子的平均粒径、表面电位密切相关,粒子大小不同,其各组织的吸收机制也不同。细微粒子(1.3 μm)被肝网状内皮系统滞留,而较大粒子(7.0 μm)则被截留在肺毛细血管及肝窦状隙中[67,68]。

二、微乳的制备方法

1. 基于相图的自发乳化法　通过绘制三元相图,找出微乳形成区域,确定微乳成分的用量,再从相图中确定合适的处方来制备微乳。三元相图的制备方法有 4 种,即水滴定法、油滴定法、乳化剂滴定法和交替滴定法。水滴定法是将乳化剂和助乳化剂混合物采用磁力搅拌进行充分混匀,再与油相混合,此过程会有漩涡出现,在漩涡的不断振荡过程中逐步添加水,在体系由浑浊变为澄清的过程中,记录临界点时各组分的百分比。油滴定法是将乳化剂和助乳化混合物中加入水相,一同放置在磁力搅拌器下充分振荡混合,混匀后再加入油相。乳化剂滴定法是先将一定比例的水相和油相混合成乳浊液,再加入表面活性剂溶液。交替滴定法是在不断振荡过程中,向水中交替加入油相和混合乳化剂。此类方法的不足是在临界点的判断会有误差,难以精确。

2. 转相乳化法　把 W/O 型乳化剂加入油相中使其溶解或融化,在不断缓慢地搅拌下加入水相,随着加水量的增加,连续相发生了变化,由油相变为水相,形成了 O/W 型微乳。起初,溶有表面活性剂的油相中水量很少,当体系转变为表面活性剂-油-水液晶后,随着水相的持续加入,水包围着油相,成为连续相。该法设备简单,操作方便,实验周期短,但此法制备的微乳性能受液滴大小、表面活性剂添加量及亲水疏水平衡值等因素的影响。

3. 转相温度乳化法　通过温度改变进而影响表面活性剂的自发曲率,使得体系发生相转变形成微乳。当温度升高时,表面活性剂的增溶模式发生改变,非离子型表面活性剂与水之间的氢键断裂,亲水性下降,形成双连续微乳。此时,原有的乳化性质发生改变使微乳发生相转变。采用转相温度乳化法制备固体脂质微粒液晶时,在发生相转变前会经历一个双连续相,双连续相有利于形成细小的粒子和液晶结构。因此,转相温度乳化法与其他乳化法相比,形成的液晶结构形态较好、分布均衡、大小均匀、微乳分散度高、稳定性好。

乳状液为热不稳定体系,在高温下容易聚合成大油滴。为保证体系的稳定性,乳状液型注射液的制备应使分散相微粒的大小适当,粒度均匀。制备过程通常需要采用乳化器械。实验室一般可用高速组织捣碎机,大生产时一般采用二步高压乳均机[68]。

三、鸦胆子油乳系列制剂生产的全生命周期研究概况[69-77]

鸦胆子油主要为鸦胆子仁中所含脂肪酸类化合物,包括油酸、亚油酸、硬脂酸、棕榈酸、花生酸、软脂酸、二十碳烯酸、豆蔻酸、山萮酸。

20 世纪 70 年代,鸦胆子油乳制剂即用于治疗各类恶性肿瘤,体外试验表明,鸦胆子油乳制剂对多种肿瘤细胞具有潜在毒性,能够诱导胰腺癌、乳腺癌、淋巴癌、肺癌、肝癌、食管癌系、白血病和膀胱癌等肿瘤细胞的凋亡。将鸦胆子油微乳注射液作用于移植性 S180 腹水瘤细胞、Heps 肝癌细胞、Lewis 肺癌细胞的荷瘤小鼠研究发现,鸦胆子油亚微乳注射液对 ICR 小鼠 S180 腹水瘤细胞、Heps 肝癌细胞、Lewis 肺癌细胞有明显的抑制作用;鸦胆子油乳制剂也在临床上应用广泛,能治疗多种中晚期恶性肿瘤,如肺癌、胃癌、肠癌、食管癌、胰腺癌、肝癌和乳腺癌等,能明显提升癌症患者免疫系统的功能,并显著提高患者的生存质量。苦木内酯类化合物是鸦胆子的特征性成分且已被证明是鸦胆子发挥抗癌活性的成分,鸦胆子水提取物对 4 种癌细胞系,包括 A549 非小细胞肺癌、Hep3B 肝癌、MDA－MB231 乳腺癌和 SLMT－1 食管鳞状细胞癌有细胞毒作用;鸦胆亭在白血病、淋巴瘤和骨髓瘤细胞系都能表现出很强的抑制肿瘤细胞生长的活性;有研究报道,鸦胆子苷 D～鸦胆子苷 F 对白血病、非小细胞肺癌、结肠癌、中枢神经系统转移性肿瘤、黑色素瘤及卵巢癌细胞都有选择性细胞毒活性;从鸦胆子乙醇提取物分离得到的苦木内酯类化合物具有广泛的肿瘤抑制作用,其中对人结肠癌、肝癌、胃癌、肺癌、卵巢癌等 5 类肿瘤细胞具有毒性作用;鸦胆子苦木内酯素 F、鸦胆子苦木内酯素 I、鸦胆子苦木内酯素 J 和鸦胆子苦木内酯素 L 在小鼠体内具有抗白血病活性。

广州白云山明兴制药有限公司(以下简称明兴公司)在 1980 年开始与沈阳药学院制剂研究室主任姚崇舜教授合作,共同开发鸦胆子油乳注射液,于 1984 年取得生产批件,并在同年获得广东省重点新产品的荣誉。在此基础上,明兴公司又开发了鸦胆子油口服乳液,成为国内同时拥有口服和注射双剂型的两家生产企业之一,更是广东省内唯一拥有双剂型的企业。

自 1984 年产品获批上市后,明兴公司依托中药制药过程技术与新药创制国家工程研究中心、广东省抗肿瘤药物工程技术研究中心和广东省药用脂质重点实验室等创新研发平台,联合中国药科大学、浙江大学、香港中文大学、广州中医药大学、广东省药品检验所及辽宁省药品检验检测院等单位,充分发挥产学研合作的优势,坚持不懈地开展中成药二次开发,共获得 11 项政府立项,含国家级 1 项、省级 5 项,共获专项资金 1 721 万元。

鸦胆子油乳系列制剂是采用现代中药制剂技术,将鸦胆子油制成静脉给药或口服给药的乳剂,市售剂型主要包括鸦胆子油乳注射液、鸦胆子油口服乳液、鸦胆子油软胶囊,是具有靶向性的纯中药抗癌制剂,临床上用于肺癌、肺癌脑转移及消化道肿瘤等。

大量的临床验证表明,鸦胆子油乳系列对肺癌、消化道肿瘤、宫颈癌都有较好的疗效,对肺癌脑转移的疗效尤其突出。大多数肿瘤患者经过鸦胆子油乳系列药物的治疗后,临床症状大大改善,疼痛减轻,食欲增加,体重增加,睡眠也得到改善。此外,鸦胆子油乳系列与放疗、化疗联合用药可提高疗效,可降低放疗、化疗的毒副作用,很少出现恶心、呕吐、厌食、脱发、血象下降和骨髓抑制等常规化疗药的毒副作用。鸦胆子油乳系列被列入《国家基本医疗保险、工伤保险和生育保险药品目录(2022 年)》乙类药品。

四、鸦胆子油乳系列制剂生产工艺创新研究

1. 首创鸦胆子药材的储藏专利技术　为从源头上保障原料药材质量稳定、可控,从鸦胆子资源调查采集、种苗繁育、田间种植技术及药材储藏技术的角度开展研究,先后在广西百色、广东清远两地建立了鸦胆子种植/种苗基地。并在基地开展鸦胆子药材规范化种植技术研究及成果推广应用,年产量超过 150 kg/亩(1 亩 ≈666.7 m^2),采收鸦胆子药材油酸含量超过 10%,远高于《中国药典》规定的油酸含量不低于 8% 的要求。为防止药材长期存放后油酸含量降低,利用石油醚冷浸鸦胆子碎渣获得冷浸液,对鸦胆子药材进行浸泡、干燥,促使种子进入休眠状态,降低种子内呼吸和物质消耗,确保储藏期内油酸含量仍可保持在高含量 10% 以上[78]。

2. 首创去除鸦胆子油毒性成分专利技术,彻底解决异常毒性超标的技术难题　利用鸦胆子油中毒性成分的性质,采用无污染的乙醇或低浓度的碱液对鸦胆子油进行洗涤,得到精制无毒的鸦胆子油,比专利文献《纯鸦胆子油的制备方法》报道的依次采用活性炭、高岭土及减压通氮的方法更加简便可行,且异常毒性合格率从 60% 大幅提升至 100%[79]。

3. 全方位优化乳剂生产工艺　针对静脉注射脂肪乳生产工艺和技术难点,系统优化高速剪切速度、高压均质等关键参数,以先进的高压均质技术取代老旧的低压均质技术,在乳匀前后严控药液温度,并实现全过程通氮防止氧化;选用特殊的滤芯确保除菌过滤效果,采用特定的乳剂灭菌设备,工艺优化后的产品粒径及粒径分布得到明显提高,主要分布平均粒径在 180 nm,99% 的乳滴粒径在 1 μm 以下,且不存在大于 5 μm 的乳滴。产品收率从 80% 提高到 100%,合格率达到 100%,远高于静脉注射脂肪乳的技术要求,产品质量远高于《中国药典》标准规定。

4. 建立"原料药材-中间体-制剂"三级质量标准体系　基于超快速液相色谱串联质谱(UFLC‐MS/MS)、高效液相色谱‐蒸发光散射(HPLC‐ELSD)等多维联用技术进行成分分析,并建立"原料药材-中间体-制剂"三级质量标准体系,原料药材、中间体、制剂指纹图谱相似度均超过 0.95。按照静脉注射脂肪乳的质量控制要求,在制剂标准提高研究中增加渗透压、炽灼残渣、溶血磷脂酰胆碱、溶血与凝聚、异常毒性等检查项,同时首创性新增三油酸甘油酯的含量测定项,使用 HPLC‐ELSD 法测定制剂中鸦胆子油的含量,结合前期已有物质基础研究的结果,达到中药注射剂的质量控制要求,在产品的全生命周期中严

控产品质量,整体技术已达业内最高水平。

五、鸦胆子油乳系列制剂药理效应、肝靶向及其相关作用机制研究

1. 证实鸦胆子油中的鸦胆子苦醇具有抗肿瘤作用,且与多种化学药联用时,具有增效减毒作用　小鼠腹水瘤动物模型药理研究结果表明,鸦胆子油及油中的鸦胆子苦醇具有明显的抗肝癌活性,可抑制小鼠体内 H22 肝癌组织的生长,明显改善腹围、腹水体积和癌细胞存活率,且安全系数高。其抗腹水瘤的作用与激活 mRNA - 29b、p53 凋亡和线粒体相关途径密切相关。该研究为了解鸦胆子油治疗腹水瘤的物质基础提供了新视角,并为制定鸦胆子油乳系列在抗癌应用方面的质量评价新标准奠定了基础。同时,还证实了鸦胆子苦醇与顺铂联用治疗结肠癌,可产生协同抗肿瘤作用,抑制细胞增殖,增加细胞凋亡,从而为临床联合用药提供了科学的数据支持。

2. 首创运用荧光能量共振转移技术,揭示鸦胆子油乳的肝靶向作用　运用荧光能量共振转移技术,通过破裂乳滴和完整乳滴的荧光强度之比来定性表征乳滴在肝脏和肿瘤部位的释放趋势,证明乳剂在肝脏部位趋向于保持完整,而 4 h 时呈现的释放行为可能与首过消除有关;乳剂在肿瘤部位趋向于破裂释放,而 8 h 呈现的保持完整乳滴的行为可能是由于有完整的乳滴经过血液循环分布至肿瘤部位而没有释放。研究结果很好地解释了鸦胆子油乳的靶向作用,同时为临床不良反应少提供了有力的数据支持。更进一步,在多种荷瘤动物模型上,探究鸦胆子油乳对肿瘤微环境的改善效果及对免疫器官的作用,并以肿瘤抑制效果为关键指标,评价鸦胆子油乳单用及联用的抗肿瘤效果。鸦胆子油乳增加了肿瘤免疫微环境中 CD8$^+$T 细胞的浸润,以及效应 NK 细胞的浸润。鸦胆子油乳联合抗 PD - 1 可使得微环 1 型 M 细胞相比于 2 型 M 细胞显著增多,这表明促炎环境的形成,而 1 型 M 细胞是一种抗肿瘤活性细胞,这也许是联合治疗具有更好抗肿瘤活性、能够增敏抗 PD - 1 治疗的原因。

3. 创新性发现鸦胆子油乳对炎症性肠病的抑制作用及其机制　针对炎症性肠病肠屏障损伤、免疫炎性反应、肠道微生态失衡的病理机制,多角度考察鸦胆子油乳抗炎症性肠病的作用,发现鸦胆子苦醇为鸦胆子油乳抗炎症性肠病的主要物质基础。进一步深入剖析鸦胆子苦醇抗炎症性肠病的调控机制,紧密围绕抗氧化应激、抗炎、肠屏障损伤保护等的炎症性肠病病理机制,阐明鸦胆子苦醇激活 Nrf2、调节自噬、抑制 NLRP3 炎症小体活化、调控 IL - 22 表达等潜在分子调节机制,为阐明鸦胆子"止痢"功效有效物质群提供直接实验证据,也为鸦胆子油乳增加适应证提供研究基础和实验依据[80]。

第六节　基于微纳米尺寸膜筛分机制的中药挥发油富集制备

膜技术是化学工程学科与先进材料学等学科相互渗透、交叉结合的产物,本节介绍源于微纳米颗粒概念的中药挥发油提取分离技术创新,其技术原理:因挥发油与水的表面

张力差异,油以微纳米尺寸颗粒状分散于水相,从而可以具有相应尺度孔径的膜,实施油与水的分离。

一、中药挥发油提取工艺存在的主要问题

水蒸气蒸馏法是当前国内制药行业普遍采用的中药挥发油提取方法[81],该法传承了以煎服为主的中药传统用药方式,由此工艺得到的挥发油与其他提取物组合,最能(充分)体现中医用药的整体性、安全性和有效性。但该工艺所得馏出物易乳化分散,多以油水混合物形式(俗称"芳香水液")存在,油水分离困难,严重影响了中药挥发油的收效率。后续工艺还需要经过有机溶剂萃取、加盐冷藏、重蒸馏等技术实施油、水分离,而再处理后挥发油的收率普遍偏低、所得油中药效成分含量不稳定。因此,其提取分离工艺一直是限制含挥发油制剂质量的瓶颈[82,83]。

二、基于微纳米尺寸膜筛分机制的中药挥发油膜分离原理

分离原理指出,分离之所以能够进行,是由于混合物待分离的组分之间,其在物理、化学、生物学等方面的性质至少有一个存在差异。中药挥发油组成及性质(如极性、沸点、蒸气压等),因品种不同而存在很大的差异。某些挥发油,因其与水的某些物化性质很接近,极难实施与水的分离,成为工业化生产的瓶颈。在此种状况下,能否通过寻找中药挥发油所共同具有的、其他与水相差较大的性质来设计、构筑新的分离方法呢?

中药挥发油与水的密度、溶解性能、黏度和表面张力等均有较大差别:① 密度差异,绝大多数中药挥发油比水轻,仅少数中药挥发油比水重,如丁香油、桂皮油等,一般在0.850~1.180。② 溶解性能差异,中药挥发油难溶于水,能完全溶解于无水乙醇、乙醚、氯仿、脂肪油中,在各种不同浓度的含水乙醇中可溶解一定量,乙醇浓度越小,中药挥发油溶解的量也越少。③ 黏度差异,中药挥发油的黏度比水大,一般在1.3~1.7。芳香水的黏度在中药挥发油与水之间,且其黏度随着油浓度的升高而增大,随着温度的升高而减小。④ 表面张力差异,中药挥发油的表面张力普遍比水小,使得中药挥发油易于聚集,产生粒径大小不一的油滴。

鉴于绝大多数中药挥发油的表面张力小于水,其常以细微颗粒状分散于水相。那么能否利用油相的粒径,而以一定截留分子量的膜使油与水分离呢,答案是肯定的。对于油水分离过程,分离膜主要通过筛分截留作用来实现油水分离。

这一设想被下述实验所证实:图12-2、图12-3分别为丁香含油水体及其超滤透过液采用 MASTER SIZER(MALVERN)粒径分析仪进行分析的结果。由图12-2、图12-3可见,丁香含油芳香水的粒径分布在0.05~130 μm,平均粒径为38 μm;超滤透过液的粒径范围在65~1 300 nm,平均粒径为278 nm。含油水体中主要含浮油、分散油(肉眼可见)和乳化油。上述含油水体经超滤后,透过液澄清透明,粒径分布在纳米级。表明经超滤处理后,含油水体中的浮油、分散油和乳化油绝大部分都富集于截流液中。

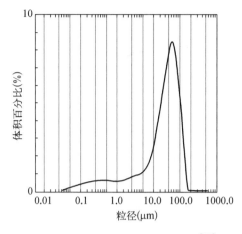

图 12-2 丁香含油水体粒径分布[84]

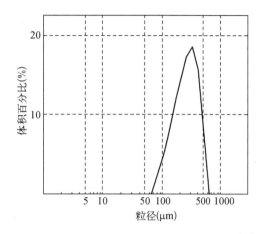

图 12-3 丁香含油水体超滤透过液粒径分布[84]

三、水蒸气蒸馏-膜筛分过程耦合富集挥发油技术体系的构建

1. 膜材料和膜孔径的选择 如何将先进材料应用于天然药物成分的分离,是现代制药工业关注的重要热点。超滤技术在中药中的应用日益广泛,很重要的一点是得益于高分子材料的发展。常用的膜材料主要有聚丙烯腈、聚醚酮、聚砜、聚酰胺、聚偏氟乙烯等,因为中药物料中高分子物质的含量很高,膜的污染较为严重,对膜的抗污染性能有较高的要求,而聚丙烯腈、磺化聚砜膜等膜材料的问世为此提供了良好的条件。针对油水分离过程,选用合适的膜材料和膜孔径,不但能够获得更理想的通量,并且可以获得更理想的收油率,提高效率。

笔者课题组有关"中药挥发油及含油水体体系的基本物理化学性质"及"含油水体物理化学性质与膜过程的相互影响"的研究,为从常用的聚四氟乙烯、聚偏二氟乙烯和聚乙烯等疏水膜,纤维素酯、聚砜、聚醚砜、聚砜/聚醚砜、聚酰亚胺/聚醚酰亚胺、聚酯酰胺、聚丙烯腈亲水膜,以及 Al_2O_3、TiO_2、ZrO_2 等无机陶瓷膜众多膜材中,有效地选择适宜者提供了重要的方向,并成为设计"中药含油水体油水分离专用膜"的重要依据。

(1)以膜污染度为考察指标,根据公式:污染度 $=(U_1-U_2)/U_2$ 计算,开展膜材料的吸附性选择,污染度越小越好。例如,以青皮挥发油油水混合体系为模拟液,发现样本 1 的膜样本的分子量无论是 5 万 Da、7 万 Da 还是 14 万 Da 都显示出优良的性质,大大超越其他有机膜如样本 2 和样本 3,提示样本 1 的膜材质适合于青皮油水混合体系。为此对膜样本再次进行了验证性实验,即对于所有的膜样本进行青皮体系的过膜研究,发现无论是膜通量还是收油率,样本 1(分子量 5 万 Da)、样本 1(分子量 7 万 Da)和样本 1(分子量 14 万 Da)都显示出了相对于其他膜样本卓越的特性。这说明,比起其他有机膜材质,样本 1 的材质适合与本实验体系的膜分离工作。

(2)以膜对挥发油的截留率与膜通量为考察指标。例如,针对青皮、荆芥、香附、佩兰、石菖蒲、丁香、辛夷花、野菊花 8 种油水体系膜过程的大量实验研究,发现样本 1 膜材质的 3 个孔径(分子量 5 万 Da、7 万 Da、14 万 Da)收油率相差不大,但 14 万 Da 在膜通量方面要比 5 万 Da 和 7 万 Da 更为优越。样本 1 膜材质的 3 个孔径(5 万 Da、7 万 Da、14 万 Da),收油率相差并不多,但 14 万 Da 在通量上要比 5 万 Da 和 7 万 Da 更为优越。

2. 其他技术研究内容　如中药含油水体膜分离过程优化、用于中药含油水体分离的膜清洗方法建立、膜富集中药挥发油中试工艺设计等详见文献[84]。

参考文献

[1] 宋健,陈磊,李效军.微囊化技术及应用.北京:化学工业出版社,2001.

[2] 许良葵.中药微囊制剂制备及应用研究进展.亚太传统医药,2016,12(10):55-56.

[3] 胡强.载蟾毒灵 Pluronic-PEI 纳米微囊的构建及其对癌抑制作用的研究.济南:山东大学,2014.

[4] 张雨曦.盐酸川芎嗪肺靶向微粒制剂的制备及其细胞毒性考察.重庆:重庆医科大学,2014.

[5] 李雪慧,徐晖,孟佳,等.原花青素-明胶复合物为囊材的川芎和香附挥发油微囊的制备.中国药剂学杂志,2021,19(5):137-144.

[6] 许巧巧,张海娜,林静静,等.喷雾干燥法制备莪术油微囊研究.中草药,2017,48(15):3071-3076.

[7] 范贤哲,何福林,刘小文,等.生姜油微囊的制备及其质量评价.中国药房,2019,30(21):2920-2925.

[8] 丁乐,林金海,申音,等.鸦胆子油微囊的制备及体外释放性能研究.中国药业,2017,26(24):8-11.

[9] 苏德森,王思玲.物理药剂学.北京:化学工业出版社,2004.

[10] 谷文睿,杨雅,马欢,等.脂质体药物递送系统研究进展及临床应用,中国药房,2023,34(4):508-512.

[11] 李建雄,耿爽,胡树坚,等.脂质体递送系统功能结构设计与应用研究进展.化工进展,2023,42(4):10.

[12] ALLEN T M, CULLIS P R. Liposomal drug delivery systems: from concept to clinical applications. Advanced Drug Delivery Reviews, 2013, 65(1):36-48.

[13] AKBARZADEH A, REZAEI-SADABADY R, DAVARAN S, et al. Liposome: classification, preparation, and applications. Nanoscale Research Letters, 2013, 8(1):1-9.

[14] HAMMOUD Z, GHARIB R, FOURMENTIN S, et al. New findings on the incorporation of essential oil components into liposomes composed of lipoid S100 and cholesterol. International Journal of Pharmaceutics, 2019, 561:161-170.

[15] YUBA E, OSAKI T, ONO M, et al. Bleomycin-loaded pH-sensitive polymer-lipid-incorporated liposomes for cancer chemotherapy. Polymers(Basel),2018,10(1):74.

[16] BORATTO F A, FRANCO M S, BARROS A L B, et al. Alpha-tocopheryl succinate improves encapsulation,pH sensitivity,antitumor activity and reduces toxicity of doxorubicin-loaded liposomes. Eur J Pharm Sci,2020, 144:105205.

[17] LI M Y,DU C Y,GUO N,et al. Composition design and medical application of liposomes. Eur J Med Chem,2019,164:640-653.

[18] RIVANKAR S. An overview of doxorubicin formulations in cancer therapy.J Cancer Res Ther,2014,10(4):853-858.

[19] 张曼玉,楼晨曦,曹傲能.主动靶向载药脂质体在肿瘤治疗中的研究进展.生物医学工程学杂志,2022,39(3):633-638.

[20] 赵娜.ApoE 修饰阳离子脂质体的制备及其功能的初步研究.太原:山西医科大学,2016.

[21] WANG J, GONG J B, WEI Z P. Strategies for liposome drug delivery systems to improve tumor treatment efficacy. AAPS Pharm Sci Tech, 2022, 23(1):27.

[22] RUTTALA H B, KO Y T. Liposomal co-delivery of curcumin and albumin/paclitaxel nanoparticle for

enhanced synergistic antitumor efficacy. Colloids Surf B Biointerfaces, 2015, 128: 419 - 426.

[23] HALLAN S S, SGUIZZATO M, ESPOSITO E, et al. Challenges in the physical characterization of lipid nanoparticles. Pharmaceutics, 2021, 13(4): 549.

[24] RIDEAU E, DIMOVA R, SCHWILLE P, et al. Liposomes and polymersomes: a comparative review towards cell mimicking. Chemical Society Reviews, 2018, 47(23): 8572 - 8610.

[25] STURM L, POKLAR ULRIH N. Basic methods for preparation of liposomes and studying their interactions with different compounds, with the emphasis on polyphenols. International Journal of Molecular Sciences, 2021, 22(12): 6547.

[26] XIA Y, XU C, ZHANG X, et al. Liposome-based probes for molecular imaging: from basic research to the bedside. Nanoscale, 2019, 11(13): 5822 - 5838.

[27] BOLINGER P Y, STAMOU D, VOGEL H. Integrated nanoreactor systems: triggering the release and mixing of compounds inside single vesicles. Journal of the American Chemical Society, 2004, 126(28): 8594 - 8595.

[28] KISAK E T, COLDREN B, EVANS C, et al. The vesosome - a multicompartment drug delivery vehicle. Current Medicinal Chemistry, 2004, 11(2): 199 - 219.

[29] PAJEAN M, HERBAGE D. Effect of collagen on liposome permeability. International Journal of Pharmaceutics, 1993, 91(2 - 3): 209 - 216.

[30] KIM H J, LEE C M, LEE Y B, et al. Preparation and mucoadhesive test of CSA-loaded liposomes with different characteristics for the intestinal lymphatic delivery. Biotechnology and Bioprocess Engineering, 2005, 10(6): 516 - 521.

[31] GOLDBERG R, KLEIN J. Liposomes as lubricants: beyond drug delivery. Chemistry & Physics of Lipids, 2012, 165(4): 374 - 381.

[32] TOKSOZ S, MAMMADOV R, TEKINAY A B, et al. Electrostatic effects on nanofiber formation of self-assembling peptide amphiphiles. Journal of Colloid and Interface Science, 2011, 356(1): 131 - 137.

[33] GOUDA A, SAKR O S, NASR M, et al. Ethanol injection technique for liposomes formulation: an insight into development, influencing factors, challenges and applications. Journal of Drug Delivery Science and Technology, 2021, 61: 102174.

[34] SUR S, FRIES A C, KINZLER K W, et al. Remote loading of preencapsulated drugs into stealth liposomes. Proceedings of the National Academy of Sciences, 2014, 111(6): 2283 - 2291.

[35] PATTNI B S, CHUPIN V V, TORCHILIN V P. New developments in liposomal drug delivery. Chemical Reviews, 2015, 115(19): 10938 - 10966.

[36] KHAN A A, ALLEMAILEM K S, ALMATROODI S A, et al. Recent strategies towards the surface modification of liposomes: an innovative approach for different clinical applications. 3 Biotech, 2020, 10(4): 163.

[37] 黄剑宇, 王永明, 王若宁, 等.载三氧化二砷 pH 敏感型脂质体的制备及体内外评价.南京中医药大学学报, 2021, 37(3): 404 - 409.

[38] HOU X C, ZAKS T, LANGER R, et al. Lipid nanoparticles for mRNA delivery. Nature Reviews Materials, 2021, 6(12): 11 - 17.

[39] 侯丽芬, 谷克仁, 吴永辉.不同制剂脂质体制备方法的研究进展.河南工业大学学报(自然科学版), 2016, 37(5): 118 - 124.

[40] MITCHELL M J, BILLINGSLEY M M, HALEY R M, et al. Engineering precision nanoparticles for drug delivery. Nature Reviews Drug Discovery, 2021, 20(2): 101 - 124.

[41] LOMBARDO D, KISELEV M A. Methods of liposomes preparation: formation and control factors of

versatile nanocarriers for biomedical and nanomedicine application. Pharmaceutics,2022,14(3)：543.

［42］于小慧,王东凯.脂质体干粉吸入剂的制备及应用.中国药剂学杂志,2023,21(4)：183－189.

［43］马满玲,陈岩.三氧化二砷脂质体的制备及其包封率的测定.中国药师,2008,11(9)：1019－1021.

［44］PRIMOŽIČ M, ČOLNIK M,KNEZ Ž,et al. Advantages and disadvantages of using SC CO₂ for enzyme release from halophilic fungi. J Supercrit Fluids, 2019, 143：286－293.

［45］王维,黄巧玲.柔性脂质体在经皮给药系统中的研究进展.中国现代应用药学,2021,38(4)：495－502.

［46］陈凤凤,曹振大,梁蓉,等.EGCG柔性脂质体的制备及其透皮性能研究.日用化学工业,2021,51(5)：390－394.

［47］梅佳华,普娟,高家菊,等.草果油纳米柔性脂质体的制备及体外透皮研究.中药材,2021,44(6)：1451－1456.

［48］PATEL D, DASGUPTA S, DEY S, et al. Nanostructured lipid carriers(NLC)-based gel for the topical delivery of aceclofenac：preparation, characterization, and *in vivo* evaluation. Scientia pharmaceutica, 2012, 80(3)：749－764.

［49］MISHRA N, YADAV N P, RAI V K, et al. Efficient hepatic delivery of drugs：novel strategies and their significance. BioMed research international, 2013：382184.

［50］陈燕军,陈锋,韦玮,等.芍归散超临界萃取物纳米结构脂质载体的制备.中国中药杂志,2009,34(2)：148－151.

［51］杨金枝,赵兴业,周开,等.Box－Behnken设计-效应面法优化根皮素纳米结构脂质载体处方研究.中国医院药学杂志,2021,41(20)：2076－2081.

［52］苏晓丹,麦琬婷,钟华帅,等.Box－Behnken效应面法优化岩黄连碱纳米结构脂质载体处方工艺及体外药效评价.中草药,2022,53(22)：7019－7028.

［53］KRESGE C T, LEONOWICZ M E, ROTH W J, et al. Ordered mesoporous molecular sieve synthesized by a liquid-crystal template mechanism. Nature, 1992, 359(6397)：710－712.

［54］BECK J S, VARTULI J C, ROTH W J, et al. A new family of mesoporous molecular sieves prepared with liquid crystal templates. J Am Chem Soc, 1992, 114(27), 10834－10843.

［55］QU F Y, ZHU G S, HUANG S Y, et al. Controlled release of captopril by regulating the pore size and morphology of ordered mesoporous silica. Micropor Mesopor Mater, 2006, 92(1－3)：1－9.

［56］QU F Y, ZHU G S, LIN H M, et al. A controlled release of ibuprofen by systematically tailoring the morphology of mesoporous silica materials. J Sol Sta Chem, 2006, 179(7)：2027－2035.

［57］李伟宏,郑伟,王风云,等.金丝桃苷磷脂复合物及其介孔二氧化硅纳米粒的制备和口服药动学研究.中草药,2023,54(13)：4157－4167.

［58］曹明明,车琳琳,朱路文.金丝桃苷药理作用及机制研究进展.辽宁中医药大学学报,2022,24(6)：150－155.

［59］徐里,赵川,张延武.金丝桃苷对卵巢癌细胞增殖、凋亡、迁移以及侵袭的影响.中成药,2018,40(3)：702－706.

［60］张宇航,邱智东,邱野,等.金丝桃苷混合纳米胶束的制备及其肠吸收研究.中国药房,2022,33(10)：1189－1197.

［61］李园园,罗明和,石三军,等.金丝桃苷胶囊的制备及质量标准研究.转化医学电子杂志,2018,5(9)：12－15.

［62］FENG Y F, QIN G Z, CHANG S Y, et al. Antitumor effect of hyperoside loaded in charge reversed and mitochondria-targeted liposomes. Int J Nanomedicine, 2021, 28(4)：3073－3089.

［63］禹瑞,吕东霞,谈秀凤.橙皮苷脂质体的制备及其体内药动学研究.中成药,2022,44(8)：2443－2449.

［64］杭凌宇,申宝德,沈成英,等.不同粒径波棱甲素纳米混悬剂的制备及药动学研究.中草药,2021,52(7):1898-1905.

［65］陆瑾.有序介孔材料提高难溶性药物水飞蓟宾生物利用度的研究.南京:南京中医药大学,2011.

［66］陆瑾,付廷明,郭立玮.有序介孔材料SBA-15提高难溶性药物水飞蓟宾溶出速率的研究.中国药学杂志,2011,46(2):113-117.

［67］韩冰,郑野,徐嘉,等.微乳体系的制备及其稳定性研究进展.食品与发酵工业,2020,46(24):284-291.

［68］黎绫,龙爱平,王碧霞,等.微乳给药系统的研究与应用进展.湘南学院学报(医学版).2020,22(3):69-71.

［69］国家药典委员会.中华人民共和国药典:2020年版.一部.北京:中国医药科技出版社,2020.

［70］崔明超,卢欢,欧阳强,等.鸦胆子油亚纳米乳注射液对小鼠移植性肿瘤的抑制作用.中南药学,2013,(9):648-651.

［71］谭宝利,张进儒.鸦胆子油注射液对Ⅲ期胃癌的疗效及对机体免疫功能的影响.世界中医药,2017,12(9):2093-2095.

［72］刘梦琰,孙健,黄新恩,等.鸦胆子油乳注射液对大肠癌患者的临床疗效及可能机制研究.中药材,2016,39(11):2640-2642.

［73］权毅,付华,左怀全.鸦胆子油注射剂联合新辅助化疗治疗老年晚期乳腺癌56例.中国老年学,2013,33(13):3215-3216.

［74］NORDIN M A, WAN H A W H, RAZAK F A. Antifungal susceptibility and growth inhibitory response of oral Candida species to Brucea javanica Linn. extract. BMC Complementary and Alternative Medicine, 2013, 13(1):1-8.

［75］YANG J, LI S, XIE C, et al. Anti-inflammatory activity of ethyl acetate fraction of the seeds of Brucea Javanica. Journal of Ethnopharmacology, 2013, 147(2):442-446.

［76］ABLAT A, MOHAMAD J, AWANG K, et al. Evaluation of antidiabetic and antioxidant properties of brucea javanica seed. The Scientific World Journal, 2014(1):786130.

［77］WU Z J, ZHAN J S, OUYANG M A, et al. Quassinoids from Brucea Javanica seeds inhibiting the replication of tobacco mosaic virus. Current Bioactive Compounds, 2013, 9(3):247-254.

［78］李同根,陈红英.一种鸦胆子药材的贮藏方法:CN112076230B.2022-08-02.

［79］黄光亮,龙仲涛,许小春,等.鸦胆子油毒性成分的去除方法:CN100434085C.2008-11-19.

［80］HUANG Y F, LI Q P, DOU Y X, et al. Therapeutic effect of Brucea javanica oil emulsion on experimental Crohn's disease in rats: involvement of TLR4/NF-κB signaling pathway. Biomedicine & Pharmacotherapy, 2019, 114:108766.

［81］邱守昊,张依倩,赵俊,等.赫水蒸气蒸馏法提取中药挥发油的研究进展.天津药学,2023,35(4):63-68.

［82］刘勇,王黎,张晨,等.广藿香挥发油提取工艺优化.中兽医医药,2021,40(4):64-67.

［83］黄培池.响应面法优化白芷挥发油提取工艺及其抗氧化活性研究.中国食品添加剂,2021,32(9):31-38.

［84］樊文玲,郭立玮,林瑛,等.丁香等8种中药含油水体的溶液环境对体系通量和收油率影响的研究.中国中药杂志,2013,38(19):3277-3281.

计算机化学在中药复杂体系微纳米制剂领域的应用探索

第一节　中药复杂体系微纳米制剂工艺设计问题／403

第二节　喷雾干燥工艺参数与中药复杂体系微纳米复合粒子结构的
相关性——以三七总皂苷-丹参酮Ⅱ$_A$复合粒子为例／406

第三节　中药复杂体系微纳米复合粒子工艺设计的科学假说及相关探索／412

第十三章

计算机化学在中药复杂体系微纳米
制剂领域的应用探索

药效物质的整体性与多元性是中药复方的本质特征,也是中医药治病防病的核心价值所在。随着缓控释制剂、靶向制剂等越来越多的现代剂型在中药领域的推广,如何遵从中医药整体观念传统对中药复方制剂工艺设计与制备过程进行精密调控,以确保各种药效物质完整、准确进入体内相关部位以充分发挥作用,已成为中药剂型发展面临的新问题。本部分以新型吸入给药剂型——中药干粉吸入剂为例,探讨采用以现代材料学、粉体工程学与计算机化学手段开展中药复合粒子优化设计原理与方法,以解决主要由不同物理结构和化学组成(如水溶性与脂溶性两类成分组成)的中药复方药物体系在体内吸入过程因理化性质不同而无法同步进行(如第十章所涉及的干粉吸入剂两种药物成分停留在呼吸道不同部位而造成的相分离)技术瓶颈,为采用多学科理论与技术拓展基于整体观的中药药剂学研究思路与方法提供借鉴。

第一节　中药复杂体系微纳米制剂工艺设计问题

本部分以微纳米中药复杂体系复合粒子为例,论述中药复杂体系微纳米制剂工艺设计问题。

一、国内外有关中药复杂体系微钠米复合粒子设计、制备研究概况

国内外有关复合粒子设计、制备研究概况已在本书第十章第一节做过系统介绍,此处不再赘述。简而言之,目前国内外有关复合粒子设计、制备领域学科前沿关注的重点是,如何采用数据科学、材料学、物理化学等技术手段,借助现代"材料设计"的先进理念与方法,根据目标产物——各种复合粒子安全性与有效性的原则,设计原料配方,在分子水平调控复合粒子的微观尺度、药物载体性能及其相关性,实现依据应用过程的需要进行提取物材料的设计、制备和制剂过程操作条件的优化[1,2]。

上述研究过程所涉及的关键问题:

(1)影响拟复合物料在微米和纳米尺度实现有序组合的主要因素。

(2)物料体系物理化学属性与粒子复合工艺关键参数的相关性。

（3）中药复合粒子表面能和结合能与其生物利用度的相关性。

二、中药复杂体系微纳米复合粒子工艺设计的难点与新的出路

由上述国内外有关复合粒子设计、制备研究概况，不难理解中药复合粒子工艺设计面临着若干难点，现简述如下。

1. 中药物料复杂体系难以建立工艺过程模型　应该说，引进上述复合粒子制备领域国内外通用的思路与方法，对中药粒子开展复合工艺优化研究是当务之急。问题在于，以上述方法研究化学组成单一而明确的复合粒子形成机制及其优化工艺是有效的，但中药研究所面临的是一个复杂巨系统。例如，对星粟草提取物——皂苷成分的研究表明，不同浓度乙醇提取物分别用真空干燥和冷冻干燥，所得浸膏粉的粉体学参数如粉体形态、大小、吸水性、吸附等温线、密度、流动性、压缩性均有较大差异。采用差示扫描量热分析、拉曼光谱研究蔗糖、海藻糖等天然产物的混合过程，发现各成分之间存在氢键结合，混合过程为吸热过程。中药浸膏作为多成分混相体系，呈现出与原单一成分不同的新物理化学性质：最明显的特点是成分分子相互抑制结晶形成，易生成亚稳态，其吸潮、粘连、表面能、表面电荷等特性比普通粉体的更明显，从而对后续的成型工艺和制剂的稳定性有极大的影响[3]。对于以有效部位形式出现的中药提取物，某一有效部位及有效部位群中包含了多种理化性质极相近的不同物质，并还有指标成分以外的物质，应从宏观到微观，从模糊到量化，研究它们对成型过程的影响[4]。

因而，对于以有效部位为代表的中药提取物此类存在大量非线性、高噪声、多因子数据的复杂物料体系而言，由于各种影响因素和物料体系的多样性，其工艺加工过程难以找到（或不存在）线性通用模型。那么，如何去表征复合粒子形成过程并从中寻找工艺优化规律及影响目标产物吸收性能的主要因素呢？显然必须引进非线性复杂适应系统科学原理及研究思路，而由此需要解决的共性问题就是，如何建立可与信息科学和前沿数理科学接轨的中药微纳米尺度体系微观形态与微系统性能的表征技术体系。就本研究而言，具体就是：① 中药提取物体系的物理化学性质有何基本特征；② 上述物理化学特征是如何影响粒子复合过程的？ ③ 怎样针对①②探索中药粒子微纳米尺度复合机制，寻找、构筑科学、有效、简便的中药粒子复合工艺技术。

2. 计算机化学对中药物料复杂体系的适应性　近年来，笔者所在研究团队对上述①②项问题开展了部分研究。例如，对丹参酮、人参皂苷等多种中药有效部位物料体系的理化性质做了检测，采用计算机化学方法计算了其中部分中药成分的若干热力学参数，发现具有不同热力学参数的成分在喷雾干燥、溶剂沉积等复合过程中有着不同的表现。引起我们高度关注的是，仅由丹参酮、人参皂苷两种中药有效部位组成的实验体系在若干浓度下，即表现出不同成分的配比及其物理化学特征与微颗粒复合过程之间存在复杂关系，那么在更多因素参与的实际环境下，"物料体系化学组成及其物理化学特征"与"粒子复合过程"及"目标产物复合粒子性能"之间的关系该如何描述与表达呢？可见，其中蕴藏着非常丰富的生物学信息。这使我们深刻认识到将计算机化学引入中药微粉研究领域的

重要性与迫切性。

计算机化学简称为计算化学,是一个涉及多种学科的边缘学科,其研究内容包括量子结构计算、物理化学参数计算、化学过程模拟和化工过程计算、数据挖掘、计算机辅助分子设计、化学领域的人工智能方法等。其中,数据挖掘是按照既定的业务目标,对大量数据进行探索,揭示隐藏其中的规律性并进一步将之模型化的先进方法。而从大量数据中提取出可信的、新颖的、有效的、能被人理解的模式的高级处理过程称为知识发现。计算机化学是连接化学、化工与数学、统计学、计算机科学、物理学、药物学、材料学等学科高度交叉、相互渗透的新的生长点,是现代先进实用技术的基础。计算机化学的问世,有力地促进了科学研究方法和工业生产方式不断革新,成为现代科技创新的重要手段。

计算机化学用于中药制剂学的研究方兴未艾[5-8],如丹参提取过程终点快速判断方法、近红外光谱在线判断滴丸料液混合终点、中药组效关系辨识方法学与计算理论、基于神经网络的中药组效关系建模方法等先后被建立。中药成分溶度参数的理论与实验研究,则在分子水平提出了中药提取物体系的能量计算方法。溶度参数能定量反映多成分分子在不同化学环境的内聚能,为表征化合物分子结构特性的基本数据之一,可用来判断一个化合物在另一个化合物(溶剂)中的溶解和分散能力,对于现代给药系统处方与工艺设计具有重要指导意义[9]。

本书作者所在实验室,近年来在开展无机陶瓷膜精制中药的机制、中药复方药效物质组合筛选等研究中,针对中药体系药效物质组成的多元性及物料体系的多样性的特点,提出了面向中药复杂体系的研究思路与方法,并初步建立起计算机化学在中药药剂学领域应用的基本模式:① 一定样本量中药体系的选择;② 与中药制剂学或生物药剂学相关的技术参数表征体系的建立;③ 数据库设计与构建;④ 多种数据挖掘算法的筛选与相互印证;⑤ 知识发现——潜在规律的发现与验证。事实证明,这种研究方法可迅速、有效锁定复杂环境中影响工艺过程的主要因素,使研究工作取得突破性进展[10,11]。

数据库的构建是将非线性复杂科学、信息科学和前沿的数理科学与中医药学交叉、渗透、融合的必要手段之一。自 20 世纪 90 年代以来,中医药领域的各种专用数据库,如中药数据库、中药药理及毒理数据库、中药临床效果数据库、国外重要植物药数据库等相继建立。中药复合粒子设计与制备工艺专用数据库的建立是本研究的重要任务之一。然而,更重要的是进行数据库中知识发现研究,并从所建数据库中挖掘隐含的规律以将其用于开辟中医药的新领域。

原有的计算机化学方法,包括统计多元分析、主成分分析、偏最小二乘等,已在复杂数据处理过程中发挥了重要作用。近年来,建立在统计学习新理论基础上的支持向量机(support vector machine, SVM)方法相继应用于药物定性或定量构效关系、分析化学的多变量校正、材料设计等领域[12,13]。在将该方法用于中药制药过程优化的研究中,我们发现,通过调节支持向量机模型所选用的核函数及其参数以控制"过拟合"或"欠拟合"现象,可一定程度地解决复杂数据"建模结果好"而"预报结果不好"的问题,因而支持向量机有望成为中药复杂体系数据挖掘和知识发现的计算机化学新方法。

第二节 喷雾干燥工艺参数与中药复杂体系微纳米复合粒子结构的相关性——以三七总皂苷-丹参酮II_A复合粒子为例

制取超细粉的物理方法主要包括喷雾干燥法、冷冻干燥法、机械粉碎法、气相沉积法等。但机械粉碎法很难得到 1 μm 以下的超细粉。气相沉积法面临着设备复杂、产品生产成本高、工艺过程复杂难控制等问题。喷雾干燥是唯一同时具备造粒和干燥两种过程的工艺，通过连续操作可控制粉末的特性以使其保持恒定。喷雾干燥法已有 100 多年的历史，在工业上的应用也有近百年的历史，开始只限于蛋粉、奶粉、洗涤剂等少数产品的生产，随着研究的不断深入，现已在多种工业超细粉体及纳米粉体生产中广泛应用。采用喷雾干燥法可制备出质量均一、重复性良好的球形粉料，缩短粉料的制备过程，也有利于自动化、连续化生产，是大规模制备优良超细粉的有效方法，已成为多种产品超微细化及干燥的最优方法。那么喷雾干燥工艺参数与中药微纳米粒的微结构究竟是否具有一定的规律性呢？下述是作者课题组在三七总皂苷-丹参酮II_A复合粒子制备实验研究中所获取的若干实例。

一、进风温度对复合粒子形貌的影响

当进料速度保持 4 mL/min 时，采用不同温度下对一定溶质浓度的前驱药液进行喷雾干燥，产物形貌结果见图 13-1。

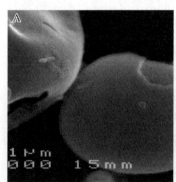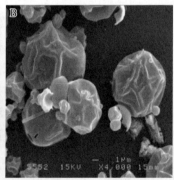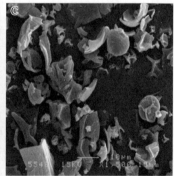

图 13-1 不同进风温度对复合粒子形貌的影响[14]

A. 120℃复合粒子形貌；B. 160℃复合粒子形貌；C. 180℃复合粒子形貌

由图 13-1 可看出，进风温度为 120℃时，图 13-1A 的扫描电镜照片是球形复合粒子。随着温度上升，复合粒子开始变形，而且温度越高，变形的程度越显著。当进风温度为 160℃时（图 13-1B），除了部分小复合粒子仍然保持较好的球形，较大的复合粒子则出现了孔洞和皱缩。但总体来说，复合粒子变形的程度不大。当进风温度为 180℃（图 13-1C）时，几乎所有复合粒子均发生了变形，出现了中间凹陷的盘状且具有孔洞和皱缩的球形复合粒子，还出现了较多的形成壳状碎片等片状产物。

由此可见,温度对微球的形貌有显著的影响。而且还可以推断,雾化液滴在飞行过程中,液滴与环境的相对运动所产生的液滴表面摩擦力大于液滴的表面张力。因为当摩擦力小于液滴的表面张力时,液滴不会发生变形。在整个干燥过程中,无论干燥速率(主要由温度决定)多大,均能得到球形粉末复合粒子。当摩擦力大于表面张力时,液滴在飞行时将从球形转变为圆盘形或降落伞形。若此时温度不高(如120℃),干燥速率较小,液滴还未发生凝胶化,那么在液滴继续飞行过程中,由于飞行速度减慢,液滴的形状又可以逐渐恢复。在完全恢复到球形时干燥还未结束的情况下,即可得到球形粉末复合粒子。若温度高(如170℃以上),液滴变形后在还未来得及恢复到球形前,液滴已经发生了凝胶化。此时干燥粒子便难以再恢复到球形,最终得到的是变形颗粒。

本实验得到的变形颗粒主要具有孔洞、凹陷或皱缩的形貌特征,这是由于高温导致溶质在飞行中的液滴表面迅速析出,并形成壳层。固体壳层的存在使溶液的气化分子传质受阻,而传热却变化很小,于是壳层内溶液温度持续上升。并可能达到沸腾状态,壳层在内部气压作用下膨胀,中心溶质浓度降低。当内部气压大于壳层机械强度时,内部气化分子便在壳层最薄弱处克服阻力而冲出壳层,使外壳产生孔洞或形成空心颗粒或壳状碎片等片状产物,这是因雾化液滴由雾化盘高速旋转将液体撕裂而产生的。

二、进风温度对复合粒子粒径的影响

当进料速度保持 4 mL/min 时,采用不同温度对一定溶质浓度的前驱药液进行喷雾干燥,产物粒径分布见表 13-1~表 13-3,图 13-2~图 13-4。

表 13-1　进风温度为 120℃时,产物粒径分布[14]

≤粒径(μm)	体积百分比(%)	≤粒径(μm)	体积百分比(%)
200	100.00	50	17.20
150	77.26	30	7.03
100	53.23	20	1.59
80	34.12		

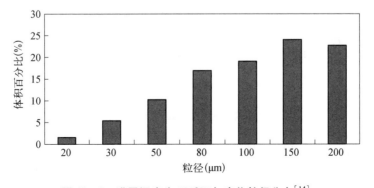

图 13-2　进风温度为 120℃时,产物粒径分布[14]

表 13-2　进风温度为 160℃时,产物粒径分布[14]

粒径(μm)	体积百分比(%)	粒径(μm)	体积百分比(%)
≤72.00	100.00	≤21.00	86.02
≤50.00	99.49	≤10.00	45.03
≤42.00	98.83	≤6.00	16.97
≤30.00	95.48	≤2.00	2.52

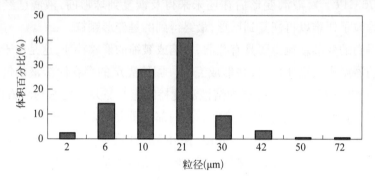

图 13-3　进风温度为 160℃时,产物粒径分布[14]

表 13-3　进风温度为 180℃时,产物粒径分布[14]

粒径(μm)	体积百分比(%)	粒径(μm)	体积百分比(%)
≤40	100.00	≤5	20.22
≤30	98.92	≤2	14.04
≤20	91.51	≤1	5.87
≤10	47.81		

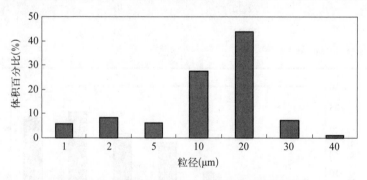

图 13-4　进风温度为 180℃时,产物粒径分布[14]

　　从图 13-2 可看出,120℃时喷雾干燥的复合粒子粒径主要分布在 80~200 μm,分布范围较宽。从图 13-3 可看出 160℃时喷雾干燥的复合粒子粒径主要分布在 6~21 μm,分布范围比较窄,在一定程度上符合干粉吸入剂复合粒子粒径的要求。从图 13-4 可看出

180℃时喷雾干燥复合粒子粒径主要有两个分布带,在1~5 μm和10~20 μm之间,分布范围比120℃时喷雾干燥的复合粒子粒径范围有所扩大。另外,随着喷雾干燥进口温度的升高复合粒子粒径逐渐变小,相关文献报道,温度在120℃以下时喷雾干燥主要是一种干燥手段,喷雾进口温度在较高进口温度下(150~190℃)进行的喷雾干燥主要是作为一种造粒手段。因此,我们可以通过调节进口温度来控制复合粒子粒径。

三、进口温度对丹参酮ⅡA稳定性的影响

考虑到丹参酮ⅡA对光、热非常的敏感,在高温条件下非常不稳定。而喷雾干燥要达到制粒的要求进口温度必须非常高。所以进口温度对丹参酮ⅡA的稳定性影响非常重要,必须考察。并且需要比较相同温度、相同时间的情况下丹参酮ⅡA在电热恒温鼓风干燥箱中的稳定性。

从图13-5、图13-6中可看出,相同温度、干燥相同时间的情况下丹参酮ⅡA在喷雾干燥情况下要比普通恒温干燥中更稳定,也就是说,在喷雾干燥情况下丹参酮ⅡA保留率更高。而且喷雾干燥中丹参酮ⅡA的含量随着温度的上升并没有快速下降。这与普通干燥正好相反。由此可以推测,原因在于在喷雾干燥时,虽然进风温度达160℃或更高,但液滴表面的实际温度较160℃低很多。由于雾滴微细、表面积与体积比很大,溶剂迅速蒸发,干燥和成粒过程于瞬间完成。因此,丹参酮ⅡA在喷干过程中未发生明显的氧化和水

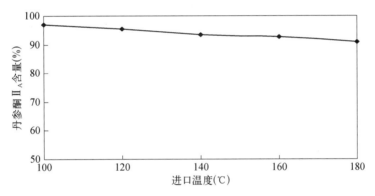

图13-5　喷雾干燥进口温度对丹参酮ⅡA稳定性影响[14]

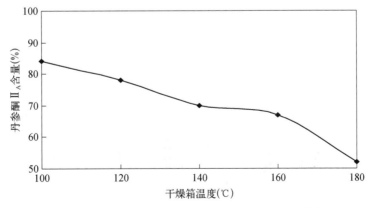

图13-6　恒温干燥温度对丹参酮ⅡA稳定性影响[14]

解。而普通干燥,干燥箱温度与溶液温度相同,且干燥时间相对较瞬间干燥的时间要长很多。所以喷雾干燥制备的复合粒子能最大限度地保存丹参酮 II_A 等有效成分。

四、物料浓度对复合粒子形态和粒径的影响

当进料速度和干燥温度分别保持 4 mL/min 和 160℃ 时,对不同药物浓度的药液进行喷雾干燥,实验结果见图 13-7~图 13-10。

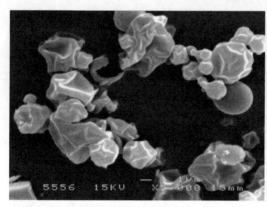 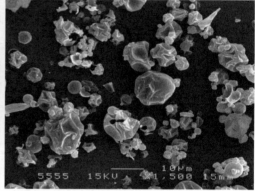

图 13-7　0.1 g/mL 药液喷雾复合粒子的形态[14]　　图 13-8　0.01 g/mL 药液喷雾复合粒子的形态[14]

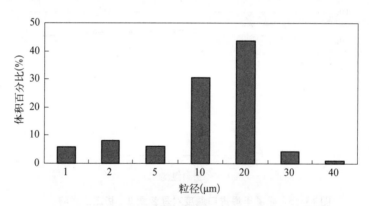

图 13-9　0.1 g/mL 药液喷雾复合粒子的粒径分布[14]

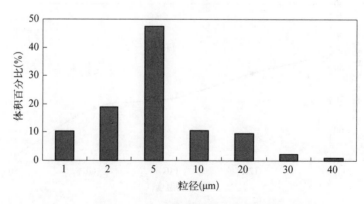

图 13-10　0.01 g/mL 药液喷雾复合粒子的粒径分布[14]

由图 13-7~图 13-10 发现,在进风温度保持 160℃和进料速度保持 0.4 mL/min 与前面相同,而药物溶液的浓度不同时,所得产物均保持较完整的球形,复合粒子粒度分布有明显改变。但当药液溶液的浓度从 0.1 g/mL 降低到 0.01 g/mL 时,复合粒子的粒度分布较明显地移向了小粒度方向,其分布从 10~20 μm 减小到 1.0~5.0 μm。这是由于溶质浓度低,干燥过程中从液滴中析出的沉淀减少。因此,低浓度下得到的是粒度较小的复合粒子。

五、进料速度对复合粒子形貌的影响

在进风温度和溶质浓度分别保持 160℃和 0.1 g/mL 时,改变进料速度。结果发现,当进料速度为 2~4 mL/min 时,粉末复合粒子为球形,并具有很好的分散性;而当进料速度提高到 7~10 mL/min 时,复合粒子粒径明显向大粒径方向移动,且发生很大程度的粘连。这可能是当进料速度太大时,同一时间未干燥的液滴数目多,液滴之间相互碰撞而发生聚并。实验结果见图 13-11、图 13-12。

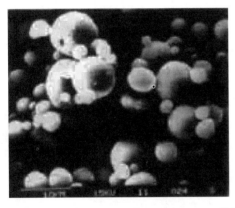 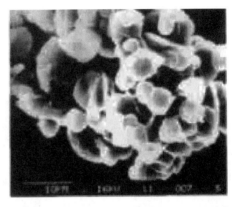

图 13-11　2~4 mL/min 喷雾复合粒子的形态[14]　　　图 13-12　7~10 mL/min 喷雾复合粒子的形态[14]

六、微纳米粉体性能和结构与物料化学组成、干燥技术的关系

1. 化学组成对微纳米粉体性能与微结构的影响及调控物料化学组成的膜分离精制技术　粉体材料学指出,粉体的表面组成显著影响复合粒子与液体之间的相互作用(如润湿性、分散性)及复合粒子间的相互作用(流动性、黏性)[15-17]。

有关高价值果蔬提取物多组分颗粒(富含糖类、有机酸、蛋白质等)的研究则发现,蛋白质类等表面活性成分可在喷干过程中被优先吸附于液滴的气-液界面,在粉体表面的化学组成中占优势,并形成特殊的微结构而起到改善吸湿性、流动性等作用[18]。据此,Kim等[15,17]创建了粉体表面设计理论与技术:通过调控喷雾干燥工艺条件改变奶粉粒子近表面区域牛奶成分(蛋白质、脂肪和乳糖)的分布,使产品具有更理想的分散性与抗吸湿性。

中药水提液普遍存在蛋白质、多糖等成分,能否借助上述表面设计思路与方法,利用中药物料本身的蛋白质类等表面活性物质来改变浸膏粉体的性质与微结构呢?

此外,还应设法去除中药物料中所含的吸湿性物质,特别是其中的低聚糖,尤其是单糖中的果糖等被公认的强吸湿性物质[19]。所幸,目前有关纳滤等膜集成技术分离低聚糖的技术已在大生产中得到推广应用[20,21];而笔者课题组在"面向陶瓷膜过程的中药水提液溶液环境优化机理与方法研究"(国家自然科学基金项目,编号:30873449)的资助下,以膜集成工艺为核心所建立的中药水提液溶液环境优化技术[22,23],也可在保证产品安全、有效的前提下,较理想地实现对吸湿性物质的选择性清除。

2. 喷雾干燥工艺条件对浸膏粉体物理状态的影响 粉体复合粒子的最终形态取决于喷雾干燥过程的热力学环境和动力学条件,而这又与工艺过程及物料性质密切相关,其本质(核心)因素是干燥过程中液滴内部溶质的运动行为。

如本书第十章所述,Vehring 等提出影响复合粒子形成过程的两个无量纲参数[24]:一个为佩克莱数(P_e)(式10-1),描述复合粒子表面溶质的积累情况,此参数与溶质的扩散运动及溶剂的蒸发速率相关;另一个为溶质的饱和度。

借助 Vehring 等的论述,不难理解粉体表面设计的机制:干燥过程中雾化液滴中不同溶质因各自在干燥液滴气-液界面的吸附作用差异,而存在一定的表面竞争作用[25]。正是利用这种表面竞争作用,Kim 等成功对奶粉的性质进行了修饰[15]。作者课题组基于对不同溶质理化性质的认识,也通过调节喷雾干燥过程参数,制备了内层与外层化学组成不同,从而具有表面设计意义的粉体复合粒子(图13-13)[26]。

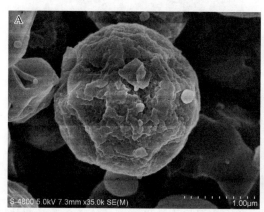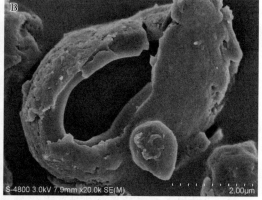

图13-13 内、外层化学组成不同的复合粒子[14]

A. 干粉复合粒子表面,可见多层次物质;B. 干粉复合粒子剖面,中空状态

本研究将深入探索、充分利用喷雾干燥过程中中药物料不同组分的表面竞争作用,为建立中药微纳米粒表面设计理论与技术提供依据。

第三节 中药复杂体系微纳米复合粒子工艺设计的科学假说及相关探索

中国科学院院士冯端、师昌绪教授等在其主编的《材料科学导论——融贯的论述》指出[27],"有序与无序这两个基本概念贯穿在物质结构的各个类型和层次之间中",而"能与熵的角逐是'有序-无序'转变的物理根源"。厦门大学固体表面物理化学国家重点实验室的田昭武院士等学者则在"从微米尺度固液体系的物理化学和创新契机看科技创新"一文中指出,"由于微系统中各类基本单元的尺度在微/纳米级,其表面积与体积的值远大于常规系统,表(界)面的微观性质上升为影响微系统性能的关键因素之一"[28]。

一、中药复杂体系微钠米复合粒子工艺设计的科学假说

根据材料设计与微尺度结构科学的上述基本原理,以及相关材料学、计算机化学与物理化学等多科学的有关论述,在大量文献研究及有关前期工作的基础上,我们提出下述科学假说。

(1) 用作母粒和包覆材料的中药提取物(包括有效部位组合,下同)本质上是一种多组分化学物质体系,其宏观性质可用各种物理化学表征参数描述。而这类参数,既来源于体系中各种物质的化学组成,又是其中各种物质分子热力学、动力学与电化学性质的综合反馈,当然也必定与该体系的材料学性能密切相关。

根据材料学与粉体工程学的科学原理,物质体系的表面能、溶度参数、荷电性等物理化学参数可能对粒子成型与复合工艺过程产生影响。这些参数有些可由仪器直接测定,另一些则可通过理论计算获得,它们共同构成了可科学表征中药提取物对粒子复合过程产生影响的性质的集合。考虑到实际可行性,从中选取若干参数作为研究对象。

(2) 中药提取物体系的物理化学参数(Y_i集)、粒子成型与复合过程参数(Z_i集)、复合粒子的微结构与表面性能(V_i集)及其生物药剂学特征值(W_i集)等最重要的几个数据集之间存在大量非线性、高噪声、多因子的复杂关系,以致其被视为"黑匣",难以精确定量与建模。但借助人工智能和数据挖掘技术,在经验规律基础上进行归纳并结合第一性原理的演绎,可利用实际中药应用过程所存在的放大效应而获得半经验的近似解。这种方法用于研究中药粒子复合过程中的微观变化规律,虽有一定局限性,但作为一种解决复杂体系微粉工程化问题的手段,则表现出较大的灵活性和实用性。

(3) 体系的性能取决于其组成。因处方与提取工艺不同,各中药提取物体系中具有不同的化学组成(构成有效部位主体的各种指标性成分,淀粉、蛋白质等高分子成分,其他类中药化学成分等,各占有不同的比例),也即具有不同的材料学性能。而借助现代材料设计的先进理念与方法,可以"量体裁衣",通过母粒和包覆材料的配方设计与复合工艺关键参数的优化,有序控制复合粒子微系统形态与性能,以达到复合粒子安全、有效的目标。

二、中药复杂体系微钠米复合粒子工艺设计的原理

鉴于中医药所面临的研究对象为复杂巨系统,而复杂巨系统求解过程在数学上的不可描述性,即无法用一个独立的数学模型方法进行求解或评价,需要多种方法的综合运用才能达到相应的目的[29,30],根据上述科学假说,我们提出以下面向中药物料多元复杂体系的复合粒子工艺设计原理:借鉴计算机化学与粉体材料学理念与方法,以由水溶性与脂溶性两类物质组成的中药复方制剂处方(如三七总皂苷-丹参酮 II_A 有效部位组合)为

模型药物,采集有效部位物料体系的物理化学特征参数(有关化学成分的熵、焓、表面能、电性等)、相关复合过程工艺特征参数(操作温度、搅拌速度、包覆时间等)及目标产物复合粒子性能特征参数(微结构参数与生物药剂学性能)等数据,建立中药复合粒子设计与制备工艺小型数据库,应用中药学、计算机化学、物理化学等,跨学科交叉研究中药粒子复合技术的规律,探索中药复合粒子制备工艺微纳米尺度有序组合机制,深化对中药体系微观世界的认知,尝试以现代物理化学手段调控中药多元组分微结构及性能。为对中药复方体系实现表征参数检测-工艺过程参数筛选-目标产物性能优化提供一种全新的研究模式。其创新之处在于:

(1)耦合中药学与材料学的基本理论与方法,创新性提出主要依靠中药组分的材料学性能(如表面结合能、荷电性等),使两种或两种以上的中药组分结合为具有某种独特性能的微纳米颗粒。

(2)针对中药多元组分复合粒子制备过程的复杂性与不确定性,系统、广泛获取材料结构不同层次的多元信息,引进计算机化学手段寻找核心工艺因素,为探索中药药剂学未知世界开辟新的道路。

(3)基于中药复方组分多元化的特点,利用某些药效物质作为表面修饰剂或载体,为解决新型给药系统普遍存在的药物与辅料相容性问题提供新思路。

(4)将现代材料设计概念引入中药剂型设计与制剂工艺研究领域,通过探索建立"微结构"与其功能的关系,为中药复合粒子及类似给药系统设计提供新视野。

三、构建工艺数据库,挖掘中药复杂体系微钠米复合粒子工艺关键参数的探索

本部分内容为构建中药复合粒子设计与制备工艺小型数据库,开展表征参数检测-工艺过程参数筛选-目标产物性能优化的数据挖掘及知识发现,研究多组分物料体系物理化学属性对中药复杂体系微钠米复合粒子工艺关键参数的影响。

1. 数据库设计说明

(1)项目环境

1)硬件环境:处理器,Intel(R) Pentium(R)Dual CPU 2.66 GHz;内存,2.00 GB;系统类型,32 位操作系统。

2)软件环境:Windows XP、Access2003。

(2)数据库结构设计:向中药复杂体系微钠米复合粒子信息系统主要包括表征参数信息、复合工艺参数信息、粒子体外雾化沉积性能信息、复合过程工艺参数特征量信息、物料(母粒与包覆层)体系物理化学特征信息、中药复合粒子母粒与包覆层的主要化学组成信息和主要生物药剂学参数信息。

中药复杂体系微钠米复合粒子设计与制备工艺小型数据库参数构成见表13-4。主要由 X 集(粒子复合工艺参数)、Y 集(粒子化学组成、表征参数等)和 Z 集(粒子吸入性能参数)三大类组成。

表 13-4 中药复杂体系微钠米复合粒子设计与制备工艺小型数据库参数构成

X 集		Y 集		Z 集	
X_1	进口温度(℃)	Y_1	粒径分布	Z_1	排空率(%)
X_2	雾化压力(L/h)	Y_2	SPAN 值	Z_2	各级药物沉积百分量(%)
X_3	喷雾速度(mL/min)	Y_3	样品得率(%)	Z_3	有效细粉分布比例(%)
X_4	抽气速度(%)	Y_4	人参皂苷 Rb_1 含量(%)		
		Y_5	丹参酮 II_A 含量(%)		
		Y_6	样品吸湿性$(w/w)\%$		
		Y_7	粒子间黏附力(nN)		
		Y_8	比表面积(m^2/g)		
		Y_9	粉末透气性(mbar)		

不同物料体系的三七总皂苷–丹参酮 II_A 复合粒子分别记作 A、B、C、D、E、F、G 等。

（3）交互界面设计：因篇幅过大，且与本章内容相关性不高，有关数据库的实体图结构、数据库逻辑结构设计等内容略，数据库交互界面设计如下。

窗体作为 Access2003 数据库的重要组成部分，是联系数据库与用户的桥梁。窗体提供了输入和维护表中数据的方式，我们可以用每次一个记录的方式浏览数据。通过使用窗体，可以使数据库中的数据更直观、更加人性化地显示在数据库用户面前。本数据库中创建了主窗体、数据录入、查询与分析等 40 余个窗体。

由于系统的功能模块较多，但大多数界面功能相似，如具有添加、删除、保存、查询、上一条、下一条、第一条记录、最后一条记录查询数据等功能，在这里只从中挑选几个具有代表性的界面进行简单的介绍。

1）主窗体：通过该窗体(图 13-14)可以进入数据录入和查询与分析两个主要窗体进行相关操作，如操作完毕，可选择"退出"按钮关闭主窗体。

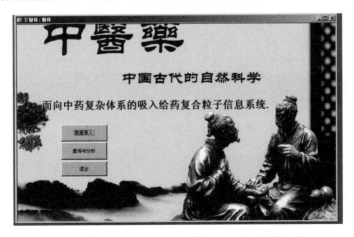

图 13-14 数据库主窗体

2) 数据录入窗体: 为多张表基本信息的输入主窗体(图 13 - 15),通过该窗体可以进入 8 个子窗体进行相关信息添加、删除、保存及查询(包括下一条记录、前一条记录、第一条记录和最后一条记录)。

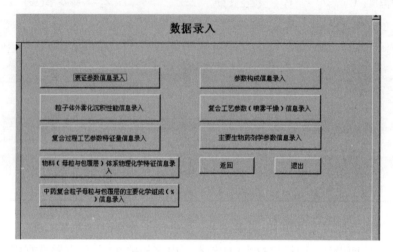

图 13 - 15　数据录入窗体

3) 查询与分析主窗体: 为了便于对数据库中的数据进行多元回归分析的查询使用,设计了查询与分析主窗体(图 13 - 16)。

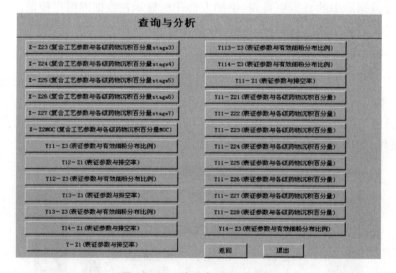

图 13 - 16　查询与分析主窗体

2. 数据分析　根据本数据集的特点,通过采用 STATISTICA 软件中的多重线性回归分析方法,对于各变量(主要为 X-Z、Y-Z)之间的相关性进行了全面的分析。

(1) 数据分析过程案例: 以"X-Z_2(复合工艺参数与各级药物沉积百分量 stage2)"对应分析过程为例,有关 X 与 Z_2 数据见表 13 - 5。

表 13 - 5　X-Z_2(复合工艺参数与各级药物沉积百分量 stage2)

	X_1	X_2	X_3	X_4	Z_2
A	120	670	1.8	90	2.908 663
B	110	670	1.8	90	2.797 023
C	120	670	1.8	90	3.496 048
D	130	670	1.8	90	3.682 55
E	110	670	1.8	90	2.455 536
F	120	670	1.8	90	2.766 264
G	130	670	1.8	90	3.045 871

X-Z_2回归系数及其显著性见图 13 - 17。其中变量 2 对相关性贡献显著(它的 95%置信区间没有包含 0),变量 2 代表雾化压力,其回归系数为负数,说明雾化压力增加越小,药物沉积百分量越高。X-Z_2回归方程对原数据拟合情况见图 13 - 18。决定系数 R^2 = 0.999 9,修正决定系数 R^2 = 0.999 9,说明拟合度非常高。

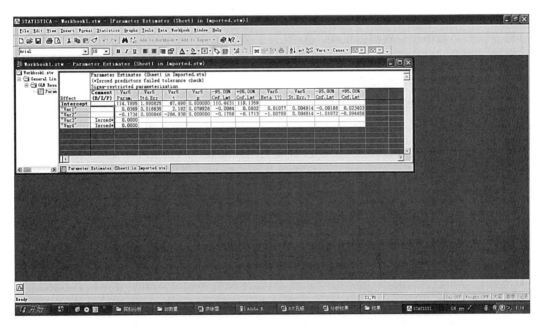

图 13 - 17　X-Z_2(复合工艺参数与药物沉积百分量 stage2)回归系数及其显著性

鉴于篇幅所限,其他分析过程略,有关图表等分析过程不一一赘述。

(2) X 集与 Z 集之间的对应分析小结: ① 复合工艺参数(喷雾干燥)的各项参数与排空率相关性较弱,由于拟合度不高,实验不能完全反映复合工艺参数(喷雾干燥)的各项参数与排空率相关性。② 复合工艺参数(喷雾干燥)的各项参数与各级药物沉积百分量相关性很高,特别是雾化压力与各级药物沉积相关性高,雾化压力较小时,各级的药物沉

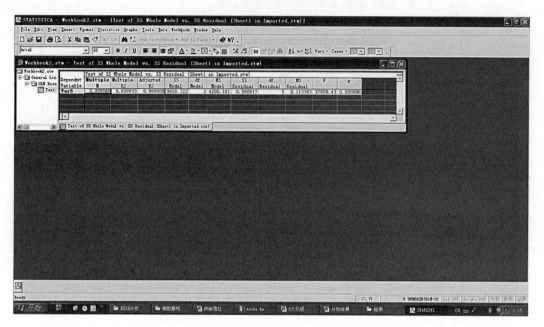

图 13-18　X-Z₂(复合工艺参数与药物沉积百分量 stage2)回归方程对原数据拟合情况

积量都会上升。在 stage4 和 stage5 时,进口温度与药物沉积反映出较高相关性,以上结论在修正回归系数中也能够得以反映。③ 复合工艺参数(喷雾干燥)的各项参数与有效细粉分布比例相关性很高,其中雾化压力作为主要影响因素,当雾化压力较小时,有效细粉分布比例会上升。实验的拟合度也非常好。

(3) Y 集与 Z 集之间的对应分析小结: ① 表征参数的各项指标与排空率相关性不高,不同粒径分布及不同样品吸湿性都不能反映出与排空率的高相关性,由于表征参数中部分指标数据的缺失,实验的拟合度不高,也不能完全反映出表征参数的各项指标与排空率相关性。② 在粒径分布较小时,表征参数各项指标与各级药物沉积百分量有一定相关性,当各级药物沉积百分量在 stage4 和 stage5 时相关性较高,样品得率增加越大,各级药物沉积百分量越高。③ 表征参数各项指标与有效细粉分布比例有较大相关性,当粒径分布较小,且样品吸湿性也较小时,两者相关性较大,其中粒径分布变小,有效细粉分布比例越高,而样品得率、丹参酮 II_A 含量和样品吸湿性增加越大,有效细粉分布比例越高。④ 当粒径分布较大,样品吸湿性也较大时,只有样品得率与有效细粉分布比例相关性较高,样品得率增加越大,有效细粉分布比例越高。但当粒径分布适中,而样品吸湿性较大时,两者相关性也较高,其中粒径分布增加越小,有效细粉分布比例越高,而样品得率、丹参酮 II_A 含量和样品吸湿性增加越大,有效细粉分布比例越高。

综合上述数据挖掘分析,并参照本章第二节有关"喷雾干燥工艺参数与中药复杂体系微纳米复合粒子结构的相关性——以三七总皂苷-丹参酮 II_A 复合粒子为例"研究结果,本研究选择以乙醇-丙酮体积比 9:1 为溶剂系统,110℃的进口温度条件,所制得的粗糙粒子具有低的黏附力、表面能量、中空的内部结构以及较好的雾化沉积性能。该工艺制备样品的生物药剂学表现亦令人满意(详见第十章)。

3. 本研究的意义　由于中药物料的特殊性等诸多因素的制约,中药制药工程理论研究和工艺技术的应用还处于粗放式的初级阶段,如中药水提液作为中药制药过程的重要"中间体",其生产过程中所涉及的流体力学过程、传热过程、传质过程的基本理论及工艺流程和生产装置至今尚处于套用相关领域学科知识的阶段。目前中药工程设计中,因缺乏基本的中药物性数据(如不同中药物料的密度、黏度、表面张力、导热系数、扩散系数等),往往需要凭经验或采用经验方式估算,甚至用相近物质的物性代替。其结果必然导致工艺技术选择或设计的"失真"甚至失败,从而使中药生产的规范化、现代化难以付诸实践。

因而上述所建立的表征参数检测-工艺过程参数筛选-目标产物性能优化中药复方工艺研究思路与方法,进一步丰富和完善了中药工程学物性数据库,为开展中药复杂体系微纳米复合粒子及相关微粉技术应用系统优化设计提供依据,为创制与国际同步的具有自主知识产权的中药复方干粉吸入剂奠定基础。并进一步拓宽材料学与计算机技术在中药领域的应用,丰富粉体材料学与计算机化学理论,探索复杂体系物理化学新方法。对制定和完善中药生产工艺标准规范,提升中药工业整体工程技术水平具有重要示范作用。

与此同时,由于中药体系化学组成及其物理化学性质的复杂性,除本研究目前所创建的粒子间黏附力、比表面积及表面能等表征指标外,是否还有其他重要参数能反映中药物质在复合过程的流变学特征、表面化学性质等,仍需要进一步考察研究;中药复杂体系微纳米复合粒子设计与制备工艺小型数据库还需要进一步完善、充实、改进。目前存在的主要不足:① 工艺参数变量等在用熵法、投票法、超多面体法筛选变量方法得到的结论不够稳定。② 尚需要针对不同实验体系的粒子复合工艺过程,进行半定量模型的拟合,改进支持向量机算法,研究核函数及其参数对"中药复杂体系微纳米复合粒子设计与制备工艺"复杂体系数据定性和定量建模的影响。

参考文献

［ 1 ］ BIVAS-BENITA M, ROMEIJN S, JUNGINGER H E, et al. PLGA-PEI nanoparticles for gene delivery to pulmonary epithelium.European Journal of Pharmaceutics and Biopharmaceutics, 2004, 58(1): 1 - 6.

［ 2 ］ CARSTENSEN J T, FRANCHINI M. The use of fractal geometry in pharmaceutical systems. Drug Dev Ind Pharm, 1993, 19(1 - 2): 85 - 100.

［ 3 ］ 向大雄,贺伏元,桑商斌,等.表征中药浸膏粉体特征的参数体系的建立及其在中药固体制剂质量评价中的意义//中华中医药学会中成药学术研讨会论文集.北京,2005: 569 - 572.

［ 4 ］ 刘璐.中药二类新药有效部位及有效部位群开发现状及思考.中药新药与临床药理,2000,11(6): 323 - 325.

［ 5 ］ 施朝晟,刘雪松,陈勇,等.一种丹参提取过程终点快速判断方法.中国药学杂志,2006,41(23): 1771 - 1774.

［ 6 ］ 龚益飞,刘雪松,章顺楠,等.近红外光谱在线判断滴丸料液混合终点.中国药学杂志,2007,42(7): 509 - 511.

［ 7 ］ 田莹,赵洁,瞿海斌.基于近红外光谱技术的银杏叶滴丸熔融物料混合过程监测方法的开发.中草药,2023,54(13): 4137 - 4233.

［8］钟文蔚,黎万钰,丁菲,等.基于中药水提液浓缩过程溶液环境特征参数相关性的瞬时能耗计算方法探索:以玉屏风散水提液为例.中草药,2021,52(7):1937-1944.

［9］贺福元,周宏灏,罗杰英,等.HPLC测定中药成分溶度参数的理论与实验研究.中国中药杂志,2008,33(6):642-648.

［10］郭立玮,付廷明,李玲娟.面向中药复杂体系的陶瓷膜污染机理研究思路与方法.膜科学与技术,2009,29(1):1-7.

［11］郭立玮,刘菊妍,钟文蔚.中药制药分离过程:工程原理与技术应用.北京:科学出版社,2023.

［12］桑文锋.数据驱动——从方法到实践.北京:电子工业出版社,2018.

［13］阿尔贝托·博斯凯蒂,卢卡·马萨罗.数据科学导论:Python语言实现.于俊伟,靳小波,译.北京:机械工业出版社,2017.

［14］王华美.“三七总皂苷-丹参酮 II_A ”复合粒子的优化设计及其肺部给药吸收、分布特性研究.南京:南京中医药大学,2013.

［15］KIM E H J, CHEN X D, PEARCE D. On the mechanisms of surface formation and the surface composition of industrial powders. Drying Technology, 2003, 21(2): 265-278.

［16］MILLQVIST-FUREBY A, ELOFSSON U, BERGENSTAHL B. Surface composition of spray-dried milk protein-stabilised in relation to preheat treatment of protient. Colloids surf B Biointerfaces, 2001, 21(1-3): 47-58.

［17］NIJDAM J J, LANGRISH T A G. The effect of surface composition on the functional properties of milk powders. J Food Eng, 2006, 77(4): 919-925.

［18］CHEN X D, HARVINDER S, MARK N. Theoretical probing of the phenomenon of the formation of the outermost surface layer of a multi-component particle, and the surface chemical composition after the rapid removal of water in spray drying. Chemical Engineering Science, 2011, 66(24): 6375-6384.

［19］桂卉,严航,李静,等.乙肝宁水提取物中糖类成分吸湿性考察.中国实验方剂学杂志,2012,18(14):32-35.

［20］孙蔚榕,韩亮,鲍元兴.低聚糖的纳滤分离技术.无锡轻工大学学报,2002,21(6):574-578.

［21］刘旭红,陶锐,赖新生,等.高纯度低聚果糖的多级膜分离纯化方法:CN102618599B.2014-02-05.

［22］李博,张连军,郭立玮,等.基于溶液环境调节理论的黄连解毒汤陶瓷膜微滤过程的预处理研究.中国中药杂志,2014,38(1):1-6.

［23］李博,张连军,郭立玮.预处理对黄连解毒汤综合模拟体系陶瓷膜微滤过程的研究.中草药,2013,44(22):3147-3153.

［24］VEHRING R. Pharmaceutical particle engineering via spray drying. Pharm Res, 2008, 25(5): 999-1022.

［25］ELVERSSON J, MILLQVIST-FUREBY. In situ coating-an approach for particle modification and encapsulation of proteins during spray-drying. Int J Pharm, 2006, 323(1-2): 52-63.

［26］王华美,付廷明,郭立玮.喷雾干燥法制备面向粉雾剂的三七总皂苷-丹参酮 II_A 复合粒子及其表征.2013,38(4):559-563.

［27］冯端,师昌绪,刘治国.材料科学导论——融贯的论述.北京:化学工业出版社,2002.

［28］梁文平,杨俊林,陈拥军,等.新世纪的物理化学——学科前沿与展望.北京:科学出版社,2004.

［29］王宇华,李堂军,丁黎黎.复杂大系统评价理论与技术.济南:山东大学出版社,2010.

［30］艾伦·雷普克,里克·斯佐斯塔克.如何进行跨学科研究.傅存良,译.北京:北京大学出版社,2021.

第十四章

其他的微纳米粒分散药物制剂

第一节 脂肪乳、脂微球及磷脂复合物白蛋白纳米粒 / 423

第二节 中药聚合物纳米粒 / 428

第三节 基于"药辅合一"理念的中药纳米乳递药系统的构建、表征及评价 / 433

第四节 超分子化学体系视角下的甘草和合黄连"性-味-效"物质基础探讨 / 438

第十四章

其他的微纳米粒分散药物制剂

第一节　脂肪乳、脂微球及磷脂复合物白蛋白纳米粒

一、脂肪乳

　　脂肪在医药行业的应用已有数个世纪,15 世纪时人们就尝试通过皮下或静脉注射橄榄油的方式提供能量,但易造成脂肪栓塞,被迫放弃。直到 1962 年,瑞典医师、营养研究员 Arvid Wretlind 用蛋黄磷脂和大豆油制成脂肪乳,并证明了其安全有效,于 1972 年获得 FDA 批准使用,为脂肪乳的发展奠定了基础。1974 年,Solassol 又提出"三合一"的输注方法,至此脂肪乳成为肠外营养的重要组成部分,结束了几十年来以高渗葡萄糖为非蛋白质能量的静脉营养的旧时代。经过近半个世纪的发展,脂肪乳经历了长链脂肪乳、中/长链脂肪乳、结构脂肪乳、鱼油脂肪乳、橄榄油脂肪乳及 SMOF 脂肪乳(全合一脂肪乳)的发展历程,脂肪乳代谢特点的不同决定了其临床应用的不同。

　　脂肪乳按照临床用途分为营养型脂肪乳和载药型脂肪乳。脂肪乳自身毒性小,因此能够降低药物毒性或刺激性、降低血管刺激性和炎症反应,同时脂肪乳在体内具有一定的被动靶向性,能够增强药物的治疗效果,为难溶性药物优选载体,在细胞靶向和中药制剂的研究中呈现出独特的优势。脂肪乳作为药物载体的研究日趋广泛,被大量应用于静脉注射、口服、眼部、肺部和鼻腔给药等方面,其中眼部、肺部、鼻腔给药是近年来的研究热点。目前,已有多种中药脂肪乳上市,如用于抗癌治疗的薏苡仁油、鸦胆子油、紫杉醇脂肪乳等,临床疗效显著。为进一步提高脂肪乳的稳定性、扩大载药范围、开发新型乳化剂,近年来进行了诸多卓有成效的研究,推动了载药脂肪乳的发展。

　　两步乳化法是常用的载药脂肪乳制备方法,是指在加热辅助下将药物和乳化剂溶解或分散于油相,水溶性成分溶于水相,通过高速乳化器将两相混合并分散制得粗乳,后经高压均质机或微射流机乳化得终乳,调 pH,滤过,最后高压灭菌即得脂肪乳。所有操作均需要在氮气流保护下进行,其中均质过程是整个工艺中决定最终乳剂质量的关键步骤。广州白云山汉方现代药业有限公司罗明琍等采用乳化剂用量、乳化温度及时间、均质压力、均质次数及加速实验等研究方法对亚麻籽油脂肪乳制备工艺及稳定性进行了研究,确定了亚麻籽油脂肪乳的优化工艺参数,制备出高稳定性的亚麻籽油脂肪乳。研究表明,均

质压力越大,制剂的粒径越小,PDI 的变化相对越小。但均质压力太大,会增加粒径分布宽度,使脂肪乳更不稳定。此外,从理论上来讲,均质次数越多,所得制剂的粒径会越小。但均质过程会产生热量,均质次数过多,则会导致微粒聚集。研究证明均质次数越多,制剂的粒径越小,PDI 的变化相对越小,但均质次数太多会导致生产成本过高。此外,依据药物性质的不同,冷冻干燥法、喷雾干燥法、减压蒸馏法等干乳制备技术、SolEmul 技术、自乳化乳剂制备技术也常用于载药脂肪乳的制备。

目前已研制出诸多疗效显著的中药静脉注射乳剂,具有使用方便、稳定性好、生物利用度高等特点。上市的康莱特、鸦胆子乳和莪术油等中药脂肪乳注射剂在国内临床实践中已应用了 10 年以上,治疗效果良好。唐斌斌等在连翘萜烯脂肪乳制备工艺研究中,以高压乳匀法制得脂肪乳,其粒径均匀,并通过急性毒性试验测得萜烯类挥发油的 LD_{50} 为 4.2~5.7 mL/kg,而萜烯类脂肪乳的 LD_{50} 为 6.8~7.6 mL/kg,证明连翘萜烯制成脂肪乳后毒性有所降低。有研究者以多西紫杉醇为模型药物制备了静脉注射用脂肪乳,通过药代动力学研究证明,与多西他赛注射液相比其体内分布和体内外相关性均未改变,但生物利用度显著提高,同时通过长期毒性试验证明不良反应明显降低,且可以逆转。中医药是中华民族的瑰宝,我国有非常丰富的中医药资源,很多中医药均含一定量的植物油或芳香油,如苏子油、香薰油、藿香油、川芎油、当归油、黑加仑油等,相信从这些中医药中一定可以开发出更多具有治疗作用的新型脂肪乳产品,促进我国传统中药制剂的发展。

二、脂微球

脂微球是以植物油为基质,外包以磷脂的纳米球,以油相、乳化剂、水相制成粒径为 100~200 nm 的、稳定的水包油(O/W)分散体系,也被称为亚微乳。药物可包封于油相和磷脂界面膜中,该载药系统要求药物脂溶性较强,或被包裹药物到达靶部位后,能迅速、及时地转化为活性物质,发挥疗效,且在到达靶部位前,很少发生泄漏释药。

脂微球的制备方法有以下 3 种:

1. 两步高压匀质法　药物和(或)乳化剂溶于水相或油相中,将水相及油相加热到适宜温度后,在高速搅拌下制得粗乳,随后将粗乳冷却到 20℃ 以下,再用两步高压乳匀机或微射流机乳化,调节 pH 到 7~8,过 0.45 μm 滤膜除去粗乳滴及碎片,最后热压灭菌,即得细分散的亚微乳。若药物或其他成分易于氧化,则上述各步骤都应在氮气流条件下进行;若药物对热不稳定,则可采用无菌操作。这是一种应用最广的常规制乳方法。

2. SolEmul 技术　穆勒(Muller)教授研发的 SolEmul 技术,将难溶性药物以微粉或纳米晶体表面活性剂溶液的形式加入空白乳剂中,经过多次高压均质作用,通过微粉化或纳米技术来增大药物晶体的表面积,抑或通过高速剪切、搅拌作用使药物晶体溶解于磷脂中,可以提高难溶性药物的包封率。

3. 复合物-高压匀质联用技术　为油相或水相溶解性均不好的药物提供解决方案。首先,以药物与乳化剂磷脂制备磷脂复合物,增强药物的亲脂性,将药物复合物溶解于油相中制备粗乳,再经高压匀质技术制备亚微乳。该技术主要通过改善药物的油水分配性质,从而使药物主要分布于磷脂膜或油相中,提高药物的包封率和乳剂的稳定性。岳鹏飞等以栀子苷为模型药,运用此法制备的亚微乳注射剂包封率为 72.56%,平均粒径为 258.2 nm,*PDI* 值为 0.243,理化性质稳定。

脂微球作为一种新型药物转运系统,具有独特的优势,可选择性蓄积于炎症及肿瘤部位,将治疗药物最大限度地运送到靶区,使治疗药物在靶区浓度超出传统制剂的数倍甚至数百倍,治疗效果明显;同时,药物在正常组织分布量极少,药物的毒副作用明显减轻,从而达到高效低毒的效果。前列地尔脂微球载体制剂是将前列地尔药物溶于大豆油中,经卵磷脂乳化分散于水相后制成的脂质乳剂,该制剂的优点是制备工艺简单、药物包封率高、给药方便、药物安全性及稳定性好、易于分布到受损血管部位的靶向特性、降低药物对血管的刺激作用。氟比洛芬酯注射液是一种新型非类固醇消炎镇痛药,由脂微球和其所包裹的氟比洛芬酯组成。脂微球对其所包裹的药物具有靶向性,控制包裹药物的释放,更易于跨越细胞膜,从而促进药物吸收,进一步缩短起效时间。氟比洛芬酯注射液已用于围手术期镇痛和癌性镇痛等。

三、磷脂复合物白蛋白纳米粒

1. 磷脂复合物白蛋白纳米粒技术概述　　磷脂复合物白蛋白纳米粒是一种新型二元给药系统,能够提高药物的水溶性、脂溶性及体外溶出和体内吸收。磷脂和白蛋白均属于食品级辅料,磷脂是人体细胞膜的重要组成成分,可提高药物与机体内胃肠道黏膜的生物相容性与亲和力,增加渗透性和滞留效应。特别是天然磷脂,能够直接从大豆或蛋黄中提取,生物安全性良好。白蛋白属于高度水溶性蛋白质,空间上具有网状结构和疏水区域,且携带多种药物结合位点,便于包载疏水性药物,具备提高药物溶解度的独特优势。通常来自牛血清、人血清或通过重组技术中获得,其中牛血清白蛋白(BSA)凭借丰富性、低成本、易纯化等特性被制药行业广泛接受。将药效成分制备成磷脂复合物白蛋白纳米粒,可提高药物的功效。

2. 中药药效成分磷脂复合物白蛋白纳米粒的构建及其肠吸收研究[1]　　本部分以二氢黄酮醇类中药药效成分花旗松素为例,介绍磷脂复合物白蛋白纳米粒在中医药领域的应用。

花旗松素(taxifolin,TAX)又名二氢槲皮素、紫杉叶素,是一种二氢黄酮醇类化合物,为国家卫生健康委员会于 2021 年批准的新食品原料;广泛存在于水飞蓟、落叶松、土茯苓和黄杞叶等 50 多种植物体内。TAX 具备抗氧化、抗病毒、抗炎、抗肿瘤等多种生物学活性,美国、俄罗斯、日本等国家以 TAX 为原料已开发出多种药用、食用产品。但该成分水溶性低、脂溶性差、肠道渗透性差,导致口服吸收受限,从而影响临床疗效,限制其开发应用。现代研究虽开发了多种新型给药制剂(包括脂质体、纳米粒、包合物等)来用于增强TAX 的溶解度,然而,仅提高其溶解度没有改善其渗透性,仍不能满足其功效的充分发挥。文献报道将 TAX 载入磷脂复合物白蛋白纳米粒中,构成花旗松素磷脂复合物白蛋白纳米粒(TAX－PC/BSA－NP),并通过大鼠在体单向肠灌流模型来评价 TAX－PC/BSA－NP 的肠道吸收特性,为磷脂复合物白蛋白纳米粒制剂的研发和应用提供参考。

（1）TAX-PC/BSA-NP 的制备：将药效成分——磷脂复合物载入白蛋白纳米粒中可有多种方法，包括去溶剂化法、纳米沉淀法、热凝胶法、喷雾干燥法、自组装法、新型白蛋白纳米粒制备技术（Nab™技术）等。经考察、综合多种制备方法优缺点，Nab™技术优势较突出：得到的纳米粒粒径小、不需要表面活性剂参与，同时可规避高温对脂质类制剂的氧化影响、对蛋白性质具保护作用等。其原因在于 Nab™技术利用了白蛋白的结构特点，通过高剪切力下的气穴空化效应产生的超氧化物离子，通过氧化巯基残基或断裂二硫键，围绕 TAX 交联搭建新的二硫键，形成聚合物壳体。目前，Nab™技术在白蛋白纳米粒的制备当中已获得广泛认可。

1）花旗松素磷脂复合物（TAX-PC）的制备：采用溶剂挥发法制备 TAX-PC。将适量 TAX 和大豆卵磷脂（PC）溶于有机溶剂，恒温磁力搅拌一段时间后，旋转蒸发除去有机溶剂，然后加入适量二氯甲烷复溶，抽滤，减压干燥，即得 TAX-PC。

2）制备 TAX-PC/BSA-NP 的工艺条件：采用 Nab™技术制备 TAX-PC/BSA-NP。取 TAX-PC 以二氯甲烷溶解，得油相；取处方量的 BSA 加入纯水溶解，得水相；将油、水两相混合，采用超声波细胞粉碎仪超声一定时间，旋转蒸发去除有机溶剂，即得 TAX-PC/BSA-NP。

（2）TAX-PC/BSA-NP 的表征：有关表征结果如下。

1）透射电镜下观察可见，空白纳米粒和载药纳米粒（TAX-PC/BSA-NP）均为形态规整的类球形，且无粘连聚集现象。

2）动态光散射仪测定其粒径、Zeta 电位以及 PDI 结果显示，空白 PC/BSA-NP 的平均粒径为（158.0±1.55）nm、PDI 值为 0.190±0.01、Zeta 电位为（-32.6±0.35）mV，TAX-PC/BSA-NP 的平均粒径为（184.9±0.98）nm、PDI 值为 0.275±0.01 及 Zeta 电位为（-36.6±0.53）mV。

3）差示扫描量热分析发现，大豆卵磷脂在 129.17℃ 和 180.17℃ 条件下各存在 2 个低强度、宽吸热峰，表明磷脂极性区域的熔化。TAX-PC 中 TAX 的熔点峰明显消失，而在 174.50℃ 和 253.83℃ 存在两处低强度吸热峰，显示了药物的非晶化。说明 TAX 与大豆卵磷脂之间存在诸如氢键作用或范德瓦耳斯力等弱分子间相互作用，使两者结合形成磷脂复合物。BSA 的熔点峰分别为 94.31℃、220.50℃，TAX 在 231.25℃ 处有一强吸热峰，物理混合物基本显示出上述物质的典型吸热峰。而 TAX-PC/BSA-NP 冻干粉的差示扫描量热曲线中，TAX 的熔点峰被掩盖，且出现一处新的大宽峰，峰值为 78.83℃，表明了 TAX-PC/BSA-NP 的形成。

4）傅里叶变换红外光谱分析表明，物理混合物展现了物质的单纯加和性；TAX 中，3 549.02 cm⁻¹ 和 3 402.43 cm⁻¹ 属于—OH 吸收特征峰；大豆卵磷脂中，2 924.08 cm⁻¹ 和 2 852.71 cm⁻¹ 为脂肪酸酯—CH₂—的不对称振动吸收峰，1 230.58 cm⁻¹ 和 1 058.91 cm⁻¹ 为大豆卵磷脂的 P═O 基团的伸缩振动峰。TAX-PC 的—OH 峰明显消失，并在 3 404.36 cm⁻¹ 处显示一大宽峰，可能是大豆卵磷脂的 P═O 基团与 TAX 的—OH 结合，致使—OH 峰变弱，并与大豆卵磷脂的 3 396.64 cm⁻¹ 附近的宽峰相重叠。因此推测 TAX 与磷脂分子间可能通过氢键作用形成了 TAX-PC。载药后的 TAX-PC/BSA-NP 中 TAX 的羟基酚吸收峰(3 549.02 cm⁻¹、3 402.43 cm⁻¹)、苯环骨架峰(1 585.48 cm⁻¹)被掩盖,药物吸收特征峰消失,说明 TAX 被包裹在纳米粒中。

5)X 射线衍射分析结果:TAX 存在明显的晶体衍射峰,表明 TAX 是以结晶型存在的物质。物理混合物中 TAX 晶体衍射峰仍然存在,而 TAX‑PC 中,TAX 已由结晶型转为无定型,表明 TAX 与大豆卵磷脂结合形成了磷脂复合物。随着白蛋白纳米粒的进一步包封,物质依然显示无固定形态,此形态有利于改善 TAX 的溶解度和释放速率。

(3)理化性质测定:表观油水分配系数(Log P)计算结果显示,TAX‑PC/BSA‑NP 在 TAX‑PC 的基础上,进一步提高了 TAX 的平衡溶解度,在水、pH 1.2 盐酸溶液、pH 6.8 的 PBS 中分别提高了 38.48 倍、32.72 倍、48.31 倍。磷脂与药物结合,能够提高药物通过富含脂质的生物膜的能力,TAX‑PC 明显提高了 TAX 的油水分配情况,而经过白蛋白纳米粒进一步包封后,其 Log P 值与磷脂复合物基本持平,仍适宜于药物吸收(Log P>1),侧面证明磷脂的两亲性在 TAX‑PC/BSA‑NP 形成后得到保留,白蛋白纳米粒包封磷脂复合物,磷脂的两条长脂肪链不参与该过程,仍然能够自由转动,形成亲脂外观。

(4)稳定性考察:采用储存稳定性和氧化指数指标对 TAX‑PC/BSA‑NP 进行考察。

1)储存稳定性:TAX‑PC/BSA‑NP 经 4℃和室温条件下分别储存 3 个月后各项指标变化程度均在可控范围,损伤较小,表明纳米粒冻干粉的储存稳定性良好,同时各指标结果均提示,纳米粒在 4℃条件下储存优于室温,提示 TAX‑PC/BSA‑NP 冻干粉应在 4℃条件下储存。

2)氧化指数(oxygenation index, OI):取 TAX‑PC/BSA‑NP 溶于无水乙醇形成澄明溶液,分别测定其在波长 233 nm 及 215 nm 的吸光度,计算 OI,3 批 TAX‑PC/BSA‑NP 的 OI 值分别为 0.179、0.179、0.181,均在 0.2 以下,符合脂质微粒制剂氧化程度。

(5)TAX‑PC/BSA‑NP 的生物药剂学特性:有关生物药剂学研究结果如下。

1)体外模拟消化释放:经 2 h 胃部消化,TAX、TAX‑PC、TAX‑PC/BSA‑NP 累积释放率分别为(20.56±0.35)%、(18.89±0.37)%、(11.21±0.65)%,胃部消化率均在 25% 以下,药物在胃部的吸收强度较低。转移至肠道消化环境模拟消化时(共 4 h),TAX、TAX‑PC、TAX‑PC/BSA‑NP 的肠道消化释放明显增强,TAX、TAX‑PC、TAX‑PC/BSA‑NP 最终累积释放率可达(48.26±0.71)%、(71.86±1.83)%、(82.73±0.62)%。因此认为,TAX 主要消化部位为肠道。体外模拟消化释放过程中,TAX‑PC/BSA‑NP 的胃部累积释放率明显低于 TAX,造成这种差异的原因可能是 TAX 经磷脂、BSA 双层载体包封,在一定程度上维持了纳米粒结构的稳定性;经胃蛋白酶的消化作用后,部分 BSA 需要逐步分解,TAX 才能缓慢释放。因此在胃部消化阶段,TAX‑PC/BSA‑NP 能够减缓 TAX 的释放,利于肠道对药物的吸收和利用。而在肠道消化环境模拟消化时,TAX‑PC/BSA‑NP 吸收状况明显优于 TAX、TAX‑PC,BSA 需要经胰蛋白酶水解,胆盐辅助氧化分解,使纳米粒的结构被破坏,药物快速释放,而磷脂等脂类物质的存在,也能够加速肠道消化。因此认为,TAX 主要消化部位为肠道,TAX‑PC/BSA‑NP 在一定程度上减少了药物在胃部吸收并增强了药物肠道定位释放,有效提高了 TAX 的吸收状况。

2）大鼠在体肠吸收实验：含药肠灌流液肠壁物理吸附实验结果表明，2 h 内 TAX 在十二指肠、空肠、回肠和结肠的剩余率分别为（99.16±1.46）%、（99.94±1.68）%、（99.82±0.58）%、（99.85±0.98）%，肠壁对 TAX 基本无吸附作用，对吸收测定无影响。

各肠段吸收情况：为了更好模拟体内肠道环境，采用大鼠在体单向肠灌流模型，比较不同剂型对 TAX 肠道吸收的改善状况。结果表明，TAX 在大鼠各肠段均有吸收，制备成 TAX－PC/BSA－NP 后，药物在各肠段的吸收均显著提高（$P<0.05$ 或 $P<0.01$），TAX－PC/BSA－NP 相较 TAX，吸收速率常数 K_a 在十二指肠、空肠、回肠、结肠分别提高 2.02 倍、2.26 倍、2.35 倍、1.81 倍，表观渗透系数 P_{app} 分别提高 3.58 倍、4.03 倍、4.04 倍、2.12 倍，说明 TAX－PC/BSA－NP 能够改善药物在体肠吸收状况，可为 TAX 新剂型的研发和临床合理应用提供新的选择。

第二节　中药聚合物纳米粒

将难溶性药物制备成纳米粒，可提高其生物利用度及药效等，因而在药物制剂新技术研究中占据重要的地位。与脂质纳米粒相比，聚合物纳米粒具有更高的包封率及结构稳定性，且可通过结构修饰赋予纳米粒更多功能，因而具有更高的生物利用度及药效。甲氧基聚乙二醇-聚乳酸-羟基乙酸共聚物［methoxy poly（ethylene glycol）-poly（lactic-co-glycolic acid），mPEG－PLGA］是一种两亲性嵌段共聚物，具有良好的生物相容性，作为一种优良的药物载体被广泛用于医药研发领域。有文献报道，供口服或注射给药的 mPEG－PLGA 纳米粒[2,3]可有效解决难溶性药物溶解度和溶出度低的问题，提高药物生物利用度及疗效。本部分以白屈菜红碱-甲氧基聚乙二醇-聚乳酸-羟基乙酸纳米粒（chelerythrine-mPEG－PLGA-nanoparticles，Che-mPEG－PLGA－NP）为例，介绍中药聚合物纳米粒[4]。

一、Che－mPEG－PLGA－NP 的制备

白屈菜红碱（chelerythrine，Che）属于异喹啉类苯并菲啶型生物碱，主要存在于白屈菜、博落回等中药植物根茎中，具有抗肿瘤、镇痛、改善肝功能、消炎、抑菌等活性，且毒性极低。有研究结果显示[5]，Che 可通过调节新型冠状病毒（SARS-CoV-2）感染的关键信号通路，防止过度炎症性免疫反应，且其独特的抗病毒机制，使其非常有潜力成为治疗新型冠状病毒感染的候选药物之一，具有较高开发价值。Che 在 25℃ 下水中溶解度为（91.28±0.31）μg/mL，半衰期为（2.49±0.49）h，存在一定的首过效应，因此口服吸收生物利用度较低（仅为 13.29%），这使其临床应用受到较大限制。

取 60 mg 的 Che 和处方量的 mPEG－PLGA 溶于 15 mL 丙酮，超声溶解，得有机相。配制一定浓度含有乳化剂的水溶液作为水相，在磁力搅拌速率为 850 r/min 条件下将有机相逐滴滴加至水相中，滴毕后继续磁力搅拌 15 min。将混悬液置于 45℃ 水浴中减压旋蒸 25 min，以除尽有机溶剂，在一定功率下超声一定时间，过 0.45 μm 水相微孔滤膜，补加蒸馏水至初始水相体积，即得 Che－mPEG－PLGA－NP 混悬液。空白 mPEG－PLGA－NP

同法制备(不加 Che)。

单因素试验结果显示,mPEG - PLGA 用量、油水相体积比和泊洛沙姆 188 用量对 Che - mPEG - PLGA - NP 各项指标影响较大,故在 Box-Behnken 法试验中,分别作为自变量 X_1、X_2、X_3。对纳米制剂来讲,包封率和载药量是重要参数,故将其作为考察指标;纳米粒粒径大小可能影响制剂的生物利用度,因而也选为考察指标。为更直观地评价,将包封率、载药量和粒径转化为总评归一值(overall desirability, OD),相关实验结果见下文内容。

二、包封率、载药量、粒径及 ζ 电位的测定

1. 包封率和载药量的测定　取 Che - mPEG - PLGA - NP 混悬液 1 mL 至超滤管中,于低温(4℃)条件下 10 000 r/min 离心(离心半径 4 cm)30 min,取外管中的续滤液进行 HPLC 测定游离 Che 质量浓度,计算 Che 含量($m_{游离}$)。HPLC 测定 Che 总质量浓度,并计算总量($m_{总}$)。精密量取 5 mL 纳米粒混悬液置于干燥至恒定质量的称量瓶中,预冻后冷冻干燥,称定质量(m_0),计算包封率和载药量。按照第八章公式(式 8 - 1)、(式 8 - 2)分别计算载药量和包封率。其中,微球中药物质量为($m_{总}-m_{游离}$),微球质量为 m_0,投入的总药量为 $m_{总}$。

$$包封率 = (m_{总} - m_{游离})/m_{总} \times 100\% \qquad (式 14 - 1)$$

$$载药量 = (m_{总} - m_{游离})/m_0 \times 100\% \qquad (式 14 - 2)$$

式中,$m_{游离}$ 为未被包封游离的 Che 含量;m_0 为置于干燥恒定质量称量瓶中的 5 mL 纳米粒混悬液,经预冻后冷冻干燥的质量。

2. 粒径及 ζ 电位的测定　取 Che - mPEG - PLGA/NP 混悬液 0.1 mL 置于离心管中,加入 4 mL 蒸馏水摇匀。取适量,于粒度分析仪上测定粒径、PDI 及 ζ 电位。

3. 最佳处方工艺条件下的纳米粒的微观形态观察　在 Box-Behnken 法优化的最佳处方工艺条件(mPEG - PLGA 用量为 572 mg、水相与油相的体积比为 2.3∶1、泊洛沙姆 188 用量为 1.2%)制备 3 批 Che - mPEG - PLGA - NP,分别测定包封率、载药量和粒径,计算偏差[偏差=(预测值-实际值)/预测值],预测值和实际值的比较见表 14 - 1。证明采用 Box-Behnken 法优化 Che - mPEG - PLGA - NP 处方具有预测性较好、可靠性高的特点。

表 14 - 1　预测值和实际值的比较($\bar{x} \pm s$, $n = 3$)[4]

考察指标	实际值	预测值	偏差(%)
包封率(%)	83.49±1.59	83.67	0.22
载药量(%)	4.61±0.14	4.69	1.70
粒　径(nm)	163.93±8.02	160.94	−1.86

Che - mPEG - PLGA - NP 粒径分布见图 14 - 1,粒径分布范围为 60~400 nm,*PDI* 值为 0.093±0.014。Che - mPEG - PLGA - NP 的 ζ 电位为(−23.91±1.84)mV,见图 14 - 2。Che - mPEG - PLGA - NP 扫描电镜图见图 14 - 3。

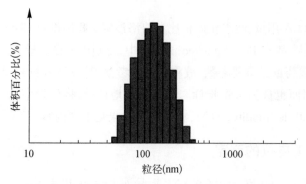

图 14 - 1　**Che - mPEG - PLGA - NP** 的粒径分布[4]

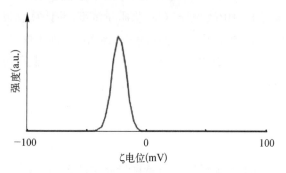

图 14 - 2　**Che - mPEG - PLGA - NP** 的 ζ 电位[4]

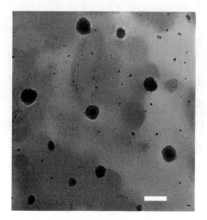

图 14 - 3　**Che - mPEG - PLGA - NP**
扫描电镜图[4]

三、冻干粉的制备

取 Che - mPEG - PLGA - NP 混悬液加入 6% 的冻干保护剂(海藻糖-甘露醇为 1∶1),
摇匀至溶解澄清,置于温度为 -30℃ 的超低温冰箱中预冻 2 d。迅速置于初始温度为 -
30℃ 冷冻干燥机中,抽真空,低温冻干 1 d,然后缓慢恢复至常压,取出冻干粉,立即密封,
置于干燥器中保存。所得冻干粉外观饱满,色泽均一。Che - mPEG - PLGA - NP 及冻干粉
外观见图 14 - 4。

图 14 - 4
彩图

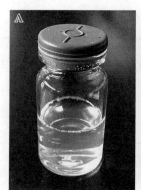 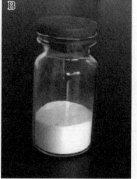

图 14 - 4　**Che - mPEG - PLGA - NP(A)** 及冻干粉外观(**B**)[4]

四、晶型研究

X 射线粉末衍射法(X-ray powder diffraction, XRPD)对 Che－mPEG－PLGA－NP 冻干粉作晶型分析,取 Che 原料药、空白辅料、物理混合物(Che 原料药与辅料比例和 Che 原料药与 Che－mPEG－PLGA－NP 冻干粉一致)和 Che－mPEG－PLGA－NP 冻干粉适量进行扫描。条件为 Cu-Kα 靶,扫描角度(2θ)为 3°~45°,速度每分钟为 5°。Che 原料药在 7.8°、9.6°、10.0°、14.6°、16.1°、25.8°、26.7°等处出现明显的晶型峰。由于辅料的掩蔽作用,Che 原料药在物理混合物中仅可观察到在 7.8°、9.6°、16.1°、25.8°、26.7°的晶型峰,说明 Che 原料药在物理混合物中仍是晶型物质。但 Che－mPEG－PLGA－NP 冻干粉的 XRPD 图谱中,未见 Che 原料药的任何晶型峰,说明 Che 原料药在冻干粉转变为无定型物质。

五、体外释药行为研究及模型拟合

取 Che－mPEG－PLGA－NP 冻干粉,使 Che 含量均为 30 mg,加入空白释药介质 5 mL,制备混悬液并置于透析袋中,两端扎紧。释放介质为 900 mL 的 pH 6.8 缓冲盐水溶液,介质温度(37 ± 1)℃,转速为 75 r/min,分别于 0 h、0.25 h、0.5 h、1 h、1.5 h、2 h、2.5 h、3 h、4 h、6 h、8 h、12 h、24 h、36 h 取样 3 mL,并补加 3 mL 空白释放介质。各样品经 0.45 μm 微孔滤膜滤过,测定 Che 质量浓度。同法考察 Che－mPEG－PLGA－NP 冻干粉在 pH 1.2 盐酸水溶液和 pH 7.4 缓冲盐水溶液的释药情况。Che－mPEG－PLGA－NP 在 3 种不同 pH 介质中均呈现两相特征,0~4 h 时间段释药相对较快,而在 4~36 h 呈现缓释特征。Che-mPEG－PLGA－NP 冻干粉在 pH 1.2 盐酸水溶液、pH 6.8 缓冲盐水溶液和 pH 7.4 缓冲盐水溶液中 36 h 的累积释放率分别为 75.25%、70.09%、68.93%。Che－mPEG－PLGA－NP 在 pH 1.2 盐酸水溶液中的释药速率大于在 pH 6.8 缓冲盐水溶液中和在 pH 7.4 缓冲盐水溶液中的释药速率。分别采用零级模型、一级模型、Higuchi 模型和 Weibull 模型对 Che－mPEG－PLGA－NP 在 3 种不同 pH 介质体外释药进行拟合,并采用拟合相关系数 R^2 作为判断依据。结果发现在 3 种不同 pH 介质体外释药过程均与 Weibull 模型拟合度最高。

其中在 pH 1.2 盐酸水溶液中 Weibull 拟合方程为

$$\ln\ln\left[1/(1-M_t/M_\mu)\right] = 0.384\,2\ln t - 1.014\,3,\ R^2 = 0.975\,2 \qquad (式 14-3)$$

在 pH 6.8 磷酸水溶液中 Weibull 拟合方程为

$$\ln\ln\left[1/(1-M_t/M_\mu)\right] = 0.398\,4\ln t - 1.206\,1,\ R^2 = 0.988\,6 \qquad (式 14-4)$$

在 pH 7.4 磷酸水溶液中 Weibull 拟合方程为

$$\ln\ln\left[1/(1-M_t/M_\mu)\right] = 0.429\,0\ln t - 1.347\,4,\ R^2 = 0.991\,2 \qquad (式 14-5)$$

式中,t 代表时间,M_t 为 t 时间累积释放度,M_μ 为 μ 时间累积释放度,M_t/M_μ 为 t 时间累积释放率。

六、口服药代动力学研究

取 Che 原料药、物理混合物(Che 原料药和辅料比例同 Che‑mPEG‑PLGA‑NP 冻干粉)和 Che‑mPEG‑PLGA‑NP 冻干粉适量,加入 0.5% 的羧甲基维生素钠水溶液配制灌胃液,临用现配。取禁食 12 h 的健康 SD 大鼠 18 只,随机分成 3 组,每组 6 只。对每只大鼠进行称定质量,灌胃剂量均为 20 mg/kg,计时,于 0.167 h、0.5 h、1 h、1.5 h、2 h、3 h、4 h、6 h、8 h、10 h、12 h 取血,Che‑mPEG‑PLGA‑NP 取血点延长至 18 h,各点均取血约 0.2 mL,引流至肝素化 EP 管中,4 000 r/min 离心 3 min,取血浆于 −20℃ 保存。

药代动力学检测结果以 3P97 软件对各组数据进行处理,采用非参数法秩和对 t_{max} 及 $t_{1/2}$ 检验,C_{max} 和 AUC 经对数转换后进行独立样本 t 检验。Che 原料药、物理混合物和 Che‑mPEG‑PLGA‑NP 的主要药代动力学参数见表 14‑2。

表 14‑2　Che 原料药、物理混合物和 Che‑mPEG‑PLGA‑NP 的
主要药代动力学参数($x\pm s$, $n=6$)[4]

参　数	单　位	Che 原料药	物理混合物	Che‑mPEG‑PLGA‑NP
t_{max}	h	1.08±0.26	0.97±0.22	2.12±0.46 ** ##
$t_{1/2}$	h	2.83±0.44	3.01±0.52	5.66±0.93 ** ##
C_{max}	ng/mL	497.08±66.18	559.42±78.28	2 231.63±281.39 ** ##
AUC_{0-t}	(ng/mL)·h	2 094.96±268.17	2 176.87±300.55	9 768.42±1 051.70 ** ##
$AUC_{0-\infty}$	(ng/mL)·h	2 213.05±281.34	2 280.31±319.74	11 362.43±1 208.06 ** ##

** 与 Che 原料药比较: $P<0.01$。
与物理混合物比较: $P<0.01$。

七、讨论

该研究采用 mPEG‑PLGA 作为纳米载体,保留了 PLGA 载体的相容性好、安全性高等优势,经 mPEG 修饰后弥补了 PLGA 疏水性强的缺陷。文献报道[6]采用 mPEG‑PLGA(分子量 2 000~15 000)制备了 mPEG‑PLGA 纳米粒,其包封率(80.18±1.11)% 低于采用 mPEG‑PLGA(分子量 2 000~18 000)制得的纳米粒,且表面活性剂用量(1.8%)较大,可能存在一定的安全隐患,可见 mPEG‑PLGA 型号的选择较为重要,可能会影响处方中其他辅料的用量。mPEG-PLGA 纳米粒的粒径一般较 PLGA 纳米粒低,原因可能是 mPEG 修饰后增加了聚合物载体的亲水性,在形成纳米粒时与水相之间的表面张力下降[7]。但 mPEG‑PLGA 纳米粒的 ζ 电位绝对值往往不高,原因可能是由于纳米粒表面的 mPEG 接枝具有屏蔽作用[8],故本研究将其制备成冻干粉来增加 Che‑mPEG‑PLGA‑NP 的稳定性。

一定范围内的 mPEG‑PLGA 载体用量及油水相体积比会影响体系黏度,进而对包封率产生影响,分析原因可能是体系黏度较高不利于 mPEG‑PLGA 材料在溶剂中充分舒展[9],从而影响载体 mPEG‑PLGA 和 Che 的聚合概率及速度。较大的水相体积导致包封

率较低,可能是由于水相体积较大时增加了表面活性剂用量,在其增溶作用下促使 Che 进入水相[10],从而影响了包封率。但较大的水相比例制得的纳米粒粒径较小,可能是由于水相体积较大时可降低体系黏度,纳米粒更易分散,减少融合或降低聚合概率,从而有助于减小粒径。结合单因素考察结果,选择 mPEG-PLGA 用量优化区间为 400~600 mg,水相与油相体积比优化区间为 1∶1~3∶1。泊洛沙姆 188 用量也会影响 Che-mPEG-PLGA-NP 的各项指标,可能是由于当其浓度较低时乳化能力有限,影响制剂的粒径;浓度过大时不仅影响制剂的安全性,也会因增溶作用最终对包封率及载药量造成影响,故也选为主要因素之一,结合单因素考察结果选择优化区间为 0.6%~1.4%。

Che-mPEG-PLGA-NP 体外释药过程分为 2 个阶段,即快速释药期和缓慢释药期。纳米制剂中的游离药物与纳米药物存在交换平衡,如将游离药物除去不仅可能会打破两者之间的平衡,影响制剂的稳定性,还可能破坏 mPEG-PLGA 纳米粒的结构,故未将游离药物除去。由于未除去的游离药物快速释放,分散于纳米粒浅表层药物释放相对容易,因而产生了快速释药期。包裹于 mPEG-PLGA 纳米粒内部药物释放出去需要经历载体材料的溶蚀后才能缓慢扩散出去,释药相对困难,故出现了缓慢释药期,这种释药方式很可能会改变 Che 原料药的药代动力学行为[11]。

药代动力学结果显示,Che-mPEG-PLGA-NP 的 t_{max} 发生极显著性延后,可能与 Che-mPEG-PLGA-NP 本身具有缓释特征有关;其 $t_{1/2}$ 延长至 (5.66 ± 0.93) h,极显著地增加了药物的消除半衰期,增加了体内循环时间,从而利于增加药物生物利用度及提高药效;C_{max} 增加至 4.49 倍,可能是由于 mPEG 增加了纳米粒的亲水性,减弱了黏液中黏蛋白对药物的静电吸引[12,13],利于 Che-mPEG-PLGA-NP 透过黏液层达到上皮细胞,进而进入体循环。Che 在胃肠道中容易被代谢[14],制备成 Che-mPEG-PLGA-NP 后降低了胃肠道对 Che 的破坏概率,提高了药物的稳定性;Che-mPEG-PLGA-NP 粒径较小,实现高效吸收[15],最终 C_{max} 及相对口服吸收生物利用度得到明显提高。

第三节 基于"药辅合一"理念的中药纳米乳递药系统的构建、表征及评价

"药辅合一"是中药制剂过程中辅料使用的一大重要原则,也是中药制剂区别于化学药制剂的显著特征,但在新型递药系统中较少得到体现。本节以当归精油(Angelica Sinensis Radix essential oil, AEO)为例,构建基于"药辅合一"中药纳米乳递药系统[16]。当归为伞形科植物当归[*Angelica sinensis* (Oliv.) Diels]的干燥根,具有补血活血、调经止痛、润肠通便的功效,兼具极高的药用价值和食用价值。当归精油是当归中主要活性部位之一,含量约为 1%。有研究表明,当归精油具有多种药理作用,包括抗氧化、抗炎、抑菌等。除此之外,当归作为"血中圣药",对因气血不足和失于调达造成的斑秃、脂溢性脱发等具有良好的治疗效果。当归精油既是改善脱发症状的潜力药效物质,又具有促渗透作用,可作为一种具有促渗透作用的亲脂性油状液体,在该中药纳米乳递药系统中,当归精油既能

充当油相又能作为促渗透剂,充分体现了"药辅合一"的原则。

一、当归精油及当归精油纳米乳的制备

1. 当归精油的制备　取当归药材粉末适量,精密称定,参照《中国药典》(2020 年版)挥发油测定法甲法采用水蒸气蒸馏法提取当归精油,收集并用无水硫酸钠处理后,于 4℃ 避光储存备用。采用 GC-MS 分析当归精油的化学成分,其中 Z-藁本内酯的含量最高,占比约 80%。

2. 当归精油纳米乳的制备　精密称取处方量的辛基酚聚氧乙烯醚 10 和无水乙醇,磁力搅拌混匀后加入当归精油,磁力搅拌使其充分混匀,再逐滴加入去离子水,于室温、800 r/min 条件下磁力搅拌 30 min,即得当归精油纳米乳。

二、中药纳米乳递药系统构建

1. 处方筛选　经预实验研究发现,以当归精油为纳米乳递药系统的唯一油相,可以制得澄清、透明、微泛蓝光的纳米乳。因此,基于精简处方、提高载药量和"药辅合一"理念,以目标药物当归精油作为纳米乳递药系统的油相。基于 O/W 型纳米乳的制备目的,根据亲水亲油平衡值(hydrophile-lipophile balance value,HLB)初步确定待筛选乳化剂为聚山梨酯-80(吐温 80,HLB 值:15)、辛基酚聚氧乙烯醚 10(OP-10,HLB 值:13.6)、聚氧乙烯氢化蓖麻油(RH-40,HLB 值:14~16)、氢化蓖麻油聚氧乙烯醚(CO-40,HLB 值:14~16),待筛选助乳化剂为常用的甘油,PEG 400,辛酸癸酸聚乙二醇甘油酯(Labrasol,一种非离子型水包油表面活性剂,在外用制剂中用作增溶剂),1,3-丁二醇,无水乙醇。

采用水滴定法结合伪三元相图法,确定纳米乳递药系统中乳化剂和助乳化剂的种类以及乳化剂与助乳化剂的质量比(K_m)。伪三元相图的绘制:以 K_m 为 3∶1、2∶1、1∶1、1∶2 将乳化剂与助乳化剂混匀,再将混合表面活性剂与当归精油以 9∶1、8∶2、7∶3、6∶4 的质量比混合均匀,在 800 r/min、(25±1)℃ 条件下逐滴加入去离子水,记录临界加水量,应用 Origin 2019 绘制伪三元相图并观察成乳区域面积。以伪三元相图纳米乳区域面积大小为指标,同时结合混合乳化剂的乳化能力(与油相在一定质量比条件下形成纳米乳的能力)确定纳米乳的处方组成。结果表明:以吐温 80 为乳化剂无法形成纳米乳,如图 14-5~图 14-7 所示,确定乳化剂为 OP-10,助乳化剂为无水乙醇,K_m 为 2∶1。

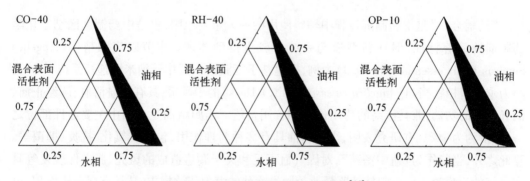

图 14-5　乳化剂筛选的伪三元相图[16]

CO-40,氢化蓖麻油聚氧乙烯醚;RH-40,聚氧乙烯氢化蓖麻油;OP-10,辛基酚聚氧乙烯醚 10

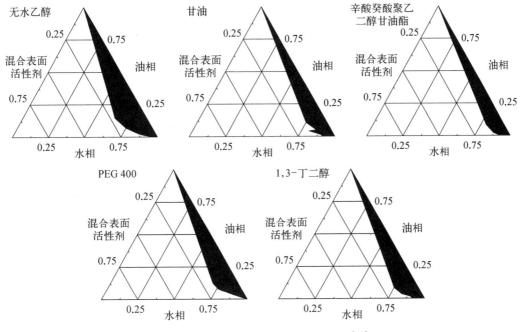

图 14-6 助乳化剂筛选的伪三元相图[16]

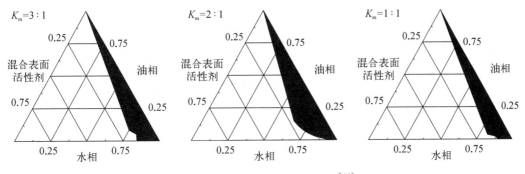

图 14-7 K_{m} 筛选的伪三元相图[16]

2. 星点设计实验 基于前期实验结果,以 $K_{\mathrm{m}}(X_1)$、油相与油相及混合表面活性剂的质量比[油/(油+S_{mix}),X_2]为影响因素,以粒径(Y_1)、PDI 值(Y_2)、挥发油含量(Y_3)的 OD 值为评价指标,应用 Design-Expert 8.0.6 软件采用两因素五水平的星点设计 Box-Behnken 法进行实验设计。

3. 模型拟合 通过 Design-Expert 8.0.6 软件对 OD 值进行二次非线性拟合,$F=26.63$,$P=0.0005$,$P<0.05$,方程具有统计学意义,失拟项 $F=1.27$, $P=0.397$, $P>0.05$,并拟合得回归方程:

$$OD = 0.31943 - 0.12763X_1 + 3.22615X_2 + 0.88534X_1X_2 - 11.11413X_2^2$$

(式 14-6)

方差分析结果表明,回归模型 $P=0.0002$,$P<0.001$,R^2 为 0.9166,失拟项水平不显著

（$P=0.397$，$P>0.05$），说明模型拟合良好，预测性好。根据所拟合的方程，应用 Design-Expert 8.0.6 软件绘制三维效应面图。

4. 最优处方预测　根据平均粒径和 PDI 值越小越好，OD 值越大越好的标准并结合响应面图，预测出最优处方 $K_m=3:1$，挥发油与混合表面活性剂的质量比为 0.26，OD 值为 0.715。最优处方为 1% 当归精油、2.25% OP-10、0.75% 无水乙醇、96% 水。

5. 验证实验　按照最佳处方，平行制备 3 批当归精油纳米乳，测定粒径、PDI 值并计算当归精油含量。结果表明，照优化处方制备的当归精油纳米乳粒径较小且分布均一性良好，偏差较小，表明该方程预测性良好，重复性良好。

三、中药纳米乳的表征

1. 乳剂类型鉴别　采用染色法和稀释法对当归精油纳米乳乳剂类型进行鉴别。取等量当归精油纳米乳装于 2 个磨口玻璃瓶中，分别加入等量水溶性染料亚甲基蓝和油溶性染料苏丹红Ⅲ，观察比较两者在当归精油纳米乳中的扩散速度。结果表明，水溶性染料亚甲基蓝在当归精油纳米乳中的扩散速度快于油溶性染料苏丹红Ⅲ。取适量当归精油纳米乳，向其中加入一定量水，结果表明当归精油纳米乳能被水稀释而不发生外观性状的变化。综上，当归精油纳米乳为 O/W 型纳米乳。

2. 粒径、ζ 电位及 PDI 值　按优化后处方制备当归精油纳米乳 3 批，于 25℃ 条件下采用纳米粒度仪测定粒径、ζ 电位及多分散系数。结果表明，当归精油纳米乳平均粒径大小为（15.95±0.33）nm，PDI 值为 0.11±0.02，ζ 电位为（-0.14±0.10）mV。

3. 宏观和微观形态　最优处方当归精油纳米乳外观澄清、透明、微泛蓝光，符合纳米乳的制剂特征（图 14-8A、图 14-8B）。采用扫描电镜对当归精油纳米乳的微观形态进行表征，取少量当归精油纳米乳滴于铜网的支持膜上，自然晾干，再用 2% 磷钨酸负染 10 min，用滤纸吸去多余的染液，经自然晾干后，将铜网置于扫描电镜下观察制剂微观形态并拍照。结果如图 14-8C、图 14-8D 所示，当归精油-纳米乳乳滴之间无粘连，呈球形，外观圆整，粒径在 20 nm 内。

4. pH 及黏度　鉴于该制剂被设计用于临床皮肤给药，对于 pH 和黏度有一定要求。其中制剂 pH 应尽可能接近皮肤本身的 pH 5，且使用后无黏腻感。按最优处方平行制备 3 批当归精油纳米乳，应用 pH 计于室温条件下测定其 pH，平行测定 3 次。测量结果表明，最优处方当归精油纳米乳 pH 为 5.89±0.16（$n=3$），符合皮肤给药制剂弱酸性的要求。应用旋转黏度计于室温条件下测定其黏度，平行测定 3 次。结果表明，最优处方制备的当归精油纳米乳的黏度为（1.57±0.08）mPa·s（$n=3$），属于低黏度流体，适于皮肤局部给药。

四、有关以"药辅合一"理念构建中药纳米乳递药系统的讨论

1. 当归精油纳米乳的"药辅合一"特色　构建当归精油纳米乳递药系统的目的是治疗因气血不足和失于调达造成的斑秃、脂溢性脱发等。临床研究发现，以 95% 乙醇配制的含生药质量浓度为 0.25 g/mL 的当归精油溶液临床治疗脱发有效率达 76.2%[17]。但当归

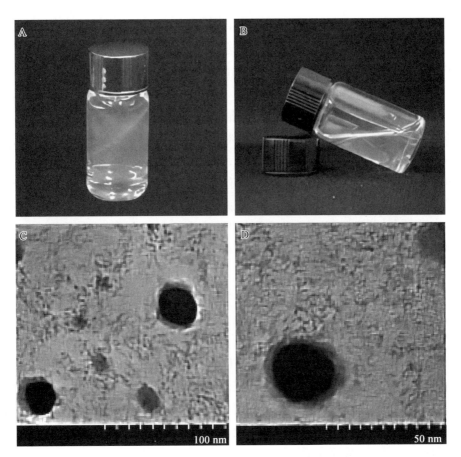

图 14 - 8 当归精油纳米乳的透射电镜微观形态
A、B. 宏观形态;C.100 nm;D. 50 nm[16]

精油亲脂性强,其主要成分具有遇光与遇热不稳定、水溶性差的缺点,限制了其在临床上的应用。与普通乳液不同,纳米乳乳滴平均直径通常小于 100 nm,因而其外观一般呈透明或半透明状。纳米乳具有增加难溶性药物溶解度[18]、提高稳定性[19]及生物利用度[20]的作用,是挥发油类药物的优良载体。此外,纳米乳具有较强的皮肤递送能力[21],且其黏度小、皮肤顺应性良好[22]。当归精油作为改善脱发症状的潜力药效物质,不但自身具有良好的皮肤渗透性,还对多种生物活性成分具有一定的促渗透作用[23],具备"药辅合一"的应用特色。

2. 皮肤给药当归精油纳米乳具有一定的毛囊靶向性优势 脱发疾病发生率高,影响着全世界上亿人,仅斑秃就困扰着数百万人[24,25]。脱发属于皮肤科常见病和多发病,以脂溢性脱发和斑秃最为常见[26],明显影响患者外在形象,可能产生较为严重的心理后果,包括高度焦虑和抑郁等[27]。本研究以当归精油为纳米乳递药系统唯一油相,制备皮肤给药发挥局部作用的当归精油纳米乳,以提高原料药物当归精油的稳定性,精准递药于毛囊,发挥促进毛发生长作用。药物的尺寸会影响其皮肤递送的效率,一般尺寸越小越容易进入皮肤的较深层[28]。本制剂当归精油纳米乳粒径较小,利于当归精油进入皮肤深层发挥药理作用。药效学研究证实,当归精油纳米乳较当归精油增加毛发长度、毛囊密度的作用强,表明纳米乳有利于当归精油的皮肤递送,发挥毛发生长促进作用。荧光成像结果表明,皮肤给药当归精油纳米乳在24 h内表现出一定的毛囊靶向性,有利于药效的精准发挥和毒性的降低。

3. 乳化剂筛选的基本思路 本研究首先通过单因素实验确定磁力搅拌速度为800 r/min,搅拌时间为30 min,应用伪三元相图法筛选纳米乳处方中乳化剂、助乳化剂的种类以及K_m。筛选乳化剂过程中发现,以当归精油为油相,常用乳化剂吐温80与各助乳化剂在一定质量比条件下均不能形成纳米乳,可能与湿度有关。RH-40伪三元相图面积稍大于OP-10,但实验发现以RH-40为乳化剂、混合表面活性剂与油相质量比为6∶4时,不能形成纳米乳;以OP-10为乳化剂、混合表面活性剂与油相质量比为6∶4时,能形成纳米乳,综合考虑确定乳化剂为OP-10。

第四节 超分子化学体系视角下的甘草和合黄连"性-味-效"物质基础探讨

近年来,有专家学者发现天然小分子具有形成超分子的特性[29,30]。例如,文献报道[31],通过对甘草-黄连药对煎煮液中多相态聚集体的抽提及粒径测定,发现药对共煎液中存在尺度为179 nm左右的颗粒;经场发射扫描电镜观察其微观形貌,发现煎煮液中聚集体为类球形颗粒,其尺度分布较集中,因此证实甘草-黄连药对煎煮液中确实存在纳米级超分子体系。本部分摘要介绍该研究相关内容。

一、超分子化学概述

超分子化学(supramolecular chemistry)是化学的一门分支,专注于分子之间的非共价键作用[32]。超分子通常是指由两种或两种以上分子依靠分子间相互作用结合在一起,组成复杂的、有组织的聚集体,并保持一定的完整性使其具有明确的微观结构和宏观特性。已报道的超分子大环主体有DNA、冠醚、环糊精、杯芳烃、杯吡咯、杯咔唑、瓜环葫芦脲、柱芳烃等。

相较于传统化学上所研究的共价键,超分子化学的研究对象是一些较弱且具有可恢复性的分子间作用。1987年诺贝尔化学奖获得者,法国科学家杰马里·莱恩(Jean-Marie Lehn)首次提出了"超分子化学"这一概念,他指出:"基于共价键存在着分子化学领域,基于分子组装体和分子间键而存在着超分子化学。"超分子化学是基于分子间的非共价键相互作用而形成的分子聚集体的化学,换句话说,分子间的相互作用是超分子化学的核心。在超分子化学中,不同类型的分子间相互作用是可以区分的,根据他们不同的强弱程度、取向以及对距离和角度的依赖程度,可以分为金属离子的配位键、氢键、π-π堆积作用、静电作用和疏水作用等。它们的强度分布由π-π堆积作用及氢键的弱到中等,到金属离子配位键的强或非常强,这些作用力成为驱动超分子自组装的基本方法。

超分子化学的发展不但与大环主体(冠醚、穴醚、环糊精、杯芳烃、碳60、杯吡咯、杯咔唑、瓜环葫芦脲、柱芳烃等)化学的发展密切相连,而且与分子自组装(双分子膜、胶束、DNA双螺旋等)、分子器件和新兴有机材料的研究息息相关。超分子化学提出的重要概念包括分子的自组装、分子折叠、分子识别、主-客体化学、机械互锁结构分子和动态共价化学。非共价相互作用的研究对于理解依赖这些力的结构和功能的许多生物过程是至关重要的。生物系统通常是超分子研究的灵感来源。到目前为止,尽管超分子化学还没有一个完整、精确的定义和范畴,但它的诞生和成长却是生机勃勃、充满活力的。人们可以根据超分子自组装原则,以分子间的相互作用力作为工具,把具有特定的结构和功能的组分或建筑模块按照一定的方式组装成新的超分子化合物。这些新的化合物不仅能表现出单个分子所不具备的特有性质,还能大大增加化合物的种类和数目。如果人们能够很好地控制超分子自组装过程,就可以按照预期目标更简单、更可靠地得到具有特定结构和功能的化合物。

二、甘草-黄连药对煎煮液超分子部位的发现

1. 样品制备　分别称取甘草、黄连各5 g,装入无纺布隔渣袋中,加入8倍量去离子水浸泡10 min,加热煎煮40 min,3 000 r/min趁热离心取上清液装入截留分子量为3 000 Da的透析袋中,置于去离子水中透析6 h,其间更换透析外液4次,最后将透析内液冷冻干燥得甘草-黄连药对煎煮液的超分子部位(RC-RG SA)。按上述方法煎煮药材后,静置放冷,超低温冷冻后,冻干得药对的全方组分(RC-RG)。将两味药材分别单独煎煮,静置放冷,超低温冷冻后,冻干得黄连单煎部位(RG)及甘草单煎部位(RC)。

2. 对煎煮过程的观察　甘草-黄连药对煎煮后,水煎液呈明显浑浊状态(复杂多相态),聚集但沉降不明显,能够较长时间稳定存在;同时,两药单独煎煮的汤液状态相对澄清,说明在配伍共煎煮汤液中的化学成分不是孤立存在的游离化合物(群),成分间发生相互作用,使汤液呈现复杂多相态[33]。将药对煎煮液直接冻干,得到全方组分;同时将药对煎煮液透析后冻干,发现其中超分子部位占全方的比例为33.7%,说明煎煮液中药物有效成分有大约1/3的组分是以超分子聚集体形式存在的。

三、甘草-黄连药对超分子部位的表征

1. 甘草-黄连药对超分子部位的形貌学及代表性化学成分研究

(1) 动态光散射(dynamic light scattering, DLS)法观察:将RC-RG SA用去离子水稀释20倍后,吸取1 mL置于比色皿中,用马尔文粒度仪测定其粒度,平行测定3次后,记录其平均粒径值。

(2) 场发射扫描电镜观察:将硅片用无水乙醇和水交替清洗2次,待其干燥后,将上述离心水洗得到的RC-RG SA用少量去离子水分散,用10 μL移液枪吸取2.5 μL滴于单面抛光硅片上,室温自然干燥4 h。

(3) 液相色谱-质谱联用分析:使用Dionex UltiMate 3000和Bruker amaZon速度离子

阱质谱仪进行。色谱柱为 Agilent TC‐C18(4.6 mm×250 mm，5 μm)，柱温保持在30℃，流动相为0.1%甲酸水溶液(A)和甲醇(B)。梯度条件：0~60 min，0~100% B；流动相流速为0.3 mL/min，进样量为5 μL。在 m/z 100~1 000，利用 ESI 源在正负离子模式下采集质谱。ESI‐MS 的条件为流速1.0 mL/min，温度350℃。毛细管电压设置为3 500 V。

甘草-黄连药对超分子部位样品呈现的丁达尔现象表明，共煎煮汤液中呈现均一、明显的光路；同时，马尔文粒度仪测定超分子部位的平均粒径为179.2 nm，PDI 值为0.264，说明药对煎煮液中存在直径大约为179 nm且尺度较集中的纳米粒。发现共煎超分子部位在场发射扫描电镜下呈现出尺度均一的类球颗粒，粒径与动态光散射表征结果一致，上述研究结果初步提示甘草-黄连共煎煮会形成超分子。进一步采用液相色谱-质谱联用对该超分子体系初步分析，通过对比各组分的保留行为、质谱数据，并与文献[34,35]对照分析表明，超分子部位的主要物质组成为以甘草酸(821.04[M‐H]⁻)为代表的酸性成分和以小檗碱(335.67[M]⁺)为代表的生物碱类成分。

2. 甘草-黄连药对超分子部位紫外光谱和红外光谱研究 由该超分子部位、黄连单煎及甘草单煎的红外光谱图(略)可知：黄连单煎的特征吸收峰出现在424 nm、342 nm、264 nm及226 nm处，甘草单煎的特征吸收峰出现在262 nm处，超分子部位的特征吸收峰在424 nm、342 nm、264 nm处，表明超分子部位兼具黄连单煎及甘草单煎的特征峰。

有机化学相关理论指出：化合物不同官能团或化学键中的原子时刻处于振动状态，其振动频率与红外光的振动频率相一致，因此当分子被红外光照射时，其中的官能团或化学键产生振动吸收，由于不同官能团的吸收频率不同，在光谱中处于不同的位置。

黄连单煎部位红外图谱在1 600/cm、1 032/cm、609/cm处有尖而强的吸收峰且在3 223/cm、1 506/cm、1 360/cm、1 271/cm、1 032/cm、609/cm处有吸收峰。黄连中广泛存在异喹啉类生物碱如小檗碱、黄连碱、巴马汀等，这些生物碱包含苯环及—C—O—C—等结构。1 600/cm、1 506/cm为典型苯环上 C—H 伸缩振动峰，1 271/cm为 Ar—O—C—不对称伸缩振动峰，1 032/cm为—C—O—C—不对称伸缩振动峰。甘草单煎部位在1 609/cm、990/cm、522/cm处有尖而强的吸收峰，在3 270/cm、2 926/cm、1 409/cm、1 019/cm处存在吸收峰。甘草主要成分为五环三萜类化合物如甘草酸等。3 270/cm为羟基伸缩振动峰；2 926/cm、1 409/cm分别为 C—H 伸缩振动峰与弯曲振动峰。超分子部位的特征峰既包含甘草、黄连单煎液的特征峰如1 506/cm、1 360/cm、1 019/cm，也存在新产生的吸收峰如3 272/cm、579/cm、1 146/cm；这些峰形和峰位的变化说明甘草-黄连药对配伍共煎后化学成分间相互碰撞。例如，甘草酸和小檗碱，分子的官能团间(羧基与氨基、苯环与苯环等)形成弱键作用，提示甘草-黄连共煎超分子部位为一种新的物质状态，并非二者的简单加合。

四、纳米级超分子体系的生物效应研究

1. 甘草-黄连药对对小鼠腹泻的影响 32只雌性昆明小鼠随机分成正常对照组、RC组、RC‐RG组及间隔灌胃(先给 RC，再给 RG)组，每组8只。后期操作全部按照药理学

实验有关规范进行,详见文献[31],下同。正常对照组每日灌胃生理盐水;RC 组每日灌胃 26.57 g/kg RC;RC－RG 组每日灌胃甘草-黄连药对 60.66 g/kg;因 RC 和 RG 物理混合即 发生分子间相互作用,因此设置间隔灌胃组,每日先灌胃 26.57 g/kg RC,30 min 后灌胃 25.25 g/kg RG;小鼠每日灌胃体积均为 0.1 mL/10 g(灌胃量以相同含量黄连生药材计)。 观察腹泻潜伏期、腹泻指数。重复灌胃 3 天,期间灌胃后采集小鼠粪便标本,经革兰氏染 色后分别于荧光倒置显微镜及电镜下观察,检测优势菌和球杆菌比例。灌胃 3 天后,50% 墨汁与各组给药溶液制成灌胃浓度混合灌胃液,按照实验剂量灌胃 30 min 后以颈椎脱臼 法处死,测量小肠肠道全长以及墨汁在肠道内推进长度,依(式 14－7)计算墨汁推进百分 率,即为肠道传输功能。

$$墨汁推进率(\%) = 肠管染黑长度 / 小肠肠管总长度 \times 100\% \qquad (式 14－7)$$

给药后,RG 组出现腹泻情况,表现为大便次数增多、大便质地偏稀,个别小鼠粪便出 现黏液。① 在腹泻率方面,与 RG 组 48%的腹泻率相比,RC－RG 组和正常对照组均为 0, 有显著统计学差异($P<0.01$),而间隔灌胃组 26%有一定统计学差异($P<0.05$);② 在腹泻 潜伏期方面,与 RG 组(103.33±37.6)min 相比,间隔灌胃组(127.5±27.7)min,不具有明显 的推迟作用;③ 在肠道推进率方面,与 RG 组(70.81±17.6)%相比,RC－RG 组(61.18± 6.75)%、正常对照组(61.59±5.03)%,均有显著统计学差异($P<0.01$),而间隔灌胃组 (65.09±10.4)%不具有统计学意义。综上实验指标,RC－RG 组在减缓肠道推进和推迟腹 泻方面均作用明显,实验小鼠不出现腹泻现象;间隔灌胃组在减缓肠道推进和延长腹泻潜 伏期方面不明显,实验小鼠表现出与 RG 组类似的腹泻现象。

2. 甘草-黄连药对对小鼠肠道菌群的影响　在粪便中找优势菌是临床检测肠道菌群 失调最常见方法之一[36],根据革兰氏阳性球菌比例进行分型,正常生理状态下肠道中的 杆菌比例较大。实验结果表明,正常组与 RC－RG 组杆菌明显多于球菌,杆菌占据大部分 视野。而间隔灌胃组、RG 组较正常组和 RC－RG 组球菌数量明显增多。说明配伍共煎后 球杆比失衡现象明显消失,与此同时间隔灌胃组仅在一定程度上正向调节了球杆菌群比 例;提示甘草配伍对黄连引起的肠道菌群失调具有调治作用,与超分子体系密切相关。综 合小鼠腹泻模型的实验结果,对于黄连大苦大寒药性引起的腹泻不良反应,甘草配伍共煎 后可以明显改善乃至消除不良反应,然而间隔灌胃却仅是轻微改善的实验现象进一步证 明甘草与黄连共煎过程中产生超分子体系是缓解腹泻的重要原因,不是甘草单方面生物 拮抗产生的影响,侧面证实了共煎超分子体系存在及其调和"性-味"发挥的重要角色。

3. 甘草-黄连药对煎煮液自组装部位抗金黄色葡萄球菌活性探索　在金黄色葡萄球 菌活性实验基础上,通过扫描电镜对金黄色葡萄球菌进行形态学的观察,发现全方组对细 菌的形态、细胞膜破坏较大,相较于单煎组,全方组明显破坏了细胞完整性,使其表面皱 缩、凹陷严重,导致细胞质的泄漏,对细菌的生理功能造成严重影响。该现象与上述的抑 菌实验相对应,共同证明了配伍后具有优良的抗菌作用,且是通过破坏细胞膜及其完整性 导致的[37]。提示甘草、黄连配伍在共煎煮过程中所形成的超分子部位对甘草-黄连药对发挥药效活性具有重要影响。

五、有关纳米级超分子体系与中药复方物质基础关系的讨论

该研究通过比较配伍共煎前后的小鼠腹泻现象、药物苦味度及对耐药金黄色葡萄球菌的抑菌活性发现,配伍共煎甘草增强黄连抑菌活性的同时,明显改善了黄连苦寒败胃的不良反应。也观察了间隔给药方式对小鼠腹泻现象的影响,发现间隔给药在一定程度改善了黄连苦寒引起小鼠腹泻的不良反应,但效果不稳定并且与共煎煮组在腹泻指数、球杆菌群比等方面均存在差别。同时,研究发现,黄连与甘草物理混合无法测定稳定的抗菌活性,表明物理混合和共煎煮有效成分相互作用存在差异。实验结果表明,甘草"和合"黄连的作用机制不是简单的甘草生物拮抗,而是共煎形成超分子体系进而"和合"黄连的药性、药效、药味。那么超分子体系的形成又是如何发挥作用的呢?该文作者在借鉴前人研究结论的基础上推测[38,39]:甘草"和合"黄连增效减毒的机制是超分子体系的形成影响了黄连生物碱的化学结构、空间构型进而影响其在体内的溶解、释放、吸收的过程,使药效更加持久高效的同时降低了单位时间内的聚集效应,从而避免了黄连大苦大寒所引起的不良反应。该研究从微纳米尺度的视角,借助超分子化学研究方法,初步探究了甘草-黄连配伍共煎增效减毒的科学内涵,甘草-黄连配伍增效减毒物质基础可能与甘草-黄连共煎煮形成超分子体系进而影响黄连"性、味、效"有关,从而为甘草"和合"配伍物质基础研究提供新思路。

参考文献

[1] 张佳慧,孙敬蒙,张鑫,等.花旗松素磷脂复合物白蛋白纳米粒的构建及其肠吸收研究.中草药,2023,54(24):1 - 12.

[2] LI D, DING J X, TANG Z H, et al. *In vitro* evaluation of anticancer nanomedicines based on doxorubicin and amphiphilic Y-shaped copolymers. Int J Nanomedicine, 2012, 7: 2687 - 2697.

[3] CRAPARO E F, MUSUMECI T, BONACCORSO A, et al. mPEG-PLGA nanoparticles labelled with loaded or conjugated Rhodamine-B for potential nose-to-brain delivery. Pharmaceutics, 2021, 13 (9): 1508.

[4] 刘万路.Box - Behnken 设计-效应面法优化白屈菜红碱 mPEG - PLGA 纳米粒处方制备工艺及其药代动力学研究.中草药,2022,53(23):7361 - 7371.

[5] VALIPOUR M, ZARGHI A, EBRAHIMZADEH M A, et al. Therapeutic potential of chelerythrine as a multi-purpose adjuvant for the treatment of COVID - 19. Cell Cycle, 2021, 20(22): 2321 - 2336.

[6] 杨锦,韩伟,张永萍,等.白屈菜红碱纳米粒的制备及体外抗黑色素瘤活性评价.中国药房,2021,32(24):2980 - 2986.

[7] 益慧慧.mPEG - PLGA -芒果苷纳米粒的制备及药代动力学研究.西安:西北大学,2018.

[8] WANG Q, WEI N, LIU X F, et al. Enhancement of the bioavailability of a novel anticancer compound (acetyltanshinone ⅡA) by encapsulation within mPEG-PLGA nanoparticles: a study of formulation optimization, toxicity, and pharmacokinetics. Oncotarget, 2017, 8(7): 12013 - 12030.

[9] 陈泳霖,张文君,张国锋,等.尼莫地平 PEG - PLGA 纳米粒的制备及其处方优化.中国医院药学杂志,2021,41(19):1979 - 1986.

［10］隋小宇,李娟,翟伟宇,等.超滤法测定甘草次酸脂质体包封率.中成药,2018,40(2)：478－480.

［11］赵广阔,苏为科,帅棋.新型多功能可生物降解 PEG－PLA/PLGA/PCL 聚合物纳米抗肿瘤药物载体的研究进展.中国现代应用药学,2020,37(18)：2291－2298.

［12］LI W F, QING S, ZHI W B, et al. The pharmacokinetics and anti-inflammatory effects of chelerythrine solid dispersions *in vivo*. Journal of Drug Delivery Science and Technology, 2017, 40：51－58.

［13］侯文书,张丹参,张力,等.PEG 修饰姜黄素固体脂质纳米粒的制备、表征及溶出特征.中草药,2019,50(8)：1927－1934.

［14］李金明,林东海,田景振.呋喃二烯 mPEG－PLGA 纳米粒的制备及大鼠口服生物利用度.中国新药杂志,2015,24(14)：1670－1674.

［15］ZHAO N J, WANG L L, LIU Z Y, et al. Pharmacokinetics of chelerythrine and its metabolite after oral and intramuscular administrations in pigs. Xenobiotica, 2021, 51(11)：1264－1270.

［16］邱菁,徐纯艺,周玮玲,等.基于"药辅合一"理念的当归精油纳米乳递药系统的构建、表征及评价.中草药,2023,54(6)：783－1792.

［17］李铭.当归精油的生发作用临床观察.中医药研究,1995,11(1)：28.

［18］SHAKEEL F, FAISAL M S. Nanoemulsion：a promising tool for solubility and dissolution enhancement of celecoxib. Pharm Dev Technol, 2010, 15(1)：53－56.

［19］LIMA T S, SILVA M F S, NUNES X P, et al. Cineole-containing nanoemulsion：development, stability, and antibacterial activity. Chem Phys Lipids, 2021, 239：105113.

［20］ZENG F Y, WANG D D, TIAN Y, et al. Nanoemulsion for improving the oral bioavailability of hesperetin：formulation optimization and absorption mechanism. J Pharm Sci, 2021, 110(6)：2555－2561.

［21］ABD E, BENSON H A E, ROBERTS M S, et al. Minoxidil skin delivery from nanoemulsion formulations containing eucalyptol or oleic acid：enhanced diffusivity and follicular targeting. Pharmaceutics, 2018, 10(1)：19.

［22］GRAMPUROHIT N, RAVIKUMAR P, MALLYA R. Microemulsions for topical use-a review. Indian J Pharm Educ Res, 2011, 45(1)：100－107.

［23］赵婷婷,张彤,项乐源,等.当归、丁香挥发油的促透皮吸收作用.中成药,2016,38(9)：1923－1929.

［24］ADIL A, GODWIN M. The effectiveness of treatments for androgenetic alopecia：a systematic review and meta-analysis. J Am Acad Dermatol, 2017, 77(1)：136－141.

［25］马欢."头顶"市场规模扩张防脱产品路向何方? 中国化妆品,2020(11)：28－31.

［26］ŠKULJ A Z, POLJŠAK N, GLAVAČ N K, et al.Herbal preparations for the treatment of hair loss. Arch Dermatol Res, 2020, 312(6)：395－406.

［27］HUNT N, MCHALE S. The psychological impact of alopecia. BMJ, 2005, 331(7522)：951－953.

［28］VERMA D D, VERMA S, BLUME G, et al. Particle size of liposomes influences dermal delivery of substances into skin. Int J Pharm, 2003, 258(1/2)：141－151.

［29］陈瑞,陈志鹏.利用超分子组装理论探讨麻杏石甘汤抗病毒机制研究的新策略.南京中医药大学学报,2021,37(1)：136－139.

［30］LI T, WANG P L, GUO W, et al. Natural berberine-based Chinese herb medicine assembled nanostructures with modified antibacte-rial application. ACS Nano, 2019, 13(6)：6770－6781.

［31］李文,王志家,林晓钰,等.基于弱键诱导的超分子体系探讨甘草和合黄连"性-味-效"物质基础.药学学报, 2022, 57(6)：1901－1908.

［32］J.W. 斯蒂德,J.L.阿特伍德.超分子化学.赵耀鹏,孙震,译.北京：化学工业出版社,2006.

［33］TIAN X H, ZHANG H, LI T, et al. New stragegy on scientific connotation of Chinese madica compatibility enlightened by precipitation from Chinese materia medica formula decoction. Chin Tradit Herb Drugs(中草药), 2017, 48(22): 4778 – 4783.

[34] HATANO T, KAGAWA H, YASUHARA T, et al. Two new flavonoids andother constituents in licorice root: their relative astringency and radical scavenging effects. Chem Pharm Bull, 1988, 36(6): 2090 – 2097.

[35] GESSLER S, RANDL S, BLECHERT S, et al. Synthesis and metathesis reactions of a phosphine-free dihydroimidazole carbene ruthenium complex. Tetrahedron Lett, 2000, 41(51): 9973 – 9976.

[36] DENG Z Y, FENG Q S, SONG Y J. An analysis of the intestinal dysbacteriosis and clinical diagnosis on the hospitalized patients from 2012 to 2015 in our hospital. Med J Natl Defend Forces Northwest China, 2015, 36: 660 – 663.

[37] HU D, LI H, WANG B, et al. Surface-adaptive gold nanoparticles with effective adherence and enhanced photothermal ablation of methicillin-resistant Staphylococcus aureus biofilm. ACS Nano, 2017, 11(9): 9330 – 9339.

[38] ZHU Y X, CHEN W, WANG Z Z, et al. Spatial heterogeneity and physical structure basis of antibacterial activity of Maxing Shigan Decoction. Acta Phar Sin, 2021, 56(8): 2112 – 2118.

[39] MENDES A C, BARAN E T, REIS R L, et al. Self-assembly in nature: using the principles of nature to create complex nanobiomaterials. Wiley Interdiscip Rev Nanomed Nanobiotechnol, 2013, 5(6): 582 – 612.

中药自组装纳米粒及其应用

第一节　中药自组装纳米粒概述／447

第二节　基于自组装体系的中药复方主要药效成分与化学药分子
的相互作用／451

第三节　基于中药活性成分自组装的无载体纳米制剂的临床价值／457

第四节　有关中药水煎液自组装聚集体研究面临的问题与展望／461

第十五章

中药自组装纳米粒及其应用

自组装理论是超分子化学领域的重要分支之一,部分相关研究成果已被广泛应用于药物传递、细胞培养、染料吸附等生产研究领域,本章介绍中药组分自组装纳米粒及其应用[1,2]。自组装理论同时也是中医药领域的研究热点之一,近年来,中药化学成分分子间相互作用尤其是化学成分的分子识别与自组装受到越来越广泛的关注[3,4]。例如,黄连解毒汤[5]、麻杏甘石汤[6]、四逆汤[7]等中药方剂在煎煮过程中容易出现沉淀物,在实际生产或使用时,这些沉淀物常常随着药渣一起被丢弃。但相关研究表明,这些沉淀物的化学组成和上清液基本一致,药理作用甚至更显著[5-7]。因此,丢弃这些沉淀物可能会浪费部分活性物质,进而影响中药方剂的整体疗效。有学者认为,这类沉淀物的产生可能与药效成分之间的非共价结合有关,部分成分可以在水中自组装形成不同的分子,后者很可能是中药复方发挥药理作用的物质基础[5-7]。

自组装理论不但可以揭示传统中药复方用药的科学性,而且能够解决中医药现代研究过程中遇到的难题,如中药成分的相互作用机制等[8,9]。近年开展的关于中药自沉淀现象和自组装行为的研究发现,生物碱类成分容易和苷类、有机酸类、鞣质类等成分相互作用而生成自沉淀,鞣质类成分容易和蛋白质类成分反应生成复合物,部分研究结果还与中医药配伍理论不谋而合[10]。因此,了解中药成分结构与自组装行为之间的关联可能有助于阐明中医用药的科学性,亦有助于中药材的深度开发与利用。

第一节 中药自组装纳米粒概述

一、中药自组装纳米粒及其发现

1. 自组装的概念 自组装是指分子在平衡条件下自发地结合成由非共价键,即通过范德瓦耳斯力、氢键、π-π堆积、卤键、阳离子-π相互作用、离子键、CH-π相互作用和溶剂化作用等连接形成结构明确且稳定的聚集体的过程,其产物可表现为胶束、脂质体、纳米管、螺旋带、囊泡等多种形态。酶反应中的锁钥关系、蛋白质-蛋白质络合物的生成、抗原-抗体的结合以及分子间遗传物质的翻译和转录等均证明了自组装在自然界中广泛存在[11]。中药化学成分来源广泛,结构独特,极易发生分子间相互作用而产生聚集或自组装形成聚集体或自组装颗粒[8,12]。目前文献报道的中药聚集体及自组装颗粒尺寸基本均在 1~1 000 nm,在本书中统称为自组装纳米粒(self-assembled nanoparticles, SAN)。

2. 中药 SAN 的发现　主要受启发于高通量筛选技术中小分子有机化合物的聚集现象,以及中药汤剂煎煮制备过程的自沉淀现象[10,13]。自 1995 年以来,红茶水提物中的 SAN[14]、连翘提取物中的 SAN[15,16] 被先后发现。继而在 60 味草药及 24 个中药复方水提物中均发现 SAN 的形成[13,17];22 种中草药水煎液均发现存在大量纳米级颗粒体[18]。由于每一味中药都具有复杂的化学组成,推测 SAN 可能在中药提取物或汤剂中普遍存在。2008 年有学者提出:中药 SAN 的形成可能是理解中药作用机制的新途径[13,19]。

3. 中药 SAN 的分类　根据中药 SAN 的形成方式及其化学组成,可将文献报道的中药 SAN 分为两大类:其一是中药汤剂 SAN,即中药汤剂煎煮制备过程中,化学成分煎出后发生分子识别与自组装形成的纳米粒,如黄连水煎液多糖 SAN[20]、板蓝根水煎液蛋白 SAN[21]、白虎汤 SAN[22,23]、麻杏石甘汤 SAN[24]、葛根芩连汤 SAN[25] 等。其二是人为组装的中药 SAN,即受中药化学成分自组装现象的启发,将相关中药成分人为组装成的纳米粒。后者可进一步分为中药活性小分子 SAN 和中药初级代谢产物蛋白质、多糖等组装成的 SAN。

(1) 中药活性小分子 SAN,如小檗碱-黄芩苷 SAN[26]、小檗碱-肉桂酸 SAN[27]、小檗碱-3,4,5-甲氧基肉桂酸 SAN[28]、小檗碱-大黄素 SAN[29] 和人参皂苷 SAN 等[30]。

(2) 中药初级代谢产物蛋白质、多糖等组装成的 SAN,如甘草蛋白 SAN[31,32]、太子参蛋白 SAN[33-35] 以及白及多糖 SAN[36]、当归多糖 SAN[37]、黄芪多糖 SAN[38] 等。

(3) 中药汤剂 SAN(从中药鲜品现榨汁液及中药醇水提取物中发现的 SAN):如生姜脂质 SAN[39,40]、常春藤蛋白 SAN[41,42]、黄连醇水提取物蛋白 SAN[43] 等。

二、中药 SAN 的形成及影响因素

1. 中药 SAN 的形成及机制　一般认为,有机化合物的分子聚集受氢键、范德瓦耳斯力、π-π 堆积、分子络合及静电作用等非共价键作用诱导[44,45]。

自组装作用力主要由氢键之间或氢键与其他非共价键的协同作用所构成。分子之间通过氢键作用力结合时,可形成单一氢键和多重氢键,氢键的多重性越强,分子之间的结合能和稳定性越强。由于中药提取成分具有结构多样性,一些天然中药分子具有自组装特性,可与其他分子通过非静电引力组装起来。自组装纳米药物制备步骤简单,并具有高载药量,且可在没有任何载体的情况下实现药物的高度稳定递送。

中药化学成分复杂多样,有多糖、苷、有机酸、生物碱、甾体、三萜、蛋白质等,在煎煮溶出后极易发生化学成分的分子识别和自组装,聚集形成 SAN;如生物碱与苷、有机酸、鞣质等均能发生酸碱络合而聚集形成 SAN[10];多糖、蛋白的复杂长链结构受疏水作用和(或)氢键作用易发生分子折叠、翻转、螺旋等自组装行为形成 SAN[8];甾体、三萜类成分的刚性骨架、柔性的烷基侧链和多手性中心的结构特点使其容易因疏水作用、氢键作用以及 π-π 堆积作用中的 1 种或多种共同影响而自组装形成 SAN[45]。

由于中药汤剂 SAN 的组成成分复杂,化学成分分子间作用力的分析难度很大,对于中药 SAN 的形成机制以及人为组装中药 SAN 的化学成分分子间相互作用分析,大多基于中药化学成分结构特点的合理推测[3],或借助紫外线、傅里叶变换红外光谱仪、^{1}H – NMR 以及 X 射线衍射等方法分析以阐明其形成机制。目前有关中药成分自组装行为的研究报道主要如下。

(1)同种中药成分的自组装

1)醌类:大黄酸可通过异位叠加和氢键结合的方式进行自组装,其产物呈水凝胶形式,大黄酸所含羧基的去质子化程度在凝胶形成过程中起着不可或缺的作用。金丝桃素具类平面的共轭结构,在水溶液中易自组装成不溶性聚集体;原金丝桃素是金丝桃素的前体药物,但因其结构中的 C11 – C12 键被破坏,导致共轭结构平面性降低,故不易形成聚集体,这种特性可能会使原金丝桃素的应用更加广泛[46]。

2)皂苷类:两亲性物质的结构本身可为其自组装提供有利条件。典型的两亲性分子桔梗皂苷可在高于临界胶束浓度的水溶液中自组装形成各种形状的囊泡,桔梗皂苷囊泡形成的过程可能与其自带的糖链结构有关,产物的具体形状取决于皂苷结构和溶液浓度[47]。

3)蛋白质类:由于其结构的特殊性,蛋白质分子可通过非共价键进行自组装,其自组装行为广泛存在于自然界中。例如,在加热状态下,当归蛋白的结构将会展开,暴露出疏水基团,从而聚集形成当归蛋白纳米颗粒[48];荧光发射光谱扫描结果显示,加热后当归蛋白的特征波长发生了位移,荧光强度有所减弱,且螺旋减少、β 折叠增加。甘草蛋白在水相环境中加热即可形成纳米颗粒,细胞实验结果表明,该纳米颗粒在高浓度下除了与细胞表面发生特异性结合外,还能装载超过 51.2% 的黄芪甲苷[3]。

4)多糖类:多糖是由一定数量的单糖通过化学键连接聚合而成的天然大分子化合物。白及多糖主链结构由甘露糖和葡萄糖自组装而成,存在多种活性基团,可对其进行多种结构修饰以实现药物的特异性递送[4]。丹皮多糖是一种多羟基化合物,链内氢键的作用会使其形成稳定的小球状结构;同时,在不同浓度条件下,丹皮多糖可通过链间氢键的作用聚集组装形成不同结构,如多糖分子聚集形成圈状和中空的球形结构,可能具有潜在的药物递送功能[49]。

(2)不同中药成分之间的自组装:人参皂苷可以形成囊泡,将该囊泡和柴胡皂苷进一步结合可有助于增加柴胡皂苷在水中的溶解度[50]。小檗碱分子之间可通过 π – π 堆积作用形成层状三维晶体堆积结构,之后可与肉桂酸分子通过氢键的聚合作用形成均匀的纳米颗粒,这种自组装方式被推测在自然界中广泛存在[51]。黄连和大黄是一组常用药对,小檗碱分子插入层状堆积的大黄酸分子结构中可形成一种纳米颗粒[17,52],该纳米颗粒对金黄色葡萄球菌表现出很强的抑制作用,且形成过程不需要辅料的参与,比其他制剂工艺更为经济。

(3)中药成分与人体成分之间的自组装:人体内的胆汁酸或胆汁酸盐同时具有亲水性和疏水性,也具有一定的自组装能力,被证实其可与脂类或表面活性剂自组装成混合胶束,以此作为药物载体来改善人体对药物的吸收能力[53-55]。淫羊藿经羊脂油炮制后与胆酸盐自组装生成的宝藿苷Ⅰ-胆酸盐胶束,能很好地对抗肠道转运蛋白对药效成分的外排作用[56]。胆酸盐也可与毒性物质(如千金子油)进行自组装,进而促进后者吸收,从而引发机体的中毒反应[57]。

2. 影响中药 SAN 形成的因素　中药汤剂 SAN 的形成主要取决于化学成分的种类、结构及中药煎煮过程因素的影响[58]。由于 SAN 的形成主要受化合物分子间非共价键作用的诱导,中药化学成分种类与结构不同,分子间非共价键作用不同,可能会影响 SAN 形成。中药汤剂 SAN 需要在化学成分达到一定浓度时才会聚集形成,研究者称之为临界聚集浓度(critical aggregation concentration, CAC)[59]。DUAN D 等研究发现姜黄素、葛根素、水飞蓟宾等 10 种中药活性小分子的 CAC 各不相同[59]。因此,中药汤剂煎煮制备过程药材或饮片的种类和用量、水的用量、煎煮时间等都可能会因影响化学成分的煎出,从而影响 SAN 的形成。葛根和冬凌草水提物中 SAN 的粒径随着药材浓度的增加而增大[60,61]。中药复方由于化学成分种类和数量更多,比单味药更容易形成 SAN[62]。煎煮溶液的 pH 也可能会影响 SAN 的形成,如不同 pH 影响板蓝根汤剂中 SAN 的形成,过酸或过碱都可能导致板蓝根汤剂中 SAN 的聚集增大[21,63,64]。

人为组装的中药 SAN 通常是将相关中药成分直接置于水或缓冲液中,通过加热搅拌的方式模拟煎煮过程,从而使中药成分聚集形成 SAN[65-69];也有借鉴纳米粒的制备方法,利用溶剂-反溶剂沉淀法组装 SAN[70-72]。因此,中药成分的种类、用量、加热的温度、时间以及缓冲液的 pH 等都会影响中药 SAN 的形成。有文献报道,不同 pH 和加热温度会影响甘草蛋白 SAN 的粒径分布,较高的 pH 和加热温度更容易获得小粒径的甘草蛋白 SAN[66];较高 pH、蛋白浓度和加热温度均有利于苦杏仁蛋白 SAN 的形成,在所设定的范围内,加热时间对苦杏仁蛋白 SAN 形成影响较小[73]。

三、中药 SAN 的分离、物理表征与成分分析

1. 中药 SAN 分离　文献报道的中药汤剂 SAN 分离方法主要有过滤法、透析法、高速或超速离心法以及尺寸排阻色谱(分子排阻色谱)法等[74-77],分离过程涉及 1 种或几种方法联合应用。例如,采用分子排阻色谱法分别从麻杏石甘汤及板蓝根煎煮提取物中分离得到球形 SAN[21,24];又如,采用离心、过滤、透析及分子排阻色谱法从常春藤中分离到球形 SAN[41,42]。人为组装的中药 SAN 是将相关中药成分直接组装得到,一般不需要分离富集。

2. 中药 SAN 的物理表征　主要涉及纳米粒的粒径分析和形态分析。SAN 粒径通常采用纳米激光粒度仪依据动态光散射原理和光子相关光谱技术进行测量[77],而 SAN 形态多由原子力显微镜、扫描电镜或透射电镜进行表征[74,75]。目前文献报道的中药 SAN 粒径各不相同,有些中药中发现的 SAN 粒径为 100 nm 左右[74-77],也有发现大于 100 nm(100~800 nm)的 SAN[62];SAN 形态多数为球形[76,62,78,79],少量报道为纳米纤维或不规则纳米颗粒,如十全大补汤不规则纳米颗粒[80]、小檗碱与汉黄芩苷自组装纳米纤维[26,81]以及云南

白药纳米纤维[82]。此外,少部分研究还进行了 SAN 的 Zeta 电位测定,以评价其物理稳定性[83]。

3. SAN 成分分析　中药 SAN 的化学成分组成可能涉及初级代谢产物蛋白、多糖、脂质以及小分子活性成分,其成分分析常用的方法有用于蛋白质定量与定性分析的二喹啉甲酸(BCA)法[78,84]和 SDS-PAGE[74,77],用于多糖含量测定的苯酚硫酸法[84,85],以及小分子有效成分的 HPLC 或液质联用(HPLC-MS)分析[79,86,87]等。有研究表明,提取溶剂影响中药 SAN 的成分组成。例如,通过苯酚硫酸法及二喹啉甲酸法发现黄连水煎煮提取物中 3 种 SAN 均主要由多糖组成,仅含少量蛋白质[84];而采用 LC-MS/MS 和二喹啉甲酸法发现黄连醇水(1∶1)提取物中的 SAN 主要由蛋白质(几乎为 100%)组成,还含有少量小檗碱(0.48%)[78]。此外,采用元素分析、拉曼光谱和 LC-MS 分析甘草水煎液 SAN 的成分,结果显示 SAN 由 78% 多糖组成,多糖主要由葡萄糖(83.1%)、果糖(10.1%)、半乳糖(3.2%)、阿拉伯糖(2.3%)、鼠李糖(0.9%)、甘露糖(0.4%)等组成[79]。采用 HPLC-MS 可从葛根水煎液 SAN 中鉴定出葛根素、大豆苷元、染料木素、大豆苷 4 个黄酮类成分[86]。采用 HPLC 指纹图谱技术分析确定了白虎汤 SAN 中 SAN 成分新芒果苷、芒果苷、甘草苷、异甘草苷、甘草素、甘草酸铵等[22,23,88]。采用质谱仪分析生姜鲜品现榨汁液中分离的 SAN 发现,其主要由脂质组成,含有约 47% 的磷脂酸、15% 的双半乳糖基二酰基甘油和 27% 单半乳糖基二酰基甘油等[39,89]。

人为组装的中药初级代谢产物 SAN,往往在 SAN 组装前进行成分分析。例如,采用 SDS-PAGE 和 Edman 降解法分析确定了甘草中分离出的蛋白质分子量为 28 kDa,N 端氨基酸序列为 NPDGLIACYC GQYCW;该蛋白质可自组装成约 74 nm 的球形纳米粒,并包载增溶黄芪甲苷Ⅳ[83]。通过色谱分离、SDS-PAGE 和 Edman 降解法等从苦杏仁中分离纯化并鉴定出苦杏仁 11S 球蛋白,该蛋白能够自组装成 92 nm 的球形纳米粒,可高效包载抗癌药物紫杉醇,并增强其抗肿瘤疗效[73,90]。

第二节　基于自组装体系的中药复方主要药效成分与化学药分子的相互作用

本节借助自组装超分子化学方法,以双黄连主要成分与环丙沙星的分子为例,探讨双黄连及其主要成分绿原酸、新绿原酸与环丙沙星之间的分子相互作用行为。药物相互作用(drug interaction)在临床真实世界普遍存在。双黄连注射液(双黄连)由金银花、黄芩、连翘组成,具有清热解毒、清宣风热的功效,临床上常用于治疗呼吸道感染性疾病。其主要成分绿原酸是《中国药典》收载的双黄连制剂质量标准的质控成分。环丙沙星注射液(环丙沙星)是喹诺酮类抗菌药物,具有广谱的抗菌作用,广泛应用于临床。在现实临床治疗中,双黄连与环丙沙星常常联合用药治疗感染。鉴于弱键诱导形成的自组装超分子体系被认为是中药配伍的物质基础,推测联合用药分子相互作用引发的药物相互作用可能与超分子自组装体系有关[91]。从超分子自组装和生物活性角度出发,采用等温滴定量热技术和紫外光谱揭示提示双黄连及其主要成分绿原酸、新绿原酸与环丙沙星的分子相互作用,采用扫描电镜、红外光谱和冷喷雾电离质谱技术对药物分子相互作用形成的超分子体系进行确证,进一步通过铜绿假单胞菌模型评估其药物分子相互作用的生物效应,以期为临床联合用药(分子相互作用)合理性评价研究提供参考。

一、双黄连及其主要成分绿原酸、新绿原酸与环丙沙星分子相互作用的热动力学特征

应用等温滴定量热(isothermal titration calorimetry,ITC)技术表征双黄连及其主要成分与环丙沙星的分子相互作用。量取适量双黄连、环丙沙星,参照临床给药剂量分别以超纯水稀释至所需浓度[92],绿原酸、新绿原酸均以 5% DMSO 溶解并稀释,即得供试品溶液。以双黄连、绿原酸、新绿原酸溶液分别滴定环丙沙星溶液,温度为 25℃,搅拌速率为 300 r/min,连续滴定 25 滴。滴定结束后,在数据采集软件 Nano Analyze 中输入实验样品浓度,即可得溶液混合时的热力学参数吉布斯自由能 ΔG、焓 ΔH 和熵 ΔS。基于 ITC 技术的双黄连及主要成分绿原酸、新绿原酸滴定环丙沙星的相容性与反应活性谱如图 15-1 所示。从反应活性图谱可见,双黄连及主要成分绿原酸、新绿原酸滴定环丙沙星均为放热过程,且放热明显。由图中热力学参数可见,双黄连及其主要成分绿原酸、新绿原酸与环丙沙星的反应均为自发反应($\Delta G<0$),且滴定过程中 $|\Delta H|>T|\Delta S|$。因此,推断两种溶液混合以焓驱动反应为主,即发生了化学反应。结果提示,双黄连及其主要成分绿原酸、新绿原酸与环丙沙星均存在分子相互作用。

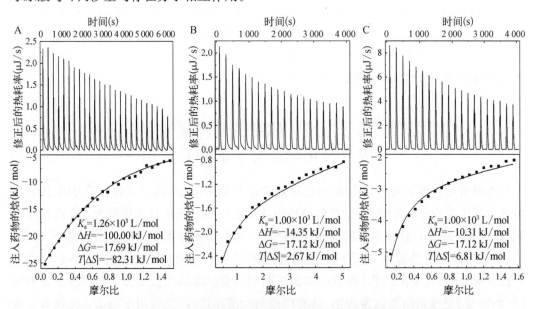

图 15-1 基于 ITC 技术的双黄连及主要成分绿原酸、新绿原酸滴定环丙沙星的相容性与反应活性谱[91]

A. 环丙沙星与双黄连;B. 环丙沙星与绿原酸;C. 环丙沙星与新绿原酸
K_a 为结合常数

二、双黄连及其主要成分绿原酸、新绿原酸与环丙沙星分子相互作用的紫外可见吸收光谱特征

将双黄连、环丙沙星稀释液等比例混合,绿原酸、新绿原酸溶液分别与环丙沙星稀释液等比例混合,即得混合液。设置酶标仪的检测波长为 240～500 nm,以 0.9% NaCl、1% DMSO 作为空白溶剂,进行全波长扫描。双黄连与环丙沙星混合前后的紫外可见吸收光谱见图 15－2A。双黄连的特征吸收峰出现在 276 nm、316 nm 处,环丙沙星的特征吸收峰出现在 276 nm 处,其混合体系兼具两者的特征峰,且混合液中双黄连、环丙沙星的吸光度明显升高。绿原酸、新绿原酸与环丙沙星混合前后的紫外可见吸收光谱见图 15－2B。绿原酸、新绿原酸的特征吸收峰出现在 324 nm 处,环丙沙星的特征吸收峰出现在 276 nm 处。绿原酸、新绿原酸分别与环丙沙星混合后,均出现吸光度明显升高,部分最大吸收波长增加(如图 15－2B 箭头所示)。由此推测,双黄连及其主要成分绿原酸、新绿原酸与环丙沙星可能存在因分子相互作用引发的电子云重排[93]。

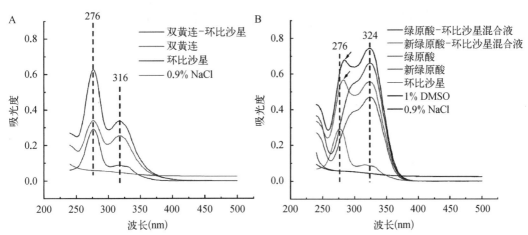

图 15－2
彩图

图 15－2　双黄连、绿原酸、新绿原酸与环丙沙星混合前后的紫外可见吸收光谱[91]
A. 双黄连,环丙沙星,双黄连-环丙沙星混合液,0.9% NaCl;B. 绿原酸-环丙沙星混合液,新绿原酸-环丙沙星混合液,绿原酸,新绿原酸,1%DMSO,0.9% NaCl

三、绿原酸、新绿原酸与环丙沙星分子相互作用的微观形貌观察

采用场发射扫描电镜表征绿原酸-环丙沙星、新绿原酸-环丙沙星混合液的微观形貌。取绿原酸、新绿原酸、环丙沙星及绿原酸-环丙沙星、新绿原酸-环丙沙星混合液适量滴于硅片上,室温自然干燥,喷金处理后置于场发射扫描电镜下,工作电压 5.0 kV,拍照并观察绿原酸、新绿原酸与环丙沙星反应后的微观形貌。结果显示,绿原酸(图 15－3A)、新绿原酸(图 15－3B)呈不规则的条状结构;环丙沙星(图 15－3C)呈现网状结构。绿原酸-环丙沙星、新绿原酸-环丙沙星混合液的微观形态与单体结构区别较大。绿原酸-环丙沙星(图 15－3D)、新绿原酸-环丙沙星混合液(图 15－3E)中绿原酸、新绿原酸分别与环丙沙星簇

和,呈现均一、有序排布的聚集状结构,提示绿原酸-环丙沙星、新绿原酸-环丙沙星混合液在分子相互作用下组装形成了超分子。

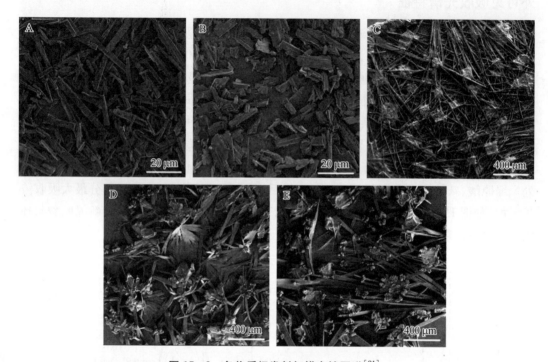

图 15 - 3　各物质场发射扫描电镜图谱[91]

A. 绿原酸;B. 新绿原酸;C. 环丙沙星;D. 绿原酸-环丙沙星混合液;E. 新绿原酸-环丙沙星混合液

四、绿原酸、新绿原酸与环丙沙星分子相互作用的红外光谱特征

取绿原酸、新绿原酸、环丙沙星溶液及绿原酸-环丙沙星混合液、新绿原酸-环丙沙星混合液适量,冻干,备用。称取绿原酸、新绿原酸、环丙沙星及绿原酸-环丙沙星混合液、新绿原酸-环丙沙星混合液粉末适量,与无水溴化钾粉末研磨均匀,并压制成片状。傅里叶变换红外光谱仪的波数范围为 4 000~1 000/cm,光谱分辨率为 4/cm,空气为背景。光谱软件(OMNIC 8.2)记录和存储红外光谱。采用 AutoDock Vina 1.1.2 进行绿原酸、新绿原酸与环丙沙星的平面分子对接,佐证红外光谱的结果。

绿原酸、新绿原酸与环丙沙星单用及混合液的红外光谱和分子对接如图 15 - 4 所示。绿原酸红外图谱在 3 350.72/cm 处的宽吸收峰,为苯酚中 O—H 的振动强吸收峰;1 686.13/cm 为羧酸中 C =O 的伸缩振动强吸收峰;1 289/cm 为羧酸中 C—O 的伸缩振动强吸收峰(图 15 - 4A)。新绿原酸红外图谱在 3 335.25/cm 处有一个宽吸收峰,为醇中 O—H 的振动强吸收峰;1 686/cm 归属于羧酸中 C =O 的伸缩振动强吸收峰;1 292.13/cm 归属于羧酸中 C—O 的伸缩振动强吸收峰(图 15 - 4B)。环丙沙星红外谱图在 3 401.39/3 389.93 cm 的吸收峰(图 15 - 4),为羧酸中 O—H 的伸缩振动强吸收峰;1 641.14/cm 处为吸收峰,为羧酸中 C =O 的伸缩振动强吸收峰(图 15 - 4A、15 - 4B)。与绿原酸单用的红外图谱相比,绿原酸与环丙沙星混合液中,苯酚中的 O—H 吸收峰大幅度向高波数偏移;与新绿原酸单用的红外图谱相比,新绿原酸-环丙沙星混合液中,醇中的 O—H 吸收峰大幅度向高波数偏移,提示绿原酸、新绿原酸与环丙沙星结合后,分子间官能团(酚羟基、醇羟基等)发生相互作用,参与组装形成超分子结构。

　　PDB 数据库(https://www.rcsb.org/)可下载 DNA 旋转酶 B 亚单位(DNA gyrase B, GyrB)晶体 PDB(PDB ID:1KZN)文件,PubChem 数据库(https://www.ncbi.nlm.nih.gov/pccompound/)可下载绿原酸、新绿原酸和环丙沙星 SDF 文件。AutoDock Tools 1.5.6 优化蛋白和小分子结构可利用软件 AutoDock Vina 1.1.2 进行分子对接。平面分子对接结果显示,绿原酸的酚羟基(图 15-4C)、新绿原酸的醇羟基(图 15-4D)与环丙沙星的羧基有结合的潜能。即红外光谱与分子对接的结果相佐证。

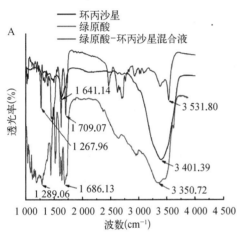
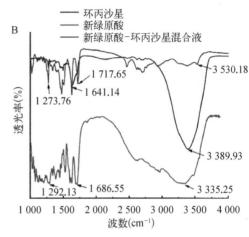

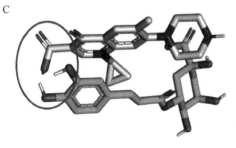
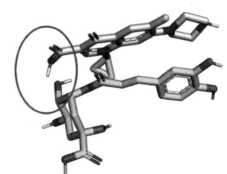

图 15-4　绿原酸、新绿原酸与环丙沙星及混合液的红外光谱和分子对接[91]

A. 环丙沙星、绿原酸、绿原酸-环丙沙星混合液的红外光谱;B. 环丙沙星、新绿原酸、新绿原酸-环丙沙星混合液的红外光谱;C. 绿原酸与环丙沙星的分子对接;D. 新绿原酸与环丙沙星的分子对接

五、绿原酸、新绿原酸与环丙沙星的非共价相互作用

　　为了深入探讨双黄连主要成分绿原酸、新绿原酸与环丙沙星分子相互作用自组装形成的超分子,分别配制了绿原酸、新绿原酸与环丙沙星的混合液进行冷喷雾电离质谱

（cold-spray ionization mass spectrometry, CSI-MS）研究。精密称取绿原酸和新绿原酸适量，分别以甲醇溶解并稀释后与环丙沙星以1∶5浓度混合均匀，即得混合液。电喷雾离子源为正离子模式；辅助气加热器温度25℃；辅助气流速0.667 L/min；将通过冷凝装置的氮气接入质谱代替原鞘气；喷雾电压3.7 kV；透镜电压55 V；毛细管电压50 V；进样方式为针泵进样；进样量为200 μL。

研究发现，在正离子模式下，绿原酸、新绿原酸的特征离子均为m/z 355.12[M+H]$^+$，环丙沙星的特征离子为m/z 332.14[M+H]$^+$。绿原酸、新绿原酸与环丙沙星自组装分别形成了绿原酸-环丙沙星混合液（m/z 686.26[M+H]$^+$）、新绿原酸-环丙沙星混合液（m/z 686.26[M+H]$^+$）。进一步对比混合液的二级质谱信息，相应地得到了绿原酸（m/z 355.12[M+H]$^+$）、新绿原酸（m/z 355.12[M+H]$^+$）、环丙沙星（m/z 332.14[M+H]$^+$）的特征峰。由此得出，绿原酸-环丙沙星混合液、新绿原酸-环丙沙星混合液是通过分子间非共价相互作用形成，分子间非共价相互作用参与自组装形成超分子。

六、联合用药对铜绿假单胞菌抑菌活性的影响

采用微量肉汤稀释法测定双黄连及其主要成分绿原酸、新绿原酸及环丙沙星对铜绿假单胞菌的最低抑菌浓度（minimal inhibitory concentration, MIC）值。倍比稀释配制双黄连、绿原酸、新绿原酸和环丙沙星溶液。96孔板每孔分别加入200 μL药物溶液和20 μL菌悬液（1×10^5 CFU/mL）（CFU，colony forming units，菌落形成单位），37℃培养16 h。采用酶标仪于600 nm处测定其吸收度A。实验重复3次。按照公式抑制率（%）=［1-($A_{样品}$-$A_{溶剂}$)/($A_{空白菌}$-$A_{溶剂}$)］×100%计算最低抑菌浓度，最低抑菌浓度为抑制率>80%的最低浓度[29,94]。

采用棋盘稀释法测定双黄连及其主要成分绿原酸、新绿原酸与环丙沙星联用对铜绿假单胞菌的抑菌效应。将双黄连、绿原酸、新绿原酸、环丙沙星分别配备成所需最低抑菌浓度待用。按照棋盘稀释法设计，分别将双黄连、绿原酸、新绿原酸与环丙沙星组合加入96孔板中，每种溶液各100 μL，每孔再加入20 μL菌悬液（1×10^5 CFU/mL）。将上述96孔板置于37℃孵育16 h，读取结果并记录联合用药时的最低抑菌浓度。每种组合重复3次。采用部分抑菌浓度指数（fractional inhibitory concentration index, FICI）判定联合抑菌效果。$FICI = MIC_{甲药联用}/MIC_{甲药单用} + MIC_{乙药联用}/MIC_{乙药单用}$。评价标准：$FICI ≤ 0.5$为协同作用；0.5<FICI≤1为相加作用；1<$FICI$≤2为无关作用；$FICI$大于2为拮抗作用。

结果表明，上述药物在所选浓度下均表现出抑菌活性。双黄连及其主要成分绿原酸、新绿原酸及环丙沙星的最低抑菌浓度分别为250.00 mg/mL、8.22 mg/mL、8.00 mg/mL和61.04 ng/mL。与单用双黄连、绿原酸、新绿原酸相比，其与环丙沙星联用后的最低抑菌浓度均升高了1个倍比稀释度；环丙沙星与双黄连联用后，其最低抑菌浓度与环丙沙星单用相比升高了1个倍比稀释度；环丙沙星与绿原酸、新绿原酸联用后，其最低抑菌浓度与环丙沙星单用相比降低了2个倍比稀释度。$FICI$的结果显示，双黄连及其主要成分绿原酸、新绿原酸与环丙沙星联用后均对铜绿假单胞菌产生拮抗效应，提示双黄连及其主要成分

绿原酸、新绿原酸与环丙沙星结合体的抑菌活性减弱。

七、绿原酸、新绿原酸及环丙沙星与 GyrB 的分子对接分析

Gyr 是Ⅱ型 DNA 拓扑异构酶,催化 DNA 双链断裂和重新连接从而改变 DNA 的拓扑结构[95]。GyrB 作为 Gyr 的 B 亚基,是抗菌药物研究的重要靶点[96]。通过分子对接探索双黄连主要成分绿原酸、新绿原酸及环丙沙星与 GyrB 的结合模式,揭示双黄连及其主要成分绿原酸、新绿原酸与环丙沙星联用后对铜绿假单胞菌抑菌活性减弱的原因。结果显示,绿原酸、新绿原酸及环丙沙星与 GyrB 的活性位点均具有结合活性。绿原酸、环丙沙星均与 GyrB 的 GLY117、ILE90、ALA96 形成稳定氢键;新绿原酸、环丙沙星均与 GyrB 的 ALA96、ILE90 形成稳定氢键。由此推测双黄连及其主要成分绿原酸、新绿原酸与环丙沙星联用对铜绿假单胞菌抑菌活性减弱,可能与其在 GyrB 上有相同结合位点而产生竞争性结合密切相关。

八、建立"超分子相互作用表征-抑菌活性评价"序贯分析策略的临床意义

临床上通常慎重或禁止将中西药注射剂联合用药,但"一前一后"序贯给药并导致疗效降低的现象却时有发生。本研究是基于临床上存在双黄连与环丙沙星联合用药治疗感染的情况下而开展的。在发现双黄连及其主要成分绿原酸、新绿原酸与环丙沙星存在分子相互作用表型的基础上,以扫描电镜观察形貌,确认绿原酸、新绿原酸与环丙沙星通过分子相互作用自组装形成了超分子体系;采用红外光谱和冷喷雾电离质谱技术对超分子进行表征,发现官能团非共价相互作用参与超分子体系的组装;进一步,基于抑菌活性试验发现双黄连及其主要成分绿原酸、新绿原酸与环丙沙星联合用药后对铜绿假单胞菌的抑菌活性显著弱于单用。这一重要发现与文献报道临床上不支持双黄连、清开灵等含绿原酸类成分的中药注射剂与环丙沙星联合用药的结论相吻合[97,98]。由此提示,双黄连与环丙沙星在临床联合用药时,应考虑调整给药时间间隔,避免因"一前一后"序贯给药在体内发生分子相互作用而引起疗效降低。本研究建立的"超分子相互作用表征-抑菌活性评价"序贯分析策略,对分析临床多药联合用药合理性具有潜在应用价值。

第三节 基于中药活性成分自组装的无载体纳米制剂的临床价值

纯天然产物 SAN 具有以下优势:不需要载体,不良反应小;载药能力好,药代动力学好;可抑制多药耐药性;发挥协同治疗作用,在相同剂量下,疗效优于游离药物治疗组;可用于构建诊断和治疗的一体化智能纳米系统[99]。本节主要概述目前见于报道的具抗肿瘤和抗菌等效果的中药天然产物自组装纳米制剂,并总结这些纳米制剂的组装机制以及在疾病治疗中发挥的协同效应[100]。

一、中药 SAN 在抗菌方面的应用价值

鉴于小檗碱具有优异的抗菌性能及自组装能力,基于小檗碱的中药复方纳米制剂是

当前中药制剂抗菌方向的应用探索热点。小檗碱属于异喹啉生物碱,主要存在于黄连和黄柏中。小檗碱可增加细胞膜的通透性,与 DNA 相互结合而起到抗菌作用。金黄色葡萄球菌对小檗碱十分敏感,浓度为 0.05 mmol/L 的小檗碱对金黄色葡萄球菌的抑制率可达 76.07%±6.00%[26,101]。临床上小檗碱被广泛用于治疗细菌性腹泻,不易产生耐药性。但小檗碱水溶性较差,其苦味不易耐受,为提高小檗碱的溶解度和生物利用度,小檗碱常与其他中药活性分子自组装成纳米制剂用于抗菌治疗。小檗碱上的季铵离子和苯环结构可与其他天然产物尤其是黄酮类化合物组装成粒径适宜的纳米粒,协同发挥抗菌作用;同时可降低不良反应,减弱苦味。

1. 小檗碱和黄芩苷　有文献报道[102],通过研究"葛根芩连汤"(由黄连、黄芩、葛根、炙甘草等药味组成,用以治疗湿热所致的急性腹泻和痢疾的经典方剂)的主要活性成分,将黄芩苷和小檗碱以 1:1 的摩尔比组装成稳定的纳米粒。小檗碱与黄芩苷在水溶液中形成自组装体的主要驱动力是小檗碱中的季铵离子和黄芩苷(可通过下调金黄色葡萄球菌细胞中的半胱氨酸蛋白酶-9 的表达,从而抑制其活性[102])中的羧基之间形成的静电作用。两者形成一维结构后,在氢键作用下继续形成三维纳米结构。研究发现,组装后形成的凝胶型自组装体的抗菌活性有所增强,小檗碱的半衰期延长,不良反应降低,苦味减弱。

2. 小檗碱和大黄酸　大黄酸是存在于大黄中的一种亲脂蒽醌类化合物,常与氨苄西林或苯唑西林等抗生素联合使用,可对耐甲氧西林金黄色葡萄球菌(methicillin resistant *Staphylococcus aureus*, MRSA)发挥协同抗菌作用。大黄酸主要通过抑制金黄色葡萄球菌线粒体的呼吸链电子传递,同时抑制细菌的 DNA 复制,干扰蛋白质合成,从而抑制细菌生长[103]。有文献研究[29,104]构建了小檗碱和大黄酸自组装纳米给药系统以提高对金黄色葡萄球菌的抑菌活性,结合 X 射线单晶衍射与核磁共振等表征手段,揭示纳米粒的内部堆积结构及形成机制:小檗碱和大黄酸首先通过异喹啉环和蒽环之间的 π-π 堆积以及静电作用形成基本单元;在不同基本单元的大黄酸分子间可形成氢键从而构建层状骨架,即大黄酸之间形成层状骨架;小檗碱嵌入层状骨架中,两者在摩尔比为 1:1 时可形成结构稳定的纳米组装体。大黄酸的蒽醌环对膜有很强的亲和力,导致纳米粒可黏附在细菌表面,并在细菌的细胞膜上解体,释放小檗碱和大黄酸,进一步影响细菌的生理功能和结构完整性,致其死亡。

3. 小檗碱和肉桂酸　黄连和肉桂是中医常用的药物配伍,《韩氏医通》《医学衷中参西录》等中医名著均有所报道。受上述临床药物组合的启发,文献[27,105]提出基于植物来源的天然产物的自组装体可用于克服细菌耐药性的治疗策略。来源于肉桂的肉桂酸具有抗氧化、抗菌、抗癌、抗炎和抗糖尿病的特性,可提供电子,与自由基反应形成稳定的产物来终止自由基链式反应。小檗碱和肉桂酸分子的羧基、芳香环和共轭结构参与了纳米粒的自组装过程。在这一过程中,肉桂酸的羧基可与小檗碱的氮原子形成氢键,同时两个分子的芳香环形成 π-π 堆积结构。不需要使用任何载体和附加剂,具有良好的连续释药能力和生物相容性。小檗碱和肉桂酸能够以 1:1 的摩尔比通过溶剂沉淀法形成稳定纳米粒。该纳米制剂体内外毒性很小,可应对多耐药的金黄色葡萄球菌。相比一线抗生素诺氟沙星、阿莫西林、四环素等,该自组装体有更高的抑制活性和更强的细胞膜清除能力。该自组装体能自发地吸附于细菌表面,渗入细胞,攻击多耐药的金黄色葡萄球菌。这种定向自组装模式可能是一种有希望的替代治疗策略,以面对 MRSA 感染的威胁。

4. 小檗碱和鼠李糖脂　小檗碱不仅对金黄色葡萄球菌具有较好的杀伤作用,还可通过抑制 N-乙酰转移酶和脲酶的活性来杀死幽门螺杆菌,从而缓解胃炎和胃癌。此外,小檗碱亦可调节细胞内 Ca^{2+} 水平、清除自由基,从而减少黏膜炎症。更重要的是,小檗碱作为一种天然抗菌剂,还可以抑制微生物黏附以及生物膜的生长。鼠李糖脂是一种由铜绿假单胞菌分泌的阴离子表面活性剂,它不仅可通过阻止细菌的黏附而阻碍生物膜的形成,还能显著破坏已形成的生物膜。有文献报道[106],一系列小檗碱衍生物可与鼠李糖脂组装成稳定的纳米粒,通过分子动力学模拟的手段证实其自组装驱动力为静电和疏水相互作用力。由于烷基的存在,小檗碱衍生物具有更高的疏水性,对幽门螺杆菌有更高的抗菌效率。当小檗碱衍生物与鼠李糖脂的质量比为 1∶4 时,所形成的纳米粒的尺寸最佳,PDI 值最小。并且该纳米粒具有强亲水性,因而可成功穿透黏液层但不与黏蛋白相互作用。经验证,该纳米粒可显著破坏浮游幽门螺杆菌的胞外聚合物并根除幽门螺杆菌生物膜,同时还可抑制幽门螺杆菌在生物表面和非生物表面上的黏附。

二、中药 SAN 在抗肿瘤方面的应用价值

中药活性分子具有抗癌作用,且一定程度上可减轻化疗的不良反应。从中药中分离得到的天然产物由于其化学结构的多样性而成为新药的主要来源。为了最大限度地降低中药的复杂成分引起的治疗上的不确定性,越来越多的研究者们将中药的有效成分单独提取出来,通过自组装的手段将中药做成制剂形式,改善其溶解性和生物利用度低等缺点。近年来,以萜类化合物为主的天然产物的自组装特性受到了密切关注,将中药提取成分通过溶剂沉淀法、乳化挥发法等自组装成一系列的稳定且抗肿瘤疗效较好的纳米制剂。

1. 基于萜类化合物的自组装纳米制剂　功能性三萜类化合物由于具有不同数量的羟基和羧基,因此可自发组装形成纳米结构[107]。熊果酸是一种五环三萜类化合物,存在于许多天然植物中,目前已有许多研究报道了熊果酸在癌症预防和治疗方面的潜力:对肿瘤微环境的重塑有很大影响,在细胞增殖、凋亡和细胞周期调控等活动中可发挥直接作用。值得注意的是,熊果酸能够以剂量和时间依赖的方式诱导细胞凋亡,并能阻断乳腺癌、结肠癌、肺癌等癌细胞系的细胞周期。有文献[108]研究通过熊果酸分子的自组装设计了一种无载体的纯纳米药物。这一过程基于熊果酸分子之间的氢键和疏水作用,可形成粒径在 100~200 nm 的稳定纳米粒,载药量高达 60%。相比游离熊果酸,该纳米制剂显著抑制癌细胞的增殖和诱导其凋亡。体内研究表明,该纳米制剂可显著抑制肿瘤生长,并对 A549 细胞(人非小细胞肺癌细胞)异种移植瘤小鼠有保护肝脏的作用。免疫分析显示,熊果酸纳米粒可显著提高 A549 细胞异种移植肿瘤的小鼠体内的 $CD4^+$ T 细胞的数量,调节肿瘤微环境内细胞因子水平,改善免疫抑制微环境。这种新型的无载体纳米药物平台是一种有前景的提高水不溶性抗癌药物的抗癌效果的策略,具有免疫治疗的潜力。除了

熊果酸,许多萜类化合物都具有自组装特性,茯苓中提取的三萜类化合物——茯苓酸 A 分子具有碳碳双键、羟基和羧基,这些分子之间可以通过 π-π 堆积和氢键等作用力形成 SAN。茯苓酸 A 具有生物活性并可自组装成可注射凝胶[109]。这种注射性能良好的凝胶可在体内缓慢降解,既可利用自身茯苓酸 A 分子发挥疗效,又可与其他药物协同作用发挥抗肿瘤疗效。这种具有生物活性的凝胶传递系统为肿瘤治疗开创了一个新方向。有文献报道[110],松苓新酸能够通过分子间氢键形成纳米粒,并可有效包载亲水性或疏水性药物,且胃肠渗透性好。这种由低毒性天然材料制成的纳米粒可通过口服给药,有效递送药物,用于癌症等疾病治疗。有研究利用具抗肿瘤活性的齐墩果酸和甘草次酸不同的抗癌机制[111],以及它们的自组装特性,成功地将齐墩果酸和甘草次酸通过氢键和疏水作用组装,制成稳定性好、载药量高并具有缓释功能的纳米制剂。该自组装纳米制剂还可以包载化疗药物紫杉醇进行联合给药,增强抗肿瘤疗效。同时,由于齐墩果酸和甘草次酸具有免疫调节功能,可有效减少紫杉醇引起的肝损伤。

2. 基于紫杉醇的自组装纳米制剂 紫杉醇是一种优良的天然抗肿瘤药物,广泛用于乳腺癌、卵巢癌和肺癌的治疗。但其疏水性强,生物利用度严重降低,需要借助药物递送系统[112]。利用紫杉醇和熊果酸的抗肿瘤活性及自组装特性[113],将两种药物通过自组装技术制备纳米制剂。该纳米制剂的主要驱动力为氢键和疏水作用,随着紫杉醇浓度的增大,纳米粒更趋向于不规则形态且粒径有所增大,在紫杉醇与熊果酸的摩尔比为 1∶4 时,纳米粒呈完整的球形,并且粒径小于 200 nm。这种纳米制剂延长了紫杉醇和熊果酸的血浆半衰期,有效防止药物在体内快速泄漏。熊果酸具有良好的生物相容性和特异的生物活性。紫杉醇-熊果酸纳米粒不仅体现了紫杉醇的优良抗癌活性,还保留了熊果酸的抗肿瘤和肝脏保护作用,两者起到很好的协同作用。

小檗碱除了具有抗菌、抗病毒、抗糖尿病、抗炎作用以外,还具有抗肿瘤活性。采用化学合成的方式将紫杉醇和小檗碱通过二硫键连接起来[114],所形成的偶联物分子之间可通过疏水作用和 π-π 堆积作用在水溶液中自组装形成纳米粒。小檗碱可以在肿瘤细胞的线粒体中积累,抑制肿瘤细胞的生长,减缓紫杉醇的多重耐药性。该纳米粒可实现线粒体靶向给药,减轻耐药性,且还能达到控释效果,提高抗肿瘤的疗效。尤其是对 A549 细胞,纳米粒在与 A549 细胞共同孵育 48 h 后,被测量的拮抗剂的 IC_{50} 值为 (0.243 ± 0.014) μmol/L。此外,该纳米制剂对抑制金黄色葡萄球菌也有更好的疗效,在治疗细菌感染性的肺癌方面具有很大潜力。

3. 基于 EGCG 的自组装纳米制剂 绿茶中的 EGCG 对许多疾病有治疗和缓解作用。EGCG 具抗氧化能力,可保护健康细胞免受因过氧化而引起的损伤。EGCG 同时也是一种抗血管生成和抗肿瘤的药物,可增加肿瘤细胞对化疗药物的敏感性。绿茶的许多抗癌化学特性均是由 EGCG 介导的,EGCG 通过阻滞肿瘤细胞周期,调控蛋白表达、激活半胱氨酸蛋白酶、抑制癌基因转录因子等从而引起肿瘤细胞凋亡和肿瘤细胞生长阻滞。文献报道将熊果酸和 EGCG 结合成纳米制剂[115]:首先,熊果酸通过简单的自组装形成纳米粒,然后在纳米粒表面包覆 EGCG,形成核壳结构。两个药物分子之间的主要作用力是氢键和疏水相互作用。最后在纳米粒表面添加上皮细胞黏附分子（epithelial cell adhesion molecule，EpCAM）进行修饰，从而增强纳米粒的稳定性和靶向性。纳米粒的粒径随着熊果酸和 EGCG 的比值的变化而不规则变化，熊果酸与 EGCG 的最佳摩尔比为 10：1，此时纳米粒的粒径小且载药量高。熊果酸具有保护肝脏和有效抑制肿瘤生长的优点，适合肝癌的治疗；EGCG 很容易在酸性环境下产生降解，导致肿瘤组织中药物释放增加，从而提高抗癌能力。该纳米制剂可在体内激活机体免疫，有效发挥抗肿瘤作用，并具有良好的稳定性、对酸碱度的响应性、协同杀伤肿瘤细胞效应和肝癌细胞的有效摄取。此外，该纳米制剂具有更显著的免疫刺激功效，表现为促进 IL-12 和 IFN-γ 的分泌、有效激活 CD4$^+$T 细胞和 CD8$^+$T 细胞并增强其在肿瘤组织中的浸润。

三、中药 SAN 在其他疾病上的应用价值

1. 大黄酸自组装凝胶用于抗神经炎症　大黄酸作为一种典型的蒽醌化合物，具有良好的组装特性。大黄酸可通过 π-π 堆积、氢键等非共价相互作用力自组装成水凝胶。这种水凝胶呈三维结构，可防止大黄酸过早降解，具有优异的稳定性、持续释放药物的能力。相比游离药物，大黄酸超分子水凝胶更容易进入细胞，达到很好的积聚效果[116,117]。大黄酸自组装凝胶比游离药物更容易进入细胞，并产生较好的积聚效果。大黄酸进入细胞后抑制 Toll 样受体 4/核因子-κB（Toll-like receptor 4/nuclear factor-κB，TLR4/NF-κB）信号通路，可达到最佳的抗炎效果。从本质上提高了治疗效果，减少了不良反应。这些特点促使大黄酸水凝胶成为一种有前途的抗神经炎症治疗剂。

2. 木犀草素与铁离子配位自组装用于光热治疗　木犀草素是一种存在于金银花和筋骨草等多种草药的黄酮化合物，易于从自然界获取，具有良好的生物相容性和低毒性，具有多种药理作用，包括抑制肿瘤、减轻炎症、免疫调节和抑制病毒复制的作用。但其溶解性和生物稳定性较差，严重阻碍了其在生物医学中的应用。将木犀草素和 Fe^{3+} 以 2：1 的摩尔比利用金属离子-配体的配位组装，可形成稳定的药物递送系统[117]。组装之后的纳米制剂不仅提高了木犀草素的溶解度和稳定性，并且抗氧化稳定性增强。另外，与 Fe^{3+} 配位的纳米粒显示出超分子光热效应，可应用于光热治疗。

目前，纳米递送系统用于单一中药活性分子递送的研究较多，对中药复方的报道较少，主要原因在于众多中药复方成分的理化性质差异较大，纳米载体难以满足复方药物的共载。本节对若干基于中药活性分子自组装的纳米制剂的临床应用价值进行了概述，证明中药活性分子之间通过自组装形成的纳米粒，可克服中药提取成分在应用上局限性。对于中药活性分子自组装形成纳米粒技术尚存在的问题，将在本章第四节进行讨论。

第四节　有关中药水煎液自组装聚集体研究面临的问题与展望

千百年来，以水煎服为主的中药汤剂，是中医临床用药的主要方式，充分显示了自中

药水提液中获取药效物质的安全性与有效性。目前,国内绝大多数中药厂家仍以由水煎煮而成的中药水提液作为生产过程的基本物料。尽管中药水提液组成极其复杂,但是,中药水煎液作为在生命科学和天然产物产业化开发中常见的研究对象,本质上是一种化学物质体系。任何由中药单、复方所得到的中药水提液体系都具有特定的"中药溶液环境",应能对它进行科学、客观、准确的表述,并从中挖掘共性规律。"溶液环境"是指溶液体系所具有的黏度、pH、离子强度等特征性质。在中药自组装科技领域,自组装过程的"溶液环境"体系即为中药水煎液。

依据"溶液环境"的定义,"中药溶液环境"的宏观性质,可用黏度、pH、离子强度等多种物理化学参数描述。而这类物理化学性质表征参数,既来源于中药水提液中各种物质的化学组成,又是水提液体系中各种物质不同表现的综合反馈,当然也必定与水提液体系中各种物质的热力学参数焓变、熵变及分子间的氢键、范德瓦耳斯力、π-π堆积、静电作用和配位键等影响"自组装"过程的因素密切相关。目前对中药水煎液的论述,仅从宏观的角度认为它是一种由混悬液、乳浊液与真溶液混合而成的复杂体系[118]。该体系的化学组成有何特点,其热力学、动力学性质又有何特征,以及中药水煎液体系多分散性导致的非均一特征对自组装过程的影响等一系列理论与技术问题,未见有具体、深入的研究报道。本节就有关中药水煎液自组装聚集体研究面临的问题与展望进行讨论[119]。

一、影响中药自组装行为的煎煮工艺、分离技术及其对 SAD 形态、生物活性的影响

1. 中药煎煮过程及分离工艺产生的差异[120-125]　中药煎煮过程中,加工温度、加热时间、pH 等因素,造成活性分子通过共价或非共价键等相互作用力自组装形成的聚集体大小不等,形貌各异。例如,仅在煮沸的蛤蜊汤中发现了聚集体,而在蛤蜊的冷水提取物或冷水提取物的煮沸液体中均未发现聚集体,这表明了加工温度是影响纳米粒形成的关键因素之一[120,121]。有研究发现[31,63,122],甘草汤和板蓝根水煎液中的自组装聚集体稳定性受加热温度和 pH 的影响不同。加热温度越高,甘草蛋白聚集体粒径越大,而板蓝根蛋白聚集体平均粒径随温度的升高而减小;甘草汤在 pH 1.8、pH 2.1、pH 7.9 和 pH 8.9 条件下制备的聚集体平均粒径小于 100 nm,而在其他 pH 下制备的样品粒径大于 600 nm,并有可见沉淀;板蓝根水煎液仅在 pH 为 5 时,聚集体平均粒径最小,过酸(pH 2~3)或过碱(pH 8~10)都可能导致粒径增大 2~3 倍。较高 pH、蛋白浓度和加热温度均有利于苦杏仁蛋白纳米粒的形成,加热时间对纳米粒的形成影响较小[73,124]。有研究还发现[125],热力学条件可影响小檗碱-黄芩苷自组装行为,小檗碱和黄芩苷物理混合物会立即沉淀形成大尺寸的纳米纤维,共煎后纳米纤维可转化和组装形成均一、稳定的纳米粒。

上述发现提示:对于主要由蛋白等不耐热成分组成的聚集体,应采用水浴加热回流或冷水浸提等方式提取聚集体,以规避直接煎煮时高温可能对此类大部分聚集体产生的聚集、变性等风险。

2. 分离技术手段对自组装聚集体相态的影响　目前常联合应用离心、超滤、尺寸排阻

色谱、透析等多种方法,分离纯化 SAD,以最大化除杂为目的,获得尽可能均一纯净的自组装聚集体。利用现代技术手段如差速离心法对水煎液中聚集体进行分离,难以保证目标产物均为理想尺寸的自组装颗粒。例如,采用超速离心法对葛根芩连汤 SAN 进行分析[25,126],发现汤中聚集体存在 3 种相态:微聚体、微纳米聚集体和上清液;有研究发现[127],随着离心力的增加,没食子汤剂中的聚集体平均粒径逐渐减小,粒径更加均匀。有研究者[21,63]发现,长离心时间是导致芦荟外泌体囊泡粒径不均匀的关键因素,离心操作 10 min 和 20 min 分离得到的囊泡平均粒径相似,约为 200 nm,PDI 值分别为 0.14 和 0.21,随着离心时间的延长,粒径和 PDI 均显著增加,离心 60 min 后,囊泡的最大粒径和 PDI 分别达到 553.4 nm 和 0.59;同时发现,芦荟多糖导致的高黏度也会影响溶液中外泌体囊泡的分离效率。例如,采用膜透析和离心等方法,在生脉饮中拆分得到了混悬溶液、胶体溶液和全溶液 3 种不同相态,并发现混悬溶液粒径远大于其他相态[60,128]。又如,中药水煎液的浓度也会影响汤中形成聚集体大小,在粉葛水煎液中,聚集体粒径随水煎液浓度升高而增大[129]。对照大规模、低成本、可重复的制备过程等生物医学研究和临床转化的需求重点。

目前分离纯化 SAD 的方法均存在一些不足,需要根据实际情况选择合适的方法。例如,在高离心力下产生的壁效应可能会破坏 SAD 结构的完整性或导致聚集,可采用向溶液介质中加入蔗糖等物质,并通过不同密度梯度对离心过程进行缓冲,以消除超速离心过程中的结构破坏和聚集,保护 SAD 结构与形态。在超滤过程中,聚集体易受剪切力的影响,导致聚集体结块或团聚。与上述两种方法相比,尺寸排阻色谱法不存在使聚集体二次聚集的风险,且可通过监测不同时间段洗脱液粒径并收集合并粒径相同的洗脱液,使得粒径大小均一性更为可控,缺陷在于仅适用于少量样品自组装聚集体分离,不适于大量制备。透析法可用来除去中药水煎液中未参与自组装的小分子化合物,但透析液的选用、透析环境温度、透析时长等均会影响聚集体的稳定性与实验的重复性[129]。追求自组装聚集体的高纯度虽然是科学研究的需要,但并不利于产品的大规模生产,甚至可能由于上述纯化方法的缺陷而导致药效学不理想或产率太低、高成本等问题。如何把握好获得目的自组装聚集体纯度与产率之间的平衡,建立合适的分离纯化方法,值得研究与探讨。在掌握 SAD 自组装规律的基础上尝试对其进行人工合成或许是一条可行之路。

3. 自组装聚集体的形态制造成的差异　自组装聚集体不同的粒径也对其稳定性与吸收度产生影响。例如,有研究发现[129],聚集体粒径越小,药物吸收越好。除粒度外,SAD 的形貌差异亦可对其生物利用度或药理活性产生直接影响;芍药甘草汤中存在不规则球形纳米粒,芍药单煎液中不存在纳米粒,甘草单煎液和芍药甘草单煎合液中存在棒状或梭形粒子。与单煎液和单煎合液相比,芍药甘草汤可显著改善甘草难溶性成分的体外释放,促进甘草和芍药主要成分在回肠的吸收[130,131];球形纳米粒比棒状纳米粒更易吸收。又如,小檗碱和黄芩苷、汉黄芩苷相互作用,可分别自组装形成纳米粒和纳米纤维,并在抗菌活性方面表现出显著差异,活性强弱为纳米粒>小檗碱>纳米纤维[132]。

二、SAD 自组装机制有待深入探索

在中药煎煮过程中多种成分交织相互作用,弱键诱导形成的自组装超分子体系是中药配伍的物质基础[133,134],由于较难进行分子间作用力的分析,目前对于 SAD 自组装机制的认识大部分是基于其已知成分及其结构特点的合理推测[135,136]。鉴于煎煮过程中,中药成分相互作用的自组装行为与中医药配伍理论不谋而合,研究 SAD 的形成机制,即何种成分在何种分子相互作用力下形成了何种结构,可为阐明中药复方配伍对汤剂中 SAD 形成的作用以及指导人工合成效果好且可控的 SAD 提供参考,SAD 自组装机制亟待深入探索。

见有报道的有关 SAD 分子间作用力具体研究技术及机制原理基本如下。

1. SAD 理化表征方法 目前主要通过透射电镜、扫描电镜等技术对聚集体的形貌进行观察,动态光散射、纳米颗粒跟踪分析技术测定聚集体的粒径、电位等参数,并结合 HPLC 或 HPLC - MS 等技术对聚集体的组成成分进行定性、定量分析。此外,由于蛋白、多糖成分广泛存在于中药水煎液中,可采用蛋白质定量试剂盒法、SPS - PAGE 技术测定 SAD 中蛋白含量和分子量大小,采用硫酸苯酚法等方法测定 SAD 中多糖含量。

2. SAD 自组装机制研究方法 目前主要可通过紫外可见吸收光谱法、傅里叶红外光谱法、荧光光谱法、核磁共振波谱法、X 射线衍射法、圆二色光谱法和等温滴定量热法等推测 SAD 自组装机制。紫外可见吸收的变化可以证明共轭结构发生了变化,红外光谱根据特征吸收峰可得到分子官能团信息,通过分析紫外可见吸收和红外光谱的变化如峰的左右移动(红移/蓝移)和峰的强弱(高度)变化,可得到分子自身结构、参与组装的关键官能团等分子间相互作用的信息[133,134]。当存在荧光物质分子参与自组装时,可利用荧光光谱技术研究分子相互作用后发生的荧光猝灭效应,即荧光物质分子与其他分子相互作用引起荧光强度降低的现象。

关于 SAD 荧光猝灭主要有两种形式:动态猝灭和静态猝灭。静态猝灭指猝灭剂分子与荧光分子之间形成了新的复合物,猝灭常数随温度升高而减小;动态猝灭指猝灭剂分子与荧光分子的激发态分子之间相互碰撞而导致的荧光猝灭,猝灭常数随温度的升高而增大,遵循下述 Stem-Volmer 方程式。

$$F_0/F = 1 + K_{sv}[Q] = 1 + K_q\tau_0[Q] \qquad (式 15-1)$$

式中,F_0 和 F 分别为加入猝灭剂前后的荧光物质的荧光强度,K_{sv} 为动态猝灭常数,$[Q]$ 为猝灭剂浓度,K_q 为双分子猝灭常数,τ_0 为猝灭体不存在时荧光分子平均寿命[133,137]。可通过检测不同浓度下荧光物质分子荧光强度和吸收峰的变化以及不同温度下猝灭常数的变化,分析参与 SAD 自组装的分子的相互作用。

核磁共振波谱法检测到的氢原子/碳原子不同化学位移可以解释化学结构的变化;X 射线衍射法可通过比较衍射图谱中特征峰的位置和相对强度变化,推测分子空间结构的改变,并以此分析可能发生的分子相互作用;圆二色光谱法可用于进一步探索热力学对每

个样品的旋光性的影响[125,138]。等温滴定量热法通过分析参与反应的物质的结合热和反应的热力学参数,判断反应的自发性与分子相互作用。滴定后,可使用纳米分析软件对数据进行分析,在输入样品浓度后,分析软件自动搜索并拟合滴定曲线,计算出热力学参数。热力学参数由焓变(ΔH)、熵变(ΔS)和结合常数(K_a)组成,吉布斯自由能变化(ΔG)采用下述标准热力学方程(式15-2)计算[133,139,140]:

$$\Delta G = - RT\ln K_a = \Delta H - T\Delta S \qquad (式15-2)$$

式中,R表示气体常数;T表示温度。

当$\Delta G<0$时,反应自发进行。通过分析ΔH和$T\Delta S$之间的关系,可推测驱动反应发生的主要作用力,负焓和正熵有利于反应的自发进行。

3. 中药水煎液自沉淀现象和超分子自组装行为常见模式　有文献报道[141-143],中药水煎液自沉淀现象和超分子自组装行为大致可归纳为以下几种:

(1) 生物碱类成分易和苷类、有机酸类、鞣质类等成分发生酸碱络合等相互作用而生成自沉淀。

(2) 鞣质类成分易和蛋白质类成分反应生成复合物;蛋白和多糖的复杂长链结构受疏水作用、氢键作用等易发生分子折叠、翻转、螺旋等自组装行为。

(3) 皂苷兼具疏水基团(通常为三萜或甾体基团)和糖亲水单元,在临界胶束浓度条件下,可聚集形成热力学稳定的“胶束”或“胶团”,形成有序排列的聚集体。

此外,也有研究指出,从能量的角度来看,分子间的结合会导致能量减少,这是结合的驱动力和趋势。为了减少系统的能量,分子间结合通常是放热的[142]。

当前SAD自组装规律有关理论研究尚不系统、深入,由于中药和复方水煎液成分的复杂多变,有关实践研究不足,对于参与自组装形成SAD所需分子种类、配伍比例、成分与结构间关系、反应时间及温度等问题尚处于实验现象总结的阶段。

SAD自组装机制及规律研究领域亟待破解的关键问题,包括:① 通过深入认识SAD分子自组装过程,获悉自组装过程中的分子识别、相互作用力及相关化学反应;② 如何实现有限尺度地调控自组装过程,成为创新中药研发的一种有效手段。

三、影响SAD稳定性的因素有待研究

中药活性分子之间的自组装的作用力主要基于非共价作用力,因此中药分子自组装纳米制剂往往存在物理化学稳定性较差的缺陷。此处的稳定性主要指水煎液放置时间引发的粒径变化。中药多分散体系中存在分子、团簇、微/纳米聚集体等不同物质形态,分离得到的不同相态粒度均一性难以保证。中药复方汤液大多属于混合相态,随着放置时间的延长,在热力学和非共价相互作用的物理化学因素驱动下,汤液中分子将不可避免地持续进行自身或与其他分子的自组装,聚集体可能会二次或多次聚集形成粒径更大的聚集物。此外,由于可能存在的聚集、解聚、聚集体不稳定、部分化合物未参与自组装或自组装不完全等现象,易导致不同批次聚集体质量均一性和稳定性存在差异。

四、有关 SAD 技术及其应用的展望

SAD 普遍存在于中药水煎液(汤剂)中,而汤剂具有随症加减治疗、起效迅速的优势,是中医临床用药的主要形式,并在药效发挥过程中起重要作用。较之单体成分,煎煮时活性成分相互作用的自组装行为与中药配伍理论不谋而合,且由多成分组成的 SAD,符合中医多靶点、药效物质整体性的特点。由于 SAD 是从中药水煎液中提取得到的,不需要复杂的化学修饰过程,生物安全性与药理活性使其成为中药新药开发的全新策略。

有关中药 SAD 的优先发展方向及其相关对策[119,141-143]简述如下。

(1)对 SAD 的研究,不局限于单一的化学角度,从成分相互作用-相态结构角度对汤液起效机制进行阐释,可为揭示中药水煎液复杂体系药效物质基础、作用机制与阐释传统方剂现代科学内涵提供新思路。

(2)受限于中药分子自组装特性,当前相关纳米制剂仍局限于两药联用,而三药乃至多药自组装的报道鲜见。中药纳米制剂的治疗效果受限于药物自组装的成分,是未来需要提升的方向。

(3)中药 SAD 作为无载体纳米制剂,在疾病治疗中或缺少特异靶向性,被动靶向效应无法实现纳米制剂在病灶部位的有效积累,同时受限于生物屏障,纳米制剂的递送速率仍有待提升。通过改善纳米粒的粒径、电荷或 pH 等特性来调节纳米制剂的靶向特性及穿透生物屏障效率,可能是有效途径之一。

(4)针对稳定性方面的缺陷,可通过加入适量的表面活性剂,如聚乙二醇、普朗尼克F127 等,以增加纳米粒的物理稳定性。

(5)鉴于自组装过程的复杂性,在掌握 SAD 自组装规律的基础上尝试对其进行人工合成可能是一条可行之路。

(6)目前,SAD 的研究尚处于起步阶段,其分离、纯化、理化性质、产品纯度与产率、质量控制、安全性和体内转运等有待综合考量和深入研究。可从物理药剂学以及新型给药系统、生物技术药物的研究中借鉴方法和手段,以确定规范、标准化的制备方法,建立合适的质量控制参数、储存方法等,为阐明中药药效物质基础,提升中药新药研发水平提供有益的参考。

参考文献

[1] 沈成英,胡菲,朱君君,等.中药自组装纳米粒的形成及应用研究进展.中国中药杂志,2021,46(19):4875-4880.

[2] 王艳宏,赵曙宇,张利那,等.中药成分自组装的机制及应用价值综述.中国药房,2021,32(22):2803-2806.

[3] 贺小燕.甘草蛋白自组装行为研究.福州:福州大学,2013.

[4] 朱峻霄.pH 敏感-两亲性白及多糖纳米颗粒的分子设计及其在肿瘤靶向给药的应用研究.昆明:昆明理工大学,2019.

[5] PAN L M, FU J, ZHU H X, et al. Preliminary study to investigate dynamic extract process of Huang lian

Jiedu Tang and the mechanism of subsidence produce. Zhongguo Zhong Yao Za Zhi, 2010, 35 (1)：40 – 43.

[6] PEI X P, PEI M R, DUAN X J. Compatability chemistry of acid-alkaline pair medicine of Ephedra sinica and Glycyrrhiza uralencis in maxing shigan decoction. Zhongguo Zhong Yao Za Zhi, 2009, 34 (19)：2466 – 2468.

[7] GUO M, QIN S, WANG S, et al. Herbal medicine nanocrystals：a potential novel therapeutic strategy. Molecules, 2023, 28(17), 6370.

[8] 王蕾,曹雪晓,栗焕焕,等.中药化学成分的分子识别与自组装在中药研究中的应用.中草药,2020,51(2)：516 – 521.

[9] CHOUDHURY H, GORAIN B, PANDEY M, et al. Recent advances in TPGS-based nanoparticles of docetaxel for improved chemotherapy. Int J Pharm, 2017, 529(1/2)：506 – 522.

[10] 田学浩,张昊,李桐,等.中药配伍理论科学内涵的外在表象：复方水煎自沉淀.中草药,2017,48(22)：4778 – 4783.

[11] 贺福元,周逸群,邓凯文,等.超分子化学对中医药理论的特殊影响.中国中药杂志,2014,39(8)：1534 – 1543.

[12] ZHAO Q, LUAN X, ZHENG M, et al. Synergistic mechanisms of constituents in herbal extracts during intestinal absorption：focus on natural occurring nanoparticles. Pharmaceutics, 2020, 12(2)：128.

[13] ZHUANG Y, YAN J J, ZHU W, et al. Can the aggregation be a new approach for understanding the mechanism of traditional Chinese medicine? J Ethnopharmacol, 2008,117(2)：378 – 384.

[14] GRONING R, BAROTH V, BREITKREUZ J. Nanoparticles in plant extracts-investigations into the colloidal structure of aqueous infusions of black tea. Pharm Pharmacol Lett, 1995, 5(2)：77 – 79.

[15] GRONING R, BREITKREUTZ J, MULLER R S. Physico-chemical interactions between extracts of Hypericum perforatum L. and drugs. Eur J Pharm Biopharm, 2003, 56(2)：231 – 236.

[16] MULLER R S, BREITKREUTZ J, GRONING R. Interactions between aqueous *Hypericum* perforatum extracts and drugs：*in vitro* studies. Phytother Res, 2004, 18(12)：1019 – 1023.

[17] 胡静雯,贾国香,董亚倩,等.从中药全过程视角探析纳米颗粒自组装行为及应用,中草药,2022,53(22)：7307 – 7316.

[18] 完茂林,刘力,吴鸿飞,等.中药水提取液中有效成分的分散行为.中药材,2011,34(3)：455 – 458.

[19] HU J, WU Z S, YAN J J, et al. A promising approach for under-standing the mechanism of traditional Chinese medicine by the aggregation morphology.J Ethnopharmacol,2009,123(2)：267 – 274.

[20] WU J J, YANG Y, YUAN X J, et al. Role of particle aggregates in herbal medicine decoction showing they are not useless：considering Coptis chinensis decoction as an example. Food Funct, 2020, 11(12)：10480 – 10492.

[21] ZHOU J W, LIU J, LIN D, et al. Boiling-induced nanoparticles and their constitutive proteins from Isatis indigotica Fort. root decoction：purification and identification. J Tradit Complement Med, 2017, 7(2)：178 – 187.

[22] PING Y, LI Y P, LU S W, et al. A study of nanometre aggregates formation mechanism and antipyretic effect in Bai-Hu-Tang, an ancient Chinese herbal decoction. Biomed Pharmacother, 2020, 124：109826.

[23] LÜ S, SU H, SUN S, et al. Isolation and characterization of na-nometre aggregates from a Bai-Hu-Tang decoction and their anti-pyretic effect. Sci Rep, 2018, 8(1)：12209.

[24] 朱耀萱,陈伟,王振中,等.麻杏石甘汤抗菌活性的空间异质性及其物理结构基础,药学学报,2021,56(8)：2112 – 2118.

［25］ LIN D, DU Q, WANG H Q, et al. Antidiabetic micro-/nanoag-gregates from Ge-Gen-Qin-Lian-Tang decoction increase absorption of baicalin and cellular antioxidant activity *in vitro*. Biomed Res Int, 2017, 2017: 9217912.

［26］ LI T, WANG P L, GUO W B, et al. Natural berberine-based Chinese herb medicine assembled nanostructures with modified anti-bacterial application. ACS Nano, 2019, 13(6): 6770 – 6781.

［27］ HUANG X M, WANG P L, LI T, et al. Self-assemblies based on tra-ditional medicine berberine and cinnamic acid for adhesion-in-duced inhibition multidrug-resistant Staphylococcus aureus. ACS Appl Mater Interfaces, 2020, 12(1): 227 – 237.

［28］ HAN N N, HUANG X M, TIAN X H, et al. Self-assembled nanoparticles of natural phytochemicals (berberine and 3,4,5-methoxycin namic acid) originated from traditional Chinese medicine for inhibiting multidrug-resistant Staphylococcus aureus. Curr Drug Deliv, 2021, 18(7): 914 – 921.

［29］ TIAN X H, WANG P L, LI T, et al. Self-assembled natural phyto chemicals for synergistically antibacterial application from the enlightenment of traditional Chinese medicine combination. Acta Pharm Sin B, 2020, 10(9): 1784 – 1795.

［30］ DAI L, ZHU W Y, SI C L, et al. "Nano-Ginseng" for enhanced cytotoxicity AGAINST cancer cells. Int J Mol Sci, 2018, 19(2): 627.

［31］ ZHOU J W, ZHANG J, GAO G Z, et al. Boiling licorice produces self-assembled protein nanoparticles: a novel source of bioactive nanomaterials. J Agric Food Chem, 2019, 67(33): 9354 – 9361.

［32］ KE L J, GAO G Z, SHEN Y, et al. Encapsulation of aconitine in self-assembled licorice protein nanoparticles reduces the toxicity *in vivo*. Nanoscale Res Lett, 2015, 10(1): 449.

［33］ WENG Q X, CAI X X, ZHANG F, et al. Fabrication of self-assem-bled Radix Pseudostellariae protein nanoparticles and the entrapment of curcumin. Food Chem, 2019, 274: 796 – 802.

［34］ CAI X X, YANG Q, WENG Q X, et al. pH sensitive doxorubicin-loaded nanoparticle based on Radix *Pseudostellariae* protein-polysaccharide conjugate and its improvement on HepG2 cellular uptake of doxorubicin. Food Chem Toxicol, 2020, 136: 111099.

［35］ CAI X X, WENG Q X, LIN J M, et al. *Radix Pseudostellariae* protein-curcumin nano complex: improvement on the stability, cellular uptake and antioxidant activity of curcumin. Food Chem Toxicol, 2021, 151: 112110.

［36］ ZHANG G Y, QIAO J, LIU X, et al. Interactions of self-assembled *Bletilla Striata* polysaccharide nanoparticles with bovine serum albumin and biodistribution of its docetaxel-loaded nanoparticles. Pharmaceutics, 2019, 11(1): 43.

［37］ ZHANG Y, CUI Z, MEI H, et al. Angelica sinensis polysaccharide nanoparticles as a targeted drug delivery system for enhanced therapy of liver cancer. Carbohydr Polym, 2019, 219: 143 – 154.

［38］ PANG G B, CHEN C, LIU Y, et al. Bioactive polysaccharide nanoparticles improve radiation-induced abscopal effect through manipulation of dendritic cells. ACS Appl Mater & Interfaces, 2019, 11(45): 42661 – 42670.

［39］ ZHANG M Z, XIAO B, WANG H, et al. Edible ginger-derived nano-lipids loaded with doxorubicin as a novel drug-delivery approach for colon cancer therapy. Mol Ther, 2016, 24(10): 1783 – 1796.

［40］ ZHANG M Z, VIENNOIS E, PRASAD M, et al. Edible ginger-derived nanoparticles: a novel therapeutic approach for the prevention and treatment of inflammatory bowel disease and colitis-associated cancer. Biomaterials, 2016, 101: 321 – 340.

［41］ LENAGHAN S C, BURRIS J N, CHOUREY K, et al. Isolation and chemical analysis of nanoparticles from English ivy(Hedera helix L.). J R Soc Interface, 2013, 10(87): 20130392.

［42］ HUANG Y J, WANG Y J, WANG Y Z, et al. Exploring naturally occurring ivy nanoparticles as an alternative biomaterial. Acta Biomater, 2015, 25：268 – 283.

［43］ MA B L, YIN C, ZHANG B K, et al. Naturally occurring proteinaceous nanoparticles in Coptidis Rhizoma extract act as concentration-dependent carriers that facilitate berberine absorption. Sci Rep, 2016, 6：20110.

［44］ 高玉霞,梁云,胡君,等.基于天然小分子化合物的超分子手性自组装.化学进展,2018,30(6)：737 – 752.

［45］ 高玉霞,胡君,巨勇.基于天然小分子化合物的超分子自组装.化学学报,2016,74(4)：312 – 329.

［46］ LIU X J, FENG Y B, JIANG C H, et al. Radiopharmaceutical evaluation of(131) I-protohypericin as a necrosis avid com-pound. J Drug Target, 2015, 23(5)：417 – 426.

［47］ DAI X X,DING H O,YIN Q Q,et al. Dissipative particle dynamics study on self-assembled platycodin structures：the potential biocarriers for drug delivery. J Mol Graph Model, 2015, 57：20 – 26.

［48］ 李娴.当归蛋白自组装效应及其应用初探.福州：福州大学,2018.

［49］ 戴玲,廖洪梅,沈业寿,等.原子力显微镜观察丹皮多糖分子的形貌结构及自组装行为.激光生物学报,2007,16(6)：749 – 750,752 – 753.

［50］ DAI X X, SHI X Y, WANG Y G, et al. Solubilization of saikosaponin a by ginsenoside Ro biosurfactant in aqueous solution：mesoscopic simulation. J Colloid Interface Sci, 2012, 384(1)：73 – 80.

［51］ EVANS C G, O'BRIEN J, WINFREE E. Pattern recognition in the nucleation kinetics of non-equilibrium self-assembly. Nature, 2024, 625：500 – 507.

［52］ 麦蓝尹,陈勇,谢臻,等.基于抗炎作用的大黄药对配伍规律.医药导报,2016,35(9),925 – 929.

［53］ TAMMINEN J, KOLEHMANEN E. Bile acids as building blocks of supramolecular hosts. Molecules, 2001, 6(12)：21 – 46.

［54］ MEYUHAS D, BOR A,PINCHUK I, et al. Effect of ionic strength on the self-assembly in mixtures of phosphatidylcholine and sodium cholate. J Colloid Interface Sci, 1997, 188(2)：351 – 362.

［55］ KUNIEDA H, OHYAMA K I. Three-phase behavior and HLB numbers of bile salts and lecithin in a wateroil system. J Colloid Interface Sci, 1990, 136(2)：432 – 439.

［56］ 顾慧敏,孙娥,李杰,等.炮制辅料羊脂油对宝藿苷Ⅰ-胆酸盐自组装胶束形成与吸收的影响.中国中药杂志,2019,44(23)：5143 – 5150.

［57］ 苏彤,袁芮,张超,等.基于体内自组装胶束思维分析千金子脂肪油 4 种千金子素的增溶作用.中国实验方剂学杂志,2019,25(7)：160 – 164.

［58］ HUANG J, ZHU Y, XIAO H, et al. Formation of a traditional Chinese medicine self-assembly nanostrategy and its application in cancer：a promising treatment. Chinese Medicine,2023, 18：66.

［59］ DUAN D, DOAK A K, NEDYALKOVA L, et al. Colloidal aggregation and the *in vitro* activity of traditional Chinese medicines. ACS Chem Biol, 2015, 10(4)：978 – 988.

［60］ WANG G, YANG C M, ZHANG K, et al. Molecular clusters size of Puerariae thomsonii radix aqueous decoction and relevance to oral absorption. Molecules, 2015, 20(7)：12376 – 12388.

［61］ WANG Y J, TANG J C, ZHU H M, et al. Aqueous extract of Rabdosia rubescens leaves：forming nanoparticles, targeting P-selectin, and inhibiting thrombosis. Int J Nanomedicine, 2015, 10：6905 – 6918.

［62］ 李海英,贺鹏,贺玉婷,等.中药复方配伍研究的关键问题及超分子化学解决对策.中草药,2019,50(12)：2757 – 2762.

［63］ GAO G Z, HE C Q, WANG H Q, et al. Polysaccharide nanoparticles from *Isatis indigotica* Fort. Root decoction：diversity, cytotoxicity, and antiviral activity. Nanomaterials, 2022, 12(1)：30.

［64］ 林娜.不同 pH 对板蓝根汤剂生物活性及胶体性质的影响.福州：福州大学,2011.

［65］ KAMADA A, RODRIGUEZ-GARCIA M, RUGGERI F S, et al. Controlled self-assembly of plant proteins into high-performance multifunctional nanostructured films. Nature Communications, 2021, 12 (1): 3529.

［66］ CHEN Q, LAI H. Plant-derived virus-like particles as vaccines. Human Vaccines & Immunotherapeutics. 2013, 9(1): 26 - 49.

［67］ NAIR S S, SHARMA S, PU Y Q. High shear homogenization of lignin to nanolignin and thermal stability of nanolignin-polyvinyl alcohol blends. Chem Sus Chem, 2014, 7(12): 3513 - 3520.

［68］ ZHONG C P, LUO S J, YE J P. Shape and size-controlled starch nanoparticles prepared by self-assembly in natural deep eutectic solvents: effect and mechanism. Food Hydrocolloids, 2023, 139: 108525.

［69］ MISHRA P K, EKIELSKI A. The Self-assembly of lignin and its application in nanoparticle synthesis: a short review. Nanomaterials, 2019, 9(2), 243.

［70］ DARIO M F, OLIVEIRA C A, CORDEIRO L R G, et al. Stability and safety of quercetin-loaded cationic nanoemulsion, *in vitro* and *in vivo* assessments. Colloids and Surfaces A: Physicochemical and Engineering Aspects, 2016, 506: 591 - 599.

［71］ HATAHET T, MORILLE M, HOMMOSS A, et al. Liposomes, lipid nanocapsules and smartCrystals®: a comparative study for an effective quercetin delivery to the skin. Internatinoal journal of Pharm, 2018, 542(1 - 2): 176 - 185.

［72］ ZHU Y, SUN J H, YI C L, et al. One-step formation of multiple Pickering emulsions stabilized by self-assembled poly(dodecyl acrylate-co-acrylic acid) nanoparticles. Soft Matter, 2016, 12(36): 7577 - 7584.

［73］ LIN D, LIN W, GAO G Z, et al. Purification and characterization of the major protein isolated from Semen Armeniacae Amarum and the properties of its thermally induced nanoparticles. Int J Biol Macromol, 2020, 159: 850 - 858.

［74］ GUO Q, DASGUPTA D, DOLL T A P F, et al. Expression, purification and re folding of a self-assembling protein nanoparticle (SAPN) malaria vaccine. Methods, 2013, 60(3): 242 - 247.

［75］ LI L, GAO F P, TANG H B, et al. Self-assembled nanoparticles of cholesterol-conjugated carboxymethyl curdlan as a novel carrier of epirubicin. Nanotechnology, 2010, 21(26): 265601.

［76］ NIE W, LIU Y, LAN J, et al. Self-assembled nanoparticles from Xie-Bai-San decoction: isolation, characterization and enhancing oral bioavailability. International Journal of Nanomedicine, 2024, 19: 3405 - 3421.

［77］ ZHAO G D, HONG L, LIU M M, et al. Isolation and characterization of natural nanoparticles in naoluo xintong decoction and their brain protection research. Molecules, 2022, 27(5): 1511.

［78］ LLOYD J A, LIU Y W, NG S H, et al. Self-assembly of spherical and rod-shaped nanoparticles with full positional control. Nanoscale, 2019, 11(47): 22841 - 22848.

［79］ IITSUKA H, KOIZUMI K, INUJIMA A, et al. Discovery of a sugar-based nanoparticle universally existing in boiling herbal water extracts and their immunostimulant effect. Biochem Biophys Rep, 2018, 16: 62 - 68.

［80］ HASSON T H, TAKAOKA A, DE LA RICA R, et al. Immunostimulatory lipid nanoparticles from herbal medicine. Chem Biol Drug Des, 2014, 83(4): 493 - 497.

［81］ 刘小靖,李桐,袁枝花,等.基于弱键诱导的小檗碱-黄酮苷类超分子"结构-构象-形态-活性"传导关系探讨中药配伍理论科学内涵.中草药,2022,53(22): 7001 -7009.

［82］ LENAGHAN S C, XIA L J, ZHANG M J. Identification of nanofibers in the Chinese herbal medicine: Yunnan Baiyao. J Biomed Nanotechnol, 2009, 5(5): 472 - 476.

[83] ZARGARTALEBI H, HEJAZI S H, SANATI-NEZHAD A, et al. Self-assembly of highly ordered micro- and nanoparticle deposits. Nature Communications, 2022,13(1): 3085.

[84] KHRAMTSOV P, KALASHNIKOVA T, BOCHKOVA M, et al. Measuring the concentration of protein nanoparticles synthesized by desolvation method: comparison of Bradford assay, BCA assay, hydrolysis/ UV spectroscopy and gravimetric analysis. International Journal of Pharmaceutics, 2021, 599: 120422.

[85] 张恂.四物汤及其纳米粒对斑马鱼血液系统损伤的保护作用研究.北京: 中央民族大学,2020.

[86] NTUNGWE E, DOMÍNGUEZ-MARTÍN E M, BANGAY G, et al.Self-assembly nanoparticles of natural bioactive abietane diterpenes. Int J Mol Sci, 2021, 22(19): 10210.

[87] XIA M M, WANG Q Y, LIU Y M, et al. Self-propelled assembly of nanoparticles with self-catalytic regulation for tumour-specific imaging and therapy. Nature Communications, 2024,15: 460.

[88] HE J H, WANG T, XIE Y Y, et al. Preparation and characterization of self-assembling nanoparticles in Gancao Ganjiang decoction. Journal of Molecular Liquids, 2024,407: 125174.

[89] KHALEIL S R, MIRA N M, EL-MEHASSEB I, et al. Synthesis and characterization of self-assembly nanocomposite of ginger extract/cellulose of cotton supported by zinc oxide nanoparticle for destroying the cryptosporidium parvum oocysts. Journal of Dispersion Science and Technology, 2024, 1-15.

[90] PEI Q, JIANG B W, HAO D Y. Self-assembled nanoformulations of paclitaxel for enhanced cancer theranostics. Acta Pharmaceutica Sinica B, 2023, 13(8): 3252-3276.

[91] 李江玲,刘爽,谢以清,等.基于自组装体系研究双黄连主要成分与环丙沙星的分子互作.药学学报, 2022,57(8): 2445-2452.

[92] TANG W, SHI Q P, MA T, et al. Meta-analysis on incidence of adverse drug reaction induced by Shuanghuanglian injection. China J Chin Mater Med, 2016, 41(14): 2732-2742.

[93] LI W, WANG Z J, LIN X Y, et al. Study on the substance basis of "property-taste-efficacy" of liquorice and Rhizoma chinensis based on supramolecular system induced by weak bond. Acta Pharm Sin, 2022, 57(6): 1901-1908.

[94] 税剑,王海晨,陶晓燕,等.铜绿假单胞菌泳动、蹭行能力及Ⅲ型分泌系统与成膜能力的关系.浙江大学学报(医学版),2021,50(3): 345-351.

[95] PURUSHOTHAMAN M, DHAR S K, NATESH R. Role of unique loops in oligomerization and ATPase function of Plasmodium falciparum gyrase B. Protein Sci, 2022, 31(2): 323-332.

[96] ELSEGINY S A, ANWAR M M. Pharmacophore-based virtual screening and molecular dynamics simulation for identification of a novel DNA gyrase B inhibitor with benzoxazine acetamide scaffold. ACS Omega, 2029, 7(1): 1150-1164.

[97] SHA J Y, LIU H, XIE Y M, et al. Clinical application characteristics of Ciwujia Injection in treatment of 5 904 cases with cardiovascular disease in real world. Zhongguo Zhong Yao Za Zhi, 2020, 45(15): 3525-3532.

[98] SHEN G P. The change of insoluble particle before and after Qingkailing Injection compatibility with four kinds of antibiotics. Chin J Clin Ration Drug Use, 2009, 2(19): 37-39.

[99] YANG M Y, ZHAO R R, FANG Y F, et al. Carrier-free nanodrug: a novel strategy of cancer diagnosis and synergistic therapy. Int J Pharm, 2019, 570: 118663.

[100] 冯星星,谢琪,杨丛莲,等.基于中药活性成分自组装的无载体纳米制剂.药学学报,2021,56(12): 3203-3211.

[101] 李玲,卢芳国,陈伶利,等.小檗碱体外抗耐甲氧西林金黄色葡萄球菌活性的研究.湖南中医药大学学报,2018,38(3): 254-256.

[102] JIA F, MA W W, ZHANG X J, et al. Matrine and baicalin inhibit apoptosis induced by Panton-

Valentine leukocidin of *Staphylococcus aureus* in bovine mammary epithelial cells. J Dairy Sci, 2020, 103(3): 2731 – 2742.

[103] CHEN Q H, PI R B, CHEN J K. Pharmacology of rhein and advancement in the synthesis of its derivatives. Curr Tradit Med, 2016, 2(1): 59 – 69.

[104] 陈凯,李慧,王佳奇,等.基于一测多评法研究配伍比例及 pH 值环境对黄连 - 大黄配伍后 4 种生物碱成分溶出的变化规律.中草药,2016,47(10): 1709 – 1713.

[105] LI R S, LIU J H, WEN C, et al. Transformable nano-antibiotics for mechanotherapy and immune activation against drug-resistant Gram-negative bacteria. Science Advances, 9(34): eadg9601.

[106] SHEN Y N, ZOU Y Q, CHEN X N, et al. Antibacterial self-assembled nanodrugs composed of berberine derivatives and rhamnolipids against Helicobacter pylori. J Control Release, 2020, 328: 575 – 586.

[107] BAG B G, MAJUMDAR R. Self-assembly of renewable nano-sized triterpenoids. Chem Rec, 2017, 17(9): 841 – 873.

[108] FAN L L, ZHANG B C, XU A X, et al. Carrier-free, pure nanodrug formed by the self-assembly of an anticancer drug for cancer immune therapy. Mol Pharm, 2018, 15(6): 2466 – 2478.

[109] ZHI K K, WANG J C, ZHAO H T, et al. Self-assembled small molecule natural product gel for drug delivery: a breakthrough in new application of small molecule natural products. Acta Pharm Sin B, 2020, 10(5): 913 – 927.

[110] YANG X, MA C, CHEN Z M, et al. Single small molecule-assembled nanoparticles mediate efficient oral drug delivery. Nano Res, 2019, 12(10): 2468 – 2476.

[111] WANG J C, ZHAO H T, QIAO W S, et al. Nanomedicine-cum-carrier by co-assembly of natural small products for synergistic enhanced antitumor with tissues protective actions. ACS Appl Mater Interfaces, 2020, 12(38): 42537 – 42550.

[112] YANG H, GU S D, LI J X, et al. Synthesis of boron carbonitride nanosheets using for delivering paclitaxel and their antitumor activity. Colloids Surf B Biointerfaces, 2021, 198: 111479.

[113] WANG J C, ZHAO H T, ZHI K K, et al. Exploration of the natural active small-molecule drug-loading process and highly efficient synergistic antitumor efficacy. ACS Appl Mater Interfaces, 2020, 12(6): 6827 – 6839.

[114] CHENG Y, JI Y H. Mitochondria-targeting nanomedicine self-assembled from GSH-responsive paclitaxel-ss-berberine conjugate for synergetic cancer treatment with enhanced cytotoxicity. J Control Release, 2020, 318: 38 – 49.

[115] ZHANG B C, JIANG J L, WU P Y, et al. A smart dual-drug nanosystem based on co-assembly of plant and food-derived natural products for synergistic HCC immunotherapy. Acta Pharm Sin B, 2021, 11(1): 246 – 257.

[116] ZHENG J, FAN R, WU H Q, et al. Directed self-assembly of herbal small molecules into sustained release hydrogels for treating neural inflammation. Nat Commun, 2019, 10(1): 1604.

[117] LIU Y L, ZHAO L Y, SHEN G Z, et al. Coordination self-assembly of natural flavonoids into robust nanoparticles for enhanced *in vitro* chemo and photothermal cancer therapy. Colloids Surf A Physicochem Eng Aspects, 2020, 598: 124805.

[118] 郭立玮,刘菊妍,钟文蔚.中药制药分离过程:工程原理与技术应用.北京:科学出版社,2023.

[119] 王琪,郭小萌,倪乾坤,等.中药水煎液自组装聚集集体研究面临的问题初探.药学学报,2022,53(22): 7307 – 7315.

[120] YU Z S, GAO G Z, WANG H Q, et al. Identification of protein-polysaccharide nanoparticles carrying

hepatoprotective bioactives in freshwater clam(*Corbicula fluminea* Muller) soup. Int J Biol Macromol, 2020, 151: 781 - 786.

[121] GAO G Z, WANG H Q, ZHOU J W, et al. Isolation and characterization of bioactive proteoglycan-lipid nanoparticles from freshwater clam(*Corbicula fluminea* Muller) soup. J Agric Food Chem, 2021, 69 (5): 1610 - 1618.

[122] ZHOU J W, ZHANG J, GAO G Z, et al. Boiling licorice produces self-assembled protein nanoparticles. Journal of Agricultural and Food Chemistry, 2019, 67(33): 9354 - 9361.

[123] 李文,王志家,林晓钰,等.基于弱键诱导的超分子体系探讨甘草和合黄连"性-味-效"物质基础.药学学报,2022,57(6): 1901 - 1908.

[124] HAKIMI F, SHARIFYRAD M, SAFARI H, et al. Amygdalin/chitosan-polyvinyl alcohol/cerium-tannic acid hydrogel as biodegradable long-time implant for cancer recurrence care applications: an *in vitro* study. Heliyon, 2023, 9(11): e21835.

[125] HUANG X M, LIU X J, LIN X Y, et al. Thermodynamics driving phytochemical self-assembly morphological change and efficacy enhancement originated from single and co-decoction of traditional Chinese medicine. J Nanobiotechnology, 2022, 20(1): 527.

[126] REN L, CHENG Y X, QIN F. Herbal formula Gegen-Qinlian decoction for type 2 diabetes mellitus: a meta-analysis of randomized controlled trials. Evidence-Based Complementary and Alternative Medicine, 2020, 2020: 3907920.

[127] DOU J J, ZHANG X W, WANG L X, et al. Research of effective iterative phase state and pharmacodynamic verification of Shengmai Yin from perspective of effective phase. Chin Tradit Herb Drugs(中草药), 2021, 52(4): 993 - 999.

[128] SCHLAPPA S, BRESSEL L, REICH O, et al. Advanced particle size analysis in high-solid-content polymer dispersions using photon density wave spectroscopy. Polymers, 2023, 15(15): 3181.

[129] SHEN C Y, ZHU J J, DAI B, et al. Effect of self-assembled nanoparticles from Shaoyao Gancao Decoction on release and absorption of main components of Baishao. China J Chin Mater Med, 2021, 46 (9): 2190 - 2196.

[130] SHEN C Y, ZHU J J, QIN Z J, et al. Phase separation and analgesic and antiinflammatory activities of shaoyao gancao decoction. Pharm J Chin People's Liberation Army, 2022, 35(3): 209 - 213, 218.

[131] SHEN C Y, LI X F, ZHU J J, et al. Effects of self-assembled nanoparticles from Shaoyao gancao decoction the *in vitro* release and intestinal absorption of the main components Glycyrrhiza uralensis. J China Pham, 2022, 33(12): 338 - 343.

[132] ERNSTING M J, MURAKAMI M, ROY A, et al. Factors controlling the pharmacokinetics, biodistribution and intratumoral penetration of nanoparticles. J Control Release, 2013, 172 (3): 782 - 794.

[133] LI W, WANG Z J, LIU X J, et al. Based on weak bond chemistry, the interaction mechanism between glycyrrhiza protein and berberine in water decocting process of Rhizom Coptidis and Liquorice was investigated. Acta Pharm Sin, 2021, 56(12): 2119 - 2126.

[134] GAO Y, DONG Y Y, GUO Q, et al. Study on supramolecules in traditional Chinese medicine decoction. Molecules, 2022, 27(10): 3268.

[135] SHEN C Y, HU F, ZHU J J, et al. Advances in formation and application of selfassembled nanoparticles from traditional Chinese medicine. China J Chin Mater Med, 2021, 46(19): 4875 - 4880.

[136] WANG L, CAO X X, LI H H, et al. Application of molecular recognition and selfassembly of chemical

components in study of Chinese materia medica. Chin Tradit Herb Drugs, 2020, 51: 516 - 521.

[137] ZHU K, TONG S Y. A study on the reaction between fluorescein and protein. Chem J Chin Univ, 1996, 17(4): 539.

[138] ZHANG C Z, ZHAO R, YAN W Q, et al. Compositions, formation mechanism, and neuroprotective effect of compound precipitation from the traditional Chinese prescription Huang-Lian-Jie-Du-Tang. Molecules, 2016, 21(8): 1094.

[139] WANG H, LI T, XIANG H J, et al. Origin and formation mechanism investigation of compound precipitation from the traditional Chinese prescription Huang-Lian-JieDu-Tang by isothermal titration calorimetry. Molecules, 2017, 22(9): 1456.

[140] ROSS P D, SUBRAMANIAN S. Thermodynamics of protein association reactions: forces contributing to stability. Biochemistry, 1981, 20(11): 3096 - 3102.

[141] TIAN X H, ZHANG H, LI T, et al. New strategy on scientific connotation of Chinesemateria medica compatibility enlightened by precipitation from Chinese materia medica formula decoction. Chin Tradit Herb Drugs, 2017, 48(22): 4778 - 4783.

[142] GAO Y X, HU J, JU Y. Supramolecular self-assembly based on natural small molecules. Acta Chim Sin, 2016, 74(4): 312 - 329.

[143] HU J W, JIA G X, DONG Y Q, et al. Exploring self-assembly behavior and application of nanoparticles from perspective of whole process of traditional Chinese medicine. Chin Tradit Herb Drugs, 2022, 53 (22): 730 - 7316.

后记：建立"纳米中药物理药剂学"理论与技术体系的若干构想

第一节 建立"纳米中药物理药剂学"理论与技术体系的
时代重大需求 / 477

第二节 "纳米中药物理药剂学"的基本内容 / 479

第三节 "纳米中药物理药剂学"的学术与应用价值 / 490

第十六章

后记：建立"纳米中药物理药剂学"理论与技术体系的若干构想

物理药剂学（physical pharmacy）是应用物理化学的基本原理、方法和手段研究药剂学中有关药物剂型设计的一门理论学科。20世纪50年代，该科学已基本形成相对独立的科学体系，主要通过对物质的化学、物理变化规律与机制的认识，指导药物制剂、剂型的实践。例如，应用胶体化学及流变学的基本原理，指导混悬剂、乳剂、软膏剂等药物制剂的处方、工艺的设计和优化；应用粉体学原理指导药物固体制剂的处方、工艺设计和优化；应用化学动力学原理评价、提高药物制剂稳定性；应用表面化学和络合原理阐述药物的增溶、助溶机制等。物理药剂学设计的研究范围很广泛，并随着新科学的、新技术的发展而不断扩展，如生理物理学、分子药理学、基因工程学、酶化学等现代科学的建立和发展。本章在消化、吸收相关文献[1]的基础上，主要讨论面向中药微纳米制剂的物理药剂学领域。具体而言，主要涉及本书上述各章节论述的有关中药微纳米制剂（如微粉、微囊、微球、微乳、脂质体、毫微粒、自组装纳米粒等）的性能、结构及其研究方法。

第一节　建立"纳米中药物理药剂学"理论与技术体系的时代重大需求

纳米医药在多种疾病，特别是肿瘤的检测、预防和治疗中具有巨大潜力，与传统药物相比，纳米药物可以提高疏水药物水溶性、延长药物的体内半衰期、抗肿瘤药物靶向递送和可控释放及克服细胞耐药等。目前，研究较多的纳米体系有脂质体、自组装纳米粒、纳米高分子载体、纳米无机-有机杂化等。然而在过去的20多年中，这些纳米载体在体内、外试验中都面临着巨大的挑战，粒径大、结构不稳定及表面理化性质复杂等均在一定程度上增加了其负面效果，限制了其进一步的临床转化[1]。

一、建立"纳米中药物理药剂学"理论与技术体系的临床重大需求[2]

目前在纳米载药体系设计方面，包括粒径调控、粒径分布、结构可变、表面功能性修饰等，都或多或少存在着理论框架的空白，如何设计结构稳定、功能良好的纳米载体尚缺乏科学的标度关系[3]。人体内环境中血液流速快、黏度大又含有大量不同的生物蛋白，同时体内 pH 环境、氧化还原环境等都在动态变化中,且体内保护性的免疫清除系统会高效地清除外来异物[4-8]。因缺乏足够的理论支持而简单设计的纳米载体,可导致纳米药物的理化性质存在许多不确定性,在进入体内血液循环后极易产生不稳定崩解,与带电生物分子发生不良反应,或者被网状内皮系统(reticulo-endothelial system, RES)快速清除。因理化性质缺陷所造成的此类纳米药物体内效果差、临床转化困难,成为目前纳米药物发展的一大瓶颈问题。

为使纳米药物在体内正确位置正常发挥功效,目前普遍采用的表面修饰或结构改造策略有三:

(1)为减少蛋白吸附,提高体内稳定性,表面修饰 PEG、聚 N -(2 -羟丙基)甲基丙烯酰胺等含 N 或 O 的亲水性聚合物[9-11]。

(2)为避免 RES 的快速清除,延长体内循环时间,修饰柔韧的亲水聚合链(如 PEG 等)[12,13]。

(3)为增强疾病部位的药物分布或富集,通过对纳米载体进行环境响应性设计或者靶向修饰实现靶向递送和控制释放。主要是借助肿瘤微环境所具有的血管增生异常、pH 较正常组织低、温度较高、氧化还原环境不同等特点,通过环境响应性材料的修饰或者靶向分子的修饰;同时肿瘤细胞表面具有肿瘤特异性抗原(tumor specific antigen, TSA)或肿瘤相关抗原(tumor-associated antigen, TAA),且肿瘤微环境中也含有一些特异性蛋白分子,这些都可作为治疗靶点[14,15]。

在中药成分治疗肿瘤领域,也取得不少新进展。例如,鉴于薯蓣皂苷元能抑制肿瘤细胞转移,多柔比星能有效诱导细胞凋亡,有文献报道[16]制备了薯蓣皂苷元和多柔比星的自组装纳米聚合物,该聚合物呈均匀的球形,且载药量较高,与游离药物相比,该聚合物可提高药物在细胞内的穿透性及其在肿瘤部位的积聚效率、降低体内清除速度,同时不影响机体正常组织运转,具有良好的抗转移和增殖作用。又如,紫杉醇具有良好的抗肿瘤作用,但分子量大、水溶性差,导致其相关体内外模型研究的效果差异大。有文献报道[17],基于自组装理论,构建了一种冰片/精氨酸-甘氨酸-天冬氨酸双修饰载多西紫杉醇经鼻给药纳米靶向系统,具有脑肿瘤靶向性能,可增加多西紫杉醇在肿瘤部位的聚集,从而提高治疗效果。

然而上述零星个例无法对解决纳米药物体内稳定、靶向分布等关键问题发挥指导作用,仍需要大量的理论研究证实。通过物理化学原理以及相应的标度关系精确设计纳米载体,保证载体结构的牢固以及功能的最优化,才是纳米药物的基础,也是实现临床转化的根基[3]。

二、建立"纳米中药物理药剂学"理论与技术体系的中医药现代化重大需求

中医药应用历史悠久,疗效显著,近年随着中医药现代化研究的不断推进,更是发现了许多微纳米尺度下的神秘现象,如本书第一章介绍的"中药碳点",第十五章提及的"中药 SAN",但目前尚无法采用现代科学知识,阐释其配伍原理、药效机制等科学内涵,影响

了中医药的现代化、国际化发展进程。

通过建立"纳米中药物理药剂学"理论与技术体系,则可系统采用红外线、质谱、核磁共振、HPLC-MS 等现代波谱分析技术,进行 SAN、碳点等化学成分的定性定量分析,进而汇集、分析临床和实验中发生的种种现象,以此归纳、提升成为具有一定规律性的理论成果,从无到有,从低级到高级、揭示自组装纳米粒、碳点产生过程的一般规律,从化学组成和物质结构的角度充分阐明中药 SAN、碳点的物质基础和生物效应。

在上述研究的基础上,又可以深化传统中药"四性"的相关研究。例如,温热药与寒凉药会加快或延缓药物与人体不同成分的结合过程,在一定程度上还影响着人体温度的调节[18-21]。宝藿苷Ⅰ为淫羊藿中具有代表性的药效成分,经加热炮制后其含量可增至原先的 2~3 倍,且加入羊脂油作辅料后,宝藿苷Ⅰ与人体胆酸盐自组装产物的形成与吸收情况得到改善,药物在大鼠体内的利用度得以提高,淫羊藿温肾助阳的功效明显增强[22]。又如,千金子具有良好的抗白血病和逆转肿瘤细胞多药耐药的作用,其所含脂肪油与脱氧胆酸盐自组装形成的胶束对千金子素有增溶作用,会增强千金子的毒性,历代医籍记载的千金子炮制方法均以去油制霜的方式来减轻毒性,可见自组装理论可为从新的角度揭示中药炮制减毒增效的科学内涵提供可能性[23]。再如,从白虎汤汤液中发现的纳米聚集体被证实其解热作用不仅强于水溶液,而且其细胞摄取率和靶向性也有很大提升,该结果对未来经典名方的研究工作也有重要借鉴意义[24]。

以诸如上述研究成果为代表构建"纳米中药物理药剂学",可为揭示中药汤剂煎煮过程所产生的物理化学反应机制提供有力的武器,从而进一步推进中医药现代化进程。

第二节 "纳米中药物理药剂学"的基本内容

"纳米中药物理药剂学"的基本结构主要包括：① 纳米中药制剂的制备原理与方法；② 纳米中药制剂的表征与质量控制方法；③ 纳米中药制剂的药理学、毒理学研究方法；④ 纳米中药制剂的生物药剂学原理及其研究方法。

基于目前见于文献报道的相关思路与实验研究内容,结合本书笔者团队所开展的有关中药微纳米制剂研究实践,本书综合成如下内容,以飨读者。

一、纳米中药物理药剂学有关载体设计的基本原理

有文献指出[1],纳米制剂的性能参数是在体外静态环境下获得,而实际应用中遇到的人体内环境(如血液)成分复杂,纳米药物与生物分子之间存在多种相互作用等,这使得纳米药物的精确合理设计面临巨大挑战。而肿瘤微环境特殊的病理条件对纳米药物的靶向性和稳定性有更加严格的要求。纳米载体的构建存在着热力学和动力学两大方面的影响因素,体内环境的热力学和动力学条件也决定了纳米药物在体内能否表现出良好的功能[25,26]。有文献报道,第二军医大学国际合作肿瘤研究所李威团队对不同载体在选择性溶液中的热力学影响因素进行了大量探索分析,建立了纳米载体相关模型及其对应的标

度关系,并通过透射电镜进行了验证(图略,详见原文献)[27]。

以纳米制剂常见的嵌段共聚物胶束为例,该胶束有明确的"核-壳"结构,即疏水内核、亲水外壳,同时其粒径分布较窄,10~100 nm,可在体内保持较好的稳定性,应用较为广泛[27]。制备过程中,胶束的粒径和粒径分布受到其在自组装过程中相关反应的影响。例如,两亲性的嵌段高分子自组装胶束时,两个高分子在溶剂中的溶解性差异是其主要的自组装驱动力。而对于这种溶液中大分子的自组装,其行为可用两个高分子片段之间的自组装驱动力(X_{P-S})[28,29]来描述:

$$X_{P-S} = \frac{(\delta_{polymer} - \delta_{solvent})^2 V_s}{KT} + 0.34 \qquad (式16-1)$$

式中,$\delta_{polymer}$和$\delta_{solvent}$描述的是两个高分子片段在溶剂中的溶解度参数,V_s为所用溶媒的摩尔体积,K是玻尔兹曼常数,T是温度,0.34是体系熵的贡献。因此可借助X_{P-S},通过调节两端共聚物的长度以及选择不同溶解度的单体组装合适的胶束载体。例如,在水溶液中,根据极性相近原则,两嵌段共聚物的亲水端水溶性好($X_{P-S}<0.5$),可较好地在水溶液中链状展开,而疏水端由于不易溶于水($X_{P-S}>0.5$),易卷曲缠绕,同时各个单体的疏水端都由于不易溶于水而相互吸附缠绕卷曲,形成毛线球样的胶束内核,使亲水端暴露在外形成了胶束的亲水外壳。如此,则可通过控制亲水端或者疏水端的长度,从而控制外壳的厚度及内核的体积。将水溶液换成其他溶剂也是如此。而对于嫁接型(一条链上多处分支)或随机组合型的共聚物(不同的聚合物单体形成一段接一段的长链),其组装过程主要受表面电位的影响,而这个参数可以通过单体比例、溶剂性质及介质的 pH 调控。这种形式的载体设计组装可依据纳米粒数目(N_{part})[14,26]相关性调节:

$$N_{part} = k \frac{R_i^{0.4}}{u} (a_s S)^{0.6} \qquad (式16-2)$$

式中,k是常数(0.37~0.53),R_i是自由基的总产率,u是纳米粒的体积增长率,a_s是表面活性剂占比,S是表面活性剂分子数目。该共聚物的两亲性可通过亲水疏水平衡关系方程(式16-3)确定:

$$HLB = 7 + \sum HLB_{group} \qquad (式16-3)$$

这个亲水疏水平衡(HLB)值同样受到 pH 和单体成分[M]的影响,而[M]又可以决定a_s和S,进而决定纳米粒数目(N_{part})。例如,纳米微凝胶,大量的胶体纳米粒在一定条件(如 pH、不同溶剂)下可由于表面存在的活性分子互相连接形成大的凝胶,其空隙中充满了分散的介质,而该凝胶的大小必然与交联的胶体纳米粒数量相关,同时该交联反应也会受到表面电荷及表面活性剂分子数目的限制,从而影响凝胶的大小、表面电位等理化性质。对于均相聚合物形成的纳米混合体系,其形态结构主要受静电排斥力(E)[30]的影响:

$$E = 32\pi\sigma\alpha\left(\frac{KT}{ze}\right)\tan h^2\left(\frac{ze\varphi^m}{4\kappa T}\right)\mathrm{e}^{-h\kappa} \qquad (式16-4)$$

式中，σ 是溶剂的静电常数，a 是溶媒的介电常数，K 是玻尔兹曼常数，T 是温度，z 是电子数目，e 是溶剂的溶解度，φ^m 指扩散层中的双层电位，κ 指层厚，h 指两个粒子间距。例如，将 PVA 和 PLA 在水溶液中共混合时，PLA 不溶于水，载体的静电排斥力主要来自亲水聚合物 PVA，这种静电排斥力可以调节载体双层膜的厚度，静电排斥力越大双层膜的厚度越小。因此在载体合成过程中可通过控制 PVA 的含量调节其稳定性和形态，从而设计所需要的载体。

借助热力学方程可更加科学地判断和鉴定载体的合成，而动力学方面的研究可有助于更清楚地认识载体的理化性质与功能的相关关系。大量研究证明，纳米载体的理化性质随纳米载体形式的不同而多样化，决定了其功能及运用。纳米药物的体内稳定性与载体表面电荷密度（ρ_{charge}）、表面链密度（ρ_{chain}）、HLB 值和载体在溶剂中的溶解度（A_2）等相关[26,31]；载药量、载药效率可通过载体粒径（d）、核体积（V_{core}）或表面链数目（N_{chain}）等控制，而药物释放效果则与粒径、表面链数目、表面链密度表及载体溶解度有关[32]。纳米药物的靶向富集可通过控制粒径大小和表面修饰抗体等分子，利用高渗透长滞留效应（高渗透长滞留效应指一些特定大小的大分子物质，如脂质体、纳米颗粒以及一些大分子药物和正常组织相比，更容易渗透进入肿瘤组织并长期滞留的现象）来实现。粒径大小、表面电荷密度也影响着纳米药物的胞吞效果[26,33]。有文献报道结合体内环境条件，通过热力学和动力学相关理论建立了纳米药物的物理药剂学相关原理[26]，可为研究纳米药物理化性质与生物相互作用之间的相关关系提供科学参考，也可为纳米药物在生物体内的广泛运用提供有力的理论支持。

二、基于纳米中药物理药剂学原理的纳米制剂组装最优化设计

1. 有关纳米药物胶束形成过程的调控理论　目前可用于描述胶束形成过程的理论较多，如德热纳（deGennes）定标理论和自洽平均场理论[3,34]。本部分以胶束为例介绍如何通过调控纳米药物构建过程中的重要参数实现胶束组装的最优化，从而在生物体内发挥良好作用。对于上述一个两嵌段的共聚物胶束，其自组装的源动力受 X_{P-S} 影响，其中Hildebrand-Scatchard 溶解度（δ）又是关键因子[29]，见（式16-5）：

$$\delta = \sqrt{\Delta E_{VAP}/V} \qquad (式16-5)$$

式中，δ 是物质在溶剂中的溶解度，ΔE_{VAP} 是溶剂的蒸发能，V 是所用溶剂的摩尔体积。如前文所述，在大分子的溶液中，一个含有两种不同溶解度的高分子（如嵌段聚合物）形成纳米粒时需要外部溶剂的推动力，其一个自组装热力学条件是其中一段高分子的溶解度较高，即亲水端水溶性好（$X_{P-S}<0.5$）；另一个条件是其溶解度低的一段（疏水端）不易溶于水（$X_{P-S}>0.5$）。因此，两亲性聚合物在溶液中自组装时必须满足上述热力学条件。如需获得球形胶束，还需要调整载体材料的组成，因为不同材料组成将导致最终形态不同。描

述这一动力学参数的是体系在溶液中的堆积参数(β)：

$$\beta = V_H / L_C A_0 \qquad (式 16-6)$$

式中，V_H是聚合物中疏水片段在溶剂中所占据的空间体积，L_C是该疏水片段的长度，A_0指亲水片段在溶剂中末端所占的面积。两亲性嵌段共聚物自组装的形态会随β值变化而变化，正常情况下，在复合热力学自组装条件下，$0<\beta<1/3$时两亲性嵌段共聚物将自组装成球形胶束；而当$1/3<\beta<1/2$时，则会形成中空的囊泡结构；当其数值进一步提高（$1/2<\beta<1$）时，将会形成棒状结构；当β接近1时，最终会分层形成平面双层结构。所以，在满足热力学条件的基础上，还要满足动力学条件$0<\beta<1/3$，才能保证"核-壳"结构球形胶束的形成[35]。

在满足热力学和动力学条件下，可根据生物体内微环境特点，通过改变嵌段共聚物段链的长度调整胶束的微观结构和理化性质。目前有较多理论可用于描述胶束的形成过程，如deGennes定标理论和自洽平均场理论[34]。达到自组装条件后通过调节亲水链长度（$N_{hdrophobic}$）和疏水链长度（$N_{hdrophilic}$）来改变胶束的粒径（d），其相互关系为[36]：$d \propto N_{hdrophobic}^{0.16} N_{hdrophilic}^{0.6}$，胶束的粒径大小一般为10～100 nm，其粒径大小可通过动/静态光散射仪表征，获得体系在溶剂中的粒径和绝对总质量。通过计算和理论模拟，可以进一步获得胶束的微结构，如核和壳的维度等（核/壳比，d_{core}/d_{corena}）。该参数及结构的理化参数直接关系到胶束的实际应用，如较长、较密集分布的表面亲水链可以提高体内稳定性。因此，控制疏水/亲水链长的比例、优化胶束的微观结构，是设计结构稳定、体内长循环的载体胶束可靠的方法[37]。

2. 有关胶束载药能力的评估理论　载药能力是评估胶束在体内、外应用的重要指标[38]。正常情况下，载药能力和载药效率取决于体系聚合物的组成分子与药物分子在溶剂中的相互作用，即疏水作用，药物分子和载体内核材料之间的亲和力也可以用校正后的弗洛里赫金斯方程描述。同时，载体的载药能力还受到疏水内核链段的疏水性、静电作用、溶剂极化作用、氢键等因素的影响。最重要的影响因素是药物分子与疏水高分子之间的疏水作用。解释、描述这些影响载药能力的因素的线性关系见（式16-7）[39]：

$$\lg SP = c + rR_2 + s\pi_2 + a\sum a_2 + b\sum \beta_2 + vV_x \qquad (式 16-7)$$

式中，SP是药物在异质相中的分配系数，R_2为伦敦色散力来源的溶液超额摩尔散射，π_2是药物的非极性/极性能力，$\sum \alpha_2$是氢键酸性度，$\sum \beta_2$是氢键碱性度，V_x是麦高文特征体积，c、r、s、a、b和v是回归系数。

3. 与纳米制剂稳定性相关的因素　纳米制剂的稳定性对其临床应用和剂型的评价至关重要。在尽可能增加药物装载量的同时，不应忽略载体体系（纳米制剂）的稳定性，因为随着药物装载纳米制剂的水溶性变差、稳定性降低，如果过载纳米制剂那么将会出现聚沉甚至沉淀，如何优化载体组成结构使装载量和稳定性之间达到平衡，是此处最应该考虑的问题。

可影响纳米制剂稳定性的因素较多,包括纳米制剂浓度、组成聚合物的分子量、药物的性质及其装载量、血液组成、血流速度等。例如,一位 50 kg 成年人体内约有 4 500 mL 的血液高流速动,且黏度高,这会对需要经静脉给药的纳米制剂的稳定性产生影响,可导致药物遗漏。如果胶束纳米制剂稀释后的浓度低于其临界胶束浓度(即聚合物形成胶束结构的最低浓度),胶束纳米制剂将会崩解,从而凸显药物遗漏等不利影响因素[27]。一般情况下,临界胶束浓度的大小由组成聚合物的两个嵌段的比例和长短决定。在亲水链段给定条件下,其疏水链的长度越长,临界胶束浓度越低。同时,疏水药物分子的包载也能一定程度地降低临界胶束浓度。例如,常用的泊洛沙姆共聚物在水溶液中临界胶束浓度为 $10^{-4} \sim 10^{-3}$ mol/L,但研究表明其会受到疏水/亲水链的长度比的显著影响[40]。因此,为提高胶束纳米制剂的体内稳定性,可通过增加疏水链长降低临界胶束浓度的措施。

纳米制剂的体内稳定性还受到其他因素的影响,如纳米制剂与血液中的蛋白质或生物分子的相互作用。为了减少生物大分子的吸附和包裹,目前常用的方法是在载体表面修饰含有 N、O 原子的亲水性高分子,如 PEG、聚丙烯酰胺、PVA 等[41,42]。此外,这些亲水性高分子链上大量的 N、O 原子可与水分子形成氢键,从而在纳米制剂表面形成大量的水合层,导致纳米制剂体系与溶剂之间的界面能减小,稳定性提高;同时,水合层的形成能增加纳米制剂体系之间的空间排斥效应,从而降低其相互作用。以胶束为例,PEG 化胶束的稳定性通常取决于胶束的分子量、PEG 的表面链密度和分子构象。长链分子量较大的 PEG 比短链分子量较小的 PEG 能更有效地防止蛋白吸附,但修饰过多的 PEG 可产生过强的排斥效应从而抑制胶束与细胞相互作用。有研究发现,胶束药物复合体在含蛋白溶液中的稳定性主要受面链密度比的影响[27]。疏水链/亲水链长度比($N_{\text{hdrophobic}}/N_{\text{hdrophilic}}$)与核面链密度/表面链密度比($\rho_{\text{core}}/\rho_{\text{corena}}$)之间的相关性研究表明,当长度相近的疏水链和亲水链进行自组装后,其表面链密度(ρ_{corena})较小,易吸附生物蛋白;而当亲水链长于疏水链时,如长链分子量较大的 PEG(3 400 Da),此时表面链密度(ρ_{corena})较大,从而使核面链密度/表面链密度值减小,使胶束的静电排斥力增加,不易吸附蛋白[34]。为了保证胶束的体内稳定性,需要尽量降低临界胶束浓度,同时在表面修饰合适表面链密度的亲水性聚合物形成保护层[31]。

由上述实例不难理解建立并依据纳米药物物理药剂学原理,是设计具有稳定性良好、功能优越胶束载体的坚实基础。目前对于胶束而言,其理化参数建立的标度关系已经日趋详细,而对于其他构型的纳米载体亟须大量的结构性理论基础研究。

三、微纳米尺度的结构药剂学方法在中药领域的尝试

制剂的结构属性对药物质量和药效发挥具有重要作用,这对传统及现代的中药剂型研究与开发具有借鉴意义。近年来,应用了同步辐射 X 射线计算机断层扫描成像(synchrotron radiation X-ray micro-computed tomography,SR-μCT)等新技术,制剂结构研究取得进展,为开展中药制剂,特别是微纳米尺度的中药制剂研究提供先进方法支撑。有文献[43]对近年来药物制剂结构研究的进展、方法及中药制剂的结构研究进行归纳和总结,

对探讨中药制剂结构研究具有重要借鉴意义。

作为剂型特征的核心要素,制剂的结构影响其释药机制,决定药物疗效的发挥。因此,明晰制剂的宏观和微观结构,阐明缓控释制剂内部的物质分布和物质转移的机制,为优化制剂处方工艺、提升制剂质控指标和指导新剂型设计具有重要的意义。我国率先开展的制剂 3D 结构研究,提出以精细的内部结构为主要对象的结构药剂学理论,将制剂结构分为从剂型(一级)到制剂中间体(二级)、动态结构(三级)和分子结构(四级)等四级结构,并在静态结构和动态结构等方面开展制剂结构研究,初步形成了科学完整的制剂结构研究模式和方法并将其应用于多种剂型[44]。

各种剂型的尺度复杂,有的属于微米结构,有的可达厘米。例如,不同结构的片剂类型多种多样,既有粉体微粒的微米尺度的精细结构,也有宏观的片剂结构。采用表面成像来研究片剂的固态结构性质,与药物释放过程不同步,缺乏立体结构的特异性。因此,研究片剂内部结构特征,特别是与药物释放同步的内部结构变化,对阐明其体外释放、体内生物利用度的限制因素具有本质意义[45]。

就微纳米尺度而言,一级结构主要体现在液态制剂(注射剂)或者混合粉体形成的固态制剂(如干粉吸入剂等),其结构特征往往类同于制剂中间体二级结构。本书主要讨论二、三、四级结构。例如,本书作者所开展的"基于 SPG 膜乳化技术的粉防己碱纳米粒制备、表征及其体内分布、体外抗肿瘤细胞作用研究"[46],以粉防己碱为模型药物,以具有良好生物相容性和可降解性的 PLGA 为载体材料,采用 SPG 膜乳化技术制备粒径均一、尺寸可控的 PLGA 纳米粒。利用扫描电镜、激光粒度分析、高效液相色谱、X 射线衍射、差示扫描量热法和红外分析对制备的纳米粒进行表征,所制备纳米粒的平均包封率为 66.57%、载药量为 4.86%,平均粒径为 343.2 nm,PDI 值为 0.037,扫描电镜下可见纳米粒为大小均一、表面光滑的微球;X 射线衍射、差示扫描量热法和红外光谱分析等研究发现药物与载体间没产生新的化学键,模型粉防己碱改变了原有晶型,以无定型态分散于载体材料中,激光共聚焦显微镜模拟研究发现荧光物质可均匀分布于微球之中。

1. 微球的激光共聚焦图像和扫描电镜研究　由于本实验使用的激光共聚焦显微镜无法对纳米级粒子进行有效观察,因此,以大孔径膜(10 μm)代替 1 μm 膜制备微球使其在仪器成像范围之内。选取脂溶性尼罗红为模型药物,采用快速膜乳化法制备微球,模拟药物在微球中的分布。方法如下：取 200 mg PLGA 并将其溶于 10.0 mL 乙酸乙酯溶剂中作为油相,油相中加入一定量尼罗红,然后将其倒入一定量含 PVA 水溶液中,磁力搅拌形成初乳。将其倒入快速膜乳化装置中,在 40 kPa 的氮气压力下反复过膜 3 次,将该复乳液倒入 6 倍体积的 0.5%PVA 水溶液中,磁力搅拌 6 h 去除油相中乙酸乙酯,得到 PLGA 微球。离心、蒸馏水洗涤 3 次,收集沉淀,将该沉淀混悬于水中,冷冻干燥,样品于 4℃ 保存。取冻干后微球采用激光共聚焦显微镜进行观察,设定 Z 轴方向上采集的第一张和最后一张确定扫描区域,进行随机断层扫描,同时计算机图像分析,激发波长 543 nm,发射波长 588 ~ 688 nm。

包载尼罗红粒子内部结构研究如图 16-1 所示,图 16-1A 扫描电镜可见微球大小均一、表面光滑无粘连现象,图 16-1B 为包载尼罗红微球 Z 轴方向某一切面图,荧光物质尼罗红均匀分散于切面圆之中,荧光强度较强,图 16-1D 为 Z 轴方向从上到下不同位置切面图,图 16-1C 是由图 16-1D 经计算机处理而得,X-Y 轴切面为圆形,而 Y-Z、X-Z 轴由于扫描层数有限叠加而成椭圆形,从而说明荧光物质均匀分布于微球之中。

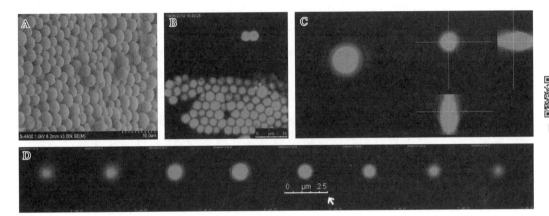

图 16-1 彩图

图 16-1 不同条件下微球的激光共聚焦图像和扫描电镜图[46]

A. 微球扫描电镜图;B. 微球 Z 轴方向某一切面图;C. 微球 Z 轴光切图;D. 微球 Z 轴方向不同位置切面图

如图 16-2 所示:包载尼罗红微球溶液在放置 2 h 后,溶液环境中无尼罗红的荧光干扰;体外释放研究表明,在 4 h 内,包载尼罗红 PLGA 纳米粒的累积释放率低于 1%。不仅如此,脂溶性的 PLGA 微粒可以吸附水中少量的尼罗红,如图 16-1A、图 16-1B 所示,粒径较小的空白 PLGA 已被尼罗红完全浸透,粒径较大的尚未完全浸透,而造成中空假象,离心前微球溶液内荧光强度已高于背景,离心静置后整个溶液环境中几乎无荧光现象。该现象从反面进一步说明 PLGA 与尼罗红具有较强亲和性,能吸附水中少量尼罗红,且短时间内未见尼罗红泄漏干扰背景。表明尼罗红可以作为荧光探针,研究粒子的内部结构。

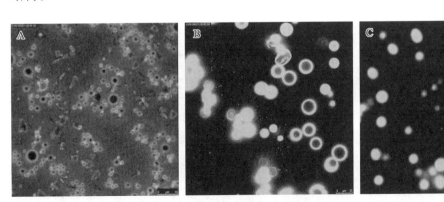

图 16-2 彩图

图 16-2 不同微球溶液的激光共聚焦图[46]

A. 空白微球吸附尼罗红(离心前);B. 空白微球吸附尼罗红;C. 包载尼罗红微球

2. 包载荧光探针 DiR 纳米粒体内靶向性的小动物活体成像技术研究

DiR 近红外荧光染料是一种亲脂性的花青染料。常用于标记细胞质膜。DiR 的两个 ^{18}C 链插入细胞膜,从而进行特定的、稳定的细胞染色,几乎不会发生细胞间的染料转移。将荧光探针包载于纳米粒中,采用小动物活体成像技术研究纳米粒的体内靶向性,体内研究表明该粒子具有较好的肝、脾靶向性,组织切片研究发现纳米粒可进入肝组织间隙和细胞内。与原料药相比,纳米粒在肝脏的峰浓度比(C_e)、相对摄取率(R_e)分别为 2.09 和 1.84,表明纳米粒可增加粉防己碱在肝组织中的浓度,具有一定的肝靶向性;体外培养人肝癌细胞,比较粉防己碱原料药与纳米制剂的肿瘤抑制作用,两者的抑制肿瘤效果没有明显差别,体外细胞摄取发现,纳米粒可以进入肿瘤细胞内部,其抗肿瘤机制可能与包载药物的纳米粒摄入细胞内部有关。

通过体内荧光标记,初步了解纳米粒的体内过程。小动物活体成像技术是采用高灵敏度制冷 CCD 配合特制的成像暗箱和图像处理软件,使其可以直接监控活体生物体内药物的分布情况,由于活体成像技术利用荧光的高灵敏度以及不需要反复屠杀动物的特点,在药物开发、药代研究方面显现一定优势。本实验选择荧光探针作为标志物,将其包载于 PLGA 纳米粒中,并尾静脉注射于裸鼠体内,研究其在裸鼠体内分布情况。

如图 16-3 所示,包载荧光探针 DiR 纳米粒在给药后,开始几分钟内虽然全身均有荧光分布,但肝部荧光强度明显强于 DiR 对照组,DiR 对照组在尾静脉注射给药后全身均有荧光分布,肝脏部位荧光较其他部位略强;在给药 20 min 后,DiR 纳米粒组即可大部分浓集于肝、脾部,其他部位几乎无荧光现象,显示出较强的肝、脾靶向性;给药 3 h 后,从 DiR 对照组内脏解剖图可见除了肝、脾中有荧光外,在肺中也有一定分布,3 h 活体成像和内脏解剖图显示,DiR 纳米粒组只在肝、脾中有荧光,其他脏器基本无荧光分布,且强度明显强于 DiR 对照组,说明纳米粒组经尾静脉给药后,可大部分富集于肝、脾组织,由于 DiR 原料药组具有一定的毒性,在给药 3 h 后出现死亡现象,所以本实验没有观察到 DiR 原料药组在 3 h 后的分布情况。

图 16-3
彩图

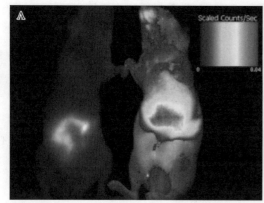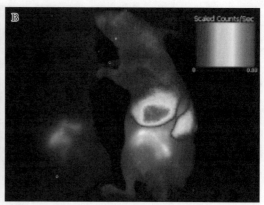

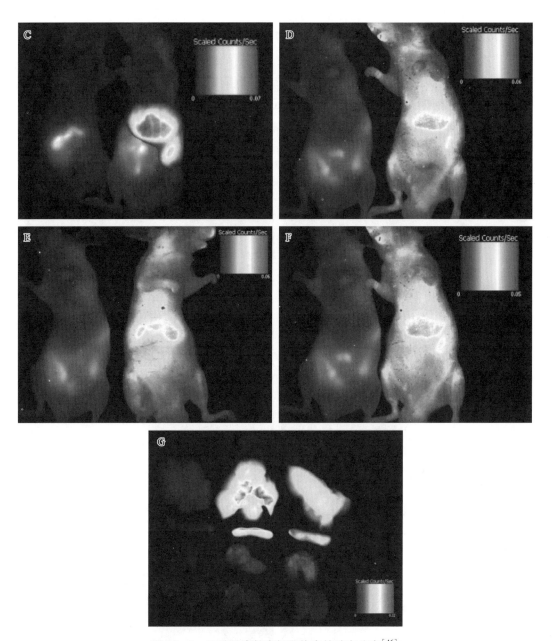

图 16 - 3 示踪纳米粒在裸鼠体内的动态分布[46]

A. 7 min DiR 纳米粒组；B. 20 min DiR 纳米粒组；C. 3 h DiR 纳米粒组；
D. 5 min 荧光染料 DiR 对照组；E. 20 min 荧光染料 DiR 对照组；F. 3 h 荧光染料 DiR 对照组；
G. 3 h 内脏解剖（左纳米粒组、右荧光染料对照组）

3. 包载(香豆素-6)荧光探针纳米粒的组织器官切片观察 4′,6-二脒基-2-苯基吲哚(DAPI)作为一种能与DNA产生特异性结合的荧光染料,可穿透活细胞膜,与DNA产生非嵌入式结合,激发后发出蓝色荧光,适用于常见细胞和组织细胞核染色,在荧光显微镜下,DAPI蓝色荧光主要分布于细胞核中,可用其确定细胞核位置,利用包载香豆素纳米粒绿色荧光和 DAPI 将细胞核染成蓝色的特点,可以观察纳米粒在细胞中的位置,图 16－4B 为被 DAPI 染蓝的细胞核,图 16－4A 为香豆素－6 绿色的荧光分布图,两者又叠加即为图 15－4C,在肝切片中,香豆素－6 的绿色荧光在组织细胞间隙与细胞内中均有分布,而在肾切片中,香豆素－6 的绿色荧光主要分布于细胞间隙中,提示纳米粒可能通过被动靶向的作用,被肝巨噬细胞摄取,进入细胞内,而在肾切片中,纳米粒未能进入组织的细胞内。文献报道具有较大粒径(直径>200 nm)的粒子进入血液,能够很快被肝库普弗细胞吞噬,最终聚集在肝库普弗细胞中,这可能是肝脏组织切片不同于肾脏的原因。

图 16－4
彩图

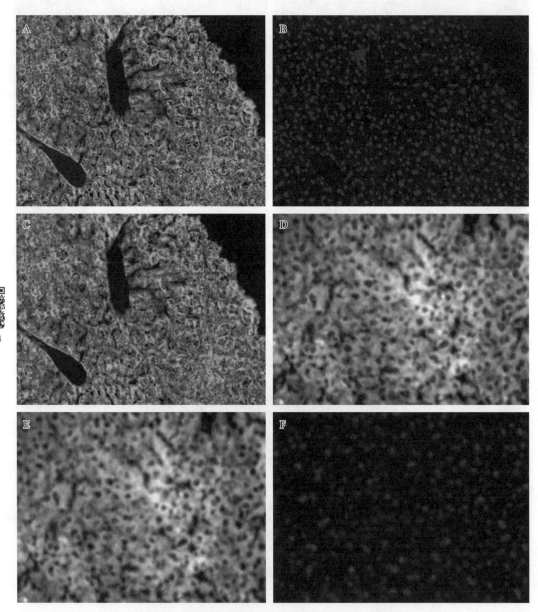

图 16－4　包载香豆素－6 荧光探针纳米粒的体内组织分布初步研究[46]

A~C. 肝组织切片;D~F. 肾组织切片

四、微纳米制剂的药物结构研究新技术

在药物制剂结构的研究中,成像技术作为最直观的表征手段尤为重要。目前通过显微成像技术表征药物制剂的形态结构的方法,已由最简单的光学显微镜扩展到扫描电镜、透射电镜、原子力显微镜、MRI、太赫兹辐射成像、激光共聚焦拉曼显微镜、X 射线断层显微成像技术等,对药物制剂结构的研究也由二维结构转变到三维精细结构。对上述各种技术重要特征简述如下:

1. 以二维结构为主的传统成像技术　主要以光学、电子显微镜观测药物颗粒及载体的大小和形状,常用于结构研究的电子显微镜包括扫描电镜、透射电镜和原子力显微镜等。

（1）扫描电镜:是使用最广泛的观察药物剂型和粉末外表面结构如形貌、粒度分布的方法。扫描电镜的电子束不需要穿透样品,仅以聚焦电子束逐点扫描样本。对样品厚度没有要求。图像反映样品的表面结构,可用于观察制剂表面形态。

（2）透射电镜:分辨率可达 0.1~0.2 nm,放大倍数为几万至几十万倍,可用于观察微粒内部的超微结构及微生物和生物大分子的全貌,而普通光学显微镜的极限分辨率仅有 0.2 μm。

（3）原子力显微镜:是在纳米尺度上成像、测量物质的最重要的工具之一,是一种高分辨率的扫描探针显微镜,显示的分辨率在纳米数量级。随着原子力显微镜技术已经发展到可产生亚纳米分辨率的图像,并且可用于分析分子间相互作用力,其最大优点之一是可在液体中进行生物样品成像,即可在接近生理的条件下进行实验。近年来被广泛用于表征纳米粒和纳米纤维等药物输送载体的结构特征。

2. 三维结构表征的手段　目前可用于制剂三维结构表征的手段有 MRI、太赫兹辐射成像、激光共聚焦成像和同步辐射 X 射线计算机断层扫描成像等。

（1）MRI:可广泛用于有机化合物的结构分析和定性分析,且在确定化合物的纯度和含量方面具有很多优点。如今,已超越了断层成像技术,发展到了体积成像技术,并采用了与 CT 中类似的反投影技术。

（2）太赫兹辐射成像:在制药领域的应用,已发展到如多晶型的识别和定量、相变监测和水合物形态的表征等方面。太赫兹辐射二维和三维化学成像在药学中有广泛的应用,包括多晶型筛选、新包衣技术的验证和开发、创新固体控释剂型的表征及解决复杂的生物等效性问题等。

（3）激光共聚焦拉曼显微镜:作为一种非侵入式的三维成像技术,具有超高的分辨率和灵敏度,可保证很高的空间分辨率。拉曼效应是基于光与样品分子的相互作用,当光子撞击到被测分子上时,光子和分子产生非弹性碰撞,光子的能量经碰撞后增加或减少,即拉曼散射。激光共聚焦拉曼显微镜可获得化合物在样品中的空间分布以及确定组分的相对量、应力和应变状态、结晶度或多晶型结构等特征。

（4）X 射线断层显微成像技术:最理想的三维成像技术,可利用 X 射线的穿透能力

对物体进行扫描,然后将所得信号利用计算机进行处理进而获取图像,X 射线计算机显微层析成像是一种非侵入性技术,可研究各种物体的内部三维结构。可用于表征涂层粒子的形态,测定涂层的密度、孔隙率、表面积体积比和厚度等参数。同步辐射 X 射线计算机断层扫描成像可原位、无损伤地观测制剂或粉体、颗粒等药剂学中间体的结构。相比于其他三维技术手段,同步辐射 X 射线计算机断层扫描成像能多层次多角度地观测制剂内部结构,更好地表征制剂内部复杂和不规则的精细结构。结合三维重建与定量分析技术,同步辐射 X 射线计算机断层扫描成像可获取定量结构参数,对制剂立体形态进行定量表征,研究制剂内部粒径分布、晶型、原辅料空间分布和释药过程中的结构变化等。

第三节 "纳米中药物理药剂学"的学术与应用价值

一、提供中药新药发现新策略

"纳米中药物理药剂学"以全新的视角观察中药新药研发目标与过程,可带来新药发现新策略。以中药成分自组装理论为例,除最直观的增效减毒作用外,部分药物的自组装产物可以从不同方面弥补常规制剂在应用时的缺陷,如通过改善药物代谢过程、消除副作用等途径提高生物利用度,实现"药辅合一"的目标。

例如,针对鸦胆子油乳气味难闻的缺点,基于自组装理论所研发的一种用海绵体装载鸦胆子油乳剂的新制剂[47],既可掩盖鸦胆子油乳不良气味,且与游离药物相比,该制剂的缓释性能有所提升,促肿瘤细胞凋亡的作用也有所增强。又如,有研究表明[48],小檗碱和肉桂酸的自组装纳米颗粒能自发地附着在金黄色葡萄球菌表面,并渗透到细菌内部,随后不断聚集以攻击细菌,对细菌生物膜的去除能力也强于目前的一线抗菌药物。再如,胰岛素与壳聚糖衍生物自组装后形成的纳米复合物[49],可弥补普通胰岛素口服制剂易被酶/胃酸灭活或者注射制剂可引发高胰岛素血症等不足,且具有良好的稳定性,体外研究表明,该纳米复合物可通过吸附性内吞作用来增强人结肠腺癌细胞对胰岛素的吸收。

二、创新、拓展中药新型传递系统模式

药物传递系统是现代药剂学研究的重点,作为"纳米中药物理药剂学"分支之一的"自组装"技术也可为药物传递系统的新模式提供支撑。

例如,中药 SAN 的促吸收能力使其可以广泛用于改善难吸收药物的生物利用度,成为新型天然纳米载体。应用中药 SAN 递送特定药理活性的药物,改善药物吸收及疗效,同时能够发挥协同增效作用,可能具有更好的临床治疗意义及应用前景。以甘草主要有效成分甘草酸自组装胶束递送具有抗肝病作用的药物,不仅可以增加药物的吸收、改善疗效,甘草酸的抗炎保肝活性有利于协同增强药物的抗肝病作用[50]。

又如,天然小分子化合物在不同的溶剂中可能表现出多样化的自组装行为,进而可用于凝胶、纳米管、囊泡、螺旋带等组装体的制备。有研究发现,尽管不同分子之间发生自组

装的方式和机制不尽相同,但现有研究多集中于构建水凝胶体系。理想的天然药物水凝胶应是一种不经过结构修饰而形成的具有载体功能的自组装药物水凝胶,具有优越的溶解性和极佳的治疗效果,且几乎没有细胞毒性[51]。甾体类、三萜类、香豆素类化合物和氨基酸等天然药物分子既能依靠自身的结构特点在溶剂中表现出一定的自组装能力,也可通过人为调控引入不同基团改变现有水凝胶体系的特性,实现不同的作用目标[52]。报道的成功实例有,通过逐层自组装修饰制备出了用蚕丝蛋白纳米纤维垫搭载的透明质酸-半乳糖化壳聚糖-脂质体的抗原载体[53],具有良好的大分子抗原透皮传递性能,解决了经皮给药时皮肤角质层对药物的限制作用;基于自组装理论,使用微波辅助制备了 PLGA 嫁接普鲁兰多糖的纳米颗粒[54],该纳米颗粒对姜黄素具有极高的载药能力,且药物在靶部位的释放呈温度依赖性,显示出了其可作为热响应释药系统的潜力;具有 pH 敏感性的两亲性白及多糖衍生物[55],该体系既可在水相中进行自组装,又可以对肿瘤组织中的弱酸性环境做出应答,这种智能纳米给药系统能进一步提高疏水性抗肿瘤药物的靶向性和生物利用度。

三、深化中药制剂质量、药效与安全性评价内容、完善评估体系

目前,中药制剂的质量评价仅关注相关已知的"指标成分",而药效与安全性评价也仅局限于传统的"药效物质"理念,对于中药制剂中存在的微纳米级别药效物质,如自组装过程形成的纳米粒,我们对其可能产生的药理效应或毒理效应所知甚少。例如,存在于复方汤剂中的 SAN 所产生的药效作用,是否会在体内滞留、蓄积,并产生毒副作用并不清楚;抑或精制、纯化工艺过程能否合理保留 SAN;等等一系列问题都还没有纳入研究者的视野,尚有待以新生的"纳米中药物理药剂学"理论与技术给予诠释、破解。

参考文献

[1] WICKI A, WITZIGMANN D, BALASUBRAMANIAN V, et al. Nanomedicine in cancer theraty: challenges, opportunities, and clinical appcations. J Control Release, 2015, 200: 138 - 157.

[2] 陈迪,李威.建立"纳米物理药剂学"原理解决纳米医药发展中的瓶颈问题.第二军医大学学报, 2017,38(6): 699 - 705.

[3] LI W, FENG S S, GUO Y J. Tailoring polymeric micelles to optimize delivery to solid tumors. Nanomedicine(Lond), 2012, 7(8): 1235 - 1252.

[4] JAIN R K, STYLIANOPOULOS T. Delivering nanomedicine to solid tumors. Nat Rev Clin Oncol, 2010, 7(11): 653 - 664.

[5] CHUNG E J. MLINAR L B, SUGIMOTOM J, et al. *In vivo* biodistribution and clearance of peptide amphiphile micelles. Nanomedicine: Nanotechnology, Biology and Medicine, 2015, 11(2): 479 - 487.

[6] TOY R, PEIRIS P M, GHAGHADA K B, et al. Shaping cancer nanomedicine: the effect of particle shape on the *in vivo* journey of nanoparticles. Nanomedicine(Lond),2014, 9(1): 121 - 134.

[7] DU J Z, LANA L A, NIE S. Stimuli-responsive nanoparticles for targeting the tumor microenvironment. J Control Release, 2015, 219: 205 - 214.

[8] IKEDA Y, NAGASAKI Y. PEGylation technology in nanomedicine//KUNUGI S, YAMAOKA T. Polymers in Naomedicine. Berlin: Springer, 2011.

［9］ CHEN H C, LIU D Y, GUO Z J. Endogenous stimuli-responsive nanocarriers for drug delivery. Chem Lett, 2016, 45(3): 242-249.

［10］ DAWIDCZYK C M, KIM C, PARK J H, et al. State-of-the-art in design rules for drug delivery platforms: lessons learned from FDA-approved nanodicines. J Control Release, 2014, 187: 133-144.

［11］ SUN T, ZHANG Y S, PANG B, et al. Engineered nanoparticles for drug delivery in cancer theprapy. Angew Chem Int Ed Engl, 2014, 53(46): 12320-12364.

［12］ KHANDARE J, CALDER N M, DAGIA N M, et al. Multifunctional dendritic polymers in nanomedicine: opportunities and challenges. Chem Soc Rev, 2012, 41(7): 2824-2848.

［13］ MARKMAN J L, REKECHENETSKIY A, HOLLER E, et al. Nanomedicine therapeutic approaches to overcome cancer drug resistance. Adv Drug Del Rev, 2013, 65(13-14): 1866-1879.

［14］ LI W, WEI H F, LI H F, et al. Cancer nanoimmunotherapy using advanced phmaceutical nanotechnology. Nanomedicine(Lond), 2014, 9(16): 2587-2605.

［15］ MIAO L, LIN C M, HUANG L. Stromal barriers and strategies for the delivery of nanomedicine to desmoplastic tumors. J Control Release, 2015, 219: 192-204.

［16］ WEI Z L, WANG H B, XIN G, et al. A pH-sensitive prodrug nanocarrier based on diosgenin for doxorubicin delivery to efficiently inhibit tumor metastasis. Nanomedicine, 2020, 15: 6545-6560.

［17］ 赵霄,余双文,杜俊锋,等.冰片/RGD双修饰多烯紫杉醇纳米粒经鼻给药抗脑胶质瘤作用研究.药学学报,2021,56(12):3233-3242.

［18］ 刘惠,刘文龙,唐闻汉,等.基于超分子"印迹模板"理论探讨中药四性.中草药,2018,49(19):4473-4479.

［19］ 贺鹏,李海英,樊启猛,等.超分子"印迹模板"理论解析中药五味.中草药,2019,50(12):2763-2770.

［20］ 刘润南,贺福元,刘文龙,等.基于超分子"印迹模板"理论探讨中药升降浮沉.中草药,2019,50(12):2771-2776.

［21］ 周晋,刘惠,刘文龙,等.基于超分子"印迹模板"分析的中药毒与效整合模式探讨.药学学报,2018,53(11):1808-1816.

［22］ 顾慧敏,孙娥,李杰,等.炮制辅料羊脂油对宝藿苷-胆酸盐自组装胶束形成与吸收的影响.中国中药杂志,2019,44(23):5143-5150.

［23］ 苏彤,袁芮,张超,等.基于体内自组装胶束思维分析千金子脂肪油4种千金子素的增溶作用.中国实验方剂学杂志,2019,25(7):160-164.

［24］ LÜ S W, SU H, SUN S, et al. Isolation and characterization of nanometre aggregates from a Bai-Hu-Tang decoction and their antipyretic effect. Sci Rep, 2018, 8(1): 12209.

［25］ LI W, ZHAO M X, KE C H, et al. Nano polymeric carrier fabrication technologies for advanced antitumor therapy. BioMed Research International, 2013, 2013(4): 305089.

［26］ WEI W B, BAI F, FAN H Y. Surfactant-assisted cooperative self-assembly of nanoparticles into active nanostructures. iScience, 2019, 11: 272-293.

［27］ LI W, LI J F, GAO J, et al. The fine-tuning of thermosensitive and degradable polymer micelles for enhancing intracellular uptake and drug release in tumors. Biomaterials, 2011, 32(15): 3832-3844.

［28］ TIAN Y W, BOOTH J, MEEHAN E, et al. Construction of drug-polymer thermodynamic phaset diagrams using Flory-Huggins interaction theory: identifying the relevance of temperature and drug weight fraction to phase separation within solid dispersions. Mol Pharm, 2013, 10(1): 236-248.

［29］ LU H B, DU S Y. A phenomenological thermodynamic model for the chemo-responsive shape memory effectin polymers based on Flory-Huggins solution theory. Polymer Chemistry, 2014, 4: 1155-1162.

［30］HWANG G, AHN I S, MHIN B J, et al. Adhesion of nano-sized particles to the surface of bacteria: mechanistic study with the extended DLVO theory. Colloids Surf B Bioiterfaces, 2012, 97: 138 − 144.

［31］LI W, NAKAYAMA M, AKIMOTO J, et al. Effect of lbock compositions of amphilic block copolymers on the physicochemical properties of polymeric micelles. Polymer, 2011, 52(17): 3783 − 3790.

［32］LI J F, LI W, HUO H, et al. Reexamination of the slow mode insemidilute polymer solutions: the effect of solvent quality. Macromolicules, 2008, 41(3): 901 − 911.

［33］LI W, ZHANG L, ZHANG G, et al. The finely regulating well-defind functional polymeric nanocarriers for anti-tumor immunotherapy. MiniRev MedChem, 2013, 13(5): 643 − 652.

［34］PERCEBOM A M, MOREIRA COSTA L H. Formation and assembly of amphiphilic Janus nanoparticles promoted by polymer interactions. Advances in Colloid and Interface Science, 2019, 269: 256 − 269.

［35］KHALIL R A, ZARARI A A. Theoretical estimation of the critical packing parameter of amphiphilic self-assembled aggregates. Appl Surf Sci, 2014, 318: 85 − 89.

［36］MOK M M, THIAGRAJAN R, FLORES, et al. Apparent critical micelle concentrations in block copolymer/lionic liquid solutions: remarkably weak dependenceon solvophobic block molecular weight. Macromolecules, 2012, 45(11): 4818 − 4829.

［37］KWON G S, KATAOKA K. Block copolymer micelles as long-circulating drug vehicles. Adv Drug Deliver Rev, 2012, 16(2 − 3): 295 − 309.

［38］LIU J, HUANG Y, KUMAR A, et al. pH-sensitive nano-systems for drug delivery in cancer therapy. Biotechnol Adv, 2014, 32(4): 693 − 710.

［39］HEMMATEENEJAD B, SAFAVI A, DOROSTKAR S. Aggregation of imidazolium based ionic liquids in binary methanol-water sovents: a linear solvation free energy relationship stugy. J Mol Liq, 2011, 160 (1): 35 − 39.

［40］PITTO − BARRY A, BARRY N P E. Pluronic® block-copolymers in medicine: from chemical and biological versatility to rationalisation and clinical advances. Polymer Chemistry, 2014, 10: 3291 − 3297.

［41］邱玉宇,蔡维维,邱丽颖,等.负载王不留行黄酮苷纳米纤维作为创伤敷料的研究.生物医学工程学杂志, 2017, 34(3): 394 − 400.

［42］NWOSE E U. Cardiovascular risk assessment and support technique: whole blood viscosity assessment issuesI: extrapolation chart and reference values. N Am J Med Sci, 2010, 2(4): 165 − 169.

［43］杨婷,李哲,冯道明,等.结构药剂学与中药制剂结构研究进展.药学学报, 2021, 56(8): 2070 − 2085.

［44］ZHANG J W, MENG F Y, XIAO T Q. Structure-based strategy for consistency evaluation of dosage forms. Acta Pharm Sin(药学学报), 2017, 52(2): 659 − 666.

［45］YANG S, YIN X Z, LI H Y, et al. Research progress on architecture of dosage forms using synchrotron radiation X-ray microtomography. Chinese Bulletin of Life Sciences, 2013, 25(8), 794 − 802.

［46］胡涛.基于SPG膜乳化技术的粉防己碱纳米粒制备、表征及其体内分布、体外抗肿瘤细胞作用研究.南京：南京中医药大学, 2014.

［47］ZOU A H, LI Y W, CHEN Y Y, et al. Self-assembled stable sponge-type nanocarries for Brucea javanica oil delivery. Colloids Surf B Biointerfaces, 2017, 153: 310 − 319.

［48］HUANG X M, WANG P L, LI T, et al. Self-assemblies based on traditional medicine berberine and cinnamic acid foradhesion-induced inhibition multidrug-resistant Staphylococcus aureus. ACS Appl Mater Interfaces, 2020, 12(1): 227 − 237.

［49］MAO S, GERMERSHAUS O, FISCHER D, et al. Uptake and transport of PEG-graft-trimethyl-chitosan copolymerinsulin nanocomplexes by epithelial cells. Pharm Res, 2005, 22(12): 2058 − 2068.

[50] 沈成英,胡菲,朱君君,等.中药自组装纳米粒的形成及应用研究进展.中国中药杂志,2021,46(19):4875-4880.

[51] ZHENG J, FAN R, WU H Q, et al. Directed self-assembly of herbal small molecules into sustained release hydrogels for treating neural inflammation. Nat Commun, 2019, 10(1): 1604.

[52] 高玉霞,胡君,巨勇.基于天然小分子化合物的超分子自组装.化学学报,2016,74(4):312-329.

[53] YANG X X, WANG X Y, HONG H Y, et al. Galactosylated chitosan-modified ethosomes combined with silk fibroin nanofibers is useful in transcutaneous immunization. J Control Release, 2020, 327: 88-99.

[54] XU T T, MA Y, HUANG J, et al. Self-organized thermoresponsive poly(lactic-co-glycolicacid)-graft-pullulannanoparticles for synergistic thermo-chemotherapy of tumor. Carbohyd Polym, 2020, 237: 116104.

[55] 朱峻霄.pH敏感-两亲性白及多糖纳米颗粒的分子设计及其在肿瘤靶向给药的应用研究.昆明:昆明理工大学,2019.